第7版

护理研究
建立循证实践

Understanding Nursing Research
Building an Evidence-Based Practice

主　　编　Susan K. Grove　Jennifer R. Gray
翻　　译　李小妹　周凯娜
译者单位　西安交通大学护理学院

人民卫生出版社
·北　京·

图书在版编目（CIP）数据

护理研究：建立循证实践/（美）苏珊·K.格罗弗
（Susan K. Grove）主编；李小妹，周凯娜翻译. —北
京：人民卫生出版社，2023.3
　　ISBN 978-7-117-34068-7

　　Ⅰ.①护…　Ⅱ.①苏…②李…③周…　Ⅲ.①护理学
-研究　Ⅳ.①R47

中国版本图书馆 CIP 数据核字（2022）第 225991 号

人卫智网	www.ipmph.com	医学教育、学术、考试、健康，购书智慧智能综合服务平台
人卫官网	www.pmph.com	人卫官方资讯发布平台

图字:01-2019-7734 号

护理研究:建立循证实践
Huli Yanjiu;Jianli Xunzheng Shijian

翻　　译：李小妹　周凯娜
出版发行：人民卫生出版社（中继线 010-59780011）
地　　址：北京市朝阳区潘家园南里 19 号
邮　　编：100021
E - mail：pmph @ pmph. com
购书热线：010-59787592　010-59787584　010-65264830
印　　刷：廊坊一二〇六印刷厂
经　　销：新华书店
开　　本：787×1092　1/16　印张：29
字　　数：706 千字
版　　次：2023 年 3 月第 1 版
印　　次：2023 年 3 月第 1 次印刷
标准书号：ISBN 978-7-117-34068-7
定　　价：328.00 元

第7版

护理研究
建立循证实践

Understanding Nursing Research
Building an Evidence-Based Practice

主　编　Susan K. Grove　Jennifer R. Gray

翻　译　李小妹　周凯娜

译者单位　西安交通大学护理学院

人民卫生出版社
·北　京·

Elsevier (Singapore) Pte Ltd.

3 Killiney Road

#08-01 Winsland House I

Singapore 239519

Tel：(65) 6349-0200

Fax：(65) 6733-1817

This translation of Understanding Nursing Research：Building an Evidence-Based Practice,7th edition by Susan K. Grove and Jennifer R. Gray was undertaken by People's Medical Publishing House and is published by arrangement with Elsevier (Singapore) Pte Ltd.

Understanding Nursing Research：Building an Evidence-Based Practice,7th edition by Susan K. Grove and Jennifer R. Gray 由人民卫生出版社进行翻译,并根据人民卫生出版社与爱思唯尔(新加坡)私人有限公司的协议约定出版。

《护理研究:建立循证实践》(第7版)(李小妹、周凯娜 翻译)

ISBN：978-7-117-34068-7

注　意

本译本由 Elsevier (Singapore) Pte Ltd. 和人民卫生出版社完成。相关从业及研究人员必须凭借其自身经验和知识对文中描述的信息数据、方法策略、搭配组合、实验操作进行评估和使用。由于医学科学发展迅速,临床诊断和给药剂量尤其需要经过独立验证。在法律允许的最大范围内,爱思唯尔、译文的原文作者、原文编辑及原文内容提供者均不对译文或因产品责任、疏忽或其他操作造成的人身及/或财产伤害及/或损失承担责任,亦不对由于使用文中提到的方法、产品、说明或思想而导致的人身及/或财产伤害及/或损失承担责任。

作者

Christy J. Bomer-Norton, PhD, RN, CNM, IBCLC
Concord, Massachusetts

Kathryn M. Daniel, PhD, MS, BSN, BA
Associate Professor
College of Nursing and Health Innovation
The University of Texas at Arlington
Arlington, Texas

审校

Sue Ellen Bingham, PhD, RN
Professor of Nursing
Clayton State University
Morrow, Georgia

Sara L. Clutter, PhD, RN
Professor of Nursing
Waynesburg University
Waynesburg, Pennsylvania

Angela N. Cornelius, DNP, RN, CNE, CNL
Associate Professor of Nursing
Central Methodist University
Fayette, Missouri

Polly A. Hulme, PhD, CNP, RN
Professor
College of Nursing
South Dakota State University
Brookings, South Dakota

Tamara M. Kear, PhD, RN, CNS, CNN
Associate Professor of Nursing
College of Nursing
Villanova University
Villanova, Pennsylvania

Llynne C. Kiernan, DNP, MSN, RN-BC
Assistant Professor of Nursing
Norwich University School of Nursing
Northfield, Vermont

Kathleen S. Murtaugh, MSN, RN, CNA
Assistant Professor
Saint Joseph College—St. Elizabeth School of
Nursing Cooperative Program
Rensselaer, Indiana

Michael Perlow, DNS, RN
Professor of Nursing
School of Nursing and Health Professions
Murray State University
Murray, Kentucky

作为健康科学的重要组成部分,护理学在促进健康、预防疾病、维持健康、应对失能和临终关怀方面发挥着重要作用。随着科学技术的高速发展和生活水平的提高,人们对健康的关注由治愈疾病逐渐转向提高生存期的生活质量。因此,优质的护理工作不仅需要精湛的护理技术和深厚的人文关怀,更需要具有专业性的科学方法和系统的程序来实施科学精准的护理,促进护理学科的科学发展。因此,护士既需要具备丰富和扎实的专业知识,更需要具备优秀的科研能力,从而使临床、社区和家庭护理工作更具有科学性、系统性和规范性。

护理科研是对护理领域内的问题进行系统的挖掘和科学的探索,打破了过去以经验和直觉占主导地位的局面。当护生培养进入本科、硕士和博士阶段时,需要为其增加护理科研的相关知识,使护生能够早期认识到科研证据的重要性,建立循证的思维习惯,获得采用科学方法探索问题的能力。本教材原版目前已更新至第 7 版,既往版次在国外多个国家被翻译成不同的语言,多次获得护理学专业师生和临床护理工作者的高度好评。因此,译者翻译了教材的最新版,以期为国内护理科研的教育和发展提供权威的教材及参考文献。

本教材共有 14 章,各章内容已在原著前言中进行了概述。全书文字通俗易懂,案例丰富翔实,是护理本科生科研入门、护理硕士研究生掌握科研知识、护理博士研究生提高科研能力,以及护理专业教师开展科研教学和临床护理工作者开展科研实践的必备教材及参考书。该教材可以帮助护理专业学生、教师和临床护士系统学习科研的知识和方法,全面了解护理科研的程序和特色,从而全方位提升护理科研能力。

在翻译过程中,译者尽可能忠实于原文,对于某些因文化和语言表达造成的差异之处采用了意译,以尽可能有利于广大读者的理解。

由于译者的水平及能力有限,本书在翻译过程中难免会有疏漏之处,敬请使用本书的广大读者及护理界同仁不吝指正。

李小妹　周凯娜

2022 年 5 月

致在护理实践和护理教育中通过采用最佳研究证据改变患者、家庭和学生生活的所有护士。

——*Susan and Jennifer*

纪念我挚爱的姐妹，并致我的丈夫 Jay Suggs、女儿 Monece Appleton 和 Nicole Horn，他们在我 30 年的研究型教材编写生涯中给予我爱和支持。

——*Susan*

致我的丈夫 Randy Gray 以及我们的孩子和孙子，他们在我写作时给予我空间和爱。

——*Jennifer*

卫生保健和专业护理的主要目标是提供以循证为基础的实践。研究是护理学科的主要推动力量,由研究产生的证据持续不断地改变了护理实践、护理教育和相关卫生政策。通过将护理研究纳入本科教育课程体系,可以促进研究成为护理学的主流。在编写《护理研究:建立循证实践》的过程中,我们的目标是启发学生对研究的兴趣,并在教材中强调了经过本科教育的护士能够读懂、批判性评价和整合研究证据,以便能够将研究证据用于护理实践改革。我们也希望该教材能够提高学生对护理研究产生的与护理实践相关知识的认知。因此,只有通过科学研究,护理才能真正被认为是一门专业;护理对患者、家庭、护理提供者和卫生保健系统的作用才能通过科学的有效结局而显现。

编写《护理研究:建立循证实践》第 7 版为我们对本科生研究型教材的更新、澄清及完善提供了一个宝贵的尝试机会。该教材的设计是为了帮助本科生克服其在理解护理研究术语时经常遇到的障碍。本版修订的基础是我们自身的教材编写经验,专职审稿人和善于思考提问学生的积极参与,来自不同美国教师的支持也为我们提出了很多有益的建议。本教材的主要内容如下。

第一章,概述:护理研究及其在建立循证实践中的重要作用,介绍了护理研究的概念、历史以及研究证据对护理实践的意义。系统阐述了护理领域常见的研究整合方法——系统综述、荟萃分析(meta-analysis)、meta 整合以及混合性系统评价。在现有文献和循证护理实践基础上,更新了循证实践(EBP)的概念;更新并扩展了研究方法,将混合方法研究纳入其中以及研究方法在循证实践中的重要作用。本章也讨论了护理质量和安全教育(QSEN)能力与研究的关系,以帮助学生理解为患者及其家庭提供优质安全护理的重要性。

第二章,量性研究概述,以简明扼要的方式展示了量性研究程序的步骤,并向学生介绍了量性研究的重点和结果。本章还提供了能代表当前护理研究质量的描述性、相关性、类实验性和实验性研究的大量最新范例。

第三章,质性研究概述,阐述了包括现象学、扎根理论、民族志和探索描述性 4 种质性研究方法及其哲学基础。讨论了质性研究特定的资料收集和分析方法。将已发表的研究作为范例,解释了阅读和批判性开展质性研究评价的指南。

第四章,护理研究的伦理审查,全面讨论了研究中伦理学的使用以及管理研究程序的法规及制度。阐述了针对研究的健康保险携带和责任法案(HIPAA)对研究的影响。提供了研究评价指南用于帮助学生批判性评价已发表研究中的伦理陈述,并在临床机构中参与研究项目的伦理审查。

第五章,研究问题、目的和假设审查,阐明了研究问题和研究目的之间的区别。采用最新质性研究和量性研究的范例,说明在研究中如何陈述研究问题和研究目的。将详细的批判性研究评价指南用于当前研究,帮助学生批判性评价研究的问题、目的、假设和变量。

第六章,理解和批判性评价文献综述,阐述了综述可能包含的不同文献类型的内容和质量。探讨了如何对已发表文献综述进行批判性评价的指南。重点讨论了质性研究和量性研究中,文献综述评判的目的和时间差异。介绍了如何寻找合理的文献资源、阅读已发表的文献,以及将文献信息整合为具有逻辑性和紧密性综述的步骤。

第七章,理解理论和研究框架,简要阐述了理论的组成部分和作为研究框架基础的不同类型理论。在承认部分研究的理论框架可能不是直接描述的前提下,讨论了研究框架的目的。本章还介绍了严格评价研究框架的指南。该指南适用于评价各种从研究结果和不同类型理论衍生而来的研究框架。

第八章,明确量性研究设计,详述了描述性、相关性、类实验性和实验性研究的设计,以及在研究中批判性评价这些设计的指南。以表格形式对研究设计有效性的主要优势和威胁做了汇总,并结合当前研究进行了讨论。

第九章,研究总体和样本审查,详细讨论了研究中的抽样概念。阐述了质性研究和量性研究不同类型的抽样方法。介绍了批判性评价质性研究和量性研究的抽样标准、抽样方法和样本量的指南。

第十章,明确量性研究中的测量和资料收集方法,更新了本章内容以反映当前护理研究所采用的测量方法。对新增加的内容做了独特编排,以帮助学生批判性评价量表的信度和效度;生理评估的精确性和准确性;以及诊断和筛检试验的灵敏度、特异度和似然比。

第十一章,理解研究中的统计,强调了研究中统计分析程序的理论和概念,用于描述变量、检验关系、预测结局和检验组间差异的统计方法。提供了用于批判性评价护理研究结果和讨论部分的指南。以当前研究结果为范例进行了批判性评价,以帮助学生理解本章内容。

第十二章,护理实践中量性和质性研究的批判性评价,本版修订中纳入了量性和质性研究批判性评价的3个主要标准,包括:①明确研究步骤或要素;②确定研究的优势和不足;③评价研究的可信度、可靠性和意义。标准包括了批判性评价量性和质性研究的问题。本章还包括了最新的一项质性研究和一项量性研究,并采用本章提供的指南对这两项研究做了批判性评价。

第十三章,建立循证护理实践,大幅度更新了此部分内容,以反映当前卫生保健的趋势,提供基于证据的循证护理实践。本章提供了详细的指南,以批判性评价护理领域常见的4种研究整合类型(即系统综述、荟萃分析、meta 整合和混合方法系统评价)。这些指南用于批判性评价当前研究的整合方法,以帮助学生明确已发表的研究整合质量和研究证据在实践中的潜在应用。本章包括了更新的模式,以帮助护士和卫生保健机构向循证实践迈进。本章也详细介绍了如何将转化研究作为促进研究证据在护理实践中应用的方法。

第十四章,其他护理研究方法介绍:混合方法和结局研究,此部分内容做了大量修订。含有量性和质性研究的混合方法研究在护理文献中越来越多见,需要在本章做详细的阐述。本章的目的是增加学生对护理和卫生保健产生影响的混合方法研究和结局研究的知识,内容和指南的介绍用于帮助学生阅读和批判性评价护理文献中见到的混合方法研究和结局研究。

　　第 7 版的编写和安排致力于通俗易读,帮助读者理解和批判性评价护理研究。本版的主要优势包括:

- 关于以循证为基础的护理实践的最新内容——护理领域最重要的主题
- 均衡涵盖了质性和量性研究方法
- 引入了混合方法和结局研究方法
- 来自不同临床实践领域最新护理研究文献的丰富重点及概念的多次展示
- 各章节一致的简明编写格式有助于学生学习

　　《护理研究:建立循证实践》第 7 版适用于注册护士和预科生的各种护理研究课程的使用,因为它系统介绍了量性、质性、混合方法及结局研究方法。本教材不仅可以帮助学生阅读研究文献、批判性评价已发表研究,并总结研究证据以完善现有的临床护理实践,还可以用作有价值的资源,帮助实践护士在临床工作中批判性评价研究和应用研究证据。

致谢

编写研究型护理教材是一项为期两年的系统工程,非常感谢为此书出版做出贡献的多位专家及学者。特别感谢 Christy Bomer-Norton 博士对第六章关于文献综述和第十二章关于量性和质性研究批判性评价内容的修订。感谢 Kathryn M. Daniel 博士对第二章关于量性研究内容的修订。幸运的是,这些专家愿意在本教材第 7 版的编写中花费大量的时间及精力分享其专业知识。

感谢编写团队所在的得克萨斯大学阿灵顿护理学院和健康创新与俄克拉荷马基督教大学的支持和鼓励。我们也要感谢全球其他国家的护理教师使用本书作为讲授护理研究的教材,他们花费大量时间为我们提供新的思路和观点,并指出教材中的错误。特别感谢阅读本书,并针对本书简明性和实用性给予真诚反馈的所有学生。我们也要感谢前面所列出的同事们的出色审校,帮助我们对本教材做了重要的修订。

我们也要感谢帮助本书出版的爱思唯尔工作人员。我们感谢将大量时间用于编写本书第 7 版、教师辅助资料、学生学习指导以及所有基于网站内容的同事,包括 Lee Henderson、Lisa Newton、Laurel Shea、Anne Konopka 和 Hari Maniyaan。Laurel Shea 一直与我们沟通,以提高本书质量和格式与内容的一致性,和你们一同工作是令人高兴的事情。

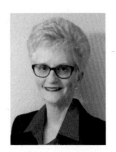

Susan K. Grove
PhD,RN,ANP-BC,GNP-BC

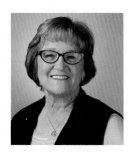

Jennifer R. Gray
PhD,RN,FAAN

目录

第一章

概述：护理研究及其在建立循证实践中的重要作用

Susan K. Grove

本章概览

学习目标

完成本章学习后应能够：

1. 解释研究、护理研究和循证实践的定义。
2. 讨论影响护理研究的历史和当前因素。
3. 验证获得护理知识的途径，即传统、权威、借用、试错、个人经验、角色榜样、直觉和推理。
4. 描述研究的常见类型，即量性研究、质性研究、混合方法研究和结局研究。应用

这些方法为护理实践建立证据。

5. 描述开展循证护理实践的目的。
6. 讨论专业护士在研究中的角色。
7. 描述以下卫生保健研究整合的策略：系统综述、荟萃分析、meta 整合和混合方法系统综述。
8. 检验护理实践可用的研究证据水平。

欢迎来到护理研究的世界。你可能会觉得，把研究看作一个世界很奇怪，但它确实是一种体验现实的新方式。进入一个新世界意味着学习一种独特的语言，纳入新规则，并使用新经验学习如何在这个世界中有效互动。随着你逐渐成为这个新世界的一部分，你将会调整和扩展自己的感知及推理方法。例如，通过研究指导实践，可能会涉及提出以下问题：

- 患者的健康问题是什么？
- 在实践中，能够有效管理这些健康问题的护理干预措施是什么？
- 这些干预措施是否基于扎实的研究证据，使你能够为患者选择最有效的干预？
- 在促进循证实践（EBP）的过程中，你如何以最有效的方式开展研究？

对多数读者而言，研究是一个新的世界。因此，我们编写了本教材以帮助读者进入这个世界，并理解研究在提供优质安全护理中的作用。第一章介绍了护理研究的含义及其在建立护理循证实践中的重要性，讨论了过去 170 年来护理专业的研究成果，描述了在护理领域

获得知识的方法，阐述了针对实践建立研究证据的常用方法。本章也根据护士的教育程度及其对实施循证实践的贡献，来阐述护士在研究中的作用。另外，本章还汇总了循证护理实践的关键要素，如整合研究证据的策略、研究证据水平和循证指南。

什么是护理研究？

研究是指"反复探索"或"仔细调查"。具体而言，研究（research）是一种细致和持续的系统化探究或调查，以验证和完善现有知识，并发展新知识。细致系统的研究标志着计划性、组织性和持久性。研究的最终目标是为一门学科或专业（如护理学）建立经验型知识体系。

解释护理研究的定义要求明确护士需要具备的相关知识。护理是一门实践性很强的专业，需要通过研究来发展和完善其知识体系，以便护士能够应用这些知识完善临床实践和改善健康结局（Melnyk，Gallagher-Ford，& Fineout-Overholt，2017）。专业研究人员已经开发并验证了许多护理干预措施，护士通过将这些研究进行整合，进而为实践提供指南和方案。实践护士和护生必须能够阅读研究报告，整合研究结果，从而在实践中应用以循证为基础的干预措施。例如，有大量关于肌内注射给药最有效技术的研究。这些研究已被整合为成人肌内注射的临床循证指南（Cocoman & Murray，2008；Nicoll & Hesby，2002；Ogston-Tuck，2014）。近期的研究整合侧重于明确护士是否应在肌内注射过程中回抽，本章后续内容将对此技术进行详细讨论（Sisson，2015；Thomas，Mraz，& Rajcan，2016）。

护理研究也需要发展护理教育、护理管理、卫生保健服务、护理特征和护士角色等方面的知识。来自这些研究的结果间接影响着护理实践，并融入护理的经验型知识体系中。护生则需要研究提供的优质学习经验。通过研究，护理专业教师能够发展和完善最佳的方法，以实施远程护理教育和应用模拟方法促进护生学习。护理管理和健康服务研究可用于提高卫生保健实施系统的质量、安全和效益。护士角色研究可影响护士的护理质量、生产力、工作满意度和工作依从性。在目前护士短缺的时代，需要更多的研究来明确在护理专业中招募和留住护士的有效途径。综上所述，护理研究是一个可以验证和完善现有知识，产生新知识，并直接和间接影响护理实践的科学过程。护理研究是建立护理专业循证实践的一把钥匙。

什么是循证实践？

护理的最终目标是通过循证实践为患者、家庭、卫生保健提供者和卫生保健系统提供优质、安全、低成本高效益的结局（Melnyk et al，2017；Moorhead，Johnson，Maas，& Swanson，2013）。护理中的循证实践是在考虑临床专家和患者情况及价值观的基础上，整合最佳研究证据，从而产生最佳健康结局（Institute of Medicine，IOM，2001；Straus，Glasziou，Richardson，Rosenberg，& Haynes，2011）。图1-1明确了循证实践的要素，阐释了最佳研究证据对实施循证实践的主要贡献。最佳研究证据（best research evidence）是通过整合优质卫生保健研究产生的经验型知识解决某一个临床问题。专业研究团队、卫生保健专业人员、政策制订者和消费者在不同领域整合最佳研究证据，从而为临床实践制订标准化指南。例如，某个研究团队

　　针对高血压患者健康管理的相关研究开展了批判性评价，并将这些研究进行了整合，为实践制订了高血压管理循证实践指南，稍后详见进一步讨论。

　　临床专业知识（clinical expertise）是卫生保健专业人员提供护理所需的知识和技能。护士的临床专业知识依赖于临床工作年限，现有研究和临床文献相关知识，以及教育储备。护士的临床专业知识越扎实，他们在实践中应用最佳研究证据的临床判断力越好。

　　循证实践还涉及患者的情况和价值观。患者情况（patient circumstances）包括个体临床状态，主要是健康促进、疾病预防、急性或慢性疾病管理、康复、平静地死亡和临床环境（如医院、门诊、家庭）（Straus et al，2011）。另外，临床工作人员还会了解患者的价值观或独特的偏好、期望、担忧和文化信仰，这些因素均需要护士整合到拟实施的护理措施中。因此，循证实践是一个由专业护士在

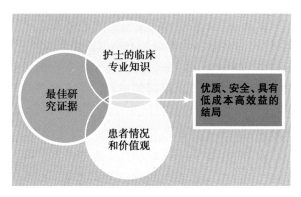

图 1-1　循证实践模型

为具有特定健康状况和价值观的患者和家庭提供护理时，所应用的最佳研究证据的整合，以此促进优质、安全和具有低成本高效益的结局（图 1-1）。通过循证实践，可鼓励患者和其家庭在健康管理中扮演主动的角色。

高血压循证实践指南

　　来自大量研究的证据已被整合，用于建立指南、标准、方案、演算法（决策树）和/或政策，以指导不同护理干预的实施。如前所述，美国第八届全国联合委员会（JNC 8）已经建立了《2014 成人高血压管理循证指南》（James et al，2014）。高血压（HTN）诊断标准为 60 岁以下成人血压>140/90mmHg（表 1-1）。60 岁及以上（>60 岁）高血压诊断标准为血压>150/

表 1-1　成人高血压评估和管理循证指南

高血压分类				注册护士干预		
年龄/岁	高血压	收缩压控制目标/mmHg[a]	舒张压控制目标/mmHg[a]	生活方式调整[b]	糖尿病或慢性肾病[c]	接受药物治疗的患者
<60	≥140/90	<140 和	<90	是	否	是
<60	≥140/90	<140 和	<90	是	是	是
≥60	≥150/90	<150 和	<90	是	否	是
≥60	≥140/90	<140 和	<90	是	是	是

[a] 治疗由高血压分类（收缩压或舒张压）决定。
[b] 生活方式调整：应向所有高血压成人普及，包括平衡膳食、定期锻炼、保持正常体重或戒烟（如果需要）。
[c] 糖尿病或慢性肾病患者需要管理这些疾病，以及这些疾病与高血压关系的指导。
　　表中数据摘自 James et al. Evidence-based guidelines for the management of high blood pressure in adults: Report from the panel members appointed to the Eighth Joint National Committee（JNC 8）. Journal of the American Medical Association，2014，311（5）：507-520。

90mmHg(James et al,2014)。相反,美国和国际高血压学会的指南规定,高血压的诊断标准为80岁以下成人血压>140/90mmHg,或80岁以上血压>150/90mmHg(Weber et al,2014)。表1-1基于JNC 8高血压指南,也明确说明了60岁及以上患有糖尿病(DM)或慢性肾病(CKD)个体的血压>140/90mmHg为高血压。

作为一名护生或实践护士,你在高血压患者管理中起着重要作用。你需要知道,基于患者年龄出现高血压的时间,以及患者是否合并糖尿病或慢性肾病。表1-1可用于指导你明确何时向高级实践护士和医生报告患者的高血压值,并指出高血压患者收缩压和舒张压的控制目标。JNC 8指南建议所有高血压患者调整生活方式(LSM),如平衡膳食、定期锻炼、保持正常体重和戒烟(如果需要)。你需要指导患者关于调整生活方式的知识,并监测患者在日常生活中做出改变而获得的成功。患有糖尿病和慢性肾病的患者需要护士的指导和支持,从而帮助他们管理高血压并发的慢性病。确诊高血压的患者应当接受由护士和其他卫生保健提供者监测的药物管理(表1-1)。许多国家的标准化指南可通过美国国家指南信息交换中心获得(NGC,2017)。

为特定高血压患者群体提供循证护理

图1-2介绍了一个关于为60岁以下、血压>140/90mmHg的成年西班牙裔妇女实施循证护理的范例。在此范例中,最佳研究证据表明了以下几点:

- 高血压的血压值
- 收缩压和舒张压的目标值为<140/90mmHg

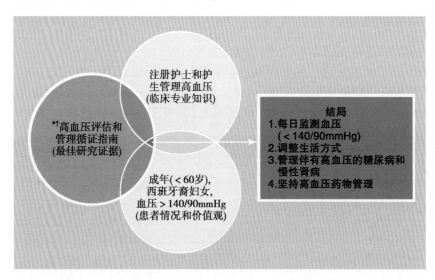

图1-2　成年西班牙裔高血压妇女护理的循证实践

* James PA,Oparil S,Carter BL,et al. 2014 Evidence-based guidelines for the management of high blood pressure in adults:Report from the panel members appointed to the Eighth Joint National Committee (JNC 8). Journal of the American Medical Association,2014,311(5):507-520

† Weber MA,Schiffrin EL,White WB,et al. Clinical practice guidelines for the management of hypertension in the community:A statement by the American Society of Hypertension and the International Society of Hypertension. Journal of Hypertension,2014,32(1):3-15

- 关于调整生活方式的指导
- 伴有高血压的糖尿病和慢性肾病管理的支持和指导(适当情况下)
- 监测药物管理(表 1-1)(James et al,2014)

这些通过最佳研究证据制订的指南由注册护士和护生做了转化,以符合价值观的方式处理这位患有高血压的成年西班牙裔妇女的情况。该群体需要以符合其文化价值观的方式来管理慢性病。在此范例中,循证护理的优质、安全和低成本高效益结局包括该群体成员能够监测自己的血压,确保血压<140/90mmHg,进行生活方式的调整,根据需要管理糖尿病和慢性肾病,坚持遵医嘱服用抗高血压药物。

护理研究的发展历史

护理研究的最初发展历程较为缓慢,从 19 世纪南丁格尔的护理研究开始,经历了 20 世纪 30—40 年代的护理教育研究,以及 20 世纪 50—60 年代对护士以及护士角色的研究。从 20 世纪 70 年代到目前阶段,越来越多的护士以建立护理循证实践为目标,开始关注对护理临床问题的研究。回顾护理研究的历史,可以使你明确该领域已取得的成就,并理解开展进一步研究的必要性,以确定最佳研究证据以用于临床实践。表 1-2 概括了影响护理研究发展的主要历史事件。

表 1-2 影响护理研究的历史事件

年份	事件
1850	弗洛伦斯·南丁格尔被公认为首位护理研究人员
1900	《美国护理杂志》创刊
1923	哥伦比亚大学师范学院首次开办护理博士教育项目
1929	耶鲁大学首次成立护理硕士学位点
1932	护理学院协会(Association of Collegiate Schools of Nursing)成立,促进研究的开展
1950	美国护士协会(ANA)关于护理功能和活动的研究
1952	首个护理研究期刊《护理研究》创刊
1955	美国护士基金会成立,资助护理研究
1957	南区区域教育委员会、西部洲际高等教育委员会、中西部护理研究会和新英格兰高等教育委员会成立,支持和传播护理研究
1965	美国护士协会举办了首届护理研究大会
1970	美国护士协会护理研究专委会成立
1972	考克兰出版了《有效性和效率》,介绍了循证实践的相关概念
1973	举办了首届护理诊断大会,成立了北美护理诊断协会(NANDA)
1976	《将研究发现用于实践的斯特勒-玛拉姆模型》出版
20 世纪 80—90 年代	萨克特等人发展了方法学,用于确定实践的"最佳证据"
1982—1983	《护理研究项目的实施与应用》出版

表 1-2 影响护理研究的历史事件（续）	
年份	事件
1983	《护理研究年鉴》创刊
1985	美国国家护理研究中心（NCNR）成立
1989	卫生保健政策与研究机构（AHCPR）成立
1990	美国护士认证中心针对卓越护理服务实施了磁性医院认证计划
1992	联邦政府启动了"人人享有健康"项目；考克兰中心成立
1993	美国国家护理研究中心更名为美国国家护理研究院（NINR）；考克兰协作组织开始公布系统综述和循证实践指南
1999	卫生保健政策与研究机构更名为卫生保健研究和质量机构（AHRQ）
2001	斯特勒修订了模型的研究应用阶段以促进循证实践；医学研究所报告了《跨越质量鸿沟：21 世纪的新健康系统》
2002	联合委员会修订了医院认证政策，以支持循证实践；NANDA 成为国际化组织，即 NANDA-I
2005	护理质量和安全教育启动
2006	美国护理学院协会（AACN）发布护理研究宣言
2016	美国国家护理研究院更新了使命宣言和战略计划
2017	美国护理学院协会领导研究和数据管理倡议；卫生保健研究和质量机构的当前使命和资助优先权；"2020 人人享有健康"主题和目标；美国国家护理研究院最新研究资助和其他促进护理研究的活动

弗洛伦斯·南丁格尔

南丁格尔（1859）是公认的第一位护理研究人员，其研究最初主要关注健康的环境对促进患者身心健康的作用。她研究了通风、清洁、干净的水以及饮食，以明确这些因素对患者健康的影响（Herbert，1981）。南丁格尔也以数据收集和统计分析而著称，特别是在克里米亚战争期间，她研究了战士的病死率和死亡率及其影响因素，并用表格和饼图展示其研究结果。南丁格尔是第一位以研究和统计专长入选皇家统计协会的女性（Oakley，2010）。

南丁格尔的研究使她能够进行态度、组织和社会的变革。她改变了军队和社会对护理患者的态度。军队开始认为患者具有获得充足食物、舒适的宿舍和合理医疗的权利，这些因素能够大幅降低死亡率（Cook，1913）。由于南丁格尔的研究证据和影响，社会开始承担起检测公共用水、改善卫生、预防饥饿、降低病死率和死亡率的责任（Palmer，1977）。

20 世纪初至 70 年代的护理研究

《美国护理杂志》（*American Journal of Nursing*）于 1900 年创刊。20 世纪 20 年代末，杂志出现了个案研究。个案研究（case study）涉及对一例患者或一组相似患者的深入分析和系统描述，以增进对卫生保健干预、问题和/或情境的进一步理解。个案研究是 20 世纪末在护理领域开展的实践相关研究的例证之一。

护理教育层次已扩展到研究生教育。哥伦比亚大学师范学院于 1923 年开办了首个护理博士教育项目,耶鲁大学于 1929 年成立了首个护理硕士学位点。1950 年,美国护士协会(ANA)启动了一项为期 5 年的护理概念和活动研究项目。1959 年,该研究的成果被用于制订专业护士的功能、标准和质量规范。在此期间,临床研究开始向护理专科小组扩展,如社区健康、精神-心理健康、内外科、儿科和产科护理,并建立了相关的护理标准。由美国护士协会和各专科小组进行的研究为护理实践标准奠定了基础,这些标准指导了当今的专业实践(Gortner & Nahm,1977)。

20 世纪 50—60 年代,护理院校开始在本科阶段介绍研究和研究过程的步骤,并为护理学硕士(MSN)水平的护士提供实施小型重复性研究的环境。1953 年,护理教育研究与服务研究所在哥伦比亚大学师范学院成立,开始为博士生提供研究训练(Gortner & Nahm,1977)。研究活动的增加促使 1952 年出现了第一个研究型期刊《护理研究》(*Nursing Research*),该刊目前仍是最有影响力的研究型期刊。1955 年,美国护士基金会成立,主要资助护理研究项目。1957 年,美国南区区域教育委员会、西部州际高等教育委员会、中西部护理研究会和新英格兰高等教育委员会成立,目前仍然在美国国内支持和传播护理研究方面发挥着重要作用。

20 世纪 60 年代,越来越多的研究侧重于优质护理和建立评价护理患者结局的标准。重症监护室的出现促进了对护理干预、人员配置模式和护理成本效益的研究(Gortner & Nahm,1977)。另一个研究型期刊《国际护理研究杂志》(*International Journal of Nursing Studies*)于 1963 年创刊。1965 年,美国护士协会举办了首批护理研究系列会议,极大地促进了研究成果的交流及在临床实践中的应用。

20 世纪 60 年代末到 70 年代,护士发展了模式、概念性框架和理论,用于指导护理实践。这些护理理论提出的观点需要验证,为护理研究提供了方向。1978 年,金恩(Chinn)成为新期刊《护理学进展》(*Advances in Nursing Science*)的编辑,该期刊主要发表护理理论家的相关研究及成果。1970 年,美国护士协会成立了护理研究专委会,扩大了研究开展的范围。该专委会影响了美国《联邦政府人类受试者研究指南》的制订,并在美国国内外资助了一系列研究项目(See,1977)。

在临床护士层面交流研究成果是 20 世纪 70 年代的一个主要议题。西格玛西塔图(Sigma Theta Tau)国际护理荣誉协会资助了许多美国国内外护理研究会议,各分会也赞助了许多地区会议以交流护理研究成果。目前该组织和各分会仍然致力于研究促进、资助和交流。斯特勒(Stetler)和玛拉姆(Marram)于 1976 年开发了第一个护理模型,以促进研究成果在实践中的应用。1978 年,《护理和健康研究》(*Research in Nursing & Health*)创刊;1979 年,《西部护理研究杂志》(*Western Journal of Nursing Research*)创刊,从而扩大了研究交流的范围。

20 世纪 70 年代末,阿奇·考克兰(Archie Cochrane)教授提出了循证实践的概念,并提倡基于研究提供卫生保健,以提高其质量。为了促进在实践中应用研究证据,1992 年考克兰中心(Cochrane Center)成立,考克兰协作组织(Cochrane Collaboration)1993 年成立。考克兰协作组织和图书馆收纳了大量资源以促进卫生领域中的循证实践,如研究的系统评价和实践循证指南(见考克兰协作组织,http://www.cochrane.org)。

20 世纪 70 年代,护理程序成为许多研究的侧重点,包括评估技术、护理诊断分类、目标设定方法和特定护理干预的研究。1973 年美国召开了首届护理诊断大会,后来成立了北美护理诊断协会（NANDA）。2002 年，NANDA 向国际化扩展，即 NANDA-I。NANDA-I 支持针对确定合理的护理诊断和形成有效诊断过程而开展的研究活动。NANDA 的期刊《护理诊断》（*Nursing Diagnosis*）于 1990 年创刊，后来更名为《国际护理术语和分类杂志》（*International-al Journal of Nursing Terminologies and Classifications*）。关于 NANDA-I 的详细信息见其网站（http：//www. nanda. org）。

20 世纪 80—90 年代的护理研究

临床护理研究开展是 20 世纪 80 年代的核心，临床期刊开始发表更多的研究。《护理实践学术研究》（*Scholarly Inquiry for Nursing Practice*）1987 年创刊。1988 年，《应用护理研究》（*Applied Nursing Research*）和《护理科学季刊》（*Nursing Science Quarterly*）相继创刊。尽管通过临床研究产生的经验型知识体系在 20 世纪 80 年代快速增加，但鲜有将知识用于实践的报道。1982—1983 年，由联邦政府资助的"护理研究的实施与应用"成果发表，促进了研究证据在改善实践中的应用（Horsley，Crane，Crabtree，& Wood，1983）。

1983 年，《护理研究年鉴》（*Annual Review of Nursing Research*）第一卷出版（Werley & Fitzpatrick，1983）。这一卷中专家对研究有 4 个方面的观点：护理实践、护理服务的实施、护理教育和护理专业。《护理研究年鉴》目前仍在出版，由一流的护理科学家撰写其专业领域研究成果的摘要。对当前研究知识的总结推动了研究成果在实践中的应用，并为未来研究指明了方向。越来越多的临床护理研究推动了 1992 年《临床护理研究》（*Clinical Nursing Research*）的创刊。

质性研究于 20 世纪 70 年代末被引入护理领域；80 年代护理期刊出现了首批质性研究报道。质性研究探讨人和现象的整体特征，发现护理相关问题的意义，并获得新的见解。90 年代，质性研究及研究人员数量大幅增加，大部分护理研究和临床期刊出现了质性研究报道。1994 年，首个针对传播质性研究的《质性健康研究》（*Qualitative Health Research*）创刊。

20 世纪 80 年代的另一个重要事项是获得更多的护理研究经费。80 年代，美国大部分联邦政府资金用于资助涉及疾病诊断和治疗的医学研究。美国护士协会于 1985 年成立了美国国家护理研究中心（NCNR）。该中心的目标是支持对基础和临床护理研究所获得知识的应用和传播、培训，以及其他与患者护理有关的研究项目（Bauknecht，1985）。美国国家护理研究中心于 1993 年更名为美国国家护理研究院（NINR），以提高护理研究的地位，并获得更多的研究经费。

结局研究作为证明卫生保健服务有效性的重要方法，出现于 20 世纪 80 年代末和 90 年代。这项有效性研究源于 1972 年由美国专业标准审查组织发起的质量评估和质量保证职能。1989 年，卫生保健政策与研究机构（AHCPR）成立，以促进结局研究的开展（Rettig，1991）。该机构在卫生保健从业者之间交流研究成果方面发挥了重要的促进作用，并负责发布了首批临床实践指南。这些指南包括最佳研究证据整合，由不同领域的卫生保健专家制订，用于指导护理和医疗实践。1999 年，美国《卫生保健研究和质量法案》再次授权将卫生保健政策与研究机构更名为卫生保健研究和质量机构（AHRQ）。这一重大改变将该机构定位为公立和私立部门的科学合作伙伴，以提高患者护理的质量和安全性。

在研究应用过程的基础上，医生、护士和其他卫生保健专业人员在 20 世纪 90 年代开始注重建立卫生保健循证实践。由戴维·萨克特（David Sackett）博士领导的研究团队制订了详细的研究方法，以确定实践的"最佳证据"。1990年，戴维·艾迪（David Eddy）首次采用了术语"循证"，目的是为医学提供循证实践（Straus et al，2011）。1990年，美国护士认证中心针对卓越护理服务（Excellence in Nursing Services）实施了磁性医院认证计划（Magnet Hospital Designation Program）。循证实践在护理领域的重要性逐渐显现。医院的磁性状态认证保证了护士被纳入研究活动，并为患者实施循证护理。对循证实践的重视促使护士开展更多的随机对照试验（RCT）和类实验性研究，以验证护理干预措施的效果。

21世纪的护理研究

21世纪的护理研究愿景包括使用多种方法进行质量研究，将研究结果整合为最佳研究证据，并将研究证据用于指导实践（Brown，2018；Melnyk & Fineout-Overholt，2015；Melnyk et al，2017）。2002年，美国负责对医疗机构进行认证的联合委员会修订了医院认证政策，以支持实施循证医疗（Joint Commission，2017）。为了在临床机构普及循证实践，斯特勒于2001年修订了应用研究成果促进循证实践模型（参见第十三章关于该模型的阐述）。2004年，《世界循证护理杂志》（Worldviews on Evidence-Based Nursing）创刊，重点支持护理领域的循证实践。

美国护理学院协会（AACN，2006）发表了其关于护理研究的立场声明，为护理专业提供了未来发展的方向。为了确保护理研究计划的有效性，该专业必须：

- 创建研究文化；
- 提供高质量的教育项目（如学士、硕士、以临床实践为主的博士、以研究为主的博士、博士后等），以培养护理科学人才；
- 建立良好的研究基础设施；
- 为重点研究项目争取充足的资金支持。

卫生保健研究和资金支持的重点已从疾病治疗扩展到健康促进和疾病预防。"2000人人健康"和"2010人人健康"主题增加了对健康促进目标和研究的关注程度。"2020人人健康"主题和对象请参阅美国卫生与公众服务部（2017）网站。其中一些主题还包括青少年健康、血液疾病和血液安全、痴呆（包括阿尔茨海默病）、婴幼儿、基因组学、全球健康、医疗相关感染、女同性恋、男同性恋、双性恋、变性人的健康、老年人、灾害期紧急备战、睡眠健康和健康的社会决定因素。未来十年，护理研究人员将在促进个体和家庭健康，以及预防疾病干预措施的开发中扮演重要角色。卫生保健研究和质量机构是支持改善卫生保健质量、降低护理成本、改善患者安全、减少医疗事故和提高基础服务可及性研究的牵头机构。该机构开展和资助那些能够提供卫生保健结局、质量、成本、应用和可及性循证信息的研究。这些研究信息需要用于促进患者、医生、卫生系统管理人员和政策制订者的有效卫生保健决策。

美国国家护理研究院（National Institute of Nursing Research，2017）目前的使命是"促进和改善个体、家庭、社区和群体的健康。该机构支持和开展对不同生命阶段健康和疾病的临床及基础研究和研究培训，为临床实践、疾病和失能预防、疾病症状管理和改善，以及改善姑息和临终护理建立科学基础"。美国国家护理研究院为护理研究寻求更多的资金支持，并鼓励将不同的方法用于开发护理实践所需要的知识。美国国家护理研究院网站（http：//www.ninr.nih.gov）提供了关于该机构研究项目资助的申报时间和获批项目的最新信息。2016年，该机构更新了战略计划，可在线获取。

连接质量和安全教育以促进护理能力和护理研究

2001 年,美国医学研究所(IOM)发表了在卫生保健实施中强调质量和安全重要性的报告。基于该报告,确定了护理教育必须明确的 6 个能力领域,以保证护士能够实施优质安全的护理。这 6 个能力领域包括:以患者为中心的护理、团队与合作、循证实践、质量促进、安全和信息化。护理质量和安全教育(quality and safety education for nurses,QSEN)倡议为每一种能力的执照前教育和研究生教育明确必备的知识、技能和态度声明。

美国护理质量和安全教育机构网站(http:∥qsen. org)以教学策略和资源促进此方面教育能力在护理教育项目中的实现为特点。执照前教育项目的最新能力要求可在 http:∥qsen. org/competencies/pre-licensure-ksas/网站在线查询(QSEN,2017;Sherwood & BaRNteiner,2017)。循证实践能力被定义为"在考虑临床专家和患者/家庭偏好及价值观的同时,整合当前最佳证据,从而实施最佳卫生服务"(QSEN,2017)。护理本科生需要具备批判性评价研究、在实践中合理应用研究证据、遵循机构审查委员会指南,以及合理收集资料的能力。教师会基于这些护理质量和安全教育能力,采用相关策略改进护生的学习体验和效果(BaRNteiner et al,2013)。护生所获得新的研究知识对达到循证实践及护理质量和安全教育水平非常必要。

护理知识的获得途径与方法

知识(knowledge)是通过各种方式获得的必要信息,它们能准确反映现实,并指导人们的行为(Kaplan,1964)。在护理教育过程中,护生会通过课堂和临床实践获得大量知识,并学习整合、吸纳和应用这些知识,以开展护理实践。从护理专业的发展历史来看,护士主要通过传统、权威、借用、试错、个人经验、角色榜样、知觉和推理等途径获得知识。本节将介绍获得知识的不同途径,以及它们与研究知识或证据的联系。

传统

传统(traditions)包括基于风俗和习惯的"事实"或信仰。过去的护理传统已经通过书面和口头形式的沟通及角色榜样转换为当前的护理传统,并持续影响着当前的护理实践。例如,医院的有些政策和程序手册包括了传统的观点。传统可以从过去有效的护理经验中发展而来,对护理实践产生积极的影响。然而,传统也可以限制或局限寻求护理实践的知识。例如,护理病房经常依据已有规定或传统进行设置,但这些规定或传统并不是很有效。通常情况下,这些传统既没有被质疑,也没有被改变,因为它们已经存在了数年,且经常被具有权力和威望的人支持。如果护士期望对患者的护理结局产生重大影响,护理知识体系的建立更需要以研究为基础,而不是传统。

权威

权威(authority)是具有专业知识和权力的人,能够影响意见和行为。一个人被赋予权威,是因为这个人被认为在特定领域中比他人具有更多的知识。当一个人被他人作为可信任的知识来源时,证明这个人具有权威知识。发表文章、出版专著或发展理论的护士常常被认为是权威。护生常常将自己的导师看作权威。在临床实践环境中,临床护理专家是权威。

具有权威的护士必须谨慎地根据研究证据进行教学和实践，因为他们会影响其他人的行为。

借用

一些护理领导者将部分护理知识描述为从其他专业如医学、社会学、心理学、生理学和教育学借用的信息（McMurrey，1982）。借用涉及挪用和使用其他领域或学科的知识来指导护理实践。护理有两种借用方式。多年来，一些护士从其他专业借鉴知识，将其直接用于护理实践。这种知识没有融入护理的独特体系中。例如，一些护士曾使用医学模型指导其护理实践，因此，他们主要关注疾病的诊断和治疗。随着护士利用先进技术而变得高度专业化，专注于疾病的检测和治疗，这种类型的借用至今仍在继续。第二种在护理领域更有用的借用方式是将来自其他专业的信息整合到护理的独特知识体系中。例如，护士从其他专业如心理学和社会学借用知识，作为治疗性沟通的基础。他们将这些心理社会学知识融入了那些经历了急性和慢性疾病的患者及其家庭的整体护理中。

试错

试错（trial and error）是一种未知结局的方法，用于没有其他知识来源的不确定情境。由于每一位患者对情境具有独特的反应，护理实践便涉及一定程度的不确定性。因此，护士在为患者提供护理时，必须基于研究证据采用一定程度的试错。此时，未知的信息指患者和家庭对特定护理干预的反应。然而，这种试错法常常缺少护理活动是否有效的规范记录。基于这种策略，知识可从经验中获得，但基本不与他人分享，导致了一些无效干预的持续应用。

个人经验

个人经验（personal experience）是通过个体经历某一实践、情境或情况获得知识。个人经验可以使你在临床环境中，通过为患者和家庭提供护理而获得技能和专业知识。通过个人经验学习，可以使你将知识整合为一个有意义的整体。例如，你可能在课堂环境中阅读进行肌内注射的方法或被告知如何实施注射，但你不知道如何实施注射，直到你观察了其他护士为患者实施注射，并且在你自己实施了多次注射后，才知道如何进行注射。

个人经验的数量会影响护士知识基础的复杂性。班纳（Benner）（1984）开展了一项现象学质性研究，为护理实践明确在临床知识和专业发展中的经验水平。她明确了以下专业发展阶段：①新手；②高级初学者；③胜任；④熟练；⑤专家。护士新手在实施护理过程中没有个人经验，但具有一些在学校学到的对临床实践的先入之见和期望。这些先入之见和期望被临床环境中的个人经验挑战、完善、确定或否认。高级初学者只有足够的经验可以识别和干预反复出现的情况。例如，高级初学护士在管理患者疼痛的过程中，能够对疼痛进行识别和干预。由于积累了多年的经验，具有胜任力的护士能够制订计划，并达到长期目标。具有胜任力的护士能够应用自己的知识，有意识、有效率、有组织的实施护理活动。熟练的护士具有更为复杂的知识基础，会将患者作为一个整体，以及家庭和社区的成员。熟练的护士能够意识到，每一位患者及其家庭对疾病和健康都有不同的反应，并能够根据患者和家庭的反应调整护理措施。护理专家具有深厚的专业背景，能够在某一情境中熟练的实施干预。个人经验可提高护理专家以直觉方式，快速准确地控制某一情境的能力。换句话说，护理专家能够熟练和无缝地将个人经验与研究证据融入他们对患者动态变化情况的反应中。

班纳的现象学质性研究(1984)使人们更加了解如何通过个人经验获取知识。你在学校及毕业后所获得的临床经验，以及应用研究证据的能力，正是通过上述几个不同的阶段发展起来的。

角色榜样

当你通过角色榜样(role modeling)获得知识时，你是在模仿专家的行为进行学习。在护理中，角色榜样使新手护士通过观察及与胜任力强的专业护士互动来学习。角色榜样包括令人敬佩的教师、临床专家、研究人员和那些通过榜样激励他人的人。角色榜样的一种严格形式是导师制(mentorship)，在这种关系中，护理专家担任新手护士的老师、资助者、指导者和顾问。通过与榜样或指导者建立良好的关系，新手可以大大丰富通过个人经验获得的知识。许多新毕业生进入临床机构实习或参与住院项目，以此能够在入职的最初几个月得到护理专家的指导。在实习期间，临床专业护士要为新手树立循证护理实践的角色榜样。

直觉

直觉(intuition)是个体对某种情境或事件的整体洞察或理解，常常无法用逻辑的方式进行解释。由于直觉是会意的一种形式，具有自发性表现，护士常常将其描述为"内心感觉"或"预感"。因为直觉无法简单地进行科学解释，一些人对直觉感到不适，甚至认为直觉并不存在。他们不理解的是，直觉不是缺乏知识；相反，直觉是知识深厚的结果(Benner，1984)。这种深厚的知识被完全融入直觉者的潜意识中，使直觉者很难解释或用符合逻辑的方式表达。当患者正在经历健康危机如卒中时，一些护士能够通过直觉发现。应用直觉知识，护士能够评估患者的病情，实施干预，以及根据需要联系合适的医生对患者实施医疗救治。

推理

推理(reasoning)是对思想或观念的处理和组织观点，从而得出结论。通过推理，人们能够理解自己的思想、经验和研究证据(Gray，Grove，& Sutherland，2017)。通过推理能够使护士认识到，需要更多的证据来改变护理临床实践，也为未来研究指明了方向。

逻辑思考可用于口头陈述论据，并在论据中的每一个部分都与得到的逻辑结论相关联。逻辑学包括归纳推理和演绎推理。归纳推理(inductive reasoning)是由特殊到一般；先观察特定实例，然后合并为更大的整体或一般陈述(Chinn & Kramer，2015)。归纳推理的示例如下。

特殊实例

头痛是一种健康水平的改变，并使人感到紧张。

终末期疾病是一种健康水平的改变，并使人感到紧张。

一般陈述

因此，以上情况可以归纳为所有健康水平的改变都会使人感到紧张。归纳推理涉及整合多项研究的结果，从而得出关于最佳实践的结论。本章稍后会详述归纳推理用于建立循证实践的规范方式。

演绎推理(deductive reasoning)是从一般到特殊，或者从一般前提到特殊情境或结论(Chinn & Kramer，2015)。一般前提可以是命题(proposition)，是来自描述两个或以上概念之间假设关系理论的陈述（参见第七章）。演绎推理的例子如下。

命题

所有人类都会经历丧失。

所有青少年都是人类。

结论

因此，以上情况可以演绎为所有青少年都会经历丧失。

在这个例子中，演绎推理被用于从两个关于人类和青少年的一般性命题中得出"所有青少年都会经历丧失"。然而，从演绎推理产生的结论只有在基于有效命题的基础上才有效。研究是一种验证和确定或反驳命题的方法，从而使有效的命题能够在护理实践中作为推理的基础。

通过护理研究获得知识

实践需要的研究知识具有特定性和整体性，以过程为导向，并以结局为焦点。因此，需要许多研究方法来产生这种知识。本节介绍了量性、质性、混合方法和结局研究方法，这些方法常常用于产生护理实践的经验型知识（框 1-1）。这些是为以下护理专业目标建立证据所必需的研究方法（AACN，2017；NINR，2016）：

- 促进对经历健康和疾病的患者及家庭的理解（通常是质性研究的焦点）
- 验证护理干预在促进个体和家庭健康中的效果（通常是量性研究的焦点）
- 综合采用量性和质性方法来扩展对复杂健康问题、行为和情境的理解（通常是混合方法研究的焦点）
- 验证护理结局，以明确卫生保健系统内护理质量、安全性和成本效益（通常是结局研究的焦点）

框 1-1 本教材研究方法的分类
量性研究类型
描述性研究
相关性研究
类实验性研究
实验性研究
质性研究类型
现象学研究
扎根理论研究
民族志研究
探索描述性质性研究
混合方法研究
结局研究

量性和质性研究介绍

量性和质性研究方法相互补充，因为它们可以产生不同类型的知识用于护理实践。熟悉这两种研究类型，将有助于研究人员明确、理解和批判性评价这些研究。量性和质性研究方法具有一些相似性；两者均要求研究人员具备专业知识，在实施研究过程中具有严谨性，并为护理实践产生科学的知识。两种方法的差异见表 1-3。

表 1-3　量性研究和质性研究方法的特点

特点	量性研究	质性研究
哲学基础	逻辑实证主义	自然性、解释性、人本主义
知识基础	因果关系	意义、发现、理解
理论焦点	理论验证	发展理论和框架
研究人员参与	客观	分享解释
常用测量方法	量表、问卷和生理测量	非结构性访谈、观察、焦点小组
资料	数据	文字
分析	统计分析	基于文本的分析
研究发现	描述变量、变量间的关系，以及干预效果；外推性	独特性、动态性、侧重于理解现象，并促进理论的发展

护理领域开展的大部分研究采用的是量性研究方法，被认为是传统的科学方法。量性研究（quantitative research）是一种正式、客观、系统的过程，通过数据型资料获得关于世界的信息。针对科学调查的定量方法起源于逻辑实证主义哲学分支，基于严格的逻辑规则、事实、法律和预测开展。量性研究坚持"事实"的绝对性，并且现实的单一性能够通过仔细测量进行定义的观点。为了寻找事实，研究人员必须保持客观，意味着个人价值观、感受和感知不应混入对现实的测量。量性研究通过描述变量（描述性研究）、检验变量间的关系（相关性研究）和明确变量间的因果关系（类实验性和实验性研究）来验证理论（Shadish，Cook，& Campbell，2002）。通常用于量性研究的测量方法包括量表、问卷和生理测量（表 1-3）。收集的资料是数据型的，采用统计技术进行分析以明确结果（Grove & Cipher，2017）。量性研究人员致力于在所研究的情境中扩展他们的研究发现（findings）。通过在某一领域的深入研究，发现可以外推至不同的总体和环境。第二章阐述了量性研究的类型和量性研究过程。

质性研究（qualitative research）是一种系统的主观方法，用于描述生活经历和情境，并赋予其意义（Creswell & Poth，2018）。质性研究的哲学基础是解释性、人本主义和自然性，关注理解社会互动的意义，并和参与者分享解释（表 1-3）。质性研究人员认为，现实是复杂和动态变化的，只能通过对研究人员建立互动的人群，以及这些人群的社会历史背景进行研究来发现事实（Creswell，2014）。由于人类情绪难以量化（赋予数值），质性研究在探索情绪反应和个人体验方面似乎是比量性研究更有效的方法。质性研究的资料形式是文字，通过访谈、观察和焦点小组收集，并分析其意义。质性研究的结果是独特、动态、侧重于理解并促进理论的发展。许多质性研究的开展用于产生新的发现。第三章阐述了质性研究类型。

量性和质性研究类型

有多种量性和质性研究类型用于为实践产生护理知识。这些研究类型可以通过多种方式进行分类。本教材的分类见框 1-1，包括护理领域常见的量性和质性研究类型。量性研究方法包括 4 种类型：描述性、相关性、类实验性和实验性（Gray et al，2017；Shadish et al，2002）。

- 描述性研究侧重于探索新研究领域，描述事物的现存方式或原有状态。
- 相关性研究侧重于检验变量之间的关系，用于发展和完善护理实践的解释型知识。
- 类实验性和实验性研究侧重于明确护理干预在预测和控制希望出现的患者及家庭结局中的效果。

本教材的质性研究方法包括现象学、扎根理论、民族志研究和探索描述性质性研究（框 1-1）。

- 现象学研究是一种整体归纳的方法，用于描述个人生活体验，如丧子的生活体验。
- 扎根理论研究是一种归纳研究技术，用于制订、验证和完善关于某种特定现象的理论（Charmaz，2014）。扎根理论研究最初由格拉泽（Glaser）和施特劳斯（Strauss）于 1967 年在发展悲伤理论中做了阐述。
- 民族志研究是由人类学发展起来的，目的是通过对文化成员的深入研究来调查文化。不同文化的卫生实践各不相同，在向患者和家庭提供护理时，需要认识到这些习惯。
- 探索描述性质性研究用于处理需要解决方案和/或理解的问题。质性研究人员采用这种方法以及不同的定性技术来探索某一个难题领域，目的是描述感兴趣的主题，以加强对该主题的理解。

混合方法研究介绍

混合方法研究（mixed-methods research）是在同一个研究中将量性和质性研究方法相结合的形式。该研究的目标和问题陈述是同时处理研究中的定量和定性要素。研究人员根据研究目标，可能会更侧重量性或质性研究方法。混合方法研究常常涉及同时收集定性和定量资料，并同时分析两种形式的资料（Creswell，2014）。研究设计主导着资料的分析和解释。有时，基于拟产生的知识，研究人员可能会同时或依次采用量性和质性研究方法。例如，研究人员可能会采用类实验性设计检验某种干预措施的有效性，然后实施质性研究，明确患者对干预措施的感知和理解。将质性和量性研究方法并入混合方法研究的不同策略参见第十四章。

结局研究介绍

卫生保健成本的不断上涨已经引起了大家对与卫生服务有关的质量、安全性、有效性及患者健康结局的关注。消费者想知道他们所购买的服务内容，以及这些服务是否能够改善他们的健康。卫生保健政策制订者想知道护理是否具有高效益和高质量。这些关注促进了结局研究（outcomes research）的开展，其重点是检验护理的结果，并明确患者及家庭健康状态的变化。需要通过结局研究的基本领域包括以下方面：①患者对护理和医疗干预措施的反应；②患者生理、心理和社会功能的维持或改善；③卫生保健服务实施所达到的经济结局；④患者对健康结局、所接受的护理和卫生保健提供者的满意度。

护士积极地参与明确护理敏感性结局，并开展结局研究。"护理敏感性结局（nursing-sensitive outcome）是通过对护理干预反应的连续带进行评估，测量个体、家庭或社区的状态、行为或感知"（Moorhead et al，2013）。护理结局分类（NOC）的建立是对护理敏感性结局进行术语标准化，并用于不同的护理专科和实践情境，以捕捉干预后患者状态的变化。护理结局分类在过去20年制订了490种结局（Moorhead et al，2013）。部分结局还包括参与锻炼，哮喘的自我管理，以及体重管理知识。护理结局研究决定了护理质量、安全和效益，并为未来提高护理质量奠定了基础。结局研究讨论见第十四章。这些不同的研究类型（框1-1）为护士开展循证实践提供了重要信息。

实施循证护理实践的研究目的

护士需要扎实的研究基础，作为实施拟定护理干预措施的依据，并记录该措施处理患者特定健康问题的效果。有效的干预能够促进患者和家庭产生积极的健康结局。临床实践需要的研究证据来自描述、解释、预测和控制现象的研究。

描述

描述（description）涉及明确和理解护理现象的本质，有时还包括现象之间的关系（Chinn & Kramer，2015）。护士通过研究描述护理实践的现状，并发现新的信息。描述性研究还可用于促进对情境的理解，并将信息进行分类以供本学科使用。一些从描述性研究中发展而来的临床重要证据举例如下：

- 明确预期的现象及其维度或特征。
- 明确护理诊断并进行分类。
- 描述个体对不同健康状况及老龄化的反应。
- 明确某种疾病在地方（如得克萨斯达拉斯的西尼罗河病毒）、国内和国外（如美国和其他国家的寨卡病毒）的发病率。

以描述为目标的研究范例是由科恩（Koehn）、艾布赖特（Ebright）和德鲁克（Draucker）（2016）开展的一项质性研究，"探讨护士关于差错报告的决策过程"。他们发现：

"出现护理差错是一个复杂的动态过程，常常出现在高压工作环境中。护士对犯错最常见的显著反应是从差错中吸取经验，从而不会再次犯错。差错对护士而言通常是最痛苦的体验，而缺乏机构跟踪和支持则会加剧这种痛苦"（Koehn et al，2016）。

科恩等人（2016）提供了一个关于护士在发生医疗差错后体验的独特动态描述。他们建议未来研究侧重于开发应对策略，促进差错的报告和改善护士在犯错后的学习和应对。以明确和描述为重点的研究是重要的基础工作，可为实践提供关于护理现象的解释、预测和控制。

解释

解释（explanation）阐明了现象之间的关系，并明确特定事件发生的可能原因。侧重于解释的研究提供了以下对实践重要的证据类型：

- 理解家庭中哪些因素和新生儿护理有关，以及新生儿护理的本质。

- 验证评估资料和护理诊断之间的关系。
- 明确健康风险、健康行为和健康状态之间的关系。

例如，纽兰（Newland）、兰福德（Lunsford）和弗拉赫（Flach）研究了"多发性硬化症（MS）和心血管疾病（CVD）患者疲乏、躯体活动和健康相关生活质量（HRQoL）的相关性"。他们发现"疲乏的复杂性且内在关联的性质，对躯体和健康相关生活质量有不良影响，这对社区中的多发性硬化症和心血管疾病患者是挑战。护士和其他卫生保健提供者可能会低估或者没有很好地理解作为自我管理规划组成部分的多发性硬化症和心血管疾病患者对参与躯体活动，以改善健康相关生活质量的需求"（Newland et al, 2017）。未来的研究将重点放在控制疲劳，增加体育锻炼和促进健康相关生活质量的干预措施方面，这些措施可能会改善成年人对慢性病的自我管理。

预测

通过预测（prediction），人们可以估计在特定情境中某种特定结局发生的可能性（Chinn & Kramer, 2015）。然而，预测结局并非绝对使人们能够调整或控制结局。通过预测能够识别患病或损伤的风险，并与适当的筛检方法联合使用，以识别和预防健康问题。预测研究所获得的知识对循证实践很重要，包括以下方面：

- 预测不同人群的疾病或损伤风险。
- 预测促进健康和预防疾病的行为。
- 预测基于患者情况和价值观的护理需求。

李（Lee）、福西特（Faucett）、吉伦（Gillen）、克劳斯（Drause）和兰德里（Landry）开展了一项质性研究，明确重症监护护士（CCN）感知到的因素，以预测因工造成的骨骼肌（MSK）损伤。他们发现，体力工作负荷重、高工作压力、高频率的患者护理任务和缺乏起重团队或设备是重症监护护士对骨骼肌损伤风险感知的预测因素。他们的结论是，"改善躯体和心理社会工作环境有可能使护理工作更加安全，减少骨骼肌损伤的风险，并促进护士对工作安全性的感知"（Lee et al, 2013）。

上述预测性研究将独立变量隔离开来——体力工作负荷、工作压力、患者护理任务和缺乏起重设备或团队——这些变量是重症监护护士骨骼肌损伤的预测因素。在预测性研究中明确的变量需要进一步研究，以确定操纵或控制这些变量是否可以为患者、卫生保健专业人员和机构带来良好的结局。

控制

如果一个人能够预测某种情境的结局，下一步就是控制或操纵该情境，以产生期望的结局。在卫生保健方面，控制（control）是开具处方从而产生预期结果的能力。通过应用最佳研究证据，护士能够开具特定的干预处方，以满足患者及其家庭的需求（Melnyk et al, 2017; Straus et al, 2011）。以下领域的多项研究结果能够使护士实施提高实践预期结局控制的护理：

- 验证干预的有效性，以改善个体和家庭的健康状态。
- 整合研究，以发展循证实践指南。
- 在临床机构中明确循证实践指南的有效性。

如前所述,关于肌内注射的安全管理已进行了广泛的研究,并已纳入循证实践指南。肌内注射的循证实践指南包括以下内容:①合适规格和长度的针头,用于注射不同类型的药物;②对多数药物最安全的注射点(臀大肌);③实施给药的最佳注射技术,使患者不适最小化,并预防躯体损伤(Cocoman & Murray,2008;Nicoll & Hesby,2002;Ogston-Tuck,2014)。关于在肌内注射过程中回抽的研究仍在继续,其中西森(Sisson)(2015)建议不用回抽,而托马斯(Thomas)等人(2016)建议回抽。因此,注册护士应采用决策过程确定是否回抽或者不依赖情境。应用循证知识实施肌内注射有助于控制以下结局:①适当给药以促进患者健康;②使患者不适最小化;③患者无躯体损伤。然而,格林威(Greenway)(2014)回顾了最新研究文献,发现许多护士在实施肌内注射时,仍然使用传统知识而非循证实践指南。循证实践指南能够显著提高肌内注射质量,并降低疼痛、肌肉和坐骨神经损伤的发生率(Stringer,2010)。

总体而言,护理专业对社会负责,为患者和家庭提供优质、安全和具有效益的护理。过去 50 年开展了大量临床研究,已经极大地扩展了可用的护理科学知识,在护理实践领域范围内对护理现象进行描述、解释、预测和控制。

理解护士在护理研究中的角色

为实践应用奠定经验型知识基础,要求所有护士参与不同的研究活动。一些护士是研究开发者,实施研究以产生和完善护理实践需要的知识。其他护士则是研究的消费者,应用研究证据改善其护理实践。美国护理学院协会(2006,2017)和美国护士协会(2010)已经发布了关于护士在研究中的角色声明。无论护士的学历和职位,所有护士在研究中均承担相应的角色;关于这些角色的观点见表 1-4。护士承担的研究角色常常随着该护士的教育水平提升、临床专业知识的积累和职业路径的变化而扩展。具有护理学学士学位(BSN)的护士具有研究过程、阅读及评价研究的技能。他们有助于推动循证指南、研究方案、演算法和政策在实践中的应用(Melnyk et al,2017)。另外,这些护士还能在发现研究问题和收集研究资料方面提供有价值的帮助。护理质量和安全教育能力机构(2017)将这种知识和技能确定为执照前护生的必备能力。

表 1-4　不同教育水平的护士在研究中的参与程度

护士教育水平	研究期望和能力
护理学学士(BSN)	阅读和批判性评价研究;基于指南,在实践中应用最佳研究证据;帮助发现研究问题和收集资料
护理学硕士(MSN)	批判性评价和整合研究,为实践制订和修订方案、演算法和政策。在实践中应用最佳研究证据;在研究项目中开展合作,并为研究提供临床专业知识
护理专业实践博士(DNP)	参与制订循证指南;在实践中根据需要制订、实施、评价和修订协议、政策和循证指南;开展临床研究,通常与其他护理研究人员开展合作
护理哲学博士(PhD)	在开展研究和促成在特定研究领域产生的经验型知识中承担主要角色,如主要研究人员;获得研究资金;与本科、硕士和博士护理研究团队合作
博士后	开展获得资助的研究项目;主持和/或参与护理和跨学科研究团队;作为其研究领域的专家;指导博士研究人员

具有硕士学位的护士已经具备了相应的教育背景，能够对研究进行批判性评价，并将研究结果进行整合，以修订或制订计划、演算法或政策用于实践。他们还具有发现和批判性评价通过美国国立组织制订的循证指南的质量的能力。高级实践护士（APN）——护理开业者、临床护理专家、护理麻醉师和护理助产士——和护理管理者具有领导卫生服务团队在护理实践和卫生保健系统中，根据当前研究证据做出必要改变的能力。一些具有硕士学位的护士也开展了研究，但通常和其他护理科学家进行合作（表 1-4）。

护理博士学位包括以实践为重点（护理专业实践博士，DNP）或以研究为重点（哲学博士，PhD）。DNP 学位的护士具有最高的临床专业教育水平，具备将科学知识转化为实践应用的能力。许多高级实践护士获得了 DNP 学位，以扩大其知识储备。DNP 学位的护士具有高级研究和领导知识，以此为实践制订、应用、评价和修订循证指南、方案、演算法和政策（Butts & Rich，2015）。另外，DNP 学位的护士具有开展和/或与临床研究协作的专业知识。

PhD 学位的护士在特定兴趣领域的研究以产生护理知识中扮演着重要的角色。这些护理科学家常常与研究团队合作，包括 DNP、护理学硕士（MSN）和护理学学士（BSN）学位的护士，以促进在不同的卫生保健机构和大学中开展严谨的研究。博士后教育水平的护士具有开展资金雄厚的资助研究项目的专业知识。他们领导跨学科研究团队，有时在多中心开展研究。这些科学家常常被认为是特定研究领域的专家，并为新 PhD 研究人员提供指导。

为实践确定最佳研究证据

循证实践涉及应用最佳的研究证据支持临床实践中的决策。最佳研究证据之前被定义为卫生保健特定领域中高质量、最新及经验型知识的总结，这些知识是从该领域的优质研究中整合而来。作为护士，你每天会做很多影响患者健康结局的临床决策。应用可获得的最佳研究证据，你可以做出高质量的临床决策，以改善患者和家庭健康结局。本节重点通过以下内容扩展你对最佳实践研究证据的理解，内容如下：①阐述用于整合研究证据的策略；②可用的研究证据水平模型；③最佳研究证据与循证实践指南的关系。

用于整合研究证据的策略

研究结果的整合是一个复杂和高度结构化过程，最好由至少两人甚至一个研究和卫生保健团队来执行。根据可用的研究证据的质量、数量和类型，可进行各种类型的研究整合。护理研究证据常常通过以下过程整合：①系统综述；②荟萃分析；③meta 整合；④混合方法系统综述。基于可获得的研究结果数量和力度，护士和卫生保健专业人员采用这 4 个过程中的一种或多种来确定某个领域当前的最佳实践研究证据。表 1-5 列出了研究整合常用的方法，每一种整合方法的目标，整合包括的研究类型（抽样框），以及整合研究证据采用的分析技术（Cooper，2017；Higgins & Green，2008；Sandelowski & Barroso，2007；Whittemore，Chao，Jang，Minges，& Park，2014）。

系统综述（systematic review）是一个对研究文献的结构化综合性整合，从而确定可用于解决卫生保健问题的最佳研究证据。系统综述包括发现、定位、评估和整合优质研究证据，供临床专家用于促进循证实践（Gray et al，2017；Higgins & Green，2008；Melnyk & Fineout-Overholt，2015）。研究专家、医生和护生（有时）团队开展这些综述，以确定将当前最合理的知识用于实践。系统综述也用于制订国内和国际标准化指南，用于管理监控的问题，如急性疼痛、高血压和抑郁。标准化指南可以在线获取，通过文献和专著公开出版，以及在大会和专业会议中报告。系统综述的批判性评价过程将在第十三章讨论。

表 1-5　研究证据整合的常用方法

整合方法	整合目标	整合包括的研究类型（抽样框）	整合采用的分析技术
系统综述	系统地发现、选择、批判性评价和整合研究证据，以解决实践中的特定问题	具有相似方法的量性研究，如随机对照试验和侧重于实践问题的荟萃分析	叙事和统计
荟萃分析	采用统计分析方法从多个前期研究中将结果进行汇总，以确定干预效果或关联强度	具有相似方法的量性研究，如侧重于干预效果的类实验性和实验性研究，或侧重于变量间关系的相关性研究	统计
Meta 整合	系统整合及合并质性研究，以扩展理解并在拟定健康相关领域形成对研究结果的独特解释	原始质性研究和质性研究摘要	叙事
混合方法系统综述	以不同方法开展的独立研究结果的整合——量性、质性和混合性——以确定某个领域的当前知识	不同的量性、质性和混合方法研究	叙事，有时采用统计

以上内容基于 Barnett-Page E，& Thomas J. Methods for the synthesis of qualitative research：A critical review. BMC Medical Research Methodology，2009，9：59；Cooper H. Research synthesis and meta-analysis：A step-by-step approach. 5th ed. Los Angeles，CA：Sage，2017；Creswell JW. Research design：Qualitative，quantitative and mixed methods approaches. 4th ed. Thousand Oaks，CA：Sage，2014；Finfgeld-Connett D. Generalizability and transferability of meta-synthesis research findings. Journal of Advanced Nursing，2010，66（2）：246-254；Gray JR，Grove SK，& Sutherland S. BuRN and Grove the practice of nursing research：Appraisal，synthesis，and generation of evidence. 8th ed. St. Louis，MO：Elsevier，2017；Higgins JPT，& Green S. Cochrane handbook for systematic reviews of interventions. West Sussex，England：Wiley-Blackwell and The Cochrane Collaboration，2008；Sandelowski M，& Barroso J. Handbook for synthesizing qualitative research. New York，NY：Springer，2007；Whittemore R，Chao A，Jang M，et al. Methods for knowledge synthesis：An overview. Heart & Lung，2014，43（5）：453-461。

荟萃分析（meta-analysis）实施用于将前期量性研究结果合并或集中到单个统计分析中，以此提供关于干预措施有效性的有力证据（Andrel，Keith，& Leiby，2009；Cooper，2017）。由于质性研究不产生统计性结果，它们无法纳入荟萃分析。一些在实践中应用干预的最有力的证据，是通过多个有对照的类实验性和实验性研究的荟萃分析而产生的。另外，荟萃分析能够用于相关性研究，以明确所选择变量之间关联的类型（正或负）和强度（Grove & Cipher，2017）。许多用于产生循证指南的系统综述包括了荟萃分析（参见第十三章）。

质性研究整合（qualitative research synthesis）是系统回顾和规范合并质性研究结果的过程和产物（Sandelowski & Barroso，2007）。质性研究整合过程仍然在改进，许多整合方法已在文献中报道（Barnett-Page & Thomas，2009；Finfgeld-Connett，2010）。本教材中，meta 整合的定义用于描述质性研究整合的过程。meta 整合（meta-synthesis）被定义为系统汇编和综合质性研究结果，在特定领域中扩展对研究结果的理解，并形成独特的解释。重点是解释，而非质性研究整合的结果。meta 整合的详细介绍见第十三章。

在过去 10 年，护理研究人员已经开展了包括量性和质性研究方法的混合方法研究（Creswell，2014）。另外，在某个领域明确当前研究证据可能需要整合量性和质性研究。希金斯（Higgins）和格林（Green）（2008）已经将这种量性、质性和混合方法研究的整合称为混合方法系统综述（mixed-methods systematic review）（表 1-5）。混合方法系统综述可能包括许多研究设计，如质性研究和类实验性、相关性和/或描述性研究（Creswell，2014）。一些研究人员已经开展了量性和质性研究整合，定名为研究整合性综述。这些综述的价值取决于实施综述采用的标准（参见第十三章）。

研究证据水平

类似随机对照试验的实验性量性研究提供了最强的研究证据（参见第八章）。同样，采用相似方法复制或重复研究增加了所产生研究证据的强度。研究证据水平以金字塔（图 1-3）连续带的形式展现，最高质量的研究证据在塔尖，最低质量的研究证据在塔底（Brown，2018；Melnyk et al，2017）。高质量类实验性和实验性研究的系统研究综述和荟萃分析提供了最强或最佳研究证据，被医生用于临床实践。相关性、类实验性、实验性和结局研究的荟萃分析也提供了非常有力的研究证据，用于管理实践问题。混合方法系统综述和 meta 整合提供了量性、质性和/或混合方法研究的优质整合。来自个体相关性、预测相关性和队列研

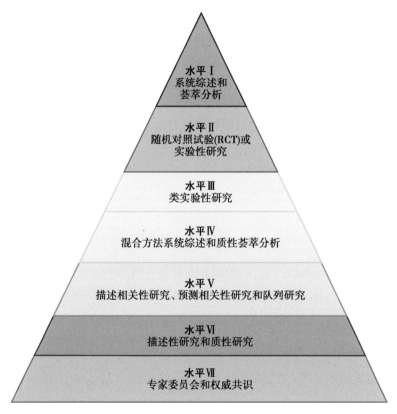

图 1-3　研究证据水平（改编自 Gray JR，Grove SK，Sutherland S. BuRN and Grove the practice of nursing research：Appraisal，synthesis，and generation of evidence. 8th ed. St. Louis，MO：Elsevier，2017）

究的证据为未来研究提供了方向，但还无法直接用于实践。描述性和质性研究常常提供基础知识，作为产生相关性、类实验性、实验性和结局研究的基础（图1-3）。金字塔底部包括最弱的证据，来自专家委员会和权威的共识。

当你在临床实践中做决策时，请确保决策基于可获得的最佳研究证据。图1-3展示的研究证据水平将有助于你确定可获得的证据质量。产生于系统综述、荟萃分析、meta整合和混合方法系统综述的最佳研究证据可用于制订标准化循证指南，供实践应用。

循证指南介绍

循证指南（evidence-based guidelines）是严谨和清晰的临床指南，基于某一领域可获得的最佳研究证据而制订。这些指南常常由团队或临床专家（如护士、医生、药师）、研究人员、消费者（有时）、政策制订者和经济学家小组制订。专家小组的工作目标是达到指南内容的一致同意，为医生提供最佳信息，从而在实践中做出临床决策。循证指南的产生已经有了很大发展，帮助卫生保健提供者建立循证实践，并为患者、家庭、提供者和卫生保健机构改善卫生服务结局。

相关组织机构每年都会制订新的指南，一些现有指南基于新研究证据进行修订。这些指南已经成为患者护理的金标准（gold standard）（最佳标准），强烈推荐护士和其他卫生保健提供者将标准化指南融入其实践中。这些循证指南中的多数可以通过国内和国际政府机构、专业组织和卓越医疗中心在线获取。美国循证指南最重要的来源是美国指南信息交换中心（NGC，2017），由卫生保健研究和质量机构成立于1998年。美国指南信息交换中心从200项指南开始，已增加了2000项以上的循证指南。在为实践选择指南时，确保指南是由可靠机构或组织制订的，并且指南的参考文献清单反映了大量研究的整合。

总之，第十三章将为你提供循证指南的批判性评价，以及在实践中应用指南的信息。第二章至第十二章内容将扩展你对量性和质性研究过程的理解，使你能够批判性评价这些类型的研究。研究的批判性评价（critical appraisal of research）涉及认真审查研究的所有方面，以判断其强度、局限性、意义和重要性。第十四章介绍了结局和混合方法研究。我们相信，你将会发现护理研究是一个令人兴奋的探索过程，在护理的未来实践中具有广阔的前景。

本章要点

- 研究是指细致而持续的系统探索，以验证和完善现有知识和发展新知识。
- 护理研究是指验证和完善现有知识，并产生新知识，直接或间接影响护理实践的科学过程。
- 循证实践是在实施优质、安全和具有效益的卫生保健过程中，有意识地将最佳研究证据和临床专家、患者情况及患者价值观进行综合。
- 弗洛伦斯·南丁格尔是首位护理研究人员，在19世纪发展了经验型知识，改善了护理实践。
- 临床研究开展一直是21世纪的主要焦点，目标是建立护理循证实践。
- 在护理领域有不同的知识获得途径，包括传统、权威、借用、试错、个人经验、角色榜样、直觉、推理和研究（最重要）。

- 量性研究是一种规范、客观和系统的过程，采用数据型资料获得关于现实的信息。这种研究方法用于描述、检验相关性和确定因果关系。
- 质性研究是一种独特、动态和主观的方法，用于描述生活体验并赋予体验意义。从质性研究产生的知识将提供对生活体验、情境、事件和文化的意义及理解。
- 混合方法研究是一种探索性方法，在单项研究中并用量性和质性研究方法。
- 结局研究侧重于检验护理的最终结果，并确定改善患者健康状态和提高卫生保健系统服务质量需要做出的改变。
- 护理研究的目标包括描述、解释、预测和控制实践中的现象。
- 基于在教育项目和临床及研究经历中获得研究知识的宽度和深度，具有本科、硕士和博士学位，以及博士后教育的护士在研究中具有不同的角色。
- 护理研究证据采用以下方法进行整合：①系统综述；②荟萃分析；③meta 整合；④混合方法系统综述。
- 系统综述是在特定卫生保健领域中对质性研究进行的一种结构化整合，从而发现最佳研究证据，供医生用于促进循证实践。
- 荟萃分析是一种研究类型，以统计的方法将多项前期研究结果合并或集中到单个量性分析中，以此为某项干预的效果提供最高水平的证据。
- meta 整合涉及特定领域中质性研究的系统汇编和综合，以此扩展对研究结果的理解和形成独特的解释。
- 混合方法系统综述是一种将采用不同方法开展的单项研究结果进行整合——量性、质性和混合方法——以确定特定领域的最新知识。
- 研究证据水平是一个连续带，最高质量的研究证据在金字塔顶，最弱的研究证据在塔底（图 1-3）。优质实验性研究的系统综述和荟萃分析为实践提供了最佳研究证据。
- 循证指南是严谨和清晰的临床指南，在特定领域中基于最佳研究证据而制订。

参考文献

Agency for Healthcare Research and Quality (AHRQ), (2017). *Research tools and data*. Rockville, MD: Author. Retrieved November 8, 2017, from http://www.ahrq.gov/research/index.html.

American Association of Colleges of Nursing (AACN), (2006). *AACN position statement on nursing research*. Washington, DC: AACN. Retrieved February 20, 2017, from http://www.aacn.nche.edu/publications/position/nursing-research.

American Association of Colleges of Nursing (AACN), (2017). *News & information: Research and data center*. Washington, DC: Author. Retrieved November 10, 2017, from http://www.aacnnursing.org/news-information/research-data.

American Nurses Association (ANA), (2010). *Nursing: Scope and standards of practice* (2nd ed.). Washington, DC: Author.

Andrel, J. A., Keith, S. W., & Leiby, B. E. (2009). Meta-analysis: A brief introduction. *Clinical and Translational Science, 2*(5), 374–378.

Barnett-Page, E., & Thomas, J. (2009). Methods for the synthesis of qualitative research: A critical review. *BMC Medical Research Methodology, 9*, 59. https://doi.org/10.1186/147-2288-9-59.

Barnsteiner, J., Disch, J., Johnson, J., McGuinn, K., Chappell, K., & Swartwout, E. (2013). Diffusing QSEN competencies across schools of nursing: The AACN/RWJF faculty development institutes. *Journal of Professional Nursing, 29*(2), 68–74.

Bauknecht, V. L. (1985). Capital commentary: NIH bill passes, includes nursing research center. *American Nurse, 17*(10), 2.

Benner, P. (1984). *From novice to expert: Excellence and power in clinical nursing practice*. Menlo Park, CA: Addison-Wesley.

Brown, S. J. (2018). *Evidence-based nursing: The research-practice connection* (4th ed.). Sudbury, MA: Jones & Bartlett.

Butts, J. B., & Rich, K. L. (2015). *Philosophies and theories* for advanced nursing practice. Burlington, MA: Jones & Bartlett Learning.

Charmaz, K. (2014). Constructing grounded theory (2nd ed.). Los Angeles, CA: Sage.

Chinn, P. L., & Kramer, M. K. (2015). Knowledge development in nursing: Theory and process (9th ed.). St. Louis, MO: Mosby Elsevier.

Cocoman, A., & Murray, J. (2008). Intramuscular injections: A review of best practice for mental health nurses. Journal of Psychiatric and Mental Health Nursing, 15(5), 424–434.

Cook, E. (1913). The life of Florence Nightingale: (Vol. 1). London, England: Macmillan.

Cooper, H. (2017). Research synthesis and meta-analysis: A step-by-step approach (5th ed.). Los Angeles, CA: Sage.

Creswell, J. W. (2014). Research design: Qualitative, quantitative and mixed methods approaches (4th ed.). Thousand Oaks, CA: Sage.

Creswell, J. W., & Poth, C. N. (2018). Qualitative inquiry & research design: Choosing among five approaches (4th ed.). Thousand Oaks, CA: Sage.

Finfgeld-Connett, D. (2010). Generalizability and transferability of meta-synthesis research findings. Journal of Advanced Nursing, 66(2), 246–254.

Glaser, B. G., & Strauss, A. L. (1967). The discovery of grounded theory: Strategies for qualitative research. Chicago, IL: Aldine.

Gortner, S. R., & Nahm, H. (1977). An overview of nursing research in the United States. Nursing Research, 26(1), 10–33.

Greenway, K. (2014). Rituals in nursing: Intramuscular injections. Journal of Clinical Nursing, 23(23/24), 3583–3588.

Gray, J. R., Grove, S. K., & Sutherland, S. (2017). Burns and Grove's the practice of nursing research: Appraisal, synthesis, and generation of evidence (8th ed.). St. Louis, MO: Elsevier.

Grove, S. K., & Cipher, D. J. (2017). Statistics for nursing research: A workbook for evidence-based practice (2nd ed.). St. Louis, MO: Elsevier.

Herbert, R. G. (1981). Florence Nightingale: Saint, reformer or rebel? Malabar, FL: Robert E. Krieger.

Higgins, J. P. T., & Green, S. (2008). Cochrane handbook for systematic reviews of interventions. West Sussex, England: Wiley-Blackwell and The Cochrane Collaboration.

Horsley, J. A., Crane, J., Crabtree, M. K., & Wood, D. J. (1983). Using research to improve nursing practice: A guide. CURN project. New York, NY: Grune & Stratton.

Institute of Medicine. (2001). Crossing the quality chasm: A new health system for the 21st century. Washington, DC: National Academy Press.

James, P. A., Oparil, S., Carter, B. L., Cushman, W. C., Denison-Himmelfard, C., Handler, J., et al. (2014). 2014 evidence-based guidelines for the management of high blood pressure in adults: Report from the panel members appointed to the Eighth Joint National Committee (JNC 8). Journal of the American Medical Association, 311(5), 507–520.

Kaplan, A. (1964). The conduct of inquiry; Methodology for behavioral science. San Francisco, CA: Chandler.

Koehn, A. R., Ebright, P. R., & Draucker, C. B. (2016). Nurses' experiences with errors in nursing. Nursing Outlook, 64(6), 566–574.

Lee, S., Faucett, J., Gillen, M., Krause, N., & Landry, L. (2013). Risk perception of musculoskeletal injury among critical care nurses. Nursing Research, 62(1), 36–44.

Marshall, C., & Rossman, G. B. (2016). Designing qualitative research (6th ed.). Thousand Oaks, CA: Sage.

McMurrey, P. H. (1982). Toward a unique knowledge base in nursing. Image, 14(1), 12–15.

Melnyk, B. M., & Fineout-Overholt, E. (2015). Evidence-based practice in nursing and healthcare: A guide to best practice (3rd ed.). Philadelphia, PA: Lippincott, Williams, & Wilkins.

Melnyk, B. M., Gallagher-Ford, E., Fineout-Overholt, E. (2017). Implementing evidence-based practice competencies in healthcare: A practical guide for improving quality, safety, & outcomes. Indianapolis, IN: Sigma Theta Tau International.

Moorhead, S., Johnson, M., Maas, M. L., & Swanson, E. (2013). Nursing outcomes classification (NOC): Measurement of health outcomes (5th ed.). St. Louis, MO: Elsevier.

National Guideline Clearinghouse (2017). AHRQ's national guideline clearinghouse: Public resource for summaries of evidence-based clinical practice guidelines. Retrieved March 3, 2017, from https://www.guideline.gov/.

National Institute of Nursing Research (2016). The NINR Strategic Plan: Advancing science, improving lives. Retrieved February 20, 2017, from https://www.ninr.nih.gov/sites/www.ninr.nih.gov/files/NINR_StratPlan2016_reduced.pdf.

National Institute of Nursing Research, (2017). About the NINR. Retrieved November 10, 2017, from https://www.ninr.nih.gov/aboutninr.

Newland, P. K., Lunsford, V., & Flach, A. (2017). The interaction of fatigue, physical activity, and health-related quality of life in adults with multiple sclerosis (MS) and cardiovascular disease (CVD). Applied Nursing Research, 33(1), 49–53.

Nicoll, L. H., & Hesby, A. (2002). Intramuscular injections: An integrative research review and guideline for evidence-based practice. Applied Nursing Research, 16(2), 149–162.

Nightingale, F. (1859). Notes on nursing: What it is, and what it is not. Philadelphia, PA: Lippincott.

Oakley, K. (2010). Nursing by the numbers. Occupational Health, 62(4), 28–29.

Ogston-Tuck, S. (2014). Intramuscular injection technique: An evidence-based approach. Nursing Standard, 29(4), 52–59.

Palmer, I. S. (1977). Florence Nightingale: Reformer,

reactionary, researcher. *Nursing Research, 26*(2), 84–89.

Quality, Safety Education for Nurses (QSEN), (2017). *Pre-licensure knowledge, skills, and attitudes (KSAs)*. Retrieved October 31, 2017, from http://qsen.org/competencies/pre-licensure-ksas/.

Rettig, R. (1991). History, development, and importance to nursing of outcomes research. *Journal of Nursing Quality Assurance, 5*(2), 13–17.

Sandelowski, M., & Barroso, J. (2007). *Handbook for synthesizing qualitative research*. New York, NY: Springer.

See, E. M. (1977). The ANA and research in nursing. *Nursing Research, 26*(3), 165–171.

Shadish, W. R., Cook, T. D., & Campbell, D. T. (2002). *Experimental and quasi-experimental designs for generalized causal inference*. Chicago, IL: Rand McNally.

Sherwood, G., & Barnsteiner, J. (2017). *Quality and safety in nursing: A competency approach to improving outcomes* (2nd ed.). Ames, IA: Wiley-Blackwell.

Sisson, H. (2015). Aspirating during the intramuscular injections procedure: A systematic literature review. *Journal of Clinical Nursing, 24*(17/18), 2368–2375.

Stetler, C. B. (2001). Updating the Stetler model of research utilization to facilitate evidence-based practice. *Nursing Outlook, 49*(6), 272–279.

Straus, S. E., Glasziou, P., Richardson, W. S., Rosenberg, W., & Haynes, R. B. (2011). *Evidence-based medicine: How to practice and teach EBM* (5th ed.). Edinburgh: Churchill Livingstone Elsevier.

Stringer, P. M. (2010). Sciatic nerve injury from intramuscular injections: A persistent and global problem. *International Journal of Clinical Practice, 64*(11), 1573–1579.

The Joint Commission (2017). *About The Joint Commission*. Retrieved March 7, 2017, from https://www.jointcommission.org.

Thomas, C. M., Mraz, M., & Rajcan, L. (2016). Blood aspiration during IM injection. *Clinical Nursing Research, 25*(5), 549–559.

US Department of Health and Human Services (US DHHS) (2017). *Healthy people 2020: Topics and objectives*. Retrieved November 10, 2017, from https://www.healthypeople.gov/2020/topics-objectives.

Weber, M. A., Schiffrin, E. L., White, W. B., Mann, S., Lindholm, L. H., Kenerson, J. G., et al. (2014). Clinical practice guidelines for the management of hypertension in the community: A statement by the American Society of Hypertension and the International Society of Hypertension. *Journal of Hypertension, 32*(1), 3–15.

Werley, H. H., & Fitzpatrick, J. J. (1983). *Annual review of nursing research* (Vol. 1). New York, NY: Springer.

Whittemore, R., Chao, A., Jang, M., Minges, K. E., & Park, C. (2014). Methods for knowledge synthesis: An overview. *Heart & Lung, 43*(5), 453–461.

第二章

量性研究概述

Kathryn M. Daniel

学习目标

完成本章学习后应能够：

1. 解释量性研究过程相关术语的定义：基础研究、应用研究、严谨性和控制。
2. 比较和对比问题解决过程、护理程序和研究过程。
3. 阅读已发表的描述性、相关性、类实验性和实验性研究，明确量性研究过程的步骤。
4. 阅读量性研究报告。
5. 量性研究报告的初步评价。

　　当听到"研究"时，你的想法是什么？人们通常会想到实验或探究。实验（experiment）的典型特征包括将受试者（subjects）随机分组，收集资料和实施统计分析。你可能认为研究人员开展研究是为了确定某项干预的效果，如明确步行锻炼方案对 2 型糖尿病患者体重指数（BMI）的干预效果。这些想法和量性研究相关，包括研究报告详细说明的具体步骤。批判性评价量性研究要求学习新术语，理解量性研究过程，并应用各种分析技能。

　　本章介绍了量性研究，帮助你阅读和理解量性研究报告。具体内容包括：相关术语的定义，解决问题的方法和护理程序，为理解量性研究过程提供了背景知识；量性研究过程的步骤；将描述性相关研究作为范例，以加强你对量性研究过程的理解；还提供了阅读研究报告和指南的批判性思维技能，以及对这些报告进行初步批判性评价的指南；最后以类实验性研究为例，阐明研究过程中的步骤，以及对该研究类型的初步批判性评价。

什么是量性研究？

　　量性研究（quantitative research）是一种产生关于世界的数字化信息的规范、客观、严谨和系统的过程。量性研究的开展用于描述新情境、事件或概念，检验变量之间的关系，确定干预措施对所选健康结局的影响。举例如下：

- 描述每个季节流感病例的传播及其对地方、国内和全球健康的潜在影响(描述性研究)。
- 检验变量之间的关系,如每周看电视的时间及每周玩视频游戏的时间与学龄期儿童的体重指数之间的关系(相关性研究)。
- 确定预防跌倒方案对住院老年患者跌倒率的干预效果(类实验性研究)。

　　罗纳德·费希尔(Ronald Fisher)爵士(1963)最初提出了验证治疗效果的经典实验设计。他以假设、研究设计和统计分析等思想,将定量研究过程的步骤结构化而闻名。费希尔的研究为实验性研究奠定了基础。

　　数年来,许多其他量性方法陆续得到发展。坎贝尔(Campbell)和斯坦利(Stanley)(1963)发展了类实验方法,研究在对照较少情况下的治疗效果。卡尔·皮尔森(Karl Pearson)(Porter,2004)发展了统计方法,检验变量之间的关系,用于分析相关性研究的数据。社会学、教育学和心理学领域因开发和扩展实施描述性研究的方法而得到关注。大量的量性研究方法需要用于发展经验型知识,以建立护理循证实践(Melnyk,Gallagher-Ford,& Fineout-Overholt,2017)。第一章已做介绍,并会在第十三章详述。循证实践对改善患者和家庭护理、护理教育以及卫生保健系统的服务质量和安全结局至关重要(Straus,Glasziou,Richardson,Rosenberg,& Haynes,2011)。理解量性研究过程对满足护理研究生的护理质量和安全教育(QSEN,2017)能力很重要,这种能力侧重于以患者为中心的护理、团队工作与合作、循证实践、质量促进、安全和信息化(Sherwood & BaRNteiner,2017)。本节将介绍不同的量性研究类型,以及和量性研究过程相关的术语定义。

量性研究类型

　　图 2-1 列出了常见的 4 种量性研究类型。量性研究类型的选择与研究问题目前的知识及信息有关。当研究问题目前只有少量知识时,可开展描述性研究,为后续相关性研究奠定基础。开展描述性和相关性研究常为控制更严格的类实验性和实验性研究奠定了基础(图2-1)。

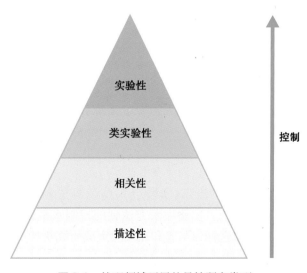

图 2-1　护理领域开展的量性研究类型

描述性研究

描述性研究(descriptive research)用于探索和描述现实生活情境中的现象。它通过数据准确描述特定个体、情境或群体特征(Kerlinger & Lee,2000)。描述性研究常在自然条件下纳入大量受试者或研究参与者(participant),不对环境或情境进行任何操纵。通过描述性研究,研究人员可发现新意义,描述现状,明确某事件发生的频率,并对现实环境中的信息进行分类。描述性研究的结局包括明确和描述概念,明确概念之间的潜在关系,以及建立假设,为未来的量性研究奠定基础。

相关性研究

相关性研究(correlational research)涉及对两个或多个变量之间关系的系统探索。在进行此类研究时,研究人员在样本中测量选择的变量,然后采用相关统计分析确定研究变量之间的关系。通过相关分析,研究人员能够明确两个变量之间关系的程度或强度及类型(正或负)。关系的强度会在-1(完全负相关)到+1(完全正相关)之间变化,0 表示无相关(Grove & Cipher,2017)。

正相关表明变量的变化方向相同;也就是说,两个变量同时增加或减少。例如,研究表明人们每周锻炼的时间越多,他们的骨密度越高。负相关表示变量变化的方向相反;因此,当一个变量增加时,另一个变量将减少。例如,研究表明随着年吸烟包数(吸烟年数×每天吸烟包数)增加,人的寿命将减少。相关性研究的主要目的是解释现实世界中变量之间关系的特征,而非确定因果关系。然而,相关性研究明确的关系是产生假设的方法,从而指导类实验性和实验性研究侧重于验证因果关系(图 2-1)。

类实验性研究

类实验性研究(quasi-experimental research)的目的是验证因果关系,或确定一个变量对另一个变量的影响。此类研究涉及实施干预措施,并采用选定的测量方法验证干预措施的效果(Shadish,Cook,& Campbell,2002)。例如,一项游泳锻炼方案可用于改善老年女性骨关节炎患者的平衡和肌力。类实验性研究因研究人员达到的控制水平而不同于实验性研究。类实验性研究对干预实施、环境管理和/或研究参与者选择方面的控制低于实验性研究。当研究人的行为时,特别是在临床环境中,研究人员常常无法随机选择参与者,或控制与干预或环境相关的特定变量。因此,相比实验性研究,护理研究人员更多采用类实验性研究。本章稍后将详细讨论关于控制的内容。

实验性研究

实验性研究(experimental research)是一种客观、系统和严格控制的探索,目的是预测和控制护理实践中的现象。在实验性研究中,自变量(治疗)和因变量(结局)之间的因果关系会在严格控制的情况下得到验证(Shadish et al,2002)。实验性研究是最有力的定量方法,因为对变量有严格的控制。实验性研究的 3 个主要特点如下:①控制至少 1 个治疗变量(自变量);②将部分研究参与者暴露于治疗(实验组),剩余参与者不暴露于治疗(对照组);③参与者随机分入对照组或实验组。实验性研究达到的控制水平因研究的人群、检验的变量和研究环境而有所差异。随机选择参与者和在实验室或研究机构中开展研究可加强研究中的控制。

辽(Liao)、仲(Chung)和陈(Chen)(2017)验证了定期弹力带锻炼对老年人自由基和抗氧化酶产生的影响。定期锻炼对所有人有许多益处,包括老年人。然而,高强度、快速和短期练习是否能够增加与慢性病和其他老龄化影响相关的自由基和抗氧化酶仍不明确。共有22位来自社区卫生服务中心的老年人被纳入研究,随机分为干预组或对照组。干预组老年人在室内定期进行弹力带锻炼;对照组老年人继续他们的日常活动。在干预前30分钟和锻炼课程结束后1小时,收集所有参与者的血标本。为了回答研究问题,研究人员比较了干预组和对照组的硫代巴比妥酸和谷胱甘肽过氧化物酶水平。

研究参与者被随机分入干预组或对照组,增加了研究控制和减少了研究结果的潜在误差。参与者如果存在可能影响研究结局的情况,将会被排除。例如,痴呆、服用抗氧化维生素补充剂或吸烟的个体均会被排除,因为这些因素会影响他们的硫代巴比妥酸和谷胱甘肽过氧化物酶水平。研究干预具有组织性,在干预组中的实施具有一致性。基于该研究设计的力度,辽等人(2017)能够有信心地认为,弹力带锻炼不会增加自由基的产生和抗氧化酶的活性,确保该锻炼对老年人是有益的练习活动。

量性研究相关术语的定义

理解量性研究要求明确以下重要的术语——基础研究、应用研究、严谨性和控制。这些术语的定义见后续内容,并有来自量性研究的范例。

基础研究

基础研究(basic research)有时指纯研究(pure research)或板凳研究(bench research)。它包括为了追求知识本身,或者为了学习乐趣和寻找真理而开展的科学探索。基础研究人员寻求关于健康现象的新知识,希望建立一般的科学原理,这些原理通常需要应用研究才能在实践中使用。护理基础研究可能包括动物或人体实验室研究,以帮助进一步理解生理功能、基因和遗传障碍,以及病理过程。美国国家护理研究院(NINR,2016)支持并提供资金,资助基础研究或板凳研究。这些研究侧重于加强我们对氧合、免疫系统障碍、饮食和运动方式、睡眠障碍、疼痛和舒适状态的理解。

对量性研究进行初始批判性评价时,需要先明确该研究属于基础研究还是应用研究。例如,瓦克尔(Wacker)等人(2016)开展了一项研究,以扩展对低磷性骨软化症(佝偻病)中细胞和肌肉病变的理解。研究人员发现,人类佝偻病患者常出现肌无力,进一步加重了其慢性骨病变。瓦克尔等人(2016)使用具有相似肌肉和骨骼病理生理改变的小鼠,针对该病变过程开展了一项基础实验性研究。

瓦克尔等人(2016)的研究表明了实验室研究对加强理解治疗对细胞病理变化过程影响的重要性。以动物为对象的板凳研究常常可以加强对健康问题遗传学的理解,并为在同一领域开展人体研究奠定基础。遗传学研究的一个主要推动力是美国人类基因组研究所(NHGRI,2017)规划和实施大型实验室研究,以增加对人类基因构成、疾病遗传学,以及潜在基因治疗的理解。基础研究为开展应用"临床研究,从而将基因组和遗传学研究转化为对人类遗传病更充分的理解,并发展更好的检测、预防和治疗遗传性和基因疾病的方法"奠定了基础(NHGRI,2017)。

应用研究

应用研究(applied research)也称为实践研究,包括开展科学调查以产生直接影响或完善临床实践的知识。应用研究的目的是解决问题、做出决策、预测或控制现实实践情境中的结局。应用研究的结果对政策制订者为解决健康和社会问题做出变革具有重要的参考价值。

护理领域开展的许多研究是应用研究,因为研究人员侧重于选择临床问题和验证护理干预以改善患者结局。应用研究也可用于验证理论及其在临床实践中的适用性(Gray, Grove, & Sutherland, 2017)。研究人员常采用应用研究,以检验通过基础研究发现的新知识是否适合实践,使这两种方法达到了互补。

芬奇(Finch)、格里芬(Griffin)和帕卡拉(Pacala)(2017)开展了一项应用研究,明确环境辅助生活技能干预在减少卫生保健资源使用中的效果。该干预包括对老年人的被动远程监测,同时有个案管理者在发现被监测对象基线行为偏离时的主动干预。研究参与者被确定为有资格独立入住养老院。尽管参与者未进行随机分组,研究设计可通过纳入历史对照、干预组和拒绝干预组而得到加强。干预持续 12 个月,研究人员评估了参与者在研究期间的保险索赔。尽管结果无统计学显著性,但干预组很少使用监测式护理,很少去急诊科和住院,在急诊科病房的花费低于历史对照组或非干预组。

芬奇等人(2017)的发现支持进一步加大对被动监测技术的投资,从而保护虚弱老年人的安全和健康。这些研究发现和该领域的其他相关研究发现具有为社区的虚弱老年人实施循证护理产生重要知识的潜力。具有严格要求和严格控制的应用研究为实践提供了强有力的研究证据。

量性研究中的严谨性

严谨性是在研究中争取最佳,要求符合研究准则、把握细节、精确和准确。严格执行的量性研究具有精确的测量工具、有代表性的样本和严格控制的研究设计。对一项研究的严谨性的评价包括检验用于开展研究的推理方法。逻辑推理包括演绎推理和归纳推理(参见第一章),对量性研究开展至关重要(Chinn & Kramer, 2015)。本章稍后讨论包含严格细节设计的研究过程,以及与描述性、相关性、类实验性和实验性研究之间的逻辑联系。

严谨性的另一个方面是精确性(precision),包括准确、细节和顺序。精确在研究目标的简明陈述和研究设计的详细制订中显而易见。然而,精确的最明显例子是研究指标的测量或量化(Waltz, Strickland, & Lenz, 2017)。例如,研究人员可能采用心脏监护仪测量和记录受试者在锻炼项目干预期间的心率,而不是触诊桡动脉脉搏 30 秒,然后在资料收集单上记录。精确对研究透明化很重要,从而使其他研究人员尽可能清楚地知道构成研究的具体步骤和要素。精确允许重复和变动,对其他科学家验证或扩展研究发现很重要。

量性研究中的控制

控制(control)包括研究人员加强规则,减少出错,提高研究发现准确反映现实的可能性。研究中为了达到控制所采用的规则即设计(design)。量性研究包括不同程度的控制,从无控制到严格控制,主要取决于研究的类型。表 2-1 提供了本章所讨论的量性研究示例及控制水平。描述性和相关性研究是严格开展的,但其设计常常少有研究人员控制,因为未实施干预措施,且研究参与者必须在其实际环境中(如家里、工作场所、学校或卫生服务门诊)接受调查(图 2-1)。

类实验性研究的重点在于明确某项干预在部分控制的环境中产生的预期结局或有效性。此类研究能更多控制外变量,选择参与者、环境及干预实施(Shadish et al, 2002)(表 2-1)。然而,实验性研究是控制最严格的量性研究类型,用于验证干预措施对因变量的影响。实验性研究常常针对卫生服务机构实验性病房中的参与者或实验环境中的动物开展。例如,瓦克尔等人(2016)研究小鼠,以了解低磷性骨软化症对骨骼和肌肉的影响。量性研究中最常见的控制要素见框2-1。

表2-1 量性研究中的控制			
量性研究类型	研究举例	研究人员对干预和外变量的控制	研究环境
描述性和相关性	Moon 等(2017)	无干预;有限或无外变量控制	自然环境或部分控制的环境
类实验性	George 等(2017)	有控制的干预;严格控制外变量	部分控制的环境
实验性	Liao 等(2017)	严格控制的干预和外变量	研究性病房或实验性环境

摘自 Moon H, Rote S, & Beaty JA. Caregiving setting and Baby Boomer caregiver stress processes: Findings from the National Study of Caregiving (NSOC). Geriatric Nursing, 2017, 38(1): 57-62; George LE, Locasto LW, Pyo KA, & Cline TW. Effect of the dedicated education unit on nursing student self-efficacy: A quasi-experimental research study. Nurse Education in Practice, 2017, 23(1): 48-53; Liao LY, Chung WS, & Chen KM. Free radicals and antioxidant enzymes in older adults after regular senior elastic band exercising: An experimental randomized controlled pilot study. Journal of Advanced Nursing, 2017, 73(1): 108-111。

框2-1 量性研究中控制的要素
<ul><li>外变量</li><li>环境选择</li><li>抽样过程</li><li>研究参与者分组</li><li>研究干预制订和实施</li></ul>

外变量

通过控制,研究人员能够减少外变量的影响。外变量(extraneous variables)存在于所有研究中,能够干扰对研究变量之间关系的理解。例如,如果一项研究侧重于放松疗法对切口疼痛感知的影响,研究人员应控制外变量,如手术切口类型和时间、数量,以及术后服用镇痛药的类型,从而避免这些因素对患者疼痛感知的影响。仅选择腹部切口的住院患者和仅接受一种术后静脉给予镇痛药类型,可控制部分外变量。

研究环境

环境(setting)是研究实施的空间。开展研究有3种常见环境,即自然环境、部分控制的环境和严格控制的环境(表2-1)。自然环境或现场环境是一个无控制的实际生活情境或场所。在自然环境中开展研究,意味着研究人员不因研究而操纵或改变环境。描述性和相关性研究常常在自然环境中开展。部分控制的环境是一种研究人员在一定程度上操纵或调整的环境。越来越多的护理研究在部分控制的环境中开展,以限制外变量对研究结局的影响。严格控制的环境是一种人工结构化环境,为所开展研究的唯一目的而建立。实验室、研究中心和大学或卫生保健机构的检测室均为严格控制的环境,板凳研究和实验性研究常常在这些环境中开展。许多加强外变量控制的环境常常在量性研究中提供了更准确和可靠的研究发现。

抽样和参与者分组

抽样(sampling)是从研究总体中选择参与者的过程。随机抽样常常提供一个代表总体的样本,因为群体的每个成员都是独立选择的,且被纳入研究的机会或概率均等。在量性研究中,随机和非随机样本均会用到。随机选择的样本在护理研究中非常难以获得,因此,量性研究常常采用非随机样本。为了加强研究的控制和严谨性,减少潜在偏倚(bias)(即结果偏离了真实值或准确性),最初以非随机抽样方法选择的参与者,通常在类实验性或实验性研究中被随机分入干预组或对照组。例如,辽等人(2017)先采用非随机方便抽样的方法抽取了老年人作为研究样本,然后采用随机分组的方法,将这些老年人分为接受弹力带运动干预(实验组)或继续其日常活动(对比组),加强了研究设计。

研究干预

　　类实验性和实验性研究能够验证自变量或干预措施对因变量或结局的影响。护理领域开展的更多干预性研究是为了建立护理循证实践。控制研究干预的制订和实施可增加研究设计的有效性(参见第八章)和研究发现的可信度。一项研究的干预需要:①制订简明;②实施一致;③通过因变量的优质测量验证效果。详细的干预措施制订和干预的一致实施被称为干预保真度(intervention fidelity)(Eymard & Altmiller,2016;Murphy & Gutman,2012)。

理解量性研究过程的基础:问题解决过程和护理程序

　　研究是一个在某些方面和其他程序相似的过程。因此,在护理教育早期即开始学习解决问题的基础知识,进而使护理程序在研究中也具有可用性。程序(process)包括目的、一系列活动和目标。程序的具体步骤可被修订和再实施,以达到终点或目标。表2-2比较了问题解决过程、护理程序和研究过程的具体步骤。将研究过程与问题解决和护理程序联系起来,有助于理解量性研究过程的步骤。

表2-2　问题解决过程、护理程序和研究过程比较

问题解决过程	护理程序	研究过程
资料收集	**评估**	**护理领域的知识**
	资料收集(客观和主观资料)	临床经验
	资料解释	文献回顾
问题定义	**护理诊断**	**明确问题和目标**
计划	**计划**	**方法**
设置目标	设置目标	设计
确定解决方案	制订干预措施	抽样
		测量方法
		资料收集
		数据分析
实施	**实施**	**实施**
评价和修订	**评价和修正**	**结局、交流和研究结果整合,以促进循证护理实践**

问题解决过程与护理程序的比较

问题解决过程(problem-solving process)包括:①系统收集资料以明确问题;②明确问题相关目标;③明确达到这些目标的可能方法或解决方案(计划);④实施选择的解决方案;⑤评价目标完成情况(Chinn & Kramer,2015)。问题解决过程常常用于日常活动和护理实践。例如,你在选择服装、决定住址或为髋骨骨折患者翻身时,会用到问题解决过程。

护理程序(nursing process)是问题解决过程的子程序。护理程序的步骤是评估、诊断、计划、实施、评价和修正(表 2-2)。评估包括收集和解释主观资料(健康史)和客观资料(体格检查),以便制订护理诊断。这些诊断指导护理程序的后续步骤,就像明确问题的步骤为问题解决过程的后续步骤指明方向一样。护理程序的计划步骤与问题解决过程的计划步骤相同,两者均包括实施(将计划付诸行动)和评价(确定程序的运行效果)。如果程序无效,护士需要回顾所有的步骤,并对步骤做出必要修订(修正),以达到患者和家庭的最佳结局。护士实施护理程序,直到诊断得到解决,明确的目标得到实现。

护理程序与研究过程的比较

护理程序与研究过程具有重要的共性和差异。两个程序存在共性是它们均涉及抽象的批判性思维和复杂的推理。这些程序有助于发现新信息和关系,以及预测现象。在这两个程序中,都涉及收集信息,进行观察,确定问题,制订计划(方法),并采取行动(资料收集和分析)。两个程序均需进行有效性和效率的审查——评价护理程序,明确研究过程的结局(表 2-2)。两个程序的实施扩展和完善了使用者的知识。随着知识和批判性思维的增长,使用者能够开展越来越多的复杂护理程序和研究。

护理程序知识将有助于你理解研究过程。然而,研究过程(research process)比护理程序更加复杂,涉及不同研究方法的严格应用(Creswell,2014)。研究过程的焦点也比护理程序的焦点更广泛,护理程序中护士的关注点为具体的患者和家庭。在量性研究过程中,研究人员关注某一个群体,如高血压患者人群。另外,研究人员必须具备护理学知识,以发现需要研究的问题。这些知识来自临床、其他个人经验和文献回顾(参见第六章)。

研究过程的理论基础比护理程序的理论基础更为强大。研究过程的所有步骤在逻辑上相互关联,也与研究理论基础之间具有关联(参见第七章)。与护理程序相比,研究工作要求精确性、严谨性和控制性。研究结果常通过大会报告和出版发表,与大多数护士及其他卫生专业人员共享。另外,来自多数研究的结局能够被整合,从而为护理实践提供可靠的证据(Melnyk et al,2017)。

明确量性研究过程的步骤

量性研究过程(quantitative research process)包括将研究项目概念化,计划和实施该项目,并交流研究成果。图 2-2 展示了研究报告通常包括的量性研究过程的步骤。该图展示了一个步骤依次建立在另一个步骤基础上的研究逻辑流程。研究过程采用圆圈的形式展示,是因为程序中存在来回反复的流程,正如研究计划和实施的不同阶段。量性研究过程的步骤在这里做了简要介绍;第四章至第十一章将对这些步骤进行详细讨论。下面以穆恩

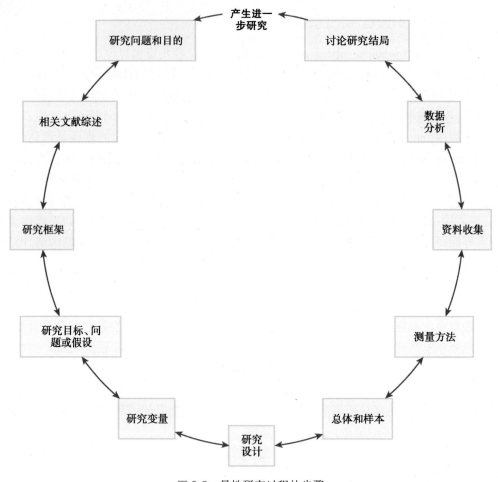

图 2-2　量性研究过程的步骤

（Moon）、罗特（Rote）和贝蒂（Beaty）（2017）针对照顾者（CG）压力过程和婴儿潮一代照顾者与照顾环境的关系开展的描述相关性研究为例，介绍量性研究过程的步骤。

研究问题和目的

研究问题（research problem）是一个被关注的领域，在这个领域中，护理实践所需的知识存在空缺。研究中的问题陈述通常是针对某一个领域中拟调查的特定总体。然后，开展研究以产生所需要的知识，解决实践问题，最终目标是为护理实践提供可靠的证据（Brown，2018；Melnyk et al，2017）。研究问题通常很广泛，能够为许多研究提供基础。研究目的（research purpose）从研究问题中产生，确定了研究重点或目标。量性研究的重点可以是识别、描述或解释某种情境，预测其解决方案，或者控制情境以便在实践中产生积极的结果。目的包括变量、总体和研究的环境（参见第五章）。

穆恩等人（2017）将其研究的主题确定为照顾者压力，随着年龄的增长，可能会影响数百万老龄化的婴儿潮一代。由于这一代人都到了退休的年龄，不仅要面临自身的老龄化问题，而且要承担年老父母的照顾责任。该研究的重点是明确对婴儿潮一代照顾者压力过程重要变量间的关系。研究问题和目的见研究范例 2-1。

🔍 研究范例 2-1

问题和目的

研究摘录

研究问题

　　美国有超过 4 600 万人年龄>65 岁,人群快速老龄化的主要推动力是婴儿潮一代(出生于 1946—1964 年)……截至 2040 年,当所有婴儿潮一代的年龄均超过 65 岁时,老年人群将占到美国总人群的 20% 以上……许多婴儿潮一代的被照顾者年龄>85 岁,尽管大部分被照顾和被帮助的老年人居住在社区,但仍然有 13% 的老年人居住在养老机构……对婴儿潮一代照顾者的情感健康和躯体健康的良好理解,不仅有益于照顾者,而且有益于照顾者的家庭,从而提高对照顾者健康以及改善照顾者健康领域的认识(Moon et al,2017,pp. 57-58)

研究目的

　　本研究目的是提供关于在婴儿潮一代的照顾者中,照顾环境如何与照顾经历相关的全面理解。(Moon et al,2017,p. 57)

相关文献综述

　　研究人员通过相关文献综述(review of relevant literature),对特定研究问题形成已明确和未明确知识的印象,并记录需要开展研究的原因。相关文献仅包括那些与研究问题所需的知识相关或重要的资料(Aveyard,2014)。通常,文献回顾部分以一个总结性段落作为结尾,该段落指出了所研究问题领域的现有知识,并确定了为实践提供必要证据所需的其他研究(参见第六章)。

　　穆恩等人(2017)进行了相关研究的文献回顾,为他们的研究目的和方法部分奠定了基础。文献回顾的主要内容见研究范例 2-2。

🔍 研究范例 2-2

文献回顾

研究摘录

　　期望将年长的家庭成员安置在长期护理机构中后,照顾者不会感到困扰或负担是一个错误的见解……研究表明,尽管从直接照顾任务中获得了部分解脱,但家庭照顾者仍然在照顾长期照护机构中的老年人……这些照顾者报告了延续性机构化后的压力,包括抑郁、悲伤、丧失、内疚和潜在家庭冲突……这些痛苦的风险来自持续参与照顾……尽管通过新的不同途径对家庭照顾者进行了安置:探视、与工作人员及家属沟通、提供工具性帮助(如交通工具),以及做出关于经济和卫生保健的决策……在关于居家照顾的照顾者可获得的研究中,大多数研究已经开始关注养老院(NH)和机构化后家庭照顾者角色的改变。

　　关于该主题的部分研究显示,在社区提供照护的痴呆照顾者报告了更多的工作相关压力,多于在辅助生活机构提供照护的痴呆照顾者,而在辅助生活机构的患者照顾者报告了更大的负担,高于在养老院中的痴呆照顾者对患者的照顾负担……另外,一项研究认为,照顾者可能会在其老年家庭成员进入养老院或安老院后,至少 10 个月持续感到内疚(Kolanowski et al,2012),提示了抑郁风险和其他负性健康结局。鲜有研究关注在非养老院照顾环境中的家庭照顾者的负担和健康的预测因素,包括辅助生活机构、安老院和延续护理养老院……非养老院照顾环境倾向于失能少和严密监护少的家庭,使这些机构中的老年人照顾者能够更多探视和参与工具性辅助照顾任务……尽管大部分机构式照顾见于养老院,近年来,越来越多的非养老院机构采用机构式照顾……特别是婴儿潮一代满足了工作和家庭生活的需求。

研究范例 2-2（续）

特别需要注意的是，婴儿潮一代照顾者……经历了多重照顾需求。例如，不同于之前的一代，婴儿潮一代预计要花 40 年的时间来工作，同时为他们的子女、年迈的父母、年迈的兄弟姐妹、配偶和/或配偶的子女，以及他们自己的子女提供私人照顾和经济帮助……机构式照顾提供者仍然面临着理解家庭照顾者的需求和经历的挑战，可能会发现难以为这些照顾者设计合理的干预（Wethington & Burgio，2015）。（Moon et al，2017，pp. 57-58）

研究框架

框架（framework）是研究的抽象理论基础，能够使研究人员将研究结果与护理知识联系起来。在量性研究中，研究框架一般用于护理学或其他学科如心理学、生理学、病理学或社会学中产生的可验证理论。理论（theory）由假设、一组完整的概念定义和关系陈述组成。这些陈述提出了对现象的看法，并用于描述、解释、预测或控制现象（Chinn & Kramer，2015）。假说（assumption）是被认为理所当然或真实的陈述，即使它们没有经过科学验证，也为理论所描述的现象提供了基础。概念是抽象命名和描述对象或现象的术语，为概念提供了独特的标志和含义。

理论的关系陈述用于明确研究所检验的两个或以上概念之间的联系。在量性研究中，研究人员检验所选择的理论相关陈述，但通常不会测试整个理论。研究框架可以采用地图或提供研究基础的关系示意图来表达，并在研究报告中进行描述，或者采用叙述形式提供框架（参见第七章）。

穆恩等人（2017）将其研究框架建立在照顾者压力和应对模式基础上（Haley，Levine，Brown，& Bartolucci，1987），并在文字叙述中展示了框架，见研究范例 2-3。

研究范例 2-3

框架

研究摘录

照顾者健康的预测因素涉及主要压力源，这些压力源包括：①照顾接受者（CR）认知和躯体健康状态的客观指标，②照顾者负担过重的主观指标。照顾领域的压力源影响关于家庭凝聚力和经济的次要角色压力，以及包括自尊和自我丧失的心理压力。该框架的主要组成部分是背景和资源的作用，对照顾压力过程的每一个阶段均有影响。我们没有将数据库中照顾者压力过程的所有假设因素纳入进来，然而，我们纳入了关键的主要压力源和照顾接受者健康的客观指标变量［即阿尔茨海默病（AD）或其他类型的痴呆］，特别是失能指标，如需要帮助才能进行日常活动，无论是否有提供照顾的定期计划。我们也纳入了照顾者的次要压力指标，如经济困难和关系质量，支持性资源（包括非正式支持）和情感健康，以及自评一般健康。（Moon et al，2017，p. 58）

研究目标、问题或假设

研究人员确定研究目标（objectives）、问题（questions）或假设（hypotheses），将抽象的研究问题和目标陈述与研究设计和计划连接起来，以便进行资料收集和分析。目标、问题和假设比目的的范围窄，通常仅有具体的一个或两个研究变量。它们也明确两个变量之间的关系，指明拟研究的总体。一些描述性研究仅包括一个研究目的，而有些研究则包括一个目的和多个目标或问题,为研究指明了方向。一些相关性研究包括一个目的和具体的问题或假设。类实验性和实验性研究需要包括假设,以指导和解释结果(Gray et al,2017;参见第五章)。

穆恩等人(2017)提出了两个研究问题,见研究范例2-4。

🔍 研究范例2-4

研究问题

研究摘录

1. 在非养老院照顾环境居住的老年人照顾者和在社区居住老年人的婴儿潮一代照顾者之间的主要压力源、次要压力源、支持性资源和结局是否存在差异?
2. 基于照顾者环境(非养老院照顾环境或社区),照顾者情感健康和自我感知健康状态的相关因素是否存在差异?(Moon et al,2017,p.58)

研究变量

研究目的和目标、问题或假设明确了研究拟检验的变量。变量(variables)是具有不同抽象水平的概念,在研究中被测量、操纵或控制。越具体的概念,如体温、体重或血压,越易被作为研究的变量。越抽象的概念,如创造力、同理心或社会支持,更倾向于作为研究性概念(research concept)。

研究人员通过确定概念性和操作性定义来操纵研究中的变量或概念。概念性定义(conceptual definition)以理论含义提供了一个变量或概念(Gray et al,2017),它来自理论家对此概念的定义,或通过概念分析而建立。变量的概念性定义提供了从研究框架中选择概念到研究变量的链接。研究人员还需要确定操作性定义(operational definition),从而使研究中的变量能够被测量,或干预能够被实施(参见第五章)。通过研究变量获得的知识,将会增加对来自变量代表的研究框架的理论性概念的理解。

穆恩等人(2017)在研究目的和问题中明确列出了以下研究变量:主要压力源、次要压力源、支持性资源、照顾者背景和健康状况,以及情绪幸福感和自评的总体健康状况。为概念性框架中的主要压力源和次要压力源两个变量提供了清晰的概念性定义。主要和次要压力源的概念性和操作性定义见研究范例2-5。

🔍 研究范例2-5

变量

研究摘录

主要压力源

概念性定义

主要压力源包括照顾接受者的痴呆状态,照顾者提供的照顾水平,以及是否按计划定期实施照顾。

操作性定义

我们通过美国健康和老龄化趋势研究(NHATS)参与者的报告或代理人(如果医生告诉照顾接受者患有痴呆或阿尔茨海默病),对照顾接受者的痴呆状态进行了定义。我们基于对帮助相关的全国照顾研究(5-NSOC)问题反应的总结,创建了一个照顾活动水平变量。5-NSOC问题包括:①杂务;②购物;③个人护理;④散步;⑤交通。应答选择范围从"1=很少"到"4=每天"。高评分表明高水平参与帮助日常活

研究范例 2-5(续)

动。我们也针对照顾是否按计划定期实施创建了一个变量(0=不定期,1=定期)。(Moon et al,2017)

次要压力源

概念性定义

　　次要压力源包括感知经济困难,以及照顾者和照顾接受者之间关系的质量。(Moon et al,2017)

操作性定义

　　询问被测者为照顾者提供照顾是否有经济困难(1=是,0=否)。我们对照顾者与老年人的关系定义为4个问题的总分(照顾者有多喜欢和照顾接受者在一起,照顾接受者对照顾者有多少感恩,照顾接受者与照顾者有多少争论,以及照顾接受者使照顾者感到多少紧张)······高分表示关系良好。(Moon et al,2017,p. 58)

研究设计

　　研究设计是实施研究的蓝图,可以最大限度地控制可能干扰研究预期结果的因素。研究设计的类型可指导总体的选择、抽样方法、测量方法和资料收集及分析计划。研究设计的选择取决于该研究问题目前已知和未知的知识,研究人员的专业知识,研究目的,以及外推研究发现的目的。有时,研究设计表明实施的是一项预研究。预研究(pilot study)通常是拟开展正式研究的缩小版,研究人员常通过预研究完善研究的抽样方法、干预措施或变量的测量方法(Hertzog,2008)。

　　设计的发展满足了独特的研究需求。因此,随着时间的推移,产生了大量描述性、相关性、类实验性和实验性设计。在描述性和相关性研究中无任何干预措施,因此,这些研究设计的目的包括提高测量的精确性,描述现状,以及明确关系,为类实验性和实验性研究提供依据。类实验性和实验性研究设计包括干预组和对照组,重点是实现高水平的控制,特别是精确测量(表 2-1)。一项研究的设计常常在研究报告的方法部分。第八章介绍了量性研究常用的不同设计方法。

　　穆恩等人(2017)在其研究报告中没有明确说明其研究设计。然而,研究目的和研究问题表明,这是一项描述相关性研究,包括简单描述性设计和预测相关性设计。设计的描述部分为描述和比较主要压力源、次要压力源、支持性资源、照顾者背景和健康状况,以及情绪幸福感和自评总体健康状况等研究变量提供了依据(见研究范例 2-1)。设计的预测相关性部分在于明确研究变量之间的关系,并采用主要和次要压力源、支持性资源和照顾接受者背景来预测婴儿潮一代照顾者的情感和一般躯体健康(见研究范例 2-2)。

总体和样本

　　总体(population)是满足纳入研究特定标准的所有要素(人、物体或物质)。样本(sample)是总体的子集,被选入特定的研究,样本中的成员即参与者。抽样在本章前面有介绍,第九章将介绍批判性评价研究报告中的总体、样本和环境。

　　穆恩等人(2017)采用了一个现有数据库,其中包括他们希望研究的婴儿潮一代照顾者的变量。他们详细描述了研究样本的来源。在该研究中,他们仅检验了原始数据的子集,包括那些依据特定抽样标准确定为家庭照顾者的参与者。样本特征以表格展示,并在文中做了详述。研究范例 2-6 介绍了该研究样本的讨论。

研究范例 2-6

总体和样本

> **研究摘录**
>
> 本研究基于全国照顾研究(NSOC)的二级资料,是 2007 年由 65 岁及以上医疗保险受益人确定的非专业照顾者样本,这些受益人参加了 2011 年全国健康和老龄化趋势研究(NHATS),是基于年度从老年人群收集资料的全国代表性研究。NSOC 收集了关于照顾者在 NHATS 的日常活动中如何帮助老年应答者的资料,同时收集了关于照顾者自身健康、家庭和收入的资料……我们排除了那些未在 1946—1964 年间出生的照顾者($n = 994$)。NSOC 纳入了所有合格的照顾者,NHATS 应答者为他们提供了联系方式。为了明确规定照顾接受者的主要照顾者,我们统计了访谈每一位老年人的照顾者的数量。如果一名老年人有一个照顾者,我们采用该照顾者的信息。对于有多个照顾者的老年人,我们依据承担最多照顾责任的标准确定主要照顾者……因此,我们的分析只包括那些为在社区或非养老院居住的老年人提供最多照顾的照顾者($n = 782$)。(Moon et al,2017,p. 58)

测量方法

测量(measurement)是"按照某些规则将数字分配给对象(事件或情境)"的过程(Kaplan,1964)。测量的组成部分之一是工具化,是将特定规则用于发展测量方法或工具(Waltz et al,2017)。在研究中,一般会选择工具来测量研究中的特定变量。由研究工具产生的数据可能处于测量的定类、定序、定距或定比水平。测量水平从最低的定类测量形式,到最高的定比测量形式,决定了可用于处理数据的统计分析类型。第十章介绍了测量的概念,描述了测量方法的不同类型,并提供了批判性评价研究中测量技术的方向。

穆恩等人(2017)采用全国照顾研究中的照顾者调查结果,测量了主要和次要压力源。(这些工具在前面的主要和次要压力源的操作性定义中已做了介绍)研究范例2-7阐述了测量其他研究变量采用的量表和问卷。研究人员提供了在其研究中所采用测量方法的详细描述,并表明这些方法常用于其他研究,具有良好的信度(测量一致性)和效度(测量变量的准确性)。

研究范例 2-7

测量方法

> **研究摘录**
> **支持性资源**
>
> 我们将非正式支持定义为 3 个关于现有支持性朋友和家人,以及呼叫支持网络能力(应答选择包括 1 = 是,0 = 否)问题的总分。(Moon et al,2017,pp. 58-59)
>
> **照顾者背景和健康**
>
> 背景特征包括照顾者的年龄、性别(0 = 男性,1 = 女性)和文化程度(0 = 高中及以下,1 = 本科及以上)。全国照顾研究中的参与者被问及是否存在 10 种慢性病中的任何一种……我们通过一个全国照顾研究的条目(参与者是否受到疼痛的困扰)(0 = 否,1 = 是)来定义疼痛。(Moon et al,2017,pp. 58-59)
>
> **结局**
>
> 我们估计照顾者的情感健康为 7 个问题(每个问题有 4 个应答水平,从 1 = "从不"到 4 = "几乎每天")的总分。高分表明良好的自我情感健康感知。我们将照顾者的整体自评一般健康分为 5 个等级,从差(1)到优(5)。(Moon et al,2017,pp. 58-59)

资料收集

资料收集(data collection)是准确系统的收集和研究目的或特定目标、问题或假设相关的信息。为了收集资料,研究人员必须获得研究拟开展场所或机构的允许,并获得所有研究参与者表明愿意参与研究的知情同意。通常,研究人员要求研究参与者签署知情同意书,同意书阐明了研究内容,向研究参与者承诺保密,并说明研究参与者可以随时退出研究。研究报告应记录机构对开展研究的允许和研究参与者的同意(参见第四章)。

在资料收集过程中,调查者采用不同的技术测量研究变量,如观察、访谈、问卷、量表和生物学测量。在越来越多的研究中,护士采用高技术仪器测量生理和病理变量。研究人员收集和系统记录每一位研究参与者的资料,并将资料整理成易于录入计算机的形式(参见第十章)。资料收集常常在研究报告方法部分的"研究过程"子标题下阐述。

研究范例 2-8 展示了穆恩等人(2017)关于研究过程的资料收集内容。

研究范例 2-8

资料收集

> **研究摘录**
>
> 全国照顾研究(NSOC)收集了关于照顾者如何在全国健康和老龄化趋势研究(NHATS)日常活动中帮助老年应答者的资料,同时收集了照顾者自身健康、家庭和收入的信息……NSOC 中无 NHATS 应答者在养老院[在 NSOC 的 2 007 例 NHATS 应答者中,他们居住在社区($n=1\ 786$)]或非养老院[辅助生活机构、安老院、延续退休护理院($n=221$)]。我们排除了那些未在 1946—1964 年之间出生的照顾者($n=994$)。NSOC 纳入了所有合格的照顾者……NHATS 应答者为这些照顾者提供了联系方式。为了明确规定照顾接受者的主要照顾者,我们统计了访谈每一位老年人的照顾者数量。如果一名老年人有一个照顾者,我们采用该照顾者的信息。对于有多个照顾者的老年人,我们依据承担最多照顾责任(基于每日照顾的小时数)的标准确定主要照顾者,并采用该照顾者的信息($n=180$),减少了次要照顾者($n=231$)。因此,我们的分析只包括那些为在社区或非养老院居住的老年人提供最多照顾的照顾者($n=782$)。
> (Moon et al,2017,p. 58)

数据分析

数据分析(data analysis)可以清洗、整理和赋予数据意义。量性研究中采用的分析技术包括描述性和推断性分析(参见第十一章)(Grove & Cipher,2017),以及一些复杂高级的分析技术。研究人员主要根据研究目的、问题或假设,以及通过测量方法达到的测量水平来选择分析资料的方法。研究报告中一般会阐述研究所采用的分析技术,并将此部分内容放在研究结果前展示。你可以在研究报告的结果部分找到数据分析过程的结局;这部分内容最好按照研究目的、问题或假设的顺序进行组织。研究范例 2-9 阐明了穆恩等人(2017)在其研究资料中采用的分析技术。该研究结果进行了列表展示,并采用文字做了阐述。

研究范例 2-9

数据分析

> **研究摘录**
>
> 我们采用双尾独立样本 t 检验和卡方检验评估了社区和非养老院老年人的婴儿潮一代照顾者的特征差异。（Moon et al, 2017）
>
> **结果**
>
> 非养老院老年人的婴儿潮一代照顾者报告了较低水平的日常活动帮助,包括交通工具 $[t(774) = 8.85,$ $p<0.001]$;与照顾接受者具有良好的关系 $[t(766) = -2.03, p<0.001]$;良好的躯体健康 $[t(558) = -4.054,$ $p<0.001]$;以及良好的情感健康 $[t(762) = -2.055, p<0.05]$。另外,非养老院老年人的婴儿潮一代照顾者报告了较高水平的非正式支持 $[t(733) = -2.035, p<0.05]$。在定期提供照护 $[\chi^2(1, n = 777) = 13.4,$ $p<0.001]$ 和经济困难 $[\chi^2(1, n = 779) = 12.589, p<0.001]$ 方面也有显著性差异。（Moon et al, 2017, p.59）

穆恩等人（2017）还采用了回归分析,在两组间预测情感健康和感知一般健康。回归分析是护理研究做预测时常用的技术（参见第十一章）。

讨论研究结局

从数据分析获得的结果需要进行解释以赋予其理论或实际意义。解释研究结局（interpretation of research outcome）包括检验数据分析的结果,明确研究局限性,探索研究发现的重要性,形成结论,外推研究发现,说明对护理的意义,并阐述对未来研究的建议。研究结局通常在研究报告的讨论部分陈述。局限性（limitations）是研究方法和/或框架的限制性,可能会降低研究发现的可靠性及外推性。外推性（generalization）是基于样本研究发现的结论向更大总体延伸的程度。研究结论为研究发现对实践的意义提供了依据,并明确了进一步研究的领域（参见第十一章）。研究结局通常在研究报告的讨论部分。研究范例 2-10 展示了穆恩等人（2017）对研究结局的讨论。

研究范例 2-10

讨论

> **研究摘录**
>
> 尽管大部分研究侧重于社区老年人的照顾者的体验,鲜有研究关注在机构中居住的老年人的照顾者,特别是非养老院照顾机构,如辅助生活机构、护理院、延续退休护理院的非养老院护理院部分。鉴于此,我们的研究目的是提供对非养老院照顾环境中老年人的婴儿潮一代照顾者的人口学特征、慢性病流行情况、感知情绪、感受,以及其他照顾体验的全面理解。我们的研究结果以多种方式为照顾研究体系做出了贡献。我们弥补了关于婴儿潮一代照顾者文献的空缺,采用全国性资料展示了结果,并强调了非养老院照顾环境和社区老年人的婴儿潮一代照顾者照顾体验之间的重要差异。
>
> 我们的研究发现显示了照顾者背景因素,特别是性别、收入和文化程度的重要性。社区（对比非养老院照顾环境）老年人的婴儿潮一代照顾者倾向于报告较低水平的家庭收入和文化程度;然而,文化程度与两组照顾者的健康和幸福感相关。不论哪种照顾环境,经济来源和压力也和婴儿潮一代照顾者的健康状态相关。总之,更多支持和干预应关注低收入照顾者及其家庭的需求,这些人处理照顾接受者复杂需求的经济资源较少。另外,本研究的大部分照顾者是女性为女性提供照护。研究结果显示,在非养老院照顾机构中居住与良好的情感健康之间的相关性为女性高于男性,机构化可能有助于缓解处理多重工作的压力和家庭对婴儿潮一代女性照顾者的需求。（Moon et al, 2017, pp.60-61）

研究范例 2-10(续)

局限性和进一步研究建议

我们的研究结果具有一些局限性。首先,我们采用横断面设计(所有参与者在同一时间点接受评估),限制了检验压力源、结局和支持性资源之间的关系随时间变化的能力。当变化在关键时期或转换点(如转移到其他机构,照顾接受者的行为或认知功能改变)被发现时,对痴呆患者的纵向调查可能具有更详细的信息;有可能理解在非养老院照顾环境的老年人的照顾者,特别是社区老年人照顾者的压力源、结局和支持性资源如何随时间改变。其次,本研究基于二级数据分析。我们在每一位老年人的多个照顾者中,关注在照护提供中花费时间长的照顾者。次要照顾者的压力和健康是未来研究的一条重要途径……我们也只关注那些主要压力源与照顾直接相关的照顾者。照顾者情感健康和一般健康、照顾者与机构工作人员的关系或照顾者对机构满意度影响因素方面的信息缺乏……未来研究应将这些信息纳入压力源对幸福感和自我感知健康影响的分析中。(Moon et al,2017,p.61)

结论和对护理实践的意义

我们的研究发现在许多方面为弥补现有知识的空缺做出了贡献。持续为非养老院照顾环境中的亲人提供照护的婴儿潮一代照顾者,应该更多地了解非养老院照顾环境提供的护理对照顾体验的影响。我们对非养老院照顾环境和社区老年人的婴儿潮一代照顾者体验的研究结果,增加了对婴儿潮一代照顾者队列照顾体验的理解。特别是,我们提供了证据,即居家照顾不仅有助于促进照顾接受者的躯体健康,而且能促进其情感健康。我们的研究结果也表明了关于非养老院照顾环境和社区老年人的婴儿潮一代照顾者危险因素的关键信息。最后,我们为照顾提供者提供了有助于明确婴儿潮一代照顾者,特别是非养老院老年人的婴儿潮一代照顾者需求的信息。(Moon et al,2017,p.61)

阅读研究报告

理解研究过程的步骤和学习与这些步骤相关的新术语将有助于你阅读研究报告。研究报告(research report)总结了研究的主要内容,并阐明了该研究对护理知识的贡献。研究报告一般在专业性会议和大会中展示,并通过在线或纸质期刊及专著发表。这些报告对护生和新入学的研究生而言通常难以阅读,并且难以将报告中的知识用于实践。你可能还难以检索研究文献或理解这些文献的内容。我们希望能够通过以下途径帮助你克服这些障碍,并理解研究文献的内容:①明确发表研究报告的来源;②描述研究报告的内容;③提供阅读研究报告的技巧。

研究报告的来源

护理研究报告最常见的来源是专业期刊。研究报告是许多护理研究期刊的主要焦点,这在第一章已做了介绍。特别是有两种期刊,《应用护理研究》(Applied Nursing Research)和《临床护理研究》(Clinical Nursing Research),重点是向实践护士交流研究成果。《世界循证护理杂志》(Worldviews on Evidence-Based Nursing)期刊的重点是创新性观点,作为证据用于改善全球患者的护理。

许多临床护理专科杂志也优先发表研究成果。一些主要发表研究成果的临床期刊包括如下:《老年护理》(Geriatric Nursing)、《癌症护理论坛》(Oncology Nursing Forum)、《儿科护理杂志》(Journal of Pediatric Nursing)、《心肺》(Heart & Lung)和《肾病护理》(Nephrology

Nursing)。有 100 余种护理期刊在美国出版,其中大部分期刊包括研究型论文。许多研究成果已经通过期刊的在线发表进行交流;部分网站包括了展示大部分最新的卫生保健研究(参见第六章)。

研究报告的内容

在这一点上,你可能对看似复杂的研究报告感到不知所措。如果理解了报告的每一个组成部分,你将会发现研究报告易于阅读和理解。研究报告通常包括 6 个部分:①摘要;②引言;③方法;④结果;⑤讨论;⑥参考文献。这些内容将在本节介绍,以陈(Chan)、耶茨(Yates)和麦卡锡(McCarthy)(2016)开展的明确晚期癌症患者疲乏自我管理行为的研究作为范例。

摘要部分

研究报告通常以摘要(abstract)作为开始,是对研究的简要概括。摘要长度在 100~250 词之间,包括研究目的、设计、环境、样本量、主要结果和结论。美国心理学会(APA,2010)提供了撰写合格摘要的指南。研究人员希望他们的摘要能够简明扼要地表达研究结果,并吸引你的注意,从而使你能够阅读报告全文。通常情况下,摘要之后有 4 部分主要内容:引言、方法、结果和讨论。框 2-2 列出了每一部分的内容;研究范例 2-11 中,陈等人(2016)撰写了以下简明的摘要,表达了他们类实验性研究的关键信息,以及研究的临床意义。

框 2-2　研究报告的主要内容

引言
　阐述问题,并说明背景和意义
　陈述目的
　简要文献回顾
　说明研究框架
　说明研究目标、问题或假设(如果可行)

方法
　说明研究设计
　详述干预方法(如果可行)
　陈述样本和环境
　陈述测量方法
　详述资料收集过程

结果
　描述数据分析过程
　采用表、图或文字按照目的和/或目标、问题或假设的顺序展示结果

讨论
　讨论主要发现
　说明局限性
　陈述结论
　说明研究发现对护理实践的意义
　进一步研究建议

研究范例 2-11

摘要

研究摘录

目的

探讨晚期癌症患者疲乏自我管理行为以及与行为效果相关的因素。

设计

前瞻性纵向访谈式调查。

方法

患者分 3 次调查:基线、第 4 周和第 8 周。

发现

参与者在基线报告了中等水平的疲乏,并在第 4 周和第 8 周持续存在。平均水平下,参与者在每个评估时间点上一致采用 9 种行为。与高水平疲乏自我管理行为效果感知相关的因素是高自我效能、高文化程度和低抑郁症状水平。

结论

本研究发现显示,癌症患者,特别是晚期癌症患者,仍然希望和能够采用多种行为控制他们的疲乏。针对强化自我效能和解决任何并发抑郁症状的自我管理干预具有降低疲乏严重程度的潜在性。

对护理的意义

护士在支持患者的疲乏自我管理中具有发挥重要作用的优势地位。(Chan et al,2016,p. 762)

引言部分

研究报告的引言部分说明了拟研究问题的特征和范围,并提供了研究开展的实例。你应能确定开展研究的意义。陈等人(2016)将癌症相关疲乏作为一个令人痛苦的症状,大约 3/4 的癌症患者存在这种疲乏。疲乏具有失能性,并且会降低癌症患者的生活质量。人们对疲乏的病理生理和原因的了解已经有了很大进展,但与癌症相关的疲乏管理并未得到改善。该研究的目的就是为了解决此问题。基于研究报告类型,文献回顾和研究框架可能分别在不同的部分,或者属于引言部分的内容。文献回顾阐述了所研究问题的最新知识,包括已知和未知,并为研究目的提供依据。例如,陈等人(2016)在报告的背景部分综述了相关研究。文献回顾重点关注疲乏的药物和非药物管理方法,如睡眠卫生、保存体力和锻炼。

研究报告应包括研究框架,但仅有半数发表的研究说明了研究框架。陈等人(2016)明确说明了由格雷(Grey)、卡纳夫(Knafl)和迈克柯尔(McCorkle)(2006)提出的自我和家庭管理框架,以指导他们关于疲乏和自我管理行为的研究。该框架反映了与班杜拉(1977)自我效能理论一致的内容。框架中的关系为建立类实验性和实验性研究中拟检验的假设提供了依据。

研究人员常常以明确研究目的、问题或假设作为引言的结尾,从而指明研究的方向。由于这是一项描述相关性研究,陈等人(2016)在其文献回顾结尾提出了以下问题:

- 患者选择采用的管理策略是什么(即患者的偏好)?
- 从患者角度来看,这些策略的效果如何?

- 与这些策略的效果相关的因素有哪些?

方法部分

　　研究报告的方法部分陈述了研究如何开展,通常包括研究设计、干预方法(如果可行)、样本、地点、测量方法和资料收集过程(框2-2)。这部分报告内容需要尽可能地详细具体,从而使你能够批判性评价研究方法可以产生可靠结果的有效性。

　　陈等人(2016)详细说明了他们的研究方法,明确阐述了设计为前瞻性纵向访谈式调查。样本、地点和调查工具也详细具体,包括调查参与者的计划。研究实施机构的允许声明和参与者的知情同意也在报告中做了讨论。

结果部分

　　结果部分包括统计分析产生的结果及其意义。研究人员应明确说明用于解决研究目的或每一个目标、问题或假设的统计分析方法,并采用表、图或文字展示研究报告的结果(框2-2)(Grove & Cipher,2017)。请将注意力放在研究结果的总结及其意义上,而不仅仅是统计值,这样有助于减少因数字引起的困惑。

　　陈等人(2016)的研究报告的结果部分包括样本描述,样本特征采用表格展示。研究结果按照疲乏严重程度、疲乏频率、自我效能和自我管理行为有效性的研究变量依次展开。研究人员将其对结果的分析扩展到了自我管理行为感知效果的预测因素。

讨论部分

　　讨论部分和研究报告的其他部分紧密关联,并赋予其他部分意义。这部分内容包括主要发现、研究局限性、从发现得出的结论、研究发现对护理的意义,以及对进一步研究的建议(框2-2)。

　　陈等人(2016)详细讨论了其研究发现,并和前期研究发现进行了比较和对比,并说明了研究局限性;所有参与者已知肿瘤转移,但在研究开始阶段,这些患者身体状况良好,尽管他们同时还在接受化疗,但仍然积极参与研究。一部分研究参与者在研究过程中失访,因为他们身体情况太差,不能继续参与研究。考虑到患者的负担和研究的探索性特点,该研究未测量癌症患者疲乏的已知危险因素,即贫血、恶病质、体重减轻和特定化疗药物的影响。资料收集采用的工具由研究人员自行设计,所以这些工具缺乏明确的信度和效度。研究项目的结论至少有3种不同的方式供你应用。首先,你可以实施经过研究验证的干预,以改善患者的护理,促进良好的健康结局。其次,阅读研究报告可以改变你对患者情况的看法,或者提供对情境更深入的认识。再次,研究提高了你对患者所存在问题的认识,并帮助你针对问题的解决方案开展评估和工作。陈等人(2016)说明了相关结论,对实践的意义,以及进一步研究的建议,这些内容的核心均在摘要部分。

参考文献部分

　　参考文献列表包括为当前研究提供依据的其他各种研究、理论和方法资源。这些资源提供了更深入了解当前研究问题的机会。我们强烈鼓励你阅读陈等人(2016)的论文,明确研究报告的各个部分如何撰写,并查阅每一部分的内容。他们详细阐述了严格的描述相关性研究如何实施,提供了支持前期研究的发现,确定了结论,为指导癌性疲乏患者护理提供了可靠的证据。

阅读研究报告的技巧

　　当你开始阅读研究报告时,可能对新术语和复杂的信息感到不知所措。我们希望你不要气馁,而是看到验证研究产生的新知识所面临的挑战。你可能需要慢慢阅读研究报告 2~3 次。你还可以使用本书后面的词汇表,复习陌生术语的定义。建议先阅读研究报告的摘要部分,然后再阅读讨论部分。这种方法可使你明确研究发现和你的实践的相关性。最初,你的重点应放在你认为可以为自己的实践提供相关信息的研究报告方面。阅读研究报告(reading a research report)需要采用不同的批判性思维技能,如略读、理解和分析,以促进对研究的理解(Wilkinson,2012)。略读研究报告(skimming research report)是快速浏览文献,以获得对内容的全面概览。尝试一下这种方法。首先,让自己熟悉题目,查阅作者的姓名。其次,浏览摘要或引言,以及讨论部分。了解研究的发现会为你提供评价文章其他部分的标准。然后,阅读主要标题,可能情况下,阅读每个标题下面的 1~2 句话。最后,再看一下研究的结论和对实践的意义。略读可使你做出关于文献价值和是否需要详细阅读报告的初步判断。

理解研究报告(comprehending a research report)要求认真阅读报告全文。在阅读过程中,重点理解主要概念和研究观点的逻辑线路。你可能希望强调研究人员的信息,如他们的文化程度、目前的职位,以及他们所开展研究获得的资金资助。在你阅读研究报告的过程中,研究过程的步骤也得到了强化。在报告的边缘作好笔记,使你能够轻松的明确研究问题、目的、框架、主要变量、研究设计、治疗、样本、测量方法、资料收集过程、分析技术、结果和研究结局。同样,在报告的边缘记下你自己的创新性观点或问题。

我们鼓励你重点关注文章中不理解的地方,请教你的导师或其他护理研究人员,以明确不理解的地方。你阅读研究报告最困难的地方,可能是对统计分析的理解(参见第十一章)。从根本上说,你必须明确所采用的具体统计方法,每一项统计分析产生的结果,以及结果的意义。统计分析可描述变量,检验变量之间的关系和/或确定组间差异。研究目的或具体目标、问题或假设表明了研究焦点是否为描述、关系或差异(Grove & Cipher,2017)。因此,你需要将每一种分析技术与其结果联系起来,然后与研究目的或目标、问题或假设联系起来。

最后一个阅读技巧是分析研究报告(analyzing a research report),包括明确报告内容的价值。将报告内容分为几个部分,仔细检查每个部分的准确性、完整性、信息的独特性和组织性。记录研究过程的步骤之间是否具有逻辑性依赖关系,或者是否有步骤缺失或不完整。检查报告的讨论部分,确定研究人员是否针对研究发现在实践中的应用提供了批判性论据。通过在阅读研究报告中应用略读、理解和分析技巧,你将会适应研究,成为有经验的研究消费者(informed consumer of research),并扩展了相关知识,以便在实践中做出变革。这些阅读研究报告的技巧对开展全面的批判性研究评价至关重要。

类实验性研究阅读练习

知道研究报告的组成部分——引言、方法、结果和讨论(框 2-2)——为阅读量性研究报告奠定了基础。你可以应用略读、理解和分析的批判性思维技巧阅读本书在这里提供的类实验性研究。具备阅读研究报告和明确研究过程步骤的能力(图 2-2),可使你对报告进行初始批判性评价(initial critical appraisal)。在本教材中,你将会发现标题为"批判性评价指南"的框,提供了你在不同研究要素或步骤的批判性评价中需要思考的问题。基于所推荐的指南,本章总结了对类实验性研究进行的初始批判性评价。

类实验性研究的目的是检验被选自变量与因变量之间的因果关系。研究人员开展护理类实验性研究,是为了明确护理干预(自变量)对患者结局(因变量)(Shadish et al,2002)的影响。乔治(George)、洛卡斯托(Locasto)、裴昂(Pyo)和克莱因(Cline)(2017)开展了一项类实验性研究,比较专用教学病房模式和传统临床教学模式下,护生之间的学习效果。该研究的步骤见研究范例2-12。

研究范例2-12

类实验性研究过程的步骤

研究摘录

1. 引言

研究问题

　　越来越多的人意识到,当前的临床教学模式并没有为执照前护生提供最有效的学习体验……护理教育者及其临床合作伙伴已经在尝试改善临床教学质量和能力。2010年,许多标志性出版物为护理教育模式的转换提供了支持。首先是《护理教育:根本性变革的需求》(Benner et al,2010),其次是《护理的未来:领导变革,促进健康》(Institute of Medicine,IOM,2010)……专用教学病房(DEU)的发展可以和护理教育模式转换的需求联系起来。虽然目前采用了许多专用教学病房模式,但大部分专用教学病房具有一个中心概念,即护理教育者、护士和护生之间的全面合作提供了最佳临床学习环境。(George et al,2017,p.49)

研究目的

　　这项类实验性研究的目的是比较传统临床教学(TEU)模式和专用教学病房模式下,护生的学习效果。(George et al,2017,p.48)

文献回顾

　　乔治等人(2017)研究的文献回顾包括了相关和最新的研究,总结了关于专用教学病房对护生学习效能影响的已知和未知信息。文献均为最新来源;发表时间为1999—2014年,大部分文献发表在近5年内。本研究于2017年2月10日被接受,同年3月正式发表。乔治等人(2017,p.48)总结了当前关于专用教学病房对护生学习效能影响的知识,认为"虽然专用教学病房显示了和教学/学习环境相关满意度的初步优势,鲜有研究检验与专用教学病房参与满意度以外相关的护生学习的效果。"

研究框架

　　乔治等人(2017)采用班杜拉自我效能理论解释了其研究用到的概念和关系。

　　自我效能被认为是护理教育的一个重要结局,因为具有高自我效能的护士和以下能力有关:设置合理的目标,尝试不同的策略,坚持完成一项任务并轻松地完成从护生到护理专家的转变。(George et al,2017,p.50)

假设检验

　　研究人员提出了无效假设:

　　参加专用教学病房临床教学模式的护生与参加传统临床教学模式的护生在自我效能评分比较方面差异无显著性。(George et al,2017,p.49)

变量

　　自变量是专用教学病房,因变量是护生的学习效能评分。只有专用教学病房和自我效能评分给出了概念性和操作性定义。概念性定义来自研究框架,操作性定义来自研究方法部分。

研究范例 2-12(续)

自变量：专用教学病房

概念性定义："在专用教学病房中，护士和护理教育者组成了伙伴关系，侧重采用临床和教育循证实践来综合两者的优势，从而为护生创造最有效的临床学习环境"。(George et al,2017,p.48)

操作性定义：专用教学病房在本研究的实施基于波兰大学的模式，并包括"护理教育者、护士和护生的全面合作，从而提供最佳的临床学习环境"。(George et al,2017,p.49)

因变量：自我效能

概念性定义：自我效能反映了护生的信念，即他们能够进行一系列的活动，从而产生预期的结果。具有高自我效能的护生与达到专业护理期望的技能和能力相关。

操作性定义：采用 10 条目《适应性自我效能量表(ASE)》测量自我效能。

2. 方法

设计

本研究采用方便抽样、双组、前测-后测类实验性研究设计。同意参与研究的护生被分配到专用教学病房干预组或传统临床教学对照组。两组均在临床轮转前和临床轮转结束后完成了自我效能测评。

样本

本研究以方便抽样方法纳入了 4 年制本科教育的护生。护生未随机分入专用教学病房组或传统临床教学组，但遵循了研究团队的临床分组要求，在可能情况下允许考虑护生的偏好。临床分组完成后，为所有护生介绍了本研究的信息，并取得了护生的知情同意。样本包括了 193 名护生(58 人在专用教学病房组，132 人在传统临床教学组)，均完成了临床轮转前和临床轮转结束后的自我效能测评。

干预

本研究的干预方法是专用教学病房。在专用教学病房中：

护士和护理教育者组成了伙伴关系，侧重采用临床和教育循证实践来综合两者的优势，从而为护生创造最有效的临床学习环境。在专用教学病房模式中，护生通常配有一名承担临床导师角色的护士。学术导师，也称为临床教师合作者，协助临床导师和护生，将课堂知识与实践活动联系起来，并为教育程序提供了指南。(George et al,2017,p.48)

测量

临床轮转前和临床轮转结束后自我效能评分测量采用 10 条目《适应性自我效能量表》。该量表改编自《一般自我效能量表》，由施瓦泽(Schwarzer)和耶路撒冷(Jerusalem)(1995)开发，经允许纳入了与研究生临床教育相关的必要条目和概念。《适应性自我效能量表》的具体条目见乔治等人(2017,p.51)的文章。该量表的前测和后测信度值均较高，表明此改编量表具有高可靠性。

资料收集

参与者签署知情同意书后，由资料收集员收集参与者的人口统计学信息。《适应性自我效能量表》在参与者进入临床轮转前和完成临床轮转后发放并完成。

3. 结果

所有研究参与者均在研究开始测量了自我效能，组间未见显著统计学差异。然而，完成临床轮转后，接受干预的专用教学病房组护生的自我效能评分显著高于传统临床教学组的护生。

4. 讨论

本研究的发现支持与分配到传统临床教学组的护生相比，被分配到专用教学病房组的护生将体验到

研究范例 2-12（续）

更多关于自我效能增加益处的观点。研究发现显示，当教师与临床护士在专用教学病房协作以促进护生的自我效能时，护生的受益最大。特别重要的是护生自我效能的发展，因为该特征已经显示与更有可能承担挑战性任务、努力工作完成这些任务，并且在面临反对时坚持更久的个体相关（Gore，2016）。这些特征对培养护生新手至关重要。

本研究的局限性也是许多检验教学方法效果研究的常见局限性。本研究在单所学校实施，尽管潜在临床环境中有多个专用教学病房可供护生分配。护生未随机分入专用教学病房组或传统临床教学组，而且他们有机会基于其他因素，如地理方便性，自选临床学习的病房。未来研究可重点克服本研究的局限性（缺乏随机性、单所学校），从而在更广泛的总体中加强和验证本研究的发现，由此推动这些发现向一般知识转化，进而在其他学校和教学项目中普及。

批判性评价指南

量性研究

以下问题在开展量性研究报告的初始批判性评价中至关重要：

1. 采用的量性研究类型是什么——描述性、相关性、类实验性或实验性？
2. 你能明确研究报告中的以下部分吗——引言、方法、结果和讨论——如框 2-2 所示？
3. 研究的步骤是否陈述清楚？图 2-2 展示了量性研究过程的步骤。
4. 研究过程有缺失的步骤吗？

我们在检查本教材提供的研究范例时，乔治等人（2017）清楚地阐述了他们的研究是类实验性研究。有两组相似的研究参与者（护生）。一组护生接受研究的干预措施（专用教学病房），另一组护生接受传统临床教学模式（传统临床教学）。在研究报告中，文章各部分阐述清楚，陈述了研究的引言、方法、结果和结论。文章的引言部分包括背景和拟研究问题的重要性，以及与专用教学病房和自我效能观点相关的简要文献回顾。笔者深入浅出地讨论了研究结果，特别是方法和统计分析部分。尽管他们对未来研究和本次研究发现的更广泛意义的预期小心而中肯，但整个研究过程没有步骤的缺失。

本章要点

- 量性研究是护理的传统研究方法；包括描述性、相关性、类实验性和实验性研究类型。
- 基础研究或板凳研究是一种科学探索的方法，包括为了知识本身，或者为了学习乐趣和寻求真理而追求知识。
- 应用研究或实践研究是一种科学探索的方法，用于产生直接影响或改善临床实践的知识。
- 开展量性研究需要严谨性和控制。
- 问题解决过程、护理程序和研究过程的比较显示了这些过程的异同，并为理解研究过程奠定了基础。
- 量性研究过程包括对研究项目进行概念化、规划和实施该项目，以及交流研究成果。量性研究过程的步骤已在本章做了简要介绍。
- 研究问题是护理实践所需知识存在空缺的领域。研究目的来自研究问题，并明确了研究的具体目标或焦点。

- 开展文献回顾是为了形成对特定问题已知和未知的印象,并为研究开展的原因提供理论依据。
- 研究框架是研究的理论基础,指导研究的开展,并使研究人员将研究发现与护理知识体系联系起来。
- 研究目标、问题和/或假设的制订是为了将更抽象的研究问题和目的与用于资料收集和分析的研究设计和计划联系起来。
- 研究变量是研究拟测量、操纵或控制的不同抽象水平的概念。
- 研究设计是实施研究的蓝图,最大限度控制可能影响研究预期结局的因素。
- 总体是满足特定研究纳入标准的所有要素。样本是总体的子集,被选择用于特定研究;样本的成员即受试者或研究参与者。
- 测量是根据某些标准为物体、事件或情境赋值的过程。测量方法用于识别研究中的每一个变量。
- 资料收集过程包括准确和系统收集与研究目的或目标、问题或假设相关的信息。
- 数据分析是清洗、组织和赋予数据含义,解决研究目的和/或目标、问题或假设。
- 研究结局包括发现、局限性、发现的外推性、结论、对护理的意义,以及进一步研究的建议。
- 研究报告的内容包括 6 个部分——摘要、引言、方法、结果、讨论和参考文献。
- 阅读研究报告包括略读、理解和分析报告。
- 介绍了开展量性研究初始批判性评价的指南。
- 在明确了类实验性研究的步骤后,介绍了该研究的初始批判性评价。

参考文献

American Psychological Association (APA). (2010). *Publication manual of the American Psychological Association* (6th ed.). Washington, DC: APA.

Aveyard, H. (2014). *Doing a literature review in health and social care: A practical guide* (3rd ed.). New York, NY: McGraw Hill Education Open University Press.

Bandura, A. (1977). Self-efficacy: Toward a unifying theory of behavioral change. *Psychological Review, 84*(2), 191–215.

Benner, P., Sutphen, M., Leonard, V., & Day, I. (2010). *Educating nurses: A call for radical transformation.* San Francisco, CA: Jossey-Bass.

Brown, S. J. (2018). *Evidence-based nursing: The research-practice connection* (4th ed.). Sudbury, MA: Jones & Bartlett.

Campbell, D. T., & Stanley, J. C. (1963). *Experimental and quasi-experimental designs for research.* Chicago, IL: Rand McNally.

Chan, R. J., Yates, P., & McCarthy, A. L. (2016). Fatigue self-management behaviors in patients with advanced cancer: A prospective longitudinal survey. *Oncology Nursing Forum, 43*(6), 762–771.

Chinn, P. L., & Kramer, M. K. (2015). *Knowledge development in nursing: Theory and process* (9th ed.). St. Louis, MO: Elsevier Mosby.

Creswell, J. W. (2014). *Research design: Qualitative, quantitative, and mixed methods approaches* (4th ed.). Thousand Oaks, CA: Sage.

Eymard, A. S., & Altmiller, G. (2016). Teaching nursing students the importance of treatment fidelity in intervention research: Students as interventionists. *Journal of Nursing Education, 55*(5), 288–291.

Finch, M., Griffin, K., & Pacala, J. T. (2017). Reduced healthcare use and apparent savings with passive home monitoring technology: A pilot study. *Journal of the American Geriatrics Society,* https://doi.org/10.1111/jgs.14892.

Fisher, R. A. (1935). *The designs of experiments. New York.* NY: Hafner.

George, L. E., Locasto, L. W., Pyo, K. A., & Cline, T. W. (2017). Effect of the dedicated education unit on nursing student self-efficacy: A quasi-experimental research study. *Nurse Education in Practice, 23*(1), 48–53.

Gore, P. A., Jr. (2006). Academic self-efficacy as a predictor of college outcomes: Two incremental validity studies. *Journal of Career Assessment, 14*(1), 92–115.

Gray, J. R., Grove, S. K., & Sutherland, S. (2017). *The practice of nursing research: Appraisal, synthesis, and generation of evidence* (8th ed.). St. Louis, MO: Elsevier.

Grey, M., Knafl, K., & McCorkle, R. (2006). A framework for the study of self- and family management of chronic conditions. *Nursing Outlook, 54*(5), 278–286.

Grove, S. K., & Cipher, D. J. (2017). *Statistics for nursing research: A workbook for evidence-based practice* (2nd ed.). St. Louis, MO: Elsevier.

Haley, W. E., Levine, E. G., Brown, S. L., & Bartolucci, A. A. (1987). Stress, appraisal, coping, and social support as predictors of adaptational outcome among dementia caregivers. *Psychology and Aging, 2*(4), 323.

Hertzog, M. A. (2008). Considerations in determining sample size for pilot studies. *Research in Nursing & Health, 31*(2), 180–191.

Institute of Medicine (IOM) (2010). *The future of nursing: Leading change, advancing health*. Washington, DC: The National Academies Press.

Kaplan, A. (1964). *The conduct of inquiry: Methodology for behavioral science*. San Francisco, CA: Chandler.

Kerlinger, F. N., & Lee, H. B. (2000). *Foundations of behavioral research* (4th ed.). Fort Worth, TX: Harcourt.

Kolanowski, A., Bossen, A., Hill, N., Guzman-Velez, E., & Litaker, M. (2012). Factors associated with sustained attention during an activity intervention in persons with dementia. *Dementia and Geriatric Cognitive Disorders, 33*(4), 233–239.

Liao, L. Y., Chung, W. S., & Chen, K. M. (2017). Free radicals and antioxidant enzymes in older adults after regular senior elastic band exercising: An experimental randomized controlled pilot study. *Journal of Advanced Nursing, 73*(1), 108–111.

Melnyk, B. M., Gallagher-Ford, E., & Fineout-Overholt, E. (2017). *Implementing evidence-based practice competencies in healthcare: A practical guide for improving quality, safety, & outcomes*. Indianapolis, IN: Sigma Theta Tau International.

Moon, H., Rote, S., & Beaty, J. A. (2017). Caregiving setting and Baby Boomer caregiver stress processes: Findings from the National Study of Caregiving (NSOC). *Geriatric Nursing, 38*(1), 57–62.

Murphy, S. L., & Gutman, S. A. (2012). Intervention fidelity: A necessary aspect of intervention effectiveness studies. *American Journal of Occupational Therapy, 66*(4), 387–388.

National Human Genome Research Institute (NHGRI).

(2017). *An overview of the division of intramural research*. Retrieved May 26, 2017, from http://www.genome.gov/10001634.

National Institute of Nursing Research (NINR). (2016). *The NINR Strategic Plan: Advancing science, improving lives*. Retrieved February 20, 2017, from https://www.ninr.nih.gov/sites/www.ninr.nih.gov/files/NINR_StratPlan2016_reduced.pdf.

Porter, T. M. (2004). *Karl Pearson: The scientific life in a statistical age*. Oxfordshire, United Kingdom: Princeton University Press.

Quality and Safety Education for Nurses (QSEN). (2017). *Pre-licensure knowledge, skills, and attitudes (KSAs)*. Retrieved January 16, 2018, from http://qsen.org/competencies/pre-licensure-ksas/.

Schwarzer, R., & Jerusalem, M. (1995). Generalized self-efficacy scale. In J. Weinman, S. Wright, & M. Johnson (Eds.), *Measures in health psychology: A user's portfolio, causal and control beliefs* (pp. 35–37). Windsor, UK: NFER-NELSON.

Shadish, W. R., Cook, T. D., & Campbell, D. T. (2002). *Experimental and quasi-experimental designs for generalized causal inference*. Chicago, IL: Rand McNally.

Sherwood, G., & Barnsteiner, J. (2017). *Quality and safety in nursing: A competency approach to improving outcomes* (2nd ed.). Ames, IA: Wiley-Blackwell.

Straus, S. E., Glasziou, P., Richardson, W. S., Rosenberg, W., & Haynes, R. B. (2011). *Evidence-based medicine: How to practice and teach EBM* (5th ed.). Edinburgh: Churchill Livingstone Elsevier.

Wacker, M. J., Touchberry, C. D., Silswal, N., Brotto, L., Elmore, C. J., Bonewald, L. F., et al. (2016). Skeletal muscle, but not cardiovascular function, is altered in a mouse model of autosomal recessive hypophosphatemic rickets. *Frontiers in Physiology, 7*, 173. https://doi.org/10.3389/fphys.2016.00173.

Waltz, C. F., Strickland, O. L., & Lenz, E. R. (2017). *Measurement in nursing and health research* (5th ed.). New York, NY: Springer Publishing Company.

Wethington, E., & Burgio, L. D. (2015). Translational research on caregiving: Missing links in the translation process. In E. Wethington, & L. D. Burgio (Eds.), *Family caregiving in the new normal*, (pp. 193–210). https://doi.org/10.1016/b978-0-12-417046-9.00011-8.

Wilkinson, J. M. (2012). *Nursing process and critical thinking* (5th ed.). Upper Saddle River, NJ: Pearson.

第三章

质性研究概述

Jennifer R. Gray

学习目标

完成本章学习后应能够：

1. 明确质性研究过程的步骤。

2. 描述 4 种质性研究设计——现象学研究、扎根理论研究、民族志研究和探索描述性质性研究——及其预期结局。

3. 明确量性研究和质性研究在抽样、招募、资料收集和数据分析方面的差异。

4. 描述质性研究人员采用的提高其研究发现可靠性和转化性的策略。

5. 结合实践应用批判性评价质性研究。

　　质性研究（qualitative research）是一种系统的方法，从处于某种特定环境当事人的视角描述其体验及情境。研究人员分析参与者表达的文字，寻找文字的含义，并提供关于体验的描述，以促进对该体验的更深刻理解（Creswell & Poth，2018）。由于照顾和帮助人是护理核心价值观，你会发现质性研究对洞察患者的生活和环境很有价值。质性研究能够对患者及其家庭的经历进行详细的描述，以促进护士对最佳干预方案和支持方式的理解（Powers，2015）。因此，质性研究为循证实践做出了重要贡献（Hall & Roussel，2017）。

　　本章总结了质性研究过程的要素，概述了护理领域常用的 4 种质性研究设计方法：现象学研究、扎根理论研究、民族志研究和探索描述性质性研究，以及各研究类型的范例。介绍了一些常用的质性研究资料收集、分析和解释方法。本章内容为你阅读和理解已发表的质性研究、批判性评价质性研究，以及在实践中应用研究成果奠定了基础。

明确质性研究过程的步骤

　　质性研究在自然环境中从参与者的角度来了解某个主题。研究人员作为关键的研究工具，收集和分析文本及经验型资料（Creswell & Poth，2018）。质性研究还有资料的多源性、即兴设计性和反思性等特点。框 3-1 展示了质性研究的许多特点。

框 3-1 质性研究的特点
自然环境 语义相关性 研究人员充当资料收集的工具 资料的多源性 归纳和演绎分析 反思性 侧重参与者的角度 即兴式和演变式设计 整体复杂性描述

摘自 Creswell J,& Poth C. Qualitative inquiry and research design:Choosing among five approaches. 4th ed. Thousand Oaks, CA:Sage,2018:45.

质性研究过程(qualitative research process)遵循和量性研究相同的基本步骤,但是基于不同的哲学观和假设(表 3-1)。质性研究人员重视独特的个人感知和观点,以理解某种现象对经历者的意义。不同于量性研究从一组(样本)寻求关于已明确定义问题的信息,并将其外推至更大的组(总体),质性研究人员通过多个个体的角度,寻求关于未明确定义的研究问题的信息,以此扩展对现象更深层次的理解。质性研究过程的步骤相互关联,每一个步骤均会受到前一个步骤的影响,同时会影响下一个步骤。

表 3-1 量性和质性研究过程的相同点和不同点

量性研究过程	质性研究过程
明确研究问题	
基于已有知识,明确知识空缺	关于某个主题已知的信息很少;质性研究方法用于探索和描述
确定研究目的	
应与研究问题一致	应与研究问题一致
明确研究方法	
应在研究目的中阐明所选择的量性研究方法	应在研究目的中阐明所选择的质性研究方法
文献回顾	
应开展充分的文献回顾,确保问题和/或假设反映了已知和未知内容	文献回顾有限;研究深度因质性研究设计不同而异;研究人员不希望受到文献的干扰
描述理论框架	
研究人员不一定有明确的理论框架	研究人员可能采用一种哲学观点,而非理论框架,或者不选择理论框架,对参与者的观点保持开放状态
陈述研究目标、问题、假设或过程	
研究人员可采用上述内容的任何一种;可能情况下,研究人员会基于已知信息陈述假设。在资料收集前确定问题或假设	研究人员会使用研究目标或问题。假设与质性研究方法不一致。问题可能会在研究过程中产生

表 3-1 量性和质性研究过程的相同点和不同点(续)	
量性研究过程	质性研究过程
定义变量,概念性和操作性	质性研究中无对应步骤
与研究设计一致的具体过程,包括环境控制和干预	详细说明在自然环境中资料收集的方法(访谈、观察、焦点小组);无干预措施。研究过程具有发展性
招募已估算好的大样本	抽样方法包括目的抽样、网络抽样和理论抽样,样本量未预先确定。样本量的确定基于资料饱和出现的时间
收集数据型资料	收集文本、语言、视觉和感觉性资料
根据已确定的统计分析方法分析资料	采用灵活的迭代步骤分析资料,阅读和处理资料需花费大量时间
确定结果并制作图表	确定结果,因不同的质性研究方法而异(如民族志——关于某种文化的描述;扎根理论——一种新兴框架)
结果展示	
简要陈述统计分析结果。图表需附有简要文字说明	提供明确的叙事性或主题性结果。访谈者或焦点小组引述参与者的陈述以支持研究结果
讨论研究的发现	
将本研究的发现与前期研究的发现做比较	将本研究的发现与前期研究的发现做比较
说明局限性	说明局限性
说明研究发现的意义,包括未来需要开展的进一步研究	说明研究发现的意义,包括未来需要开展的进一步研究

研究问题即知识的空缺。最适合采用质性研究解决的患者问题或实践问题是那些尚未探知的领域。即使是已经开展研究的问题,可能缺少的是那些受影响者的观点。克莱斯维尔(Creswell)和波斯(Poth)(2018)认为,质性研究问题是"充满情感、与人亲近和实用性的"。例如,维扬特(Weyant)、克鲁奇(Clukey)、罗伯茨(Roberts)和亨德森(Henderson)(2017)开展了一项关于重症监护中使用约束的质性研究。在访谈机械性通气时被约束的患者及其家属时,研究人员要求参与者说出哪些护理活动对他们有帮助作用。研究人员发现,在已发表的文献中,没有"重症监护室的机械通气患者及其家属的感知"等方面的知识(Weyant et al,2017)。该研究目的是"探讨插管的机械通气患者及其家属对护士关怀行为的看法"(Weyant et al,2017)。研究目的应与研究问题一致。

质性研究过程接下来的 3 个步骤——确定研究设计、复习文献和选择理论框架——与量性研究过程的对应步骤相同,但有一些调整(表 3-1)。研究人员在制订研究过程的早期阶段即确定了研究设计。当研究目的确定时,研究人员便基于能够解决研究问题的方式选择设计方法,以填补知识的空白。质性研究设计比量性研究设计更为开放和灵活。质性研究方法可根据研究过程而不断完善(Creswell & Poth,2018)。质性研究人员谨慎地进行文献回顾,因为他们想保持对参与者观点的开放性。因此,质性研究人员可能会通过文献回顾找出研究问题,也会在资料收集后做进一步的文献回顾。为找出研究问题而进行的早期文献回顾的类型和范围取决于研究设计类型(参见第六章)。

  并不是每一个质性研究都需要选择理论框架。例如,在扎根理论研究中,质性研究人员寻找描述在一次工作经历中的社会过程,目的是发展一种起点理论(beginning theory)(Charmaz,2014)。采用扎根理论方法的研究人员通常不会选择理论框架。在其他研究类型中,如探索描述性质性研究和民族志研究,研究人员可能会选择一个理论框架来确定研究的具体结构。维扬特等人(2017)将其研究明确为现象学研究,表明了其研究的哲学基础。然而,他们并没有具体说明现象学研究中常见的理论框架。这篇文章的文献综述非常有限。也许文中报告的内容并不能完全代表研究人员在研究前复习的所有文献。一些期刊对文章有页数限制,研究人员会对文献进行总结,以保证文章留出足够的空间来详细说明自己的研究发现。

  明确研究目标、问题或假设是研究过程的下一步。质性研究人员可以用目标或问题为资料收集提供指导(Creswell & Poth,2018)。维扬特等人(2017)将其研究问题定为"心脏病重症监护室插管后被约束患者的家属如何看待护士所提供的护理服务? 他们认为哪些是关心或不关心的行为?"

  质性和量性研究在研究报告的方法、结果和讨论部分有很大差异。量性研究人员收集的每一个变量资料是数据型的;相反,质性研究人员收集的资料为文本或图片形式,因此,不适合确定变量并赋予其定义(表3-1)。资料收集方法应与研究问题和目的一致,这种情况被克莱斯维尔和波斯(2018)称为方法学一致性(methodological congruence)。资料收集方法会随着研究进展而变化。例如,你可能以4个宽泛的访谈式问题开始。随着资料收集和分析,你又发现了一个潜在的主题,并为后续访谈增加一个关于新出现主题的问题。维扬特等人(2017)描述了他们采用的方法,包括介绍所实施的针对前期接受呼吸机治疗的患者及其家属的访谈,并分析文字记录以明确护士的关怀行为。

  量性和质性研究过程都有抽样步骤,但每种研究类型的有效样本(quality sample)存在差异。量性研究人员在理想情况下能够招募到一个随机大样本,从而使研究发现能够推广到目标人群。通过实施把握度分析,研究人员能够为量性研究确定所需的最小样本量。由于质性研究人员希望通过当事人的角度理解拟研究的问题,他们会专门纳入少量参与者,以确保每一名参与者均具有研究主题相关的经历,或者在特定文化中生活或工作的经历。样本量会依质性研究的方法而异。例如,在现象学研究中,如果研究主题范围窄,并且参与者提供了充分的信息,则只需要10例或以下参与者(Creswell & Poth,2018)。扎根理论研究可能需要30例以上的参与者,确保有充分的信息可用于发展一种稳健的理论(robust theory)(Bolderston,2012)。通常,抽样要持续到资料饱和(saturation)(Creswell & Poth,2018),即额外的参与者或资料来源再无新信息出现。每一位参与者提供了丰富的资料,使研究人员能够明确参与者对现象的看法和意义。维扬特等人(2017)报告,"资料收集持续到常见主题达到饱和"。他们访谈了14例患者和8位家属。本章稍后会有关于抽样的更多信息。

  量性研究和质性研究均有数据分析。对于量性研究,数据型资料采用由计算机程序实施的公式和统计方程方法分析。质性研究数据分析采用非统计方式,也就是说,质性研究不对假设进行检验。在质性研究中,研究人员的想法即"程序",进行数据分析、模式说明、主题确定,并使资料呈现其含义。研究人员的归纳思维可发现共性因素,然后进行演绎思维,再次返回资料寻找更多的证据支持这些共性因素（Creswell & Poth，2018）。在数据分析过程中，可应用计算机程序记录研究人员发现的主题，以及在研究中做出的决策。维扬特等人（2017）为其研究制订了一份关于机械通气患者感知护理活动的访谈问题清单，并简明扼要地描述了数据分析的方法："……任何明确个人身份的信息已被删除，代之以编码字母以保证机密性。资料收集持续至共性主题达到饱和。采用 NVivo 9 质性研究软件（QSR 国际版）进行数据分析"（Weyant et al，2017）。

对于两种类型的研究，研究结果均显示在研究报告中。量性研究结果的呈现是统计分析结果，而质性研究结果则以丰富的文字、主题或新兴理论呈现。在量性研究报告中，数据和统计结果以简明扼要的形式呈现。对于质性研究，结果部分可能非常长，因为研究人员提出了主题，需要以参与者的一个或多个引述来支持（表 3-1）。

在维扬特等人（2017）的研究中，有 5 种护理行为类型被曾经接受机械通气的患者及其家属感知为关怀行为，包括提供信息、提供保证、展示熟练程度、随时在患者身边，以及用温和的语言提供指导（Weyant et al，2017）。对上述每一种关怀行为，研究人员在文章中均提供了他们与患者和家属访谈的引述和范例。

质性研究和量性研究的其余步骤相同。在研究发现的解释步骤中，研究人员将其研究发现与其他研究发现和前期发表的文献进行比较（表 3-1）。例如，维扬特等人（2017）发现，另外两位研究人员也发现了类似的关怀行为。

量性和质性研究人员均需要明确研究局限性，然后讨论研究发现是否能够推广或应用于其他人群。当样本对目标总体具有代表性时，推广性是量性研究的预期结局。研究发现对相似个体的适用性或可转化性是质性研究的预期结局。在适当情况下，研究人员也针对实践和未来研究提出建议。对未来研究的建议可能包括在设计上克服当前研究的局限性，将样本扩大到其他人群，或更新收集的资料。在寥寥数语中，维扬特等人（2017）阐述了研究局限性，研究发现可转化的程度，以及采用如下引述的形式说明了未来研究建议。"本研究在单个机构中的单病种重症监护环境中开展。因此，研究发现的可转化性或推广性受到限制……建议未来研究在不同机构的重症监护环境中开展。希望进一步扩大此类研究，以进一步建立与重症监护病房护理活动相关的知识体系"。

质性研究方法

现象（phenomenon）是构成人类生活体验的自觉意识（van Manen，2017）。体验具有个体、时间和环境特殊性，质性研究人员试图从具有个体体验的角度来描述某种现象（Cypress，2015）。他们认为，人们会从不同角度体验生活，因为个人的思想、语言和行为会受到过去和当前的影响，特别会受到行为或体验的生理、心理和社会环境影响（Hoggan, Malkki, & Finnegan，2017）。质性研究的发现可以使人们对特定情况下的现象有所了解，因此不能与量性研究以相同的方式推广。质性研究的严谨性（rigor）或强度是准确表达参与者观点的程度。严谨的质性方法可促进研究人员对某种现象保持开放视角。

有 4 种质性研究方法分别以某种影响资料解释的哲学思想为基础。对每一种方法而言，无论现象学、扎根理论、民族志或探索描述性质性研究，关键是理解各种方法的哲学基础。每一种方法均有其哲学取向和预期结局相关的讨论。本节采用一项研究范例详细说明了每一种质性研究方法。质性研究方法的选择取决于研究问题和研究目的(Creswell & Poth,2018)。以下指南可用于批判性评价每一种质性研究方法,从而明确和理解质性方法。

批判性评价指南

质性研究

1. 开展的质性研究类型是什么:现象学、扎根理论、民族志或探索描述性质性研究?
2. 研究报告展示的研究结局是否适合质性研究?
   a. 现象学——丰富的生活体验描述
   b. 扎根理论——社会过程的理论描述
   c. 民族志——关于文化的描述,无论种族/民族或组织
   d. 探索描述性质性研究——探索研究问题的解决方案
3. 你能识别研究报告的以下内容吗:引言、方法、结果和讨论?
4. 研究步骤阐述是否清晰? 表 3-1 列出了质性研究过程的步骤。
5. 研究过程的步骤有无缺失?

现象学研究

哲学取向

现象学(phenomenology)既指一种哲学,也指与指导经验或现象研究的哲学相一致的一系列研究方法(Tuohy,Cooney,Dowling,Murphy,& Sixmith,2013)。现象学家将人与环境视为一个整体。世界塑造了人,人也塑造了世界。哲学家提到的宽泛研究问题是"这种生活体验是什么样的?"(van Manen,2017)。通过现象学研究,研究人员从具有这种体验的个体收集资料,并尝试对体验的本质进行整合(Creswell & Poth,2018)。

现象学家的哲学观点不同。护理现象学研究人员常在其研究设计中采用两位早期现象学哲学家胡塞尔(Husserl)或海德格尔(Heidegger)的观点。每一种哲学观点支持一种特定的现象学研究类型。

胡塞尔的关注点在于现象本身。研究目的是"抓住体验的……本质,不带有解释、说明或理论化"(van Manen,2017)。那些含有意义的陈述分析是为了发现现象中的结构。胡塞尔的哲学支持描述性现象学研究(descriptive phenomenological research),其目的是如实描述体验,或者依照哲学术语,抓住参与者的"生活体验"。为了描述生活体验,胡塞尔认为,研究人员必须排除(bracket)或抛开他们自己的偏见和先入为主的观念,单纯对某种现象进行描述(Dowling & Cooney,2012)。

海德格尔认为,抛弃先入为主的观念,天真的理解世界是不可能的。他相信现象学研究人员描述了参与者是如何解释或赋予他们的经历意义的(Converse,2012)。研究人员接着分析参与者对经历的解读,挖掘其中隐藏的意义(Dowling & Cooney,2012)。解释性现象学研究(interpretative phenomenological research)与海德格尔的哲学观点一致,包括分析资料和展示关于现象的丰富文字图片,正如研究人员解释的那样。解释学是解释现象学研究方法之一,与海德格尔的哲学观点一致,已被护理研究人员采用(Dowling & Cooney,2012)。解释学包括文本分析,从单纯阅读文本开始(尽量不夹杂个人观点的阅读)(Flood,2010)。为了单

纯阅读文本,研究人员有意识地对参与者的观点保持开放状态。护理研究人员分析的文本资料包括访谈记录和公开的文件。通过单纯阅读,研究人员明确了研究主题和子主题。随着文本、主题和相关文献的整合,对现象的解释性描述也随之产生。

现象学研究的结局

现象学研究的目的是提供一个完整透彻的生活体验描述。一些研究人员对这种体验进行了详细而丰富的描述或提供了经验的范例。有时,参与者对某种现象具有明显不同的观点,研究人员可能会对生活经历进行两种或以上的详细描述。

严重的烧伤可能会从根本上改变一个人的生命历程,并影响其健康的所有方面。艾布拉姆斯(Abrams)、奥格莱茨(Ogletree)、拉特纳普拉帕(Ratnapradipa)和纽梅斯特(Neumeister)(2016)在其现象学研究中,针对重度烧伤幸存者的体验,访谈了8位烧伤幸存者。前期的科学研究已探讨了烧伤特定的长期影响,如心理调适和再就业,但健康和生命阶段的相关性如何影响烧伤生存者的健康仍缺少相关知识。针对研究问题的现象学方法使参与者能够分享他们作为烧伤生存者的生活体验。研究摘录和相关讨论见研究范例3-1。

▣ 研究范例 3-1

现象学研究

研究摘录

引言: 重度烧伤对个体的影响可能在于整个健康方面,包括生理、情绪、心理、社会、环境、精神和职业健康。然而,并非所有烧伤都对健康产生绝对负面的影响。本研究采用质性方法,通过探索式现象学研究探讨了青年(18~35岁)和中年(36~64岁)烧伤幸存者的体验和感知……

方法: 采用半结构式访谈问题对参与者进行访谈……逐字转录访谈录音,然后逐行进行编码……质性内容分析表达了3个提炼出的健康相关类型和相关主题,代表了参与者样本分享的含义。"躯体健康"类型反映了躯体受限、疼痛和对温度敏感的主题。在"智力健康"类型中,主题包括洞察力、目标设置和自我效能、乐观主义和幽默。在"情感健康"类型中,主题包括移情与感恩……

结论: 烧伤幸存者在对话过程中与访谈者分享了关于健康的主观体验和感知,为形成一个更完整的印象提供了基础,即重度烧伤如何影响人的整体健康,以此支持青中年烧伤患者的未来长期康复轨迹。(Abrams et al,2016,p.152)

本研究目的是"探索青中年重度烧伤生存者的整体健康现象"(Abrams et al,2016,p.153)。采用目的抽样法招募符合纳入标准的参与者,包括会说英语、年龄18~64岁、烧伤至少覆盖全身体表面积20%的生存者。参与者是"本研究访谈之前,首次因烧伤住院治疗,出院至少12个月"的患者(Abrams et al,2016,p.153)。研究人员将其研究作为启发式现象学研究。依据文章内容,"启发"的标签被添加至认可和纳入主要研究人员的个人体验,该主要研究人员也是烧伤幸存者。

作为主要研究人员,我一生都对烧伤的正性和负性长期生物-心理-社会影响,以及烧伤生存者的心理韧性有浓厚的兴趣。我小时候遭受过严重烧伤,如今每天伴随我的是身体、面部和上肢明显的烧伤瘢痕……参与者一开始就会发现我经历过重度烧伤。(Abrams et al,2016,p.159)

资料收集通过访谈进行,地点分别由8位参与者选择。要求每一位参与者确定一名主动参与其烧伤后的生活和康复的人,以提供确凿的信息(网络抽样;参见第九章)。共有12位参与者(8位烧伤幸存者和4位家属)接受了访谈,每人访谈时间持续45~60分钟。访谈的逐字记录会邮寄给参与者,由其核实记录的准确性。其他资料包括主要研究人员的反思日记和每次访谈后的观察记录。对生存者记录的资料进行编码和分析,同时以家属的记录作为支持。

研究人员通过"将家属作为确凿信息来源,由参与者核实访谈记录,对资料进行混合评估核实,特别是分类和主题的第三方核实,以此支持研究的发现"增加了其研究发现的可信性(Abrams et al,2016, p. 160)。混合性评估(triangulation)是指研究人员将至少两种不同的观点合并为关于该主题的独特观点。在本文中,艾布拉姆斯等人(2016)合并和比较了来自烧伤生存者和家属的访谈记录,特别是患友的访谈记录。艾布拉姆斯等还发现了潜在的偏倚,因为主要研究人员是烧伤生存者,但强调了"患友之间分享创伤体验的坦率和诚实程度……"的益处。(p. 160)

内容分析揭示了 3 种类型的含义。研究人员强调了参与者如何使用幽默帮助他人在社交场合更加舒适。幽默可以使烧伤幸存者谈论自己"不会使其他人感到不适和/或被他人拒绝的烧伤"(Abrams et al,2016,p. 157)。参与者表达的同理心和感恩说明其情绪健康。参与者认为他们经历了个人的成长,对他人的困难变得更加敏感,并培养了同理心。感恩被描述为更加倾向于感受"家庭、社区成员、提供者和救援者,每个小组在参与者的生存故事中都占有一席之地"(Abrams et al,2016,p. 160)。

研究结果描述了"参与者在严重烧伤后努力恢复健康平衡时的挑战、适应、复原和希望的生活体验"(Abrams et al,2016,p. 158)。研究人员展示了研究结果的摘要,并对烧伤后的护理提出了建议。

批判性评价

艾布拉姆斯等人(2016)进行了解释性现象学研究。结局是对烧伤后健康生活体验的主题描述,与研究中使用的质性方法一致。研究报告的关键部分已明确确定。在现象学研究中,由于研究是以现象学哲学为指导,因此没有确定理论框架。研究人员确实提到了埃里克森(Erikson)的发育阶段,并指出人的发育阶段在烧伤后会遇到不同的挑战。文献综述被整合到引言中,而不是被确定为研究过程中的某个单独步骤。研究过程的所有其他步骤都明确。研究人员认可参与者之间的差异,认为有些人比其他人表现出了更高的自我效能和心理韧性。他们还提出了未来研究的领域,如烧伤的功能和心理社会后遗症,以及地理位置和社区资源的可获得性对适应的影响。

扎根理论研究

扎根理论研究(grounded theory research)是从社会学中产生的一种归纳技术。扎根是指从研究中发展出来的理论,换句话说,理论是基于参与者提供的资料在现实世界中扎根的。大多数学者将扎根的理论方法建立在符号互动理论(symbolic interaction theory)的基础上。社会心理学家乔治·赫伯特·米德(George Herbert Mead)(Mead,1934)提出了符号互动理论,探索人们如何定义现实,以及他们的信仰如何与他们的行为相关。现实通过将意义附加到情境中来创造。意义则通过文字、宗教物品、行为模式和服装等符号来表达,这些象征性意义是行为和互动的基础。然而,每个人的象征性意义有所不同,我们不能完全了解另一个人的象征性意义。在社会生活中,意义由群体共享,并通过社会化过程传递给新成员。群体生活建立在共识和共同意义之上。互动可能会导致重新定义意义或构建新的意义。扎根理论研究人员尝试从参与者的角度理解自我和群体之间的互动,并从这种理解中发展出互动或社会过程理论(Creswell & Poth,2018)。

扎根理论常用于研究以前很少进行研究的领域,并在熟悉的研究领域获得新的观点。格拉泽(Glaser)和施特劳斯(Strauss,1967)通过访谈了解濒死者的观点,发展了扎根理论研究方法,并在出版的专著中,将其描述为一种质性研究方法。护士之所以被这种方法吸引,是因为该方法适用于研究有健康问题者的生活经历,以及这些经历对人类行为解释的潜力(Wuerst,2012)。护理研究人员继续使用扎根理论方法研究不同的主题,如从难民的角度选择安置与生活方式(Davenport,2017),纤维肌痛患者的多学科康复(Rasmussen,Amris,& Rydahl-Hanson,2017),以及儿科姑息治疗中的护士如何处理自己的情绪(Erikson & Davies,2017)。

预期结局

　　充分发展的扎根理论研究形成了概念之间具有关系陈述的理论框架。一些扎根理论家提供了图表,展示了所确定的社会过程之间的相互作用。其他理论家则通过叙事性描述来陈述概念和关系。

　　医疗差错是美国第三大死因(Makary & Daniel,2016)。遗憾的是,其中一些差错由护士引起。科恩(Koehn)、伊布赖特(Ebright)和德鲁克(Draucker,2016)对在患者护理中发生差错护士的访谈中,发展了一种扎根理论。他们的研究确定了护士在意识到出现差错,并开始处理后果时所经历的阶段。研究范例 3-2 描述了其研究。

研究范例 3-2

扎根理论研究

研究摘录

　　更好地了解护士关于差错报告和影响其决策的工作场所因素,可以为制订策略提供信息,以提高护士差错报告的频率和准确性。因此,本研究的目的是探讨护士关于报告差错的决策过程……研究样本包括在成人重症监护病房(ICU)工作的有执照的注册护士(RN),他们是患者的直接照顾者。选择 ICU 是由于为危重患者提供重症监护的护理病房报告的差错率很高……资料收集和分析同步进行。采用查尔马兹(Charmaz,2014)概述的程序分析资料。这些程序基于一种被称为恒定比较分析的策略,这是一个在叙述内部和不同叙述之间比较资料,并形成更加抽象的理论的过程……第一阶段选择了"失去平衡"的标签,因为参与者所犯的错误通常发生在具有挑战性的工作条件中,或以某种方式使他们感到慌乱的情况下。第二阶段选择了"差错在生活中无处不在"的标签,因为这些差错经历的消耗性和个体性。大多数参与者都生动而详细地讲述了发生差错的故事,并描述了围绕这一经历的强烈情绪。第三阶段选择了"报告或讲述差错"的标签,因为它反映了工作场所中其他人了解差错的不同方式。所有参与者都讨论了是否、何时以及他们如何向他人透露差错……第四阶段选择了"善后生活"的标签,因为参与者经常被"差错"的记忆所困扰,即使在差错被解决后,他们也决心不让它再次发生……最后阶段选择了"在脑海中根深蒂固"的标签,因为大多数参与者认为,他们犯错误的记忆永远不会消失,甚至不会消逝。参与者确信,这些记忆将在他们的职业生涯中"根深蒂固",并持续影响他们的实践。(Koehn et al,2016,pp. 567-570)

　　科恩等人(2016)通过观察 8 名重症监护病房的护士开始了他们的研究。通过与护士接触,他们找到了与护士谈论这项研究的机会,并从感兴趣的护士那里获得了联系方式。他们对招募对象的 30 次访谈,在研究人员和护士双方可接受的地点进行。访谈主题是"差错是护士普遍存在的经历"(Koehn et al,2016)。

　　如摘录所述,本研究数据分析的方法是恒定比较。研究人员在集中编码阶段比较和组合了初始代码。在轴向编码分析阶段,科恩等提出了集中代码之间的关系,并将它们整合到一个暂定框架中,并开发了概念和关系的图表。他们将试探性理论命名为"从错误中吸取教训",并将此过程分为 5 个阶段(图1)。

　　护士描述了所学到的经验教训,这将帮助他们防止未来发生类似的差错。研究证实,这些护士从学习"痛苦的个人教训"中获得了益处,但"没有与在相同环境中工作的其他护士分享",提示需要对护理中预防差错事故的系统做进一步完善(Koehn et al,2016,p. 570)

　　研究发现的丰富性以及各阶段的关系图提供了科学的资料,医疗机构可以基于这些资料,考虑如何降低工作环境的复杂性,并加强对差错的追踪,以便在护士发生差错事故后,提供更多的心理和情感支持。

研究范例 3-2(续)

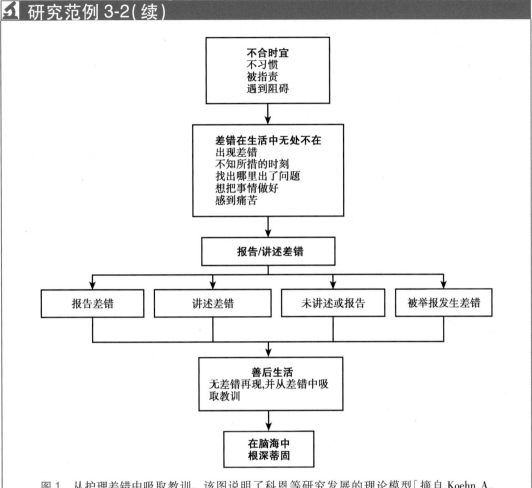

图1 从护理差错中吸取教训。该图说明了科恩等研究发展的理论模型［摘自 Koehn A, Ebright P，Draucker C. Nurses' experiences with errors in nursing. Nursing Outlook，2016，64(6l)：566-574］

批判性评价

　　科恩等人(2016)将其研究确定为扎根理论研究。因拥有丰富的资料,他们进行了足够数量的质性研究访谈并采用结构化框架分析了所收集的资料,达到了描述社会过程理论的预期结果,并在图中绘出了护理差错的各个阶段。研究报告的每个组成部分清晰明了。依据研究内容,科恩等人(2016)没有确定理论框架,因为他们正在开发一种"扎根"在护士发生差错后,所经历的社会过程的理论。文章的引言包括了详细的文献综述。研究过程的其他步骤都包括在报告中。这项精心设计的扎根理论研究提供了具有临床意义的可靠发现。

民族志研究

　　民族志研究(ethnographic research)是人类学家发展的一种方法,研究文化如何随着时间的推移而发展和维持(Marshall & Rossman,2016)。人类学家通过自己沉浸在某种文化中,研究一群或一族文化、起源、原有生活方式及生存方式相同的人(Creswell & Poth,2018)。

民族志也可以用于指研究的结果,即对某种文化研究的书面描述(Morgan-Trimmer & Wood,2016)。早期的民族志研究人员致力于研究原始、外来或偏远的文化。这样的研究使在另一种文化中停留了一年或更长时间的研究人员,获得了对某种特定人群的新观点,包括这些人的生活方式、信仰方式和对不断变化的环境或条件的适应方式。这反映了主位研究(emic approach),即从文化内部或当地人的观点研究某种特定文化的行为,承认个体的独特性(Morgan-Trimmer & Wood,2016)。民族志研究的重要目标是了解来自文化内部的主位观点,但也可能与客位观点交替。客位研究(etic approach)是从单纯局外人的视角研究某种文化,并从研究人员的角度分析该文化的要素。摩根-特雷莫(Morgan-Trimmer)和伍德(Wood)(2016)主张采用这两种方法实现民族志研究的目标。

民族志研究的哲学基础是人类学,承认文化有物质和非物质两种形式。物质文化包括文化的所有创造或构建方面,如用于文化活动的建筑物、文化的象征、家庭传统、社会关系网络,以及反映社会和政治制度中的信仰。象征意义、社会习俗和信仰,这些非物质文化的组成部分可能会随着时间的推移在不同的文化中显现出来,但却是文化的基本要素。文化也包括人所希望拥有的理想生活标准或规则,当然并不是这个文化中的所有人都符合这些标准。人类学家和民族志护理研究人员寻求发现文化的多个部分,并确定这些部分如何相互关联,这样将会使某种文化作为整体的图景变得更加清晰。

护士可能不会花几个月或几年的时间观察一种文化,但可能会在较短的时间内观察一种组织文化,以了解"更局限的、预先确定现象的共性经历"(Rashid,Caine,& Goez,2015)。这种类型的研究被称为焦点民族志(focused ethnography)(Savage,2006)。当研究问题的范围较窄,仅限于特定的地方或组织时,适合开展短期的研究(少于数年或数月)。然而,莫斯(Morse,2016)却警告研究人员,"好的民族志研究需要时间"。

作为人类学博士,玛德琳·莱宁格(Madeline Leininger)提高了民族志在护理研究中的地位。在攻读学位期间,她在巴布亚新几内亚进行了为期一年的实地研究,并从此经历中开发了"跨文化护理的日出模式",确定了护士与另一种文化的患者和家属沟通时需要考虑的文化层面(Leininger,1988)。护士在护理实践中应用莱宁格的跨文化护理理论(Leininger,2002),评估患者、家庭及其环境的各个方面,包括宗教、社会规范、经济地位、原籍国、种族亚群,以及关于疾病和治疗的观念。这一理论形成了护理的民族志研究策略,称为民族志护理研究。民族志护理研究(ethnonursing research)"注重观察和记录与人的互动,以及这些日常生活条件和模式如何影响人类的护理、健康和护理实践"(Leininger,1985)。除此之外,一些与民族志护理方向无关的护理人类学家也为护理知识体系做出了重要贡献(Roper & Shapiro,2000)。

民族志研究人员必须通过观察文化积极参与其中,采访文化成员,从而更加熟悉正在研究的文化。即使采用焦点民族志研究方法,研究人员也必须沉浸在该文化中。沉浸(immersed)是指融入文化,并日益熟悉文化的各个方面,如语言、社会文化规范、传统和其他社会层面,包括家庭、沟通模式(语言和非语言)、宗教、工作模式和情感表达。通过沉浸,民族志研究人员会越来越被该文化所接受。尽管强调民族志研究人员必须积极参与正在研究的文化,但他们必须避免"本土化(going native)",否则会干扰资料收集和分析。如果在研究过程中完全本土化,研究人员成为文化的一部分,则会失去清晰观察的能力(Creswell & Poth,2018)。

预期结局

民族志研究人员根据对文化的分析写出书面报告。传统的民族志研究报告篇幅很长,一般是一本书,超过了专业期刊可以发表的长度。焦点民族志研究更有可能发表在护理期刊上。由于研究的焦点范围更窄,并且与焦点民族志相似,护士也采用了批判性民族志(critical ethnography),这是一种侧重于文化中的社会生态和政治因素的研究方法(Sanon,Spigner,& McCullagh,2016)。根据选择的具体方法和最初的研究问题,研究人员可能会提出策略,以提高健康干预的文化接受度,鼓励健康促进行为,提高护理质量。

新生儿重症监护室(NICU)是一个高度依赖技术的环境,服务对象为身心脆弱的新生儿及其父母。基于前期研究发现,克里克-丽萨(Cricco-Lizza,2016)在NICU进行了一项焦点民族志研究,以更好地了解新生儿喂养方法的阻碍和支持因素(研究范例3-3)。

研究范例3-3

民族志研究

研究摘录

目的:了解新生儿重症监护室(NICU)护士的新生儿喂养观念和日常喂养行为,以期找出改善母乳喂养的方法……母乳喂养的观念不是凭空发生的,方法的多样性对探索NICU新生儿喂养的环境很重要……

样本:NICU聘用了250名护士……在本研究中,根据新生儿喂养和护理过程中的各种相互作用,研究人员在临床选择了114名一般信息提供者(general informant)……从114名一般信息提供者中选出了18名关键信息提供者(key informant)。在观察期间,参与者被确认具有丰富的知识,并且清楚地表达了各种新生儿喂养的观念和做法,并同意进行深入的随访……

资料收集:NICU的现场工作包括在14个月内不同的日期、时间和班次中进行1~2小时的会议……在本研究的128名参与者观察期间,护理研究人员的角色从观察到非正式访谈不等……在整个研究过程中,参与者接受了1~24次观察/非正式访谈,平均3.5次。这些资料在每次会议后立即详细记录在现场笔记中,并使用化名保护参与者的隐私。对18名关键信息提供者进行了一次正式、1小时的录音访谈……来自观察的现场笔记,来自访谈的记录,以及定期撰写的分析备忘录被输入OSR NUD*IST计算机软件程序中……数据分析与资料收集同时以螺旋式方式进行。在下一次访谈或观察中,更深入地探讨分析访谈过程中提出的问题……

发现:这项研究的发现反映了在人员齐全、高敏新生儿重症监护室护士的喂养观念和日常喂养行为……

结论:需要新的策略来应对在NICU促进母乳喂养的挑战。脆弱的NICU新生儿及其母亲需要护士在临床作好准备,以支持、促进和保护临床环境中的母乳喂养。这项研究发现,NICU护士对新生儿母乳喂养的挑战感到焦虑、沮丧或尴尬,表明NICU护士的情感和教育需求必须在其能够对母乳喂养的促进和支持感到称职和舒适之前得到满足(Cricco-Lizza,2016,pp. e92-e97)。

克里克-丽萨(2016)将该研究需要探索的知识空缺确定为"对NICU喂养文化有更细致入微的理解"。如上所述,民族志的主要研究方法是对参与者的观察、非正式访谈、正式访谈和详细的现场记录(Cricco-Lizza,2016)。可以采用多种方法强化研究发现的可信度,包括多种方法交替、跨方法的混合性评估(triangulation across method)、长时间的参与、成员间的互查,以及在数据分析期间由研究人员所在的大学组织同行评议。

从资料中提炼出了3个子成分的关键主题,作为NICU环境以及护士观念和行为指标。这些研究发现见框3-2。主题一:NICU护士将母乳喂养的优势描述为"对新生儿的智力、营养、消化、抗感染和抗过敏有益,有助于亲子关系纽带的强化,以及对母亲养育孩子知识的赋能"(Cricco-Lizza,2016)。主题二:护士对在NICU实施母乳喂养所面临的挑战很难克服,例如,"新生儿容易受伤害,母亲很焦虑,工作人员的不适应,以及在NICU环境中缺乏隐私"。在日常NICU中实施母乳喂养也给后勤保障工作带来了更多的挑战。在重症监护室内进行直接母乳喂养或将母乳装瓶进行喂养,比简单提供一瓶配方奶更费时。

传统观念认为,在 NICU 环境中配方奶喂养更安全、方便,且更能被低龄母亲所接受。在母亲服用药物的情况下,母乳喂养被认为具有风险性。主题三:NICU 护士对母乳喂养的观念有一定的差异;与没有相关经验或教育的护士相比,那些自己在母乳喂养中有愉快的个人经历,或接受过母乳喂养优点继续教育的 NICU 护士是母乳喂养的积极倡导者,并愿意花费更多的时间和精力帮助 NICU 新生儿的母亲实施母乳喂养。

框 3-2　新生儿喂养民族志研究的主题和分主题

主题 1. 护士确认了母乳喂养对母子健康的益处,但在 NICU 中更详细、更有感情地谈到了母乳喂养的日常挑战

- 母乳喂养对健康益处的观念
- NICU 母乳喂养挑战的观念
- NICU 日常母乳喂养的挑战

主题 2. 配方奶喂养引起的情感较少,大多数护士认为它安全和方便

主题 3. 尽管 NICU 存在新生儿喂养方面的挑战,但曾接受母乳喂养继续教育和/或具有母乳喂养积极体验的护士确定了循证母乳喂养对母亲和新生儿的益处,强调母乳和配方奶之间对健康影响的差异,并且更致力于克服母乳喂养的困难

摘自 Cricco-Lizza R. Infant feeding beliefs and day-to-day feeding practices of NICU nurses. Journal of Pediatric Nursing, 2016,31(2):e93-e94.

批判性评价

克里克-丽萨(2016)提供了一个严格民族志研究的强有力的例子。该研究的优势在于,报告中提供的关于方法的详细信息,以及随着时间的推移,研究人员在文化中的沉浸。研究人员注意到一个局限性,即高强度 NICU 的大量人员配置,这就是研究的背景。未来的研究需要集中在敏感度较低且工作人员较少的 NICU。这项民族志研究的结论是"需要新的策略来克服在 NICU 促进母乳喂养的挑战"(Cricco-Lizza,2016)。要想使这些策略有效,必须满足"NICU 护士的情感和教育需求",以帮助他们"更有能力和更舒适地促进和支持母乳喂养"(Cricco-Lizza,2016,p. e97)。

克里克-丽萨(2016)在单一环境中对新生儿护理的特定方面进行了焦点民族志研究。她通过提供对影响新生儿喂养的 NICU 文化的透彻描述,实现了民族志研究所期望的结局。她提供了支持研究结论的访谈和观察的数量及类型的细节。研究报告的每个部分都有明确的标志,报告的结构组织良好。虽然没有明确的理论框架,但研究人员先前对该主题的研究提供了结论和概念性陈述,指导了本研究的程序和方法。文献综述被整合到引言中。阐述了研究过程的所有步骤。

探索描述性质性研究

一些质性研究报告没有提到具体的设计或方法,如现象学或扎根理论研究。研究人员可能将他们的研究描述为自然主义的探究,描述性的,或者只是定性的。例如,法拉塔(Fallatah)和艾德(Edge)(2015)开展了一项描述性质性研究,以"描述为患有类风湿关节炎(RA)的亲属提供社会支持的家庭成员的经历,并探索他们需要的支持形式"。

研究人员设计探索描述性质性研究,以获得为特定患者群体制订护理计划或干预所需的信息。通常,研究人员正在探索一个新的主题或描述一种情况,我们选择将这些研究称为探索描述性质性研究(exploratory-descriptive qualitative research)(Gray, Grove, & Sutherland, 2017)。与这种方法一致的研究不是特定类型的研究;相反,它们是为特定目的而开展的研究,不属于其他类别(Sandelowski,2000,2010)。

探索描述性质性研究的开发是为了针对临床或实践问题提供信息和加强理解。当需要一种新的方法时,通常开展质性研究来解决实践中的问题,特别是需要适当解决患者或家庭观点的问题。探索描述性质性研究的哲学取向可能会有所不同,这取决于研究的目的,但研究人员通常具有务实的取向(McCready,2010)。务实的研究人员正在寻找有用的信息和实际的解决方案(Creswell & Poth,2018),对研究进行设计,以了解有效的内容(Houghton, Hunter,& Meskell,2012)。

预期结局

一项精心设计的探索描述性质性研究回答了研究问题。研究目的已经实现,并且研究人员具备他们所需的信息,以解决作为研究重点的情况或患者关注的问题。研究的发现用于引导探究的实践问题。在法拉塔和艾德(2015)的研究中,家庭成员调整了自己的生活,从而为配偶或父母提供支持。很少有家庭成员能够"从卫生保健提供者那里得到全面的健康信息"(Fallatah & Edge,2015)。该研究的临床意义在于,照顾类风湿关节炎亲属的家庭成员需要社会支持,包括信息支持、情感支持和工具支持,以实现平衡并应对慢性病。一些探索描述性质性研究用于处理较少情绪化的主题和事实,以制订干预措施。哈茨菲尔德(Hatzfeld)、尼尔森(Nelson)、沃特斯(Waters)和詹宁斯(Jennings)(2016)进行了一项关于战备主题的研究。

应征人员的战备状态可能会受到他们身体健康的影响。哈茨菲尔德等人(2016)出于对肥胖和心血管风险及其对战备状态影响的担忧,进行了一项探索描述性质性研究。在战备环境中,心脏问题是由于非损伤原因而进行重症监护运送的最常见原因(Hatzfeld et al, 2016)。探索描述性质性方法是合适的,因为这个主题鲜有研究。研究范例 3-4 提供了关于该研究的信息,并对该研究的优势和不足进行了批判性评价。

研究范例 3-4

探索描述性质性研究

研究摘录

美国空军(USAF)制订了一个全面的健身计划,对各级指挥官和美国空军医疗单位负有具体责任……由于健身和健康对美国空军的重要性,本研究的主要目的是确定影响美国空军现役军人生活方式和健康行为的因素。这项分析的次要目的是将这些因素与健康促进模式(HPM)的要素进行比较……采用质性描述性设计(Sandelowski,2000,2010)识别影响美国空军现役军人生活方式和健康行为的因素……这项研究的最终目的是利用参与者的观点,为制订适合美国空军的生活方式的计划奠定基础……参加研究的两个纳入标准是:①目前是美国空军的现役成员;②曾被派往一个以上的军事基地……采用最大变异目的抽样方法招募参与者,以达到与感兴趣的主要维度相关的异质性……除了专门为这项研究设计的简式人口学特征统计表,另外还通过在远离参与者服役地点的中间位置,通过面对面访谈收集资料。首席研究员采用半结构化访谈问题进行所有访谈……代码被分配至各个主题;主题由整个研究团队审查和确认。意见分歧很少;对存在分歧的问题进行讨论,直到达成一致的解释。小组讨论提供了多样化形式,有助于保持主题的有效性。随后,研究小组将最终主题与 HPM 的关键要素进行比较,以确定影响现役美国空军成员健康行为的因素,并分析研究发现与 HPM 的适配程度。(Hatzfeld et al,2016,pp. 441-443)

为了对普遍的经验进行描述,研究人员采用最大变异目的抽样方法来实现与高血压(存在或不存在)、种族和民族、年龄以及军衔等级或入伍状态相关的异质性。这种抽样方法包括寻找在确定的特征上有不同意见的参与者。招募方式包括电子邮件、口头和滚雪球招募,并一直持续到 24 名参与者均参加了这项研究。

研究范例 3-4(续)

　　该研究采用了严格的方法,数据分析由现役和退休的军事和学术研究人员组成的不同团队完成。研究过程保持了审计轨迹。审计轨迹(audit trail)是与资料组织相关的活动,以及在分析和解释期间做出决定的记录(Miles,Huberman,& Saldana,2014)。审计轨迹可使读者对研究的透明度更有信心。当研究团队对编码和主题有不同意见时,他们会讨论资料和可能的含义,直到达成共识(Hatzfeld et al,2016)。

　　参与者将健康定义为"锻炼、合理的饮食、充足的睡眠、精神放松、不吸烟、不过度紧张,以及不过量饮酒和饮咖啡"(Hatzfeld et al,2016,p.443)。确定了对他们的健康行为有决定作用的3个因素。第一个因素是美国空军文化,包括达到所需健康得分的积极和消极方面。每周几次强制性体育训练被确定为文化的一部分,以及军衔等级对部队士兵健康的影响。领导者被视为健康行为的榜样,但在采取惩罚性行为时,也增加了部队士兵的压力水平。美国空军文化还包括战备部署、重返社会、分配到新工作地点的压力,以及导致选择不健康食品、吸烟和酗酒的临时任务(Hatzfeld et al,2016)。

　　第二个因素是"我是谁",涉及与饮食和锻炼有关的童年经历的影响,以及成年后个人意识到对某些类型的食物和锻炼的偏好(Hatzfeld et al,2016)。这个因素包括的其他个体特征是个人生活环境,如托儿安排,其他家庭成员的需要,以及在健身房或其他锻炼场所的舒适度。

　　"什么对我有效"是哈茨菲尔德等人(2016)确定的第三个因素。参与者描述了如何找出他们喜欢的锻炼类型,以及如何将这纳入他们的日程安排中。食物选择和睡眠模式也反映了一种经过深思熟虑的过程,即尝试不同的方法来确定那些在他们的个人环境中产生影响的人。然而,一些参与者对找不到适合他们的方法感到沮丧和绝望。

　　第二个研究目标是将研究发现与HPM(Pender,Murdaugh,& Parsons,2011)进行比较。尽管该理论的个人因素和情境影响的概念部分在研究发现中得到了部分体现,但哈茨菲尔德等人(2016)得出结论,他们的发现与HPM不一致。

　　因为这项研究按照严格的质性研究标准进行,哈茨菲尔德等人(2016,p.447)指出"这项研究的发现为军队护士和领导人寻求适当的干预措施,以更精准地减少心血管危险行为提供了有用的框架……护士可以通过将他们的个人历史("我是谁")和偏好("什么对我有效")整合到个体计划中,随着时间推移,实施和保持健康的生活方式和行为,从而最大限度促进军人的健康。

批判性评价

　　哈茨菲尔德等人(2016)采用了探索描述性质性研究方法,以解决美国空军人员的健康问题。他们指出,降低心脏病风险的策略需要纳入军官和征兵人员的个人偏好以及后勤才能有效。通过这种方式,研究人员实现了探索描述性质性研究的预期结局,即通过提供信息来指导问题的解决。确定了研究报告的各部分,并将研究过程的步骤纳入报告中。研究人员将HPM作为研究框架,但得出的结论是研究发现与该模式的概念不一致。

抽样和招募

　　用于进行质性研究的方法与用于量性研究的方法不同。这里详细介绍了质性研究的独特方法,以加深你对质性研究的理解。方法部分包括如何收集、管理和分析资料。另外,还探讨了在质性研究中确保严谨性的方法。这些方法的每个方面都将包括批判性评价该研究各方面的指南。第一部分讨论了质性研究参与者的选择,以及研究人员与参与者之间的关系。

第三章　质性研究概述　　67

参与者选择

　　质性研究中的个体被称为参与者(participant),因为研究人员和参与者合作进行研究。质性研究中的抽样是有目的的。研究人员招募参与者,是因为他们具备特定的知识、经历或与研究相关的观点(MunHall,2012)。根据研究的重点,还可以采用其他抽样方法,如网络抽样和理论抽样(参见第九章)。对于一些研究,如哈茨菲尔德等人(2016)进行的研究,招募异质性参与者提供了更广泛的经验。异质样本中的参与者具有不同特征,经常用于扎根理论研究,以支持理论的发展(Creswell & Poth,2018)。对于其他研究,参与者可能具有相似的特征(同质样本),因为研究的中心焦点是现象。

研究人员-参与者关系

　　量性研究和质性研究之间的一个重要区别在于研究人员和参与者的参与程度。这种参与被认为是量性研究偏倚的来源,但被质性研究人员认为是研究过程中的一个关键因素。研究人员-参与者关系(researcher-participant relationship)的性质对资料收集和解释有影响(Maxwell,2014)。研究人员与每个参与者建立相互尊重的关系,包括对研究目的和方法诚实和开放。研究人员的目标以及实现这些目标的方法需要和参与者协商,并尊重他们的观点和价值观(Creswell & Poth,2018;Gray et al,2017;Maxwell,2014;MunHall,2012)。研究人员在不同程度上影响被研究的人,反过来又受到他们的影响。因此,研究人员必须有参与者的支持和信心才能完成研究。研究人员的个性是质性研究的关键因素。同理心和直觉的技能在研究过程中得到了培养;研究人员必须密切融入参与者的体验来解释资料。研究人员有必要对参与者的感知持开放态度,而不是将自己的意思附加到参与者的体验中。

　　当资料收集在访谈或焦点小组中进行了一次时,质性研究的研究人员-参与者关系可能是短暂的。当研究设计包括重复访谈以探索生活体验或过程时,研究人员-参与者关系可能会随着时间的推移而延长,现象学和扎根理论研究可能会涉及1~2次访谈。

　　民族志研究需要特别关注研究人员-参与者关系。民族志研究人员观察特定文化群体的行为、沟通和模式。研究人员可以和参与者形成紧密的联系,这些参与者是关键信息提供者(key informant),在文化中具有丰富的知识和广泛的影响力。研究人员和参与者之间的关系可能会变得复杂,特别是在民族志研究中,研究人员在被研究的文化中生活了很长一段时间的情况下。

❓ 批判性评价指南

参与者选择及研究人员-参与者关系

1. 研究人员是否确定了所采用的特定抽样类型,如目的抽样、网络抽样或理论抽样?
2. 参与者的特征和生活经历是否适合质性方法?
3. 参与人数是否能够满足研究目的?
4. 研究人员-参与者关系的长度和深度是否适合研究方法和研究目的?

　　在科恩等人(2016)关于护理差错的扎根理论研究中(见前文),研究人员发现,护士对谈论她们所犯的错误可能会感到尴尬或害怕。在研究范例3-5中,你将看到研究人员花费了时间与潜在参与者建立关系,以克服这种阻力。

研究范例 3-5

研究人员-参与者关系

研究摘录

　　研究样本是在成人重症监护室(ICU)工作的具有执照的注册护士,他们是患者的直接照顾者……在得到每个病房管理者的允许后,研究人员花时间在每个病房观察,并与护士一起巡视病房。在这些访谈中,研究人员发起了关于这项研究的讨论,为那些有兴趣参与的护士提供了详细信息,并从那些同意接受访谈的护士那里收集了联系方式。(Koehn et al,2016,pp. 567-568)

批判性评价

　　参与者的特征、经历和数量适合研究方法,并且足以实现研究目的。科恩等人(2016)采用了方便抽样样本(研究参与者可在正确的时间和地点参与研究),但在每个 ICU 中花费了时间,以增加护士在研究中感到安全的可能性。在 ICU 度过的时间为研究人员-参与者关系奠定了基础,最后就临床实践中的差错这一敏感话题进行了持续 40~60 分钟的访谈。研究人员建立的扎根理论的深度和完整性表明,研究抽样方法和研究人员-参与者关系符合质性研究的严谨性标准。

资料收集方法

　　大多数质性研究的资料是"参与者的思想、观念和感知"(Bolderston,2012)。本章讨论的质性研究类型中,采用的最常见的资料收集方法是访谈参与者,开展焦点小组,观察参与者,以及查阅文档和媒体资料。克莱斯维尔和波斯(2018)指出,视听资料和媒体的使用正在增长。媒体包括照片、录音和人工制品。由于这些方法在质性研究中广泛使用,本书在下面几节中做了详细的描述;同时提供了文献范例,各种质性资料收集类型的批判性评价指南,以及对每种方法的简要批判性评价。

访谈

　　质性研究的访谈和量性研究的访谈之间存在差异。在量性研究中,研究人员组织访谈以收集参与者对问卷或调查的应答(参见第十章)。质性研究中的访谈范围从半结构化访谈(semistructured interview)(固定的问题集,没有固定的回答)到非结构化访谈(unstructured interview)(具有探究特点的开放式问题;Bolderston,2012)。探究(probe)是研究人员提出的询问,以便从参与者那里获得关于特定访谈问题的更多信息。

　　对于非结构化访谈,也称为开放式访谈(open-ended interview),最初的陈述或问题可能是"你是什么时候收到关于诊断试验的坏消息"或"被确诊为糖尿病后,你是如何了解糖尿病的?"虽然研究人员确定了访谈的重点,但可能没有固定的问题顺序。随着研究人员从以前的访谈和观察中获得了深入理解,访谈中提出的问题往往会发生变化。受访者被允许、甚至被鼓励提出研究人员可能没有解决的重要问题。

　　研究人员的目标是获得对参与者体验的真实理解(Creswell & Poth,2018)。虽然可以在一次访谈中收集资料,但研究人员和参与者之间的对话可以在几周或几个月的时间内继续进行,并为分析提供丰富的资料。访谈的重复使用可以使研究人员探索一个不断发展的过程(MunHall,2012),并促进研究人员-参与者关系的发展。随着关系的发展和信任的增加,参与者可能会更自由地表达访谈过程中的情感和价值方面的信息。

访谈的目的可能会有所不同,这取决于质性方法的类型。现象学研究中的访谈可能有一个主要问题,需要时采用后续问题引出参与者对现象的看法。扎根理论研究中的访谈类似,只有一两个问题可能被问到,但后续问题将集中在现象的社会过程上。民族志研究中的访谈可用于获得研究人员在观察文化时注意到的文化方面的信息和解释。在探索描述性质性研究中,访谈者可能会提出更加结构化的问题,以达到研究目的。

用来记录访谈信息的策略包括在访谈时记笔记,在访谈后立即写详细的注释,以及访谈记录。可以录制视频和音频。例如,克里克-丽萨(2016)在其关于新生儿重症监护室母乳喂养的焦点民族志研究中,录音记录了她与关键信息提供者进行的正式访谈。在访谈之后,录音被转录以创建用于数据分析的书面文件。虽然她没有注意到是谁做了转录,但她说明了逐行检查记录以确保准确性。在对美国空军人员健康行为的探索描述性质性研究中,哈茨菲尔德等人(2016)还记录了访谈,但使用了专业记录员编写记录的书面文件。

访谈应安排在方便参与者的时间和私人地点。访谈可以在参与者的家中、诊所办公室、公共图书馆会议室或餐厅进行。理想情况下,访谈地点应无干扰(Creswell & Poth,2018),并且是研究人员和参与者都感到安全的地方。例如,如果访谈涉及描述正在接受的护理,那么在诊所会面可能不合适。一个 HIV 感染者可能不想在朋友或家人能够看到自己的地方接受访谈。另外,访谈还需要一个足够安静的地方,以便进行有效的音频录制。

💡 批判性评价指南

访谈

1. 访谈问题是否涉及研究问题中表达的关注点?
2. 访谈问题是否与研究目的、目标或问题相关?
3. 访谈的长度和次数是否足以达到研究目的或回答研究问题?

在对新生儿喂养的民族志研究中,克里克-丽萨(2016)将访谈描述为采用的资料收集方法之一,如研究范例 3-6 所示。

📑 研究范例 3-6

访谈

研究摘录

114 名一般信息提供者描述了他们的观念和他们在单位的日常工作。在整个研究过程中,他们接受了 1~24 次观察/非正式访谈,平均 3.5 次。这些资料在每次会议后立即详细记录在现场笔记中,并使用化名保护隐私……对 18 名关键信息提供者进行了一次 1 小时的正式录音访谈。这些访谈是在这些护士选择的特定时间,在新生儿重症监护室附近的一个私人房间进行。被访谈护士得到了保证,访谈者对关于母乳喂养、配方奶喂养和护理质量的开放式问题的回答保密。护士被要求描述其工作日情形和在新生儿喂养方面的具体职责。此外,还要求护士进一步解释在参与观察期间可能会出现的问题……(Cricco-Lizza,2016,p. e93)

批判性评价

克里克-丽萨(2016)提供了足够的细节来批判性评价研究中采用访谈作为资料收集的方法之一。研究结局提供了证据,表明访谈问题解决了研究问题中表达的关注点,并与目的和研究问题相关。克里克-丽萨在新生儿重症监护室观察期间进行的 128 次非正式访谈补充了关键信息提供者访谈的次数。访谈的次数和长度足以解决研究问题,并实现研究目的。

焦点小组

焦点小组(focus group)的设计是为了获得参与者对特定主题的看法,这种看法在严格和不具有威胁性的环境中进行。采用焦点小组的基本假设之一,是小组动态可以帮助人们以不太可能在一对一访谈中出现的方式表达和澄清他们的观点。这个小组可能会给那些对研究人员警惕的人或那些焦虑的人在参与人数方面给予一种安全感。一个焦点小组的推荐规模是5~8名参与者。有时会采用较大的焦点小组,但可能会更难进行协调。由于较大的焦点小组有更多的参与者需要发言,转录录音可能具有挑战性。所有参与者都应该有机会发言,如果人数较多,可能更难做到这一点。焦点小组有时被称为小组访谈(Bolderston,2012)。因此,访谈的原则,如以非评判的方式回答,仍然适用。

焦点小组由主持人或推动者(moderator or facilitator)组织,他们可能是研究人员,也可能不是研究人员。研究人员可能会得到和参与者有共同特征的主持人的帮助。城市研究人员就是一个例子,他雇用了一位在农村的农场社区长大的卫生专业人员,以协调预防农业伤害的焦点小组。主持人或焦点小组领导者应得到全面培训,并理解遵循研究人员制订的程序或脚本的重要性。

整个互动都以音频形式记录,并且在某些情况下以视频形式记录。除了录音之外,研究小组的成员还可以作为观察员记录整个过程。理想情况下,焦点小组应该在自然环境中进行,但自然环境可能会带来挑战。重要的是,研究人员已经参观了所提议的焦点小组的房间或场所,以确保参与者的隐私能够得到保护,并且外部噪音最小,从而允许焦点小组的通信以音频或视频形式记录。保密性和舒适性有助于促进更积极的对话和获得更详细的资料。

❓ 批判性评价指南

焦点小组

1. 焦点小组的规模、组成和时间长度是否足以促进小组互动并产生可靠的资料?
2. 焦点小组使用的问题是否与研究目的和目标相关(Gray et al,2017;Maxwell,2014)?

研究范例3-7提供了采用焦点小组进行资料收集的示例。当为另一人群制订干预措施时,文化和社区是决定干预措施有效性的关键因素。布朗克(Brunk)、泰勒(Taylor)、克拉克(Clark)、威廉姆斯(Williams)和考克斯(Cox)(2017)开发了教育和支持的综合干预,以改善2型糖尿病(T2D)的结局。他们采用焦点小组来评估干预。

📋 研究范例 3-7

焦点小组

研究摘录

在卫生保健提供者与患者之间可能存在文化冲突的不同护理环境中,以患者为中心的护理必须具有文化和语言响应能力……本研究目的是探讨将以患者为中心的生活方式改变计划用于2型糖尿病(T2D)自我管理的可行性,以适合低健康素养的拉美裔人群……通过焦点小组会议收集关于生活方式改变计划的文化适用性资料……这项描述性质性研究采用了现象学方法。

研究范例 3-7(续)

资料收集 通过 4 节 2 小时的课程和焦点小组会议收集资料,每一次都采用数字化记录方式……短暂休息之后,小组讨论则采用类似"从你的角度来看,今天的会议最有帮助的是什么?"的引导性问题来推动小组讨论。

研究人员在这个质性研究项目中,不仅介绍了她在西班牙成长的经历,而且还介绍了她在芝加哥与不同的西班牙裔人群合作的 29 年的经历。成员检查部分是通过小组主持人与小组成员一起审查前一周的反馈来完成,以确保研究人员从参与者的讨论中了解到的确实是小组成员想要传达的信息。通过与第二位作者密切合作,每周与研究人员会面,审查进展情况、记录单和正在出现的关键主题,提高了研究发现的可信度。(Brunk et al,2017,pp. 187-188,192)

有 9 名患者符合纳入标准,即西班牙人,文化技能低,被诊断为 T2D,或糖尿病患者的家属,都在这个焦点小组中。研究地点在一个乡村卫生中心。招募的参与者接受并评估了干预(Brunk et al,2017)。研究报告包括焦点小组数量(4 个),长度(2 小时)和组成(8 名患者和 1 名家属)。尽管研究人员将焦点小组描述为 2 小时长,但焦点小组会议的持续时间长度只包括每个 2 小时会议的后半部分。

研究人员注意到,由于多名参与者同时发言,焦点小组录音的某些部分难以理解。录音被"转录和翻译成英文,并由翻译部门核查准确性"(Brunk et al,2017,p. 189)。对资料进行分析,确定了解决研究问题的主题,"……参与者分享的反馈围绕 4 个主题:关于 T2D 的信息和知识,改变行为的动机和障碍,新的自我管理行为的经验,以及个人对疾病管理的责任"(Brunk et al,2017,p. 190)。

批判性评价

基于焦点小组资料的研究结果适合本研究问题和研究目的。为提高研究的严谨性而采用的策略加强了这项研究的力度。局限性是参加人数少,以及缺乏关于焦点小组的信息。通过明确描述会议的焦点小组部分的时间长度和由于录音中难以理解的部分而丢失的资料的比例,可以加强焦点小组的使用。

观察

观察(observation)是质性研究,特别是民族志研究收集资料的基本方法。目的是在自然发生的情况下收集第一手信息。研究人员通过扮演学习者的角色来回答问题,"这里发生了什么?"被观察到的活动对于参与者来说可以是自发的或日常的,参与者可能不知道他们的一些行为。研究人员仔细观察研究的焦点,注意环境中的人和物,并倾听说了什么和没有说什么。研究人员关注的是细节,包括离散性事件和活动的过程。在日常活动中发生的意外事件可能很重要,需要仔细记录。正如在任何观察过程中,质性研究人员将关注特定情况的某些方面,而忽略其他方面,这取决于研究的重点。

研究人员还需要确定允许研究目的和问题得以解决的观察者角色。观察者角色处于从完全参与者到完全观察者的连续带中(Creswell & Poth,2018)。当你从事件展开的视频记录中收集资料时,后者更有可能实现。更常见的情况是,观察者角色是参与者和观察者的综合。

在采用观察的研究中,观察期间或观察后不久记录的笔记称为现场笔记(field notes)。等到观察结束后,研究人员可以完全专注于观察体验,以避免遗漏有意义的内容,但这可能会导致不是所有相关的资料都被记录下来。你可以创建一份拟捕获关键事件的清单或大纲。另一个有用的策略是将事件录像,便于后期进行仔细的观察和详细的记录。从视频记录中收集资料,可以使研究人员成为一个完整的观察者,因为情境中的参与者不知道研究人员正在观察他们。然而,从人权的角度来看,参与者必须同意参与研究,并知道正在进行视频录制。

🔍 批判性评价指南

观察

1. 是否有足够长的时间和间期进行观察,以收集丰富的资料,从而全面描述感兴趣的文化、背景或过程(Wolf,2012)?
2. 研究人员是否做了现场笔记或日记流水(Creswell,2014;Miles et al,2014)?

在新生儿喂养的民族志研究中,克里克-丽萨(2016)采用观察作为另一个资料来源,如研究范例 3-8 所述。

🔄 研究范例 3-8

观察

研究摘录

新生儿重症监护室(NICU)的现场工作在 14 个月的时间内,以不同的日期、时间和班次在 1~2 小时的会议中进行……在病房的各种活动中,观察护士与新生儿、家庭、同班次护士和其他工作人员的互动……在本研究的 128 名参与者观察期间,护理研究人员的角色从观察者到非正式访谈者不等。这些非正式访谈是开放式的,与 NICU 护理的即时情况有关。114 名一般信息提供者描述了他们的观念和他们在病房的日常工作情形。在整个研究过程中,他们接受了 1~24 次观察/非正式访谈,平均 3.5 次。这些资料在每次观察后立即详细记录在现场笔记中,并使用化名保护隐私。(Cricco-Lizza,2016,pp. e92-e93)

批判性评价

克里克-丽萨(2016)提供的细节支持了她在观察次数、研究持续时间和观察到的不同护士数量方面的严谨性。这些观察足以收集丰富的资料,并详细描述 NICU 文化中的新生儿喂养情况。她保留了详细的现场笔记,这成为确定研究发现的重要资料来源。

文档及媒体查阅

在质性研究中,文档作为文本资料可以被认为是一个丰富的资料来源。例如,在新生儿重症监护室关于母乳喂养的民族志研究中,克里克-丽萨(2016)可以核查与医院新生儿喂养相关的政策和程序,作为其他资料来源。现存文本的其他资源是电子健康记录中的临床笔记、政策手册、组织的年度报告和报纸文章。文本资料更有可能在民族志研究中使用。为了研究目的,还可以创建其他文本。例如,研究人员可能会要求参与者撰写关于特定主题的文章。在某些情况下,这些书面叙述可能通过传统邮件或电子邮件而不是面对面形式征求。参与者提供的文本可能是采用各种资料来源的更大研究的组成部分。

媒体是研究人员在观察或在线交流期间拍摄的照片或录音。影音是质性研究中媒体的一种特殊用途,涉及参与者拍摄与研究主题相关的照片作为资料来源。有一个护理研究小组已经使用在线资料作为多项研究的资料来源。10 年来,艾姆(Im)等人利用在线论坛作为资料来源,对女性癌症生存者和多元文化中的中年女性进行了研究。一个例子是为一项更大的研究收集的在线资料的二次分析(Im et al,2013)。艾姆等人为这项研究创建了 4 个在线论坛,每个论坛都针对一个特定的种族或民族群体。他们确定了论坛的共同主题,并注意到了不同之处。收集的质性资料支持制订适当的干预措施,以促进亚裔美国人乳腺癌生存者的躯体活动(Chee et al,2017)。

❓ 批判性评价指南

将文档及媒体作为资料进行查阅

> 1. 文档或媒体资料是专门为研究创建的吗?
> 2. 对于不是为研究而创建的资料,其真实性和作者是否得到了确认?
> 3. 对于为研究而编制的资料,参与者的人权是否受到了知情同意和隐私的保护?
> 4. 这些来源的资料是否用于达到研究目的,或者以有意义的方式回答研究问题?

波兹玛(Postma)、皮特森(Peterson)、维嘉(Vega)、雷蒙(Ramon)和科尔特斯(Cortez)(2014)对农场社区拉丁裔青年的环境健康风险进行了研究。中学生和推销员,或社区健康促进者是参与者。促销员使用英语和西班牙语,并在社区中建立了移民社区和卫生系统之间的文化联系(Postma et al,2014)。作为该研究中的几个资料来源之一,照片分两轮收集。研究范例 3-9 描述了在该研究中开展的文档和媒体查阅。

🔁 研究范例 3-9

文档和媒体查阅

研究摘录

参与者可以选择使用一次性相机、自己的数码相机或手机相机。在每一轮查阅中,参与者被要求拍摄 24~27 张代表人物、地点和事物的照片,这些照片表达了他们对"未成年人、健康和环境"相关问题和优势的看法。通过对照片进行分类,每个参与者都会收到一份他们的照片硬拷贝。照片的副本被作为资料进行收集。(Postma et al,2014,p.510)

这些照片本身就很能说明问题,但是波兹玛等人(2014)还和参与者举行了会议,并要求每位参与者选择 2~3 张重要的照片与小组分享。参与者"通过具有推动作用的过程讲述有关照片的故事,从而将照片与背景联系起来"(Postma et al,2014,p.511)。这些会话被录音作为另一个资料来源。其中一个主题是青少年缺乏有组织的活动,其次是缺乏成人监督和帮派活动盛行。另一个主题是贫困和压力,也被称为"沸点"。贫困和压力的沸点令人担忧,因为年轻人经常使用毒品和酒精来缓解压力。最后一个主题是农场工作的利弊。一些不利因素是杀虫剂的使用,以及使用不安全的梯子从树上采摘水果(Postma et al,2014)。农场工作的主要益处是创造了就业机会,使家庭成员能够养活自己。最后一次会议的重点是确定社区可以采取的行动,从而改善未成年人的健康。

批判性评价

在波兹玛等人(2014)的研究中,照片创建被作为研究的资料来源。研究报告包括关于参与者如何接受培训以获得许可,并从照片中可辨认的人那里签署同意的信息。参与者得到了一份他们自己照片的副本以供保存。这些照片被用作它们所包含的图像,但也是收集故事和参与者观点的有价值的刺激因素。通过这种方式,影音资料被严谨和合理地用于未成年人环境健康风险的研究中(Postma et al,2014)。

资料管理和分析

同行评议期刊的稿件长度限制可能会妨碍研究人员报告数据分析和管理过程的细节。然而,对该过程的这一部分有一个大致的了解,有助于你批判性评价已发表的研究,并提供评价你所在机构或机构审查委员会正在考虑的研究建议所需的背景。

访谈内容的文字记录

质性研究最常用的文本资料是录音访谈和焦点小组的文字记录。文字记录(transcripts)是质性研究过程的核心,因为"逐字记录抓取了参与者自己的词语、语言和表情",并允许研究人员"解码与人们的观点相关的行为、过程和文化意义"(Hennink & Weber,2013)。这类录音的文字记录可以产生大量的资料用于分析。在研究报告中,研究人员应描述在访谈、焦点小组或观察期间如何记录资料,以及用于确保文字记录准确性的策略(Miles et al,2014)。通常,文字记录是通过在录音中逐字键入某人所说的内容来准备的,包括可听得见的噪音,如大笑、咳嗽或犹豫不决。现在可获得的计算机程序是语音激活的,并且可以形成记录的书面形式。即使使用计算机软件或专业文字记录员,研究人员也会在听录音的同时,通过阅读和更正文字记录来确保准确性。

资料整理

质性数据分析与资料收集同时发生,并且需要规划,因为质性研究会生成大量资料。当质性研究人员准备进行研究时,他们的计划包括多个储存资料的位置。通常,其中一个位置是在线服务或电子网络。资料数量可能很多,因为 1 小时的访谈可能会产生文字记录、现场笔记、与代码或分析相关的日志,以及人口学统计表格的电子(计算机)文件。有经验的研究人员开发了一种在资料收集开始之前命名文件的标准方法。例如,文件名可以包括被访谈者的名称或化名、创建文件的日期以及内容(即文字记录或字段笔记)。其他文件可以通过研究团队的会议或与专家就资料收集过程中可能出现的问题进行咨询而生成。研究人员会记录文件的命名方式和存储位置,防止在分析、解释和传播过程中浪费时间寻找文件(Miles et al,2014)。

护理研究人员越来越多地使用计算机辅助质性数据分析软件(CAQDAS)程序(Creswell & Poth,2018)。研究人员阅读文字记录内容,识别代码,并将类似的代码按主题进行分组。计算机软件不进行分析,但可以记录所做的决策。CAQDAS 的其他优点还包括自动创建审计轨迹,轻松检索具有相同代码的文本,维护有组织的存储文件系统,开发分析资料的可视化表示,将备忘录和日志链接到文本或代码,以及与其他研究人员共享分析的能力(Creswell & Poth,2018)。使用 CAQDAS 的缺点是在选择和学习软件上投入的时间,对资料的陌生感,以及所选软件的特定挑战(Creswell & Poth,2018)。

数据分析

数据分析是一个严格的过程。由于已发表的质性研究可能不包含详细的方法,许多专业人员认为质性研究是一个随心所欲的过程,几乎没有结构。创造性和深思熟虑可能会产生创新的代码或方法来分析资料,但这一过程需要制订符合研究具体哲学方法的数据分析计划。例如,进行扎根理论研究的研究人员采用恒定比较过程(constant comparative process),将通过分析确定的概念和主题与后续资料中确定的概念和主题进行比较。在扎根理论研究中,分析从第一次参与者访谈开始,这样参与者的想法可以在随后的访谈中整合到问题和探究中。在现象学研究中,这种沉浸在资料中的现象被称为资料沉浸(dwelling with the data)。这个短语用来表明研究人员花了相当多的时间来阅读和思考资料。

代码和编码

编码(coding)是读取资料的过程,将文本分解为子成分,并为各子成分的文本添加标签。这些标签为研究人员提供了一种开始识别资料类型的方法,因为以相同方式编码的文本部分可以比较相似性和差异性(Miles et al,2014)。代码是用于对资料中的单词或短语进行分类的符号或缩写。代码可以手写在打印的文字记录上。在文字处理程序或 CAQDAS 中,通过突出显示一段文本并在页边空白处或侧边栏中添加注释来编写代码。代码可能会引导正在研究现象的主题、过程或范例。例如,在一项用药依从性的质性研究中,参与者提到了研究人员编码为"时间"的时钟、时间表和应服药的小时数。关于手术患者疼痛体验的探索描述性质性研究,可能会引导研究人员对疼痛类型、导致疼痛的活动和疼痛缓解策略类型的分类。

主题和解释

当代码被组合成更抽象的短语或术语时,主题就出现了。有时有几层主题,每一层都是初始代码之上的另一层抽象。随着主题变得更加抽象,在这些主题和原始资料之间建立链接可能会变得更加困难。代码和主题之间联系的清晰度对于保持研究的严谨性至关重要,CAQDAS 将自动提供这些联系。然而,研究人员必须严格创建从主题返回代码,以及从代码到原始资料的链接。如果你正在批判性评价使用主题的质性研究,请确定主题,评估研究人员是否提供了适当的参与者引述来支持主题,并确定主题是否看起来充足和足够用于研究。在解释(explanation)过程中,研究人员将研究发现置于更大的背景下,并可能将研究发现中的不同主题或因素相互联系起来。研究人员正在回答这个问题,"这些研究发现意味着什么?"解释可能集中于研究发现对临床实践的有用性,或可能向理论化发展。

❓ 批判性评价指南

资料管理、分析和解释

1. 数据分析和解释过程是否与研究的哲学取向、研究问题和研究目的一致?
2. 研究人员是否描述了他们是如何记录在分析和解释过程中做出决定的?
3. 研究人员是否将代码和主题与典型的引述联系起来?
4. 数据分析和解释是否符合研究方法的逻辑和一致性?
5. 研究人员是否对数据分析和解释过程提供了详尽的描述?

科恩等人(2016)对护士的差错经历进行了扎根理论研究,本章前面描述了这一点。研究人员提供了足够的信息来批判性评价他们的数据分析、管理和解释,如研究范例 3-10 所示。

研究范例 3-10

资料管理、分析和解释

研究摘录

　　所有参与者都签署了知情同意书,上面标有匿名识别号,将访谈过程中收集的资料与随后的任何有关访谈的备忘录联系起来……资料收集和分析同步进行。采用查尔马斯(2014)概述的程序分析资料……初始编码由第一位作者进行,焦点编码和轴向编码由整个研究小组通过讨论和协商一致的过程完成。备忘录用于记录所有分析决策……这项研究的发现将发生医疗差错的经历描述为一个复杂而微妙的过程,从而增加了引用文献的内容……发生差错如何影响护士的职业生涯,甚至在发生差错后的几年内也是如此……关于差错报告的机构程序和实践如何影响护士的体验……建议组织策略不仅需要鼓励护士报告差错,还需要在护士发生差错时给予支持。(Koehn et al,2016,pp. 568,571-572)

批判性评价

　　科恩等人(2016)研究的数据分析和解释适合于研究方法、研究问题和研究目的。他们使用备忘录来记录所有的分析决策。他们直接引用护士的话来支持从资料中提炼的每个主题,并明确地将代码和主题联系起来。科恩等人(2016)提供了一个很好的例子,说明他们研究的资料是如何分析和解释的。研究报告包括来自参与者的简短直接引述,以支持主题。科恩等人(2016)明确将他们的研究发现与相关文献联系起来,并描述了研究对护理知识体系的贡献。他们提供的关于资料整理的信息较少,但报告的详细性和清晰度是资料得到认真管理的指标。

质性研究中的严谨性

　　科学的严谨性之所以受到重视,是因为严格开展研究的发现被视为更可信和更有价值。研究被批判性评价为判断严谨性的一种方式。对于质性研究,严谨性的定义有所不同,因为期望的结局与量性研究的期望结局不同(Gray et al,2017)。严谨性的评估与质性研究设计中内置的细节、资料收集的仔细程度和分析的彻底性有关。当"研究目的、问题和方法相互关联",并且研究人员将研究描述为一个"有凝聚力的整体"时,研究即具有方法学上的一致性(Creswell & Poth,2018)。这些研究的关键要素(目的、问题、方法)之间的契合度对于量性和质性研究都很重要,但由于研究的不断发展,在质性研究中具有特殊的意义。

　　质性研究人员被期望保持开放的心态,并允许其含义被揭示,即使其含义与预期的不同(MunHall,2012)。质性研究人员应在已发表的报告中提供足够的信息,以便读者能够批判性评价研究的可靠性和可验证性(Petty,Thomson,& Stew,2012)。审计轨迹是研究人员可以向读者保证研究方法得到合理使用的一种方式。可以说,可靠和可证实的研究是真实、有价值或可信的。质性研究的发现不能外推,但可以应用于"其他背景或其他参与者"(Petty et al,2012)。质性研究发现的可靠性、可证实性、可信度和可转化性是研究的严谨程度。第十二章有更多关于如何确定一项研究是否可靠、可验证、可信和可转化的信息。

本章要点

- 质性研究是一种系统的方法,用于收集与研究所针对现象相关的文本资料。
- 质性资料是文字和图像,而不是数字。

- 对质性资料进行分析,从而使参与者的观点和经历某种现象者的多重现实浮现出来。
- 质性研究的严谨性要求批判性评价研究与哲学观点的一致性;资料收集、分析和解释的合理性;保留审计轨迹;以及研究报告发现的清晰逻辑。
- 现象学研究人员在对具有某种经历者的观点保持真实的同时,核查其体验并提供解释,以强化其意义。
- 扎根理论研究人员通过语言、宗教、关系和服装的符号来探索潜在的社会过程,并将事件更深层次的含义描述为理论框架。
- 民族志研究人员观察和访谈文化中的人,从而了解工作环境、社区或族群的氛围、人员、权力关系和沟通模式。
- 探索描述性质性研究是为了提供信息,这些信息将从具有某种经历者的角度,促进对该体验的理解,并可能解决问题。
- 质性研究中的资料收集是在参与者和研究人员之间关系的背景中进行的。
- 质性研究中的资料通过访谈、焦点小组、观察以及对文档和媒体材料的查阅来收集。
- 资料管理、分析和解释需要明确的程序,以确保研究方法的严谨性和研究发现的可信度。

参考文献

Abrams, T., Ogletree, R., Ratnapradipa, D., & Neumeister, M. (2016). Adult survivors' lived experience of burns and post-burn health: A qualitative analysis. *Burns, 42*(1), 152–162.

Bolderston, A. (2012). Conducting a research interview. *Journal of Medical Imaging and Radiation Sciences, 43*(1), 66–76.

Brunk, D., Taylor, A., Clark, M., Williams, I., & Cox, D. (2017). A culturally appropriate self-management program for Hispanic adults with Type 2 diabetes and low health literacy skills. *Journal of Transcultural Nursing, 28*(2), 187–194.

Charmaz, K. (2014). *Constructing grounded theory.* London, England. Sage.

Chee, W., Lee, Y., Im, E. O., Chee, E., Tsai, H., Nishigaki, M., et al. (2017). A culturally tailored Internet cancer support group for Asian American breast cancer survivors: A randomized controlled pilot intervention study. *Journal of Telemedicine & Telecare, 23*(6), 618–626.

Converse, M. (2012). Philosophy of phenomenology: How understanding aids research. *Nurse Researcher, 20*(1), 28–32.

Creswell, J. (2014). *Research design: Qualitative, quantitative, and mixed methods approaches* (4th ed.). Thousand Oaks, CA: Sage.

Creswell, J., & Poth, C. (2018) *Qualitative inquiry and research design: Choosing among five approaches* (4th ed.). Thousand Oaks, CA: Sage.

Cricco-Lizza, R. (2016). Infant feeding beliefs and day-to-day feeding practices of NICU nurses. *Journal of Pediatric Nursing, 31*(2), e91–e98.

Cypress, B. (2015). Qualitative research: The "what," "why," "who," and "how"!. *Dimensions of Critical Care Nursing, 34*(6), 356–361.

Davenport, L. (2017). Living with the choice: A grounded theory of Iraqi refugee resettlement to the U.S. *Issues in Mental Health Nursing, 38*(4), 352–360.

Dowling, M., & Cooney, A. (2012). Research approaches related to phenomenology: Negotiating a complex landscape. *Nurse Researcher, 20*(2), 21–27.

Erikson, A., & Davies, B. (2017). Maintaining integrity: How nurses navigate the boundaries in pediatric palliative care. *Journal of Pediatric Nursing, 35*(1), 42–49.

Fallatah, F., & Edge, D. (2015). Social support needs of families: The context of rheumatoid arthritis. *Applied Nursing Research, 28*(2), 180–185.

Flood, A. (2010). Understanding phenomenology. *Nurse Researcher, 17*(2), 2–7.

Glaser, B. G., & Strauss, A. (1967). *The discovery of grounded theory: Strategies for qualitative research.* Chicago, IL: Aldine.

Gray, J., Grove, S. K., & Sutherland, S. (2017). *The practice of nursing research: Appraisal, synthesis, and generation of evidence* (8th ed.). St. Louis, MO: Elsevier Saunders.

Hall, H., & Roussel, L. (2017). Critical appraisal of research-based evidence. In H. Hall & L. Roussel (Eds.), *Evidence-based practice: An integrative approach to research, administration, and practice* (2nd ed.) (pp. 125–143). Burlington, MA: Jones & Bartlett.

Hatzfeld, J., Nelson, M., Waters, C., & Jennings, M. (2016). Factors influencing health behaviors among active duty Air Force personnel. *Nursing Outlook*, *64*(5), 440–449.

Hennink, M., & Weber, M. (2013). Quality issues of court reporters and transcriptionists for qualitative research. *Qualitative Health Research*, *23*(5), 700–710.

Hoggan, C., Mälkki, K., & Finnegan, F. (2017). Developing the theory of perspective transformation: Continuity, intersubjectivity, and emancipatory praxis. *Adult Education Quarterly*, *67*(1), 48–64.

Houghton, C., Hunter, A., & Meskell, P. (2012). Linking aims, paradigm and method in nursing research. *Nurse Researcher*, *20*(2), 34–39.

Im, E. O., Ko, H., Hwang, H., Chee, W., Stuifbergen, A., Walker, L., & Brown, A. (2013). Racial/ethnic differences in midlife women's attitudes toward physical activity. *Journal of Midwifery & Women's Health*, *58*(4), 440–450.

Koehn, A., Ebright, P., & Draucker, C. (2016). Nurses' experiences with errors in nursing. *Nursing Outlook*, *64*(6), 566–574.

Leininger, M. M. (Ed.), (1985). *Qualitative research methods*. Orlando, FA: Grune and Stratton.

Leininger, M. M. (1988). Leininger's theory of nursing: Cultural care diversity and universality. *Nursing Science Quarterly*, *1*(4), 152–160.

Leininger, M. M. (2002). Culture care theory: A major contribution to advance transcultural nursing knowledge and practices. *Journal of Transcultural Nursing*, *13*(3), 189–192.

Makary, M., & Daniel, M. (2016). Medical error: The third leading cause of death in the US. *British Medical Journal [BMJ]*, *353*, i2139. Retrieved June 18, 2017, from http://www.bmj.com/content/353/bmj.i2139.

Marshall, C., & Rossman, G. B. (2016). *Designing qualitative research* (6th ed.). Los Angeles, CA: Sage.

Maxwell, J. (2014). *Qualitative research design: An interactive approach* (3rd ed.). Thousand Oaks, CA: Sage.

McCready, J. (2010). Jamesian pragmatism: A framework for working toward unified diversity in nursing knowledge development. *Nursing Philosophy*, *11*(3), 191–203.

Mead, G. H. (1934). *Mind, self and society*. Chicago, IL: University of Chicago Press.

Miles, M., Huberman, A., & Saldaña, J. (2014). *Qualitative data analysis: A methods sourcebook* (3rd ed.). Thousand Oaks, CA: Sage.

Morgan-Trimmer, S., & Wood, F. (2016). Ethnographic methods for process evaluations of complex health behavior interventions. *Trials, 17,* Article 232. Retrieved June 19, 2017, from https://trialsjournal.biomedcentral.com/articles/10.1186/s13063-016-1340-2.

Morse, J. (2016). Underlying ethnography. *Qualitative Health Research*, *26*(7), 875–876.

Munhall, P. L. (Ed.), (2012). *Nursing research: A qualitative perspective*. (5th ed.) Sudbury, MA: Jones & Bartlett.

Pender, N., Murdaugh, C., & Parsons, M. (2011). *Health promotion in nursing practice*. Upper Saddle River, NJ: Pearson Education.

Petty, N., Thomson, O., & Stew, G. (2012). Ready for a paradigm shift? Part 2: Introducing qualitative research methodologies and methods. *Manual Therapy*, *17*(5), 378–384.

Postma, J., Peterson, J., Vega, M., Ramon, C., & Cortez, G. (2014). Latina youths' perceptions of environmental health risks in an agricultural community. *Public Health Nursing*, *31*(6), 508–516.

Powers, B. (2015). Generating evidence through qualitative research. In B. M. Melnyk & E. Fineout-Overholt (Eds.), *Evidence-based practice in nursing & healthcare: A guide to best practice*. (3rd ed.) (pp. 476–489). Philadelphia, PA: Wolters Kluwer.

Rashid, M., Caine, V., & Goez, H. (2015). The encounters and challenges of ethnography as a methodology in health research. In *International Journal of Qualitative Methods*. Retrieved June 19, 2017, from http://journals.sagepub.com/doi/abs/10.1177/1609406915621421.

Rasmussen, M., Amris, K., & Ryadahl-Hansen, S. (2017). How can group-based multidisciplinary rehabilitation for patients with fibromyalgia influence patients' self-efficacy and ability to cope with their illness: A grounded theory approach. *Journal of Clinical Nursing*, *26*(7-8), 931–945.

Roper, J. M., & Shapiro, J. (2000). *Ethnography in nursing research*. Thousand Oaks, CA: Sage.

Sandelowski, M. (2000). Whatever happened to qualitative description? *Research in Nursing & Health*, *23*(4), 334–340.

Sandelowski, M. (2010). What's in a name? Qualitative description revisited. *Research in Nursing & Health*, *33*(1), 77–84.

Sanon, M. A., Spigner, C., & McCullagh, M. (2016). Transnationalism and hypertension self-management among Haitian immigrants. *Journal of Transcultural Nursing*, *27*(2), 147–156.

Savage, J. (2006). Ethnographic evidence: The value of applied ethnography in healthcare. *Journal of Research in Nursing*, *11*(5), 383–395.

Tuohy, D., Cooney, A., Dowling, M., Murphy, K., & Sixmith, J. (2013). An overview of interpretive phenomenology as a research methodology. *Nurse Researcher*, *20*(6), 17–20.

van Manen, M. (2017). But is it phenomenology? *Qualitative Health Research*, *27*(6), 775–779.

Weyant, R., Clukey, L., Roberts, M., & Henderson, A. (2017). Show your stuff and watch your tone: Nurses' caring behaviors. *American Journal of Critical Care*, *26*(2), 111–117.

Wolf, M. (2012). Ethnography: The method. In P. L. Munhall (Ed.), *Nursing research: A qualitative perspective*. (5th ed.) (pp. 285–338). Sudbury, MA: Jones & Bartlett.

Wuerst, J. (2012). Grounded theory: The method. In P. L. Munhall (Ed.), *Nursing research: A qualitative perspective*. (5th ed.) (pp. 225–256). Sudbury, MA: Jones & Bartlett.

第四章

护理研究的伦理审查

Jennifer R. Gray

学习目标

完成本章学习后应能够:

1. 描述具有护理学学士(BSN)水平的护士在确保伦理研究方面的作用。
2. 明确影响护理和生物医学研究伦理规范和法规发展的历史事件。
3. 描述在研究中需要保护的伦理原则和人权。
4. 描述研究中知情同意程序的基本要素。
5. 描述机构审查委员会(IRB)在审查研究时可能采用的审查级别。
6. 描述当前围绕基因组学研究的伦理研究问题,动物在研究中的使用,以及研究不端行为。
7. 批判性评价研究报告的伦理部分,重点是 IRB 和知情同意程序。

　　伦理研究对于为循证实践(EBP)产生可信和可靠的知识至关重要,但研究的伦理行为包括什么呢? 随着科学界和公众面对不道德研究的事例,人们对研究伦理行为的理解有所发展。自从生物医学研究开始以来,侵犯受试者权利的不道德研究一直在美国实施。随着这些研究的曝光,美国制订了法规和条例,以改善研究的伦理行为。这些守则和法规极大地减少了不道德研究的数量,但很遗憾,伦理违规和研究不端行为至今仍然存在。

　　作为一名具有护理学学士(BSN)水平的护士需要能够批判性评价已发表的研究和在临床机构进行研究的伦理问题。大多数已发表研究的方法部分包括关于研究参与者的伦理选择,以及他们在资料收集过程中治疗的信息。美国的部分大学和临床机构已经成立了机构审查委员会(IRB),从而在开展研究之前审核研究的伦理方面。

　　为了提供研究伦理方面的背景,本章介绍了美国目前指导生物医学和行为研究的伦理守则和规章,详述了伦理研究的以下要素:①在研究期间保护人权;②理解知情同意;③理解研究的机构审查;④批判性评价研究的伦理方面。本章最后讨论了当前围绕基因组学研究的伦理问题,动物在研究中的使用,以及研究不端行为。

　　由于伦理道德与民族、文化背景、宗教信仰、政治观念、法律法规等(包括但不限于这些)

因素有很强的相关性,本文仅代表作者一家之言,读者在工作实践中需参照本国道德伦理规范实施。

不道德的研究:20 世纪 30—80 年代

有 4 个实验项目因其对人类受试者(human subjects)的不道德处理而被大肆宣传:纳粹医学实验(Nazi medical experiments)、塔斯基吉梅毒研究(Tuskegee Syphilis Study)、威洛布鲁克研究(Willowbrook Study)和犹太慢性病医院研究(Jewish Chronic Disease Hospital Study)(Berger,1990;Levine,1986)。尽管主要研究人员是医生,但护士也参与了这些研究的实施。这些不道德的研究表明了护士在审查或参与研究时伦理行为的重要性(Fry,Veatch,& Taylor,2011)。这些研究也影响了伦理准则和法规的制订,这些准则和法规至今仍然指导着研究的开展。

纳粹医学实验

从 1933 年到 1945 年,欧洲第三帝国从事了包括研究在内的残暴和不道德的医疗活动。医学实验是在战俘和被认为毫无价值的人身上进行的,如被关押在集中营的犹太人。这些实验包括将受试者暴露在高海拔、超低温、毒物、感染、未经测试的药物和没有麻醉的手术中。纳粹实验侵犯了研究受试者的诸多权利,如不公正地选择受试者,非自愿参与,以及包括死亡在内的永久性伤害。由于这些研究的构思和实施都很低劣,这种研究不仅不道德,而且几乎没有产生有用的科学知识(Berger,1990;Steinfels & Levine,1976)。

塔斯基吉梅毒研究

1932 年,美国公共卫生服务部在阿拉巴马州的农村小镇塔斯基吉启动了一项关于男性黑人梅毒自然史的研究(Rothman,1982)。许多受试者没有被告知研究的目的和程序。有些人根本不知道自己是这项研究的对象。到了 1936 年,有证据清楚地表明,梅毒患者比对照组患者出现了更多的并发症。10 年后,梅毒患者的死亡率是对照组的两倍。这些受试者定期接受检查,但没有进行梅毒治疗,即使在 20 世纪 40 年代,青霉素已被确定为梅毒的有效治疗药物时也是如此。这项研究对受试者隐瞒了关于梅毒有效治疗的信息,并故意采取措施剥夺了他们的治疗(Brandt,1978)。

1936 年,塔斯基吉梅毒研究的报告开始发表,并且每 4~6 年就会发表更多的论文。这项不道德的研究未得到任何相关部门的制止;事实上,在 1969 年,CDC 审查了这项研究,并决定其应该继续进行。这项研究一直持续了 40 年。1972 年,《华盛顿星报》对这项研究的报道激起了公众的愤怒;直到那时,美国卫生教育和福利部(DHEW)才制止了这项研究。调查发现,这项研究是不符合伦理要求的(Brandt,1978)。

威洛布鲁克研究

从 20 世纪 50 年代中期到 70 年代初,索尔·克鲁格曼博士在纽约斯塔顿岛的威洛布鲁克智障机构进行了关于肝炎的研究(Rothman,1982)。受试者是被故意感染肝炎病毒的儿童。在长达 20 年的研究中,由于机构内过度拥挤,威洛布鲁克关闭了接纳新智力障碍患者的大门。然而,研究病房(research unit)仍在继续接纳新的智力障碍患者。只有在智力障碍患者的父母允许孩子参加研究的情况下,该机构才同意接纳这些智力障碍患者。

从20世纪50年代末到70年代初,克鲁格曼的研究团队发表了多篇文章,描述了研究方案及其发现。1966年,比彻在《新英格兰医学杂志》(New England Journal of Medicine)上引用了威洛布鲁克的研究作为不道德研究的例子。调查人员为故意给这些智障儿童注射肝炎病毒进行辩护。他们认为,大多数智障儿童在被收治后不久就会感染病毒。他们还强调了受试者所获得的好处,即更清洁的环境,更好的监护,以及研究病房内更高的护患比(Rothman,1982)。尽管存在争议,这项不道德的研究一直持续到20世纪70年代初。

犹太慢性病医院研究

另一项被大肆宣传的不道德研究是20世纪60年代在纽约犹太慢性病医院进行的。该研究的目的是确定患者对具有活性癌细胞的排斥反应。一种含有从人类癌组织中产生的活癌细胞悬浮液被注射到22名患者体内(Levine,1986)。研究人员没有告知这些患者,他们正在参与一项研究;受试者也不知道他们接受的注射物是活癌细胞。这种隐瞒的做法侵犯了受试者的自决权和免受伤害权。此外,这项研究从未提交给犹太慢性病医院的研究委员会进行审查,照顾患者的医生也不知道正在进行这项研究。

指导这项研究的医生是斯隆-凯特琳癌症研究所(Sloan-Kettering Institute for Cancer)的一名雇员;没有证据表明该机构对这项研究项目进行了审查(Hershey & Miller,1976)。这项不道德的研究是在没有得到受试者知情同意和机构审查的情况下进行的,并且有可能伤害、致残或导致人类受试者死亡。一旦公众知道了这项研究,就会立即制止该研究,并采取措施确保受到癌细胞感染的患者得到合理的照顾。该机构已采取了预防措施,确保以后所有拟开展的研究都能够得到严格的审批。

研究的伦理标准

在不道德研究的历史中出现了国际伦理标准、美国伦理标准和伦理法律,描述了涉及人类受试者的伦理研究。第一个伦理标准是在第二次世界大战后发展起来的。

国际伦理标准

研究的伦理原则最初是在纽伦堡法庭宣判了德国战争罪之后提出的。那些参与纳粹实验的人在纽伦堡法庭接受了审判,他们的不道德研究受到了国际关注。1949年审判结束后,《纽伦堡法典》(Nuremberg Code)颁布(Eastwood,2015)。框4-1介绍了《纽伦堡法典》的主要原则。该法典包括了有助于研究相关人员评估知情同意过程、保护受试者免受伤害,以及在研究中平衡利益和风险的指南(Office of NIH History,1949)。

《纽伦堡法典》为1964年通过的《赫尔辛基宣言》(Declaration of Helsinki)的制订奠定了基础。宣言的一个主要重点是澄清治疗性研究和非治疗性研究之间的区别。治疗性研究(therapeutic research)为患者提供了接受可能产生有益结果的实验性治疗的机会。进行非治疗性研究(nontherapeutic research)是为科学创造新知识;结果可能会帮助未来的患者,但不会使那些作为研究参与者的人受益。研究人员负责保护人类受试者的健康、隐私和尊严,并负责选择与受试者的风险和负担有关的重要研究课题。世界医学会(WMA,2013)发起并出版了《赫尔辛基宣言》的最新修订版。

框 4-1　纽伦堡法典:伦理研究的特点

研究依据

- 在无法通过其他方式获得必要知识的情况下进行
- 基于以前的研究结果,包括动物实验和自然病史知识
- 旨在产生社会所需要的结果
- 预期结果表明进行这项研究是正确的

人类受试者的权利

- 自愿同意
- 在不受处罚的情况下随时可以退出

避免风险

- 无不必要的躯体或心理痛苦和创伤
- 如果伤害的风险增加,研究随时终止

资源

- 有充足的资源保护受试者

摘自 US Government Printing Office. Nuremberg Code. 1949. https://history. nih. gov/research/downloads/nuremberg. pdf.

美国伦理标准

在美国,第一个重要的伦理指南是《贝尔蒙报告》(*Belmont Report*),由美国生物医学和人类受试者行为研究保护国家委员会撰写(1979)。该委员会是为了回应塔斯基吉梅毒研究被曝光时,公众的强烈抗议而成立的。《贝尔蒙报告》确定了指导选择受试者的伦理原则,告知他们研究的风险和益处,并记录他们同意的书面材料。该报告还详细说明了治疗性研究和非治疗性研究之间的差异,以及研究结果在医学实践中的应用(National Commission,1979)。

美国成立了生物伦理问题总统研究委员会,就科学进步带来的新出现的伦理和社会问题向政府领导人提供建议。该委员会在 2009 年至 2017 年间十分活跃,并公布了有关基因组学、神经科学和保护人类受试者的建议。他们的工作报告和其他文件作为与生物伦理学相关的教育资源被存档(https://bioethicsarchive. georgetown. edu/pcsbi/node/851. html)。

保护人类受试者的联邦法规

在《贝尔蒙报告》之后美国制订了保护人类受试者的联邦法规,并根据需要持续更新,最近一次更新是在 2017 年。这些法规是联邦法规法典(CFR)的一部分。每个参与人体研究的政府部门在联邦法规法典中都有相应的章节,指导由该部门资助的研究。由于各章之间的相似性,联邦法规法典被美国称为公共规则(common rule)。最近修订的目标是加强对人类受试者的保护,减少监管医疗组织和大学研究的行政负担(Menikoff,Kaneshiro,& Pritchard,2017)。规则的最终修订版本于 2017 年 1 月发表在美国《联邦登记册》上,并定于 2018 年 1 月起生效(US

Department of Health and Human Services，
DHHS，2017a）。

公共规则包括与知情同意文件内容、获得知情同意的程序、维持机构审查委员会以及对弱势群体进行研究的特殊预防措施相关的要求（图4-1）。弱势群体（vulnerable populations）被定义为易受不当影响或胁迫的人，如未成年人、囚犯和经济或教育处于弱势地位的人（DHHS，2017a）。决策能力受到损害的人也被确定为弱势群体，包括患有阿尔茨海默病、创伤性脑损伤的人，以及那些天生就有智力缺陷的人。

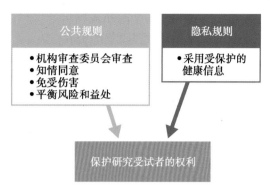

图 4-1 美国联邦研究指南的功能

在临床实践过程中，为了获得患者参加与新药和医疗设备相关临床试验的同意，你可能会为患者提供相关的便利。美国食品药品管理局（FDA）负责管理公共规则中涉及测试药物、医疗器械、生物制品、膳食补充剂和供人使用的电子产品的内容（FDA，2015）。总而言之，包括 FDA 法规的公共规则为美国联邦和私人资助的研究提供了指南，以保护受试者及其隐私，并保持通过研究获得信息的保密性。框 4-2 比较了适用于人类受试者的研究法规。

框4-2　人类受试者研究相关的联邦法规声明

法规:《健康保险携带和责任法案》（HIPAA）（隐私规则）
- **关键短语:**受保护的健康信息
- **目标:**通过为某些卫生保健提供者、健康计划和卫生保健信息交换所制订使用和公开的条件，为大多数可单独识别的受保护的健康信息提供隐私保护
- **适用性:**HIPPA 规定覆盖的机构，不考虑资助来源；比研究的应用范围广

法规:《美国卫生与公众服务部（DHHS）人类受试者保护条例》[a]（公共规则）
- **关键短语:**人类受试者
- **目标:**保护 DHHS 支持或开展研究的人类受试者的权利和福利
- **适用性:**由 DHHS 开展或支持的人类受试者研究；该条例的应用已扩展到所有人类受试者的研究，无论有无资金支持

法规:《美国食品药品管理局（FDA）人类受试者保护条例》[b]
- **关键短语:**药品和医疗器械
- **目标:**保护 FDA 管理的临床调查受试者的权利、安全和福利
- **适用性:**适用于涉及 FDA 监管产品的研究。联邦支持并不是 FDA 法规适用的必要条件。当 FDA 管辖范围内的研究得到联邦资助时，《DHHS 人类受试者保护条例》和《FDA 人类受试者保护条例》均适用

---

[a] US Department of Health and Human Services（DHHS）. Final revisions to the Common Rule：Protection of human subjects. Code of Federal Regulations，Title 45，Part 46. 2017a. Retrieved March 11，2017，fromhttps：//www. hhs. gov/ohrp/regulations-and-policy/regulations/finalized-revisions-common-rule/index. html

[b] US Food and Drug Administration（FDA）. FDA fundamentals. 2015. Retrieved March 5，2017，from https：//www. fda. gov/AboutFDA/Transparency/Basics/ucm192695. htm.

2003 年，美国另一项影响研究的法律《健康保险携带和责任法案》（Health Insurance Portability and Accountability Act，HIPAA）（Public Law 104. 191，1996）定稿。HIPAA 于 1996 年首次颁布，现已成为众所周知的隐私规则，其重点是保护通过提供临床护理而产生的患者

信息的电子存储和传输。隐私规则将受保护的健康信息（protected health information，PHI）定义为针对研究而产生和收集的资料，这些资料可以链接到个人。随着公共规则最新的修订，PHI 与 HIPAA 之间的关系不像以前那么明确。一些专家建议将隐私规则纳入公共规则。图 4-1 提供了公共规则和隐私规则当前角色的示意图。在图顶部方框中确定的规则有不同的重点，但在保护人类受试者权利的目标方面是一致的（图的底部）。

保护人类受试者

保护参与研究的人需要的不仅仅是标准和法律。一个负责任的研究人员必须以支持研究受试者权利的伦理原则为指导。

伦理原则应用

前文介绍的不道德研究的例子突出了保护研究受试者的标准的必要性。在美国已颁布的标准和法律中，有 3 项伦理原则（ethical principles）指导伦理研究：尊重人、行善和正义（图4-2）。尊重人的原则（principle of respect for persons）表明，人应该被视为自主的代理人，有权选择是否参与研究或退出研究。在图 4-2 中，此原则与自主相关联。在有自主性的圆圈下面，是自主性在研究中应用的 3 种方式。那些自主性减弱的人，如未成年人、患有终末期或精神疾病的人，以及囚犯，都有权获得额外的保护。来自弱势群体的受试者也可能需要制订保障措施，以确保尊重人的原则得到保护。

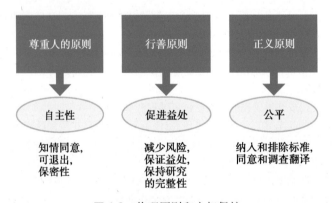

图 4-2   伦理原则和人权保护

行善原则（principle of beneficence）鼓励研究人员做好事，"最重要的是，不做坏事"。这一原则是分析特定研究的益处和风险的基础。在图 4-2 中，该原则与标记为"促进益处"的圆圈相关联。研究人员在这一原则指导下，力求降低风险，确保受试者获益。例如，在一项干预性研究中，加强糖尿病教育改善了治疗组患者的血糖控制。在研究结束时，由行善原则指导的研究人员将为对照组患者提供干预。行善还包括保持研究的完整性和交流研究成果，以便从研究中获得最大的科学益处。设计和实施不佳的研究结果对受试者和更广泛的人群没有任何好处。

公平原则（principle of justice）规定，人类受试者有权获得公平的待遇，其中包括获得研究的潜在益处，而不是过度暴露于研究的风险。图 4-2 显示了引导公平的正义原则。在研究中维护正义,意味着受试者的纳入和排除标准(参见第九章)必须有科学和/或逻辑的解释。

总而言之,图4-2显示了尊重个人是自主性的基础,行善通过研究进一步强化益处,正义则支持公平。虽然,伦理原则可以是抽象的,但如图所示,每一项伦理原则都可以作为研究过程中的具体程序加以应用。

与伦理原则一致的是,批判性评价已发表的研究,审查研究在所开展机构的实施,或协助研究资料收集的护士有义务确定研究参与者的权利是否得到了保护。在研究中,需要保护的人权包括以下内容:①自决权;②隐私权;③匿名和保密权;④免受不适和伤害权;⑤公平选择和待遇权。美国护士协会(ANA)的《护士道德规范》(2015)重申了这些权利,并为护士提供了护理实践和研究中的道德行为指南。此规范侧重于保护患者和研究参与者的权利。

自决权

自决权以尊重人的伦理原则为基础,表明人有能力掌握自己的命运。人应该被赋予自主性(autonomy),这意味着他们可以自由地选择自己的生活,而不受外部条件控制。当研究人员向受试者提供了关于某项研究的信息,并允许受试者选择是否参与时,该研究人员便保护了受试者的自主性。此外,同意并开始研究的受试者可以随时退出研究,同时免受处罚(DHHS,2017a)。受试者的文化是自主对待人时必须考虑的因素之一,因为自主性在不同的文化中有不同的解释和含义(Roberts,Jadalla,Jones-Oyefeso,Winslow,& Taylor,2017)。由于文化价值观的护理知识与自主性和决策相关,护士被认为在教育方面已作好了支持不同背景的潜在研究受试者的准备(Halkoaho,Pietila,Ebbesen,Karki,& Kangasniemi,2016)。当招募者是潜在受试者文化中的一员时,潜在受试者可能更愿意同意参与一项研究,或者更愿意与共享其文化的研究人员讨论一项研究。罗伯特(Roberts)等人(2017)发现,在另一个国家进行的研究需要当地文化成员参与研究的开展,以确保研究问题、研究方法和招募途径为当地社区所接受。罗伯特等人(2017)在5个国家开展了研究,并比较了他们的体验。

胁迫、隐秘的资料收集和欺骗会侵犯受试者的自决权。当一个人故意向另一个人提出公开的伤害性威胁或过度奖励以获得顺从时,就会发生胁迫(coercion)。一些受试者被胁迫(强迫)参加研究,因为他们害怕如果不参加,就会受到伤害或感到不适。例如,当卫生保健提供者要求某些患者参与研究时,这些患者可能担心如果拒绝参与研究,他们的医疗和护理会受到负面影响。其他人被迫参加研究,是因为他们认为自己无法拒绝高额奖励,如大笔资金、特殊权利,或者获得实验性治疗的机会。威洛布鲁克研究发生在一个过于拥挤的机构中,医院唯一可用的入院条件是进入研究病房(Rothman,1982)。尽管对正在进行的研究有顾虑,这些智障儿童的父母还是被迫让孩子接受照护。

在隐秘的资料收集(covert data collection)过程中,受试者不知道正在收集研究资料(Reynolds,1979)。例如,在犹太慢性病医院的研究中,大多数患者和他们的医生都不知道这项研究。受试者被告知他们正在接受细胞注射,但是"癌"这个字眼被省略了(Beecher,1966)。

欺骗(deception)手段的使用,即为了研究目的而对受试者的实际误导,也可能会侵犯受试者的自决权。在米尔格拉姆(Milgram)的研究(1963)中,可以看到一个典型的欺骗例子。在这项研究中,受试者认为他们是在给另一个人施加电击,但这个人实际上是一个假装感觉到电击的专业演员。只有在研究课题可能对科学做出重大贡献的绝对必要情况下,才使用欺骗(Boynton,Portnoy,& Johnson,2013)。为了被接受,欺骗不应对受试者造成任何长期伤害。此外,研究人员应尽快向受试者解释这种欺骗行为。根据公共规则的修订,只有当研究人员告知潜在受试者,他们不知道或故意误导研究的真正目的,并且受试者同意参与研究时,欺骗才可以在伦理上使用(DHHS,2017a)。(此处关于欺骗在伦理上的合理性仅为作者一家之言,敬请读者审慎对待。)

　　自主能力减弱的人及研究。当人的决策能力由于药物、精神疾病或精神功能而受到损害时,他们的自主性减弱(diminished autonomy)了。根据不同原因,自主性减弱可能是暂时性的,也可能是永久性的。自主性减弱的人需要对其自决权提供额外的保护,因为他们给予知情同意的能力降低了。此外,他们很容易受到胁迫和欺骗。

　　未成年人也被认为是自主性减弱的群体,因为他们的情感不成熟和认知发展不完善。父母或监护人是未成年人的法定代表,可以代表未成年人给予参与研究的许可(permission to participate in research)。研究人员不仅要获得未成年人父母的同意,而且还必须征得未成年人本人同意参与研究(assent to participate in research)(Antal et al,2017)。同意意味着未成年人愿意参加研究(Oulton et al,2016)。确定让未成年人参与决定是否参加研究的合适年龄仍存在争议。

　　图 4-3 是获得父母许可(也称为父母同意)和其孩子同意方法的影响因素简图。图中将孩子、家庭和文化显示为一个社会系统,与另一个社会系统相互作用,该社会系统由研究人员和开展研究的组织构成。在模型中,标记为"孩子"的内圈代表孩子的交流和理解(图 4-3)。孩子通过媒体倾听或吸收信息的能力会影响其理解能力。生物学年龄、智力发展、意识程度以及心理和情感成熟的相互作用会影响孩子的沟通和理解能力(Oulton et al,2016)。"家庭"在模型中围绕着孩子,代表父母或监护人对孩子决策能力的看法。外环是孩子在家庭文化中的作用,以及允许孩子参与决策的程度。父母之间以及父母与孩子之间的关系直接影响家庭系统中关于参与研究决策的方式(Oulton et al,2016)。

　　模型的另一边在中心显示为"研究","研究人员"围绕着研究(图 4-3)。"研究"标签代表计划的研究方法,包括任何过程的侵入性和研究时长。研究人员可能是一个团队,他们的特点是在研究、与孩子相处以及他们所接受的工具和培训方面的经验。

　　研究和研究人员被"组织"包围。组织的目的(临床护理、治疗或两者均有),以及社区和组织的文化会影响研究和研究人员(Oulton et al,2016)。

　　两个系统之间的箭头代表与孩子参加研究相关的决策过程。当决策为"肯定"时,这一过程将以赞同、同意或父母许可文件的组合而结束(图 4-3)。奥尔顿(Oulton)等人(2016)认为,除了婴儿

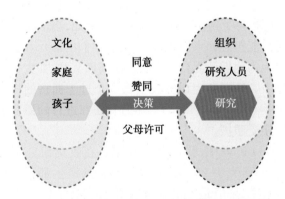

图 4-3　孩子在研究中的参与[修订的概念及过程摘自 Oulton K, Gibson F, Sell D, et al Assent for children participation in research:Why it matters and making it meaningful. Child:Care, Health and Development,2016, 42(4):588-592]

和幼儿之外的未成年人,可以而且应该参与给予赞同或同意意见的过程。

2003 年,美国国会通过了一项名为《儿科研究公平法(PREA)》法案,以激励药品制造商将儿科患者纳入药物试验,并在发布新药的使用方法时,提供儿科可以参考的剂量。医生们表达了对儿科药物研究远远落后于成人研究的担忧,并可能会导致伤害,或至少失去了对儿科患者的潜在益处(Bourgeosis & Hwang,2017)。PREA 不包括抗癌药物,2016 年美国国会提出了一项名为《加速治疗和公平法研究儿童法案(RACE)》的法案。该法案未获得通过,但如果获得通过,它将把抗癌药物纳入 PREA,并终止许多制药商用来延迟或不遵守 PREA 的豁免权(Kids vCancer,2017)。

由于儿科研究、获得批准和记录同意的感知风险的挑战,儿童和青少年循证实践的研究基础很有限。因此,需要以儿童和青少年为对象开展更多的研究。已发表的研究需要明确表明,未成年人在收集资料之前给予了赞同或同意,父母或监护人也给予了许可。

隐私权

隐私(privacy)是人们有权决定他们的私人信息将与其他人共享,或对其他人隐瞒的时间、范围和一般情况的自由。私人信息包括一个人的态度、观念、行为、意见和记录。如果受试者被告知,同意参与研究并自愿与研究人员共享私人信息,那么受试者的隐私就会受到保护。当个人信息在不知情或违背个人意愿的情况下被共享时,就会发生侵犯隐私(invasion of privacy)的行为。研究报告通常会声明,受试者的隐私受到了保护,并包括如何实现这一点的细节。特林布尔(Trimble)、纳瓦(Nava)和麦克法兰(McFarlane)(2013)进行了一项关于人类免疫缺陷病毒(HIV)感染女性中亲密伴侣暴力的研究,这一人群的保密性极其重要。研究人员在报告中指出,他们努力"通过将与研究相关的所有文件都上锁保管,以此来保护个人健康信息的隐私……为了进一步保护隐私,所有资料收集表格都使用了唯一的标志码,而非真实姓名"(Trimble et al,2013,p. 333)。

《健康保险携带和责任法案》(HIPAA)隐私规则扩大了对个人隐私的保护范围——具体地说,是个人受保护的、可单独识别的健康信息。根据公共规则,可识别的私人信息(identifiable private information,IPI)是"调查人员很容易确定受试者的身份或与该信息相关联的私人信息"(DHHS,2017b,section 102)。根据 HIPAA 隐私规则,如果可识别的信息与一个人过去或现在的健康状况、所接受的护理和医疗及其费用有关,则该信息将受到保护。这些定义与修订后的公共规则和 HIPAA 与研究相关的其他方面之间的关系尚未得到充分的发展,因为修订为研究人员提供了更多对受保护的健康信息(PHI)的接触,以确定潜在的研究参与者。此外,修订后的公共规则制订了一种新的同意类型,称为广泛同意(broad consent)。通过这种同意,潜在受试者允许研究人员存储、维护和将 IPI 用于其他研究(DHHS,2017a)。广泛同意确实要求研究人员保护受试者身份的机密性。此外,广泛同意还适用于为其他研究或临床护理而收集的可识别生物标本。框 4-3 列出了广泛同意所需的关键点。

匿名和保密权

在隐私权的基础上,研究受试者有匿名权和确保所收集的资料将被保密的权利。当研究人员无法将受试者的身份与其应答联系起来时,即为完全匿名(anonymity)(Gray,Grove,& Sutherland,2017)。在大多数研究中,研究人员知道受试者的身份,并承诺其身份将对其他人保持匿名,并对研究资料保密。保密(confidentiality)是研究人员对受试者共享信息或资

> **框 4-3 广泛同意的组成要素**
>
> **描述**
> 研究人员可以存储和维护用于将来研究的可识别私人信息和生物标本。
>
> **基本要求**
> 与知情同意相似(框 4-4);广泛同意包括:
> - 潜在风险和益处
> - 与受试者身份相关的机密
> - 自愿参加
> - 在任何时间退出的权利
>
> 另外,广泛同意还包括:
> - 为商业利益使用生物标本
> - 如果产生利益,受试者会获得共享
> - 标本分析是否包括全基因组测序
> - 可能使用资料的研究类型
> - 有充足的信息让一个理性的人做出关于是否参与研究的决定
> - 资料将被保存的时间长度,可能具有不确定性
> - 不得告知受试者正在进行的具体研究内容
> - 除非与临床相关,否则不得与受试者分享研究结果
> - 用于获取答复的联系信息

料的安全管理,以确保资料对其他人保密。研究人员同意在未经受试者授权的情况下,不分享受试者的信息。保密基于两个前提(ANA,2015):

1. 由于个人拥有自己的信息,他们可以根据自己的意愿和与其希望的人共享个人信息。
2. 收集个人信息伴随着保密的义务,对研究人员和护士而言,这是一项更大的义务。

当研究人员由于意外或直接行动而允许未经授权的人获得研究的原始资料时,可能会发生违反保密规定(breach of confidentiality)的情况。如果参与者的身份被意外泄露,在报告或发表研究时也可能违反保密规定,侵犯了参与者的匿名权。在量性研究中,结果是以亚组或组的形式展示,不太可能发生违反保密规定的情况。然而,在质性研究中,违反保密规定的可能性更大,因为研究人员从较少的参与者那里收集资料,并报告这些参与者所做的长篇引述。此外,质性研究人员和参与者往往有分享参与者生活细节的关系,因此,需要认真管理研究资料以确保机密性(Marshall & Rossman,2016;MunHall,2012)。当参与者的宗教偏好、性行为、收入、种族偏见、吸毒或虐待儿童等信息被共享时,违反保密规定的行为尤其有害。在资料收集、分析和报告期间,参与者的机密性均应得到保护(Gray et al,2017)。无论研究结果是量性、质性或混合性,均应予以匿名报告,以防通过研究结果的内容识别出某一位或某一群体的参与者。

免受不适和伤害权

在研究中保护自己免受不适和伤害的权利是基于行善的伦理原则,该原则规定一个人应该做好事,最重要的是,不做坏事。根据这一原则,社会成员必须在防止不适和伤害,以及促进周围世界在向善的方面发展的过程中发挥积极作用(ANA,2015;Levine,1986)。在研究中,不适和伤害(discomfort and harm)可以是躯体、情感、社会和经济方面,或者这4种类型的

任意组合(Weijer,2000)。

　　研究范围包括从无预期的不适和伤害,到高风险的不适和伤害。研究设计涉及对病历、学生档案的审查,或对另一项研究收集的匿名资料的二次分析时,没有预期的不适和危害。当研究人员和受试者之间没有或只有最小限度的互动时,研究通常在机构审查委员会审查时被认为是免除不适和伤害的。

　　引起暂时不适的研究称为最小风险研究,其中不适与受试者日常生活中遇到的不适类似,并且是暂时的,直到研究完成时结束(DHHS,2017a)。最小风险研究的受试者可以填写问卷或参加访谈。最小风险研究中的身体不适可能包括疲劳、头痛或肌肉紧张。回答敏感话题的问题可能会导致焦虑或尴尬。唯一的经济风险可能是前往研究地点的差旅费用。

　　大多数检验治疗效果的临床护理研究涉及的风险最小。例如,一项检验运动对糖尿病受试者血糖水平影响的研究,可能涉及受试者每天额外测试一次血糖水平。身体的不适或伤害可能与抽血或参加规定的运动有关。为了避免经济风险,研究人员可以报销受试者额外测试用品的费用。糖尿病患者在日常生活中会遇到类似的不适。当研究结束时,额外的手指针刺不适感将会消失。

　　一些研究中的不适和伤害可能会超出最低水平,包括异常水平的暂时性不适。在具有异常水平的暂时性不适的研究中,受试者可能会在研究期间和之后经历不适。在一项研究中,受试者被限制卧床3天,以明确制动和肌肉无力之间的关系。在研究过程中,受试者可能会经历异常水平的暂时性不适。研究结束后,肌肉无力可能会继续下去,直到受试者完全恢复为止。

　　作为研究的一部分,当受试者经历失败、极端恐惧或对其身份的威胁时,可能会发生异常程度的不适或伤害。质性研究人员可能会问一些让参与者重新经历生活危机的问题,如被确诊患有结肠癌或丧偶。重温这些经历或以一种不自然的方式行事,会导致异常程度的暂时不适。在具有异常不适或危害的研究中,研究人员将阐述机构审查委员会的方案中样本的排除标准。制订排除标准是为了避免招募长期不适或伤害风险较高的受试者。在这项涉及卧床的研究中,患有肺部疾病的人将被排除在外,因为他们患肺炎的风险较高。如果一个潜在参与者目前正在咨询具有执业执照的专业人员,那么在与性侵犯后恢复相关的质性研究中,该参与者可能会被排除。研究小组还将在机构审查委员会协议和随后的研究报告中说明他们评估参与者不适的方式,以及他们提供的资源。

　　有永久伤害风险的研究将接受机构审查委员会的进一步审查。开展这类研究的理由必须确定为什么不能通过另一种方式获得研究知识,以及将采取什么措施来防止或尽量减少伤害。新药物和设备的生物医学研究,通常比护士开展的研究更有可能造成永久性伤害。护士调查的一些主题有可能对受试者造成永久性伤害,无论是情感方面还是社会方面。验证敏感信息的研究,如性行为、虐待儿童、HIV/AIDS状况或药物使用,对受试者来说可能非常危险。这些研究有可能对受试者的人格或声誉造成永久性损害。另外还有潜在的经济风险,如工作绩效下降或失业造成的风险。

　　纳粹医学实验和塔斯基吉梅毒研究都是受试者在研究中肯定会经历永久性伤害的例子。开展肯定会对受试者造成永久性伤害的研究非常值得怀疑,不管该研究将会获得什么益处。通常,从这样的研究中获得的益处不是由研究参与者体验的,而是由社会中的其他人体验的。对受试者造成永久性伤害的研究违反了《纽伦堡法典》的原则,不应开展(框4-1)。

公平选择和待遇权

公平选择和待遇的权利是基于正义的伦理原则。根据这一原则,人们必须得到公平的对待,得到他们应得的东西,或者以公平的方式对待在相同情况下的其他人。研究报告需要表明,受试者的选择和他们在研究期间的待遇是公平的。

社会、文化、种族和性别偏见造成了受试者选择的不公平。多年来,研究受试者是那些被认为价值较低的人,如生活在贫困中的人、囚犯、奴隶和少数民族或种族的人。研究人员经常在不顾伤害或不适的情况下,对这些人进行研究,为了科学或个人利益而牺牲对受试者的保护(Doody & Noonan,2016)。

关于受试者选择的另一个问题是,一些研究人员选择受试者是因为他们喜欢这些人,并希望受试者得到研究的益处。其他研究人员则受到权力或金钱的影响,以确保某些患者成为受试者,以便他们能够接受潜在的有益治疗。随机选择受试者可以消除研究人员可能影响受试者选择的一些偏见,并对研究设计做进一步完善(参见第九章)。

每项研究必须包括知情同意书,说明研究人员的角色和受试者参与研究的情况(DHHS,2017a)。同意书实际上是受试者和研究人员之间关于在研究过程中各自将要做什么的协议。在进行研究时,研究人员必须公平对待受试者,并遵守该协议。例如,未经机构审查委员会批准,不得更改受试者要执行的活动或程序。应提供和分配承诺给受试者的利益,而不考虑年龄、种族或社会经济水平的差异。

研究报告需要表明受试者的选择和治疗是公平的。纳入标准应反映研究问题和研究目的。例如,研究问题的陈述可能是"鲜有明确注册护士在其职业生涯早期的急诊护理工作中相关压力的研究"。该研究的目的是探讨急诊护理注册护士在毕业最初5年内的工作相关压力的体验。纳入标准为从事急诊护理1~6年的注册护士。正如讨论所述,排除标准应该是合理的,以保护具有较高伤害风险的潜在受试者,或避免参与者的特征对研究结果的非预期影响。排除标准可能是在一家以上医院工作,或正在攻读高级学位的护士。这两种情况中的任何一种都可能影响在工作中感受到的压力。

负责任的研究人员设计这项研究的目的,是尽量降低潜在受试者的不适和伤害风险,并保护他们的自决权、隐私权、保密权,以及公平选择和待遇权。研究报告通常不会提供每一项权利是如何完成的细节,但应该说明所采取的基本措施,如通过为受试者的资料分配代码来保护资料的机密性。以下准则将帮助你对确保人权保护的研究进行批判性评价,但获得易受不当影响或胁迫者的知情同意除外。保护自决权的知情同意方面将在下一节的批判性评价问题中讨论。

❓ 批判性评价指南

保护人权

1. 在资料收集、分析和报告期间,受试者的隐私权是否受到保护,研究资料的机密性是否得到保护?
2. 受试者可识别的受保护健康信息是否符合公共规则和隐私规则(DHHS,2017a)?
3. 受试者选择是否公平? 受试者得到了公平的对待吗?
4. 研究的哪些方面可能会出现不适或伤害(如果有)? 如果是这样,采取了什么措施来减少不适和潜在的伤害(DHHS,2017a)?

威廉姆斯（Williams）、特纳-亨森（Turner-Henson）、朗音瑞森-罗玲（Langhinrichsen-Rohling）和阿祖罗（Azuero）（2017）在一个九年级学生样本中，对压力生活事件、感知压力、欺凌、皮质醇水平和抑郁之间的关系进行了预测相关性研究。在完成 5 个量表后，研究人员指导学生在同一天采集唾液两次。数据分析用于明确所选变量之间的关系。研究范例 4-1 中的研究摘录包括与隐私和公平相关的研究伦理。

⬦ 研究范例 4-1

保护人权

研究摘录

　　纳入标准包括：①九年级 14~16 岁的学生；②同意参加（签署书面同意书）；③能够用英语理解、表达和应答；④能够按照指示收集唾液；⑤获得家长同意。排除标准包括：①不会说英语；②不能完成量表；③自我报告怀孕、抑郁症、双相情感障碍；以及库欣病或艾迪森病；④自我报告正在服用影响皮质醇水平的药物（如口服避孕药、口服或吸入治疗哮喘的糖皮质激素）；⑤躯体疾病导致自我报告体温升高……研究完成后，每位参与者均获提供……关于以低成本或免费获得心理健康咨询的信息……采用青春期发育量表测量青春期状况……这个自我报告量表提供了针对性别的青春期状况的评估。青少年期分为 5 个阶段，包括青春期前期、早期、中期、晚期或青春期后期，通过添加分配给男生（体毛生长、声音变化和面部毛发生长）和女生（体毛生长、乳房发育和月经初潮）的问题数来确定……（Williams et al, 2017, pp. 25-26）

批判性评价

　　该研究的优势之一是纳入标准与研究问题和研究目的一致。排除标准也合理，如排除患有特定疾病的学生，这些疾病会影响糖皮质激素的产生，从而影响皮质醇水平。这项研究旨在使受试者得到公正和平等的对待。研究人员说明向受试者提供了有关心理健康服务的信息，表明他们认识到压力、欺凌和抑郁可能导致的潜在不适和/或伤害。

　　这项研究关注较少的伦理方面是隐私权和保密权。研究报告中没有关于在资料收集和分析期间如何保护受试者的隐私权和保密权的信息。该报告也没有任何关于如何保护可识别的私人信息的内容。然而，样本的所有结果均以组的形式呈现，因此无法识别个人信息。这项研究的工具也包括将青春期和性取向作为协变量的问题，但研究人员并没有表明青少年可能不愿意提供这些信息。其中一些资料是在学校的计算机实验室获得的，目前尚不清楚学生在完成量表时所提供的隐私程度。更多关于潜在不适和危害的信息将有助于确定研究的潜在风险。研究结果将在本章后面讨论。

理解知情同意

　　什么是知情同意？知情同意（informed consent）是向潜在受试者提供信息和参与研究的机会。这一过程并不以受试者在同意参与研究文件上的签名而结束（Farmer & Lundy，2017）。研究人员在行善原则的指导下，致力于保护自决权，描述了研究内容，以及对受试者的要求。潜在受试者关于是否参与的决定是研究过程中的同意部分。研究人员需要了解潜在学科的文化。例如，集体主义文化认为，个人知情同意不合理，希望其他家庭成员也参与。他们可能愿意与研究人员共享资料，但预计资料的所有权将由受试者保留（Roberts et al，2017）。

　　如果参与研究的风险和收益在研究过程中发生了变化，研究人员将通过与受试者共享信息来维持彼此的信任。受试者通过继续参与研究提供持续同意，并保证他们可以随时退出。

知情同意的 4 个要素

未纳入以下 4 个要素的知情同意是不完整或不道德的（图 4-4）。研究人员必须以一种可以理解的方式，向潜在受试者公开有关研究的基本信息。第二个要素是潜在受试者理解信息的程度。最后两个要素分别是潜在受试者的能力和个人自愿同意参与研究。

公开

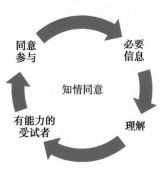

图 4-4　同意的 4 个要素

对公共规则的修订改变了同意程序的重点，从分享研究的每一个可能的细节，到为能够理性思考的人提供做出关于参加研究的决定所需的信息（DHHS，2017a）。框 4-4 包括了知情同意的特征。本章前面讨论的《健康保险携带和责任法案》授权和未来使用研究样本的广泛同意，可能包括在研究的同意中，也可能单独存在。

框 4-4　知情同意的组成要素

描述

有能力的受试者在了解知识以评估收益和风险后，自愿同意参与研究。

基本要求

- **可理解性**
  - 环境提供了在没有压力的情况下，进行讨论和做出深思熟虑决定的机会
  - 可理解的语言
  - 不是作为无关的事实呈现，而是以一种有意义的方式呈现
- **谨慎性**
  - 受试者不放弃任何合法权利或免除研究人员或资助者的疏忽
- **完整但简明扼要**
  - 足够的信息，使一个理性的人能够做出决定
- **完整性**
  - 研究目的和过程
  - 受试者参加研究的时间
  - 益处和风险或不适
  - 如果有，针对研究相关伤害的补偿
  - 如果可行，公开备选治疗方案
  - 记录的保密性
  - 联系人
  - 拒绝或退出权，并且无相关益处的丧失

公开的一部分是与受试者签名共享的信息文档，表示同意参与。知情同意书（consent form）是书面文件，其中包括公共规则（DHHS，2017a）所要求的知情同意要素。此外，知情同意书可能还包括进行研究的机构，或资助研究的机构所要求的其他信息。对于联邦资助的

临床试验,必须将机构审查委员会批准的知情同意书的副本公布在公开网站上(DHHS,2017a)。

理解力

知情同意不仅意味着研究人员已经向受试者传递了信息,而且还意味着受试者已经理解了该信息。研究人员必须花时间向受试者介绍拟开展研究的相关知识。要讲解的信息量取决于受试者已具备的研究知识和具体的研究主题。研究人员需要详细讨论研究的益处和风险,并提供潜在受试者或参与者能够理解的例子。护士通常在临床机构中担任患者的支持者,并且需要评估参与研究的患者是否了解自己参与研究的目的,以及潜在的风险和益处(ANA,2015;Banner & Zimmer,2012;Fry et al,2011)。

能力

能够理解拟定研究的益处和风险的自主者有能力给予同意。由于法律或精神方面的缺陷,或因机构的限制而丧失自主性的人,在法律上是没有能力同意参与研究的。在研究报告中,调查人员需要说明受试者的能力,以及用于获得知情同意的过程(Banner & Zimmer,2012)。

自愿同意

自愿同意(voluntary agreement)是指潜在受试者决定参与自愿参加的研究,而不受胁迫或任何不当影响(DHHS,2017a)。在有能力做出决定的潜在受试者收到关于研究的基本信息,并表现出对这些信息的理解后,研究人员方可获得自愿同意。所有这些知情同意的要素都需要以知情同意书的形式记录下来,并在研究报告中加以讨论。

知情同意文件

知情同意文件取决于研究的风险水平和批准研究的机构审查委员会的要求。大多数研究都需要受试者签署的书面同意书。受试者还会收到同意书的副本。在三种情况下,获得和记录同意的过程会被改变。

涉及自主性减弱的受试者的研究,将需要一份书面签署的同意书,但需要更换签署同意书的人。当潜在受试者对研究有一定的理解并同意参与时,他们会签署同意书。此外,受试者的合法授权代表人也可以在同意书上签名。代表人在签名下表明与受试者的关系。有时,要求护士也签署一份同意书,作为生物医学研究的证人。在签署同意书之前,他们必须知道研究目的和程序,以及受试者对研究内容的理解。为了确保同意程序实施一致,护士和其他参与同意程序的人都接受了关于研究和同意程序的指导。

对于潜在受试者可能无法阅读和理解知情同意书的研究,机构审查委员会可以批准口头介绍研究或阅读研究摘要。由一名证人观察同意过程,并确保陈述包括了机构审查委员会批准的研究摘要的内容。受试者需要签署一份简短的声明,表明向其提供了研究信息的摘要,并同意参与。研究人员和证人在受试者签署的简短同意书和口头陈述的研究书面摘要上签字。受试者还会获得一份简短同意书和书面摘要的副本。

在一些风险低的研究中,不要求书面同意。可以放弃签名同意的研究,通常涉及在研究范围之外不需要签名的程序。例如,回答关于家庭结构或与朋友关系的问题。当签署的文件是个人与研究之间的唯一联系时,机构审查委员会可以批准免除签名,在这种情况下,保密特别值得关注。例如,在一项关于向朋友和家人公开 HIV 感染状况的研究中,对感染 HIV

的妇女可能会被批准免除签名。如果潜在受试者属于非常规签署文件的文化或社区成员，也可以放弃签署同意（DHHS，2017a）。研究人员将与团队成员合作，从而确定一种替代机制来记录同意，如使用拇指指纹而不是签名或大声声明自己同意参与。

研究人员或资料收集员与受试者互动的研究需要获得知情同意。同意程序必须符合联邦法规，从而对人类受试者开展符合伦理的研究。研究报告经常讨论同意的过程，并确定提供给潜在受试者的一些基本同意信息。需要提及研究的同意过程，但讨论的深度将根据研究目的、参与者或受试者的类型而有所差异。同意过程通常在方法部分的研究程序或资料收集过程的讨论中介绍。以下批判性评价指南将帮助你检查已发表研究或在你的临床机构中拟开展研究的同意过程。

❓ 批判性评价指南

知情同意过程

> 这些问题能够确保受试者的自决权得到保护。在对研究的同意过程进行批判性评价时，请考虑以下问题：
>
> 1. 如何获得受试者或参与者的知情同意？
> 2. 受试者的自主性是否因法律或精神的缺陷，或因机构的限制而减弱？如果受试者没有能力给予同意，其合法授权的代表人是否给予了同意？
> 3. 受试者是否包括未成年人？获得批准了吗？家长或监护人是否允许或同意未成年人参加？
> 4. 受试者是否容易受到不当影响或胁迫？如果是，采取了什么预防措施，以避免潜在受试者感到参加研究有压力？
> 5. 受试者是否提供并理解了同意的基本信息？是否采取了措施确保低文化程度的受试者和自主性减弱的受试者能够理解研究的要求？
> 6. 受试者是否自愿参与研究？

如前所述，威廉姆斯等人（2017）对九年级学生的生活事件、压力和欺凌行为进行了研究，目的是检验这些变量对抑郁的影响。由于受试者是未成年人，因此，获得父母许可和学生同意是合理的，如研究范例 4-2 所述。通常在研究报告中，关于知情同意程序的讨论很少。

◢ 研究范例 4-2

知情同意

研究摘录

九年级的学生在高中时经常被视为图腾柱上位置最低的学生。这些人可能经常感到无力保护自己，不能免受年龄较大、身体和社交能力更强的高年级学生有针对性、攻击性和有害行为的影响（Fredstrom, Adams, & Gilman, 2011）……主要研究人员向所有九年级学生解释了这项研究，然后向学生家长提供一份资料包，包括说明信、拒绝同意书，以及签署和返回的同意书。有资格参加研究的学生在研究开始前签署了知情同意书……研究结束时，每位参与者均获得了一张价值 5.00 元的当地食品店的礼品卡，以及关于通过低成本或免费获得的心理健康咨询的信息。（Williams et al, 2017, pp. 24-25）

批判性评价

研究人员指出，九年级是一个困难的过渡期，因为在高中系统中，他们被认为地位较低（Williams et al, 2017）。研究人员向符合条件的学生解释了这项研究，并向学生发送了带有信件、拒绝同意书和知情同

研究范例 4-2（续）

意书的资料包,供他们的家长审查。只有在家长签署并交回知情同意书后,学生才能参与研究。当学生满足其他纳入标准时,他们需要在知情同意书上签名。由于生物学年龄和父母对其子女福利的法律责任,潜在受试者被认为自主性减弱。通过获得家长同意和学生同意,研究过程采取了适当的预防措施。对于学生自愿提供的时间和精力而言,5元的礼品卡是合理的,所以没有人担心会被强迫。

通过排除非英语母语和无法完成量表的学生,减少了低识字率对学生理解研究信息的影响。根据报告提供的信息,学生是自愿参与研究。在这种情况下,父母许可和学生同意作为知情同意的组成部分是从伦理上获得的。

大约40%的学生报告了抑郁症状的程度,他们被转给学校护士做进一步评估。研究中超过90%的学生皮质醇分泌节律正常。总体而言,自我报告的欺凌行为低于全国的比例,但那些将自己的性别认同描述为同性恋、双性恋或不确定的学生,经历了更多的欺凌行为。威廉姆斯等人(2017)发现,抑郁与应激性生活事件、生活变化、感知压力和欺凌行为显著相关,但与皮质醇的分泌节律无关。当分析这些变量对抑郁的综合影响时,感知压力、欺凌和性别认同解释了59%的变异。威廉姆斯等人(2017)说明了研究的局限性是横断面研究,皮质醇水平的资料有限,以及最近的事件(前一周某所学校的一名学生死亡)影响与抑郁症相关的研究发现的可能性(参见第八章)。该研究结果对实践的启示是,护士应加强对由于性别认同、生活变化、欺凌和压力而导致抑郁的高危青少年群体的认识。为了确保抑郁的正确识别,护士可能希望在青少年的照护实践中采用抑郁评估工具。

理解机构审查

机构审查委员会(institutional review board, IRB)是一个对研究进行伦理审查,以确保调查者合理开展研究的伦理委员会。IRB有权批准、要求修改和不批准其评审的研究。如果在研究过程中出现不可预见的问题,研究人员必须告知IRB并停止研究,直到问题得到解决和IRB批准继续研究。大学、医院、公司和其他医疗机构都有IRB,以促进伦理研究的进行,并保护其机构中潜在受试者的权利(Grady, 2015; Ness & Royce, 2017; Resnik, 2015)。联邦法规提供了关于IRB组成和功能的详细信息(DHHS, 2017a)。

机构审查委员会的组成和功能

每个IRB至少有5名来自不同文化、经济、教育、性别和种族背景的成员,以促进对单个机构通常开展的研究进行全面、专业和公平的审查(DHHS, 2017a)。至少有一名成员具有科学专业知识,并且至少有一名成员是没有经过科学培训的社区成员。IRB中的成员不以任何方式隶属于该机构。这些成员对其所服务社区的态度很敏感,并且接受了关于评估研究所依据的联邦法规、机构政策和专业行为标准的教育。如果一个机构定期审查那些可能易受胁迫或不当影响的研究,则IRB的一名或多名成员应具有与潜在受试者相似的工作经历。

IRB成员不得与机构进行的研究有相关利益冲突。例如,如果IRB成员建议在该机构进行研究,则该成员除了提供信息外,不能参与关于该研究的审议和决定(DHHS, 2017a)。

要被认可为寻求联邦资助机构的IRB,必须在人类研究保护办公室(OHRP; DHHS, n. d.)注册,并获得联邦范围内的保证(FWA; Grady, 2015)。联邦范围内的保证是IRB通过伦理标准的文件,如《贝尔蒙报告》(National Commission for the Protection of Human Subjects of Biomedical and Behavioral Research, 1979),以及遵守公共规则的协议(保证)。要获得联邦范围内的保证,IRB 必须有关于成员资格和流程的书面政策,并保存所有审查的研究和后续决定的记录(DHHS,2017a)。

机构审查委员会执行的豁免和快速审查级别

IRB 的职能和运作包括对研究进行审查,以确定适当的审查水平。每项研究所需的审查水平由 IRB 主席和/或委员会决定,而不是研究人员(DHHS,2017a)。修订后的公共规则扩大了豁免审查(exempt from review)的研究类型。免除审查的研究对研究受试者没有明显的风险。框 4-5 为豁免审查的研究类型列表。当一项研究被认为可以豁免审查时,IRB 就不需要像其他级别的审查要求那样,对该研究进行持续审查(DHHS,2017a)。护士经常开展的研究被评价为豁免审查。

框 4-5　符合机构审查委员会豁免审查研究的特点及举例

- 在已建立的教育机构中开展
  - 创新教学策略有效性与课堂特征的相关性研究
- 将使用教育测试、调查、访谈或对公共行为的观察,受试者未被识别,且资料与受试者明确关联的风险最小
  - 采用《社会支持量表》和人口统计学问卷进行匿名在线资料收集的描述性研究
- 将采用与受试者无关的良性行为干预[a] 和资料
  - 通过玩在线游戏或口头演示获得糖尿病知识的类实验性研究
- 将使用可公开获得、取消可识别特征或收集的资料来评价政府项目或公共服务
  - 项目参与者对联邦政府支持的诊所服务书面评价的探索描述性质性研究

[a] 公共规则将"良性行为干预"描述为短期非侵入行为,预计不会产生长期不利影响、令人尴尬或冒犯的局面(DHHS,2017a)

摘自 US Department of Health and Human Services (DHHS). Final revisions to the Common Rule:Protection of human subjects. Code of Federal Regulations,Title 45. Part 46. 2017a. Retrieved March 11,2017. From https://www. hhs. gov/ohrp/regula-tions-and-policy/regulations/finahzed-revisions-common-rule/index. html.

如果研究带有一些风险,则可能符合快速审查标准,但风险是最小的。IRB 主席、一个或多个有经验的成员负责执行快速审查(expedited review)。有资格接受快速审查的研究类型没有随着公共规则的修订而改变。框 4-6 列出了有资格接受快速审查的研究类型(DHHS,2017a)。在快速审查程序下,审查人员可以行使 IRB 的所有权力,但不批准研究的权力除外。研究工作只有在经过 IRB 全面审查后才能被批准(DHHS,2017a)。描述性研究要求受试者对问卷做出应答,通常只需要快速审查。通过快速审查批准的研究不需要再进行年度审查。

机构审查委员会执行的全面审查

高于最小风险的研究必须以召开会议的形式接受 IRB 的全面审查(full review)。为了获得 IRB 的批准,研究人员必须在申请中陈述如何将受试者的风险降至最低,以确保公平选择受试者,保护受试者的机密和隐私,并为易受胁迫或不当影响的潜在受试者提供便利(Grady,2015;DHHS,2017a)。例如,新生儿重症监护室(NICU)中,新生儿的父母可能由于治疗决策的复杂性和自身压力而易受不当影响(Janvier & Farlow,2015)。研究人员必须清楚地描述获得知情同意的程序,包括合法的同意文件。

框 4-6 符合机构审查委员会快速审查研究的特点及举例

快速审查针对风险最小的研究;这些研究的资料通过以下方法进行收集:

- 通过静脉穿刺或手指针刺收集的少量血液
  - 类实验性研究,将每周接到关于饮食和运动电话的糖尿病患者的快速测试血糖值,与接受常规护理糖尿病患者的血糖值进行比较
- 用非侵入性方法收集生物标本
  - 妊娠高血压综合征患者与正常妊娠妇女分娩时,胎盘血管结构的描述性比较研究
- 通过常规诊断程序收集的非侵入性数据或图像
  - 基于磁共振成像扫描的肺癌分期与Ⅲ期肺癌传统 X 线的描述性比较研究
- 访谈和焦点小组的语音、视频或数字化音频
  - 通过访谈收集的资料对育子经验的扎根理论研究
- 医疗记录,可以识别潜在受试者时(如果资料被取消可识别特征,研究可能被豁免审查)
  - 社区获得性压力性溃疡患者与医院获得性压力性溃疡患者营养状况的相关性研究
- 关于文化信仰、沟通、感知和社会行为的问卷或调查
  - 文化信仰与参保不足和未参保人群在急诊科就诊的预测相关性研究

　　研究人员的另一项责任是制订计划,在研究期间监控结果,以发现可能影响受试者决定继续参与研究的安全问题或结果(DHHS,2017a)。例如,在一项比较两种药物效果的研究中,研究人员发现其中一种药物正在显著改善受试者的健康状况,而另一组受试者也需要得到告知。他们可以选择退出研究,或者研究人员停止研究,并向所有受试者提供有效的药物。

　　一项研究是否符合伦理并得到 IRB 批准,在很大程度上取决于该研究的风险和收益之间的平衡。这意味着 IRB 评估受试者的风险相对于预期收益是否合理(DHHS,2017a)。为了确定这一平衡,或收益-风险比(benefit-risk ratio),需评估与研究抽样方法、同意程序、研究过程和研究潜在结局相关的利益和风险。当存在风险时,如潜在情感或心理压力,研究人员可能会有一名顾问,该顾问已经同意为受试者提供服务。

　　无论研究是治疗性还是非治疗性,均会影响受试者的潜在益处。在治疗性研究中,受试者可能从研究过程中受益,如皮肤护理、关节活动范围训练、触觉和其他护理或医疗干预。益处可能包括改善身体状况,这可以增加情感和社会益处。非治疗性护理研究并不直接使受试者受益,但很重要,因为它为未来的患者、护理专业和社会产生并提炼护理知识。如果风险大于收益,表明该研究可能不符合伦理,应拒绝执行。如果收益大于风险,那么该研究可能合乎伦理,并且有可能增加与个人和群体健康相关的知识。

　　大多数已发表的研究在报告中声明获得了 IRB 批准,但没有说明该研究是否获得了豁免审查,或者是否得到了快速审查或全面审查。研究报告需要明确确定审查和批准研究实施的 IRB。研究经常在一个以上临床机构中进行,或者是大学之间的联合项目。联邦资助的涉及多个机构的研究被认为是合作性研究,所有机构都需要接受资助机构指定的 IRB 的批准(DHHS,2017a)。在涉及多个机构的其他研究中,IRB 可以进行联合审查或接受另一机构的审查。修订后的公共规则建议,在审查研究时应避免重复工作(DHHS,2017a)。

批判性评价指南

研究的整体伦理方面

以下准则可用于批判性评价研究的伦理方面。在进行研究时,研究人员必须符合美国卫生与公众服务部(DHHS,2017a)法规以及适用的州和部族法律,以便开展以人类为受试者的伦理研究。这些批判性评价指南建立在先前指南的基础上,旨在帮助你总结或得出关于研究伦理行为的结论。在批判性评价研究的伦理方面时,请考虑以下问题:

1. 研究是否获得了机构审查委员会批准? 根据你的评价,该研究需要进行哪种级别的审查(豁免、快速或全面审查)?
2. 研究人员采取了哪些措施将风险降至最低并确保收益? 将收益-风险比应用于研究。这些措施是否充分?
3. 使用先前关于同意的指南,从受试者那里获得知情同意的方式是否合乎伦理?
4. 使用先前关于保护受试者权利的指南,在研究期间,受试者的权利是否得到了保护?
5. 总结关于研究伦理方面的结论。

之前描述的研究(Williams et al,2017)得到了 IRB 和学校管理人员的合理审查和批准。为了进行比较,研究范例 4-3 提供了第二个例子,这是一项在新生儿重症监护室进行的关于护士对新生儿喂养观念和新生儿实际喂养方式的民族志研究(Cricco-Lizza,2016)。民族志研究可能会带来一些独特的挑战,因为观察环境中的人可能没有直接参与研究,也没有给予同意。此外,研究人员还经常参加被研究文化的活动。在 14 个月的研究中,克里克-丽萨(2016)通过 128 期观察参与了病房的日常活动,多次非正式访谈了 114 名一般信息提供者,并对 18 名关键信息提供者进行了正式访谈。

研究范例 4-3

确定研究伦理

研究摘录

这种定性设计采用了访谈和观察参与者,并允许在新生儿重症监护室(NICU)的文化中嵌入个人互动……选择一般信息提供者是为了陈述对该病房文化的看法和做法的全面概述。在这个小组中,研究人员全面跟踪关键信息提供者,以获得更深入的看法……对这些信息提供者进行了观察,并进行了正式或非正式访谈,以获得有关 NICU 新生儿喂养的丰富细节。对参与者的观察促进了关于他们实际新生儿喂养方式信息的收集,而非正式和正式访谈则允许探索参与者的具体观念……护理和医疗主管批准在 NICU 中收集资料,并通过内联网、员工会议和 NICU 护士面对面交流,告知护士有关研究的信息。附属于大学和医院的人类受试者委员会通过了对这项研究的伦理审查,规定护士为正式录音访谈提供书面知情同意……长期接触促进了对 NICU 新生儿喂养观念和方式的更深层次探索。访谈均采用化名,并且是逐字记录。这些记录包括护士在访谈期间的语言和行为。逐行检查记录的准确性,并直接与录音进行比较。(Cricco-Lizza,2016,pp. e92-e93)。

批判性评价

从伦理角度来看,这项研究的优势之一是得到了研究人员所在大学和医院的机构审查委员会的批准。由于知情同意和参与者观察方面的挑战,这项研究需要通过会议进行全面审查。研究人员通过获得正式访谈的书面同意,用化名标记研究记录,并通知病房的护士和工作人员,研究人员正在进行一项研究,并收集观察到的相关资料,从而将风险降至最低。克里克-丽萨(2016)通过采用严格的方法来确保研究发现的可信度,并保护参与者(NICU 护士)的权利,从而增强了研究的益处。该研究的益处大于风险,因为研究过程中使用的伦理程序尽可能地保护了护士的隐私。这项研究是以符合伦理的方式进行的。

研究伦理的当前问题

卫生保健和技术的不断变化给研究伦理带来了新的挑战。本节介绍了继续发展的 3 个伦理相关领域是与基因组学研究相关的问题,在研究中使用动物,以及研究不端行为。

基因组学研究

基因组学研究是与人类疾病和治疗相关的一个有前途的科学领域。每个人的遗传密码中的唯一标志符使得保护受试者的自决权和知情同意权具有独特的挑战。由美国国立卫生研究院(NIH)资助的人类基因组项目,从一开始就认识到基因组研究的伦理和法律困境。因此,资金预算包括专门用于这些问题探索的经费(McEwen,Boyer,& Sun,2013)。"没有其他生物医学研究领域在资金支持下对伦理问题的审查保持如此慎重的承诺"(McEwen et al,2013)。尽管进行了这项投资,但与知情同意和未来使用基因资料有关的问题仍然存在。

许多被大肆宣传的案例增加了公众的伦理意识和恐惧。亨丽埃塔·拉克斯(Henrietta Lacks)是一位只有 31 岁的非洲裔美国妇女,她被确诊患有宫颈癌,于 1951 年被收入约翰·霍普金斯大学医院进行常规治疗(Jones,1997)。收集的标本被送到一位名叫盖伊(Gey)博士科学家的实验室。盖伊博士试图针对研究目的鉴别和复制一个细胞系,并慷慨地将该细胞系免费提供给了其他研究人员。这些研究人员在盖伊博士工作的基础上,从那些特别顽固的肿瘤细胞中又发展出了一种细胞系——一种成功用于研究的细胞系(Bledsoe & Grizze,2013;Skloot,2010)。研究人员利用该细胞系研发了高效的治疗方法,如脊髓灰质炎疫苗和体外受精。这些治疗对于研究人员和与其相关的机构来说是极其有利可图的,并且通过将细胞系出售给其他研究人员而获得了数十亿美元的收入(McEwen et al,2013)。拉克斯夫人去世时并不知道她的肿瘤细胞被用于研究,她的家人直到 2010 年才知道她对科学的贡献。她的家人没有寻求法律报复,但选择了专注于教育公众和科学家,以防止类似情况再次发生。

遗憾的是,不道德的研究和不道德的研究实践仍在继续发生。另一个不道德研究的例子发生在 20 世纪 90 年代。当时,研究人员开始收集居住在大峡谷(Caplan & Moreno,2011)的一个与世隔绝的美洲印第安人部落哈瓦斯派成员的血液样本。糖尿病在他们的部落中是一种毁灭性疾病,研究人员建议进行一项研究,以确定疾病易感性的遗传线索。然而,研究人员却使用血液样本来研究其他问题,如精神分裂症和部落起源的关系(McEwen et al,2013)。该部落起诉了最初实施这项研究人员的工作单位亚利桑那州立大学,并于 2010 年获得和解。解决方案的一部分是将剩余的血样送回该部落,方便以符合该部落文化的方式处理。

加拿大原住民也发生了一例相关的案件。研究人员在 2006 年收集了遗传资料来研究关节炎,随后受试者基于文化信仰要求研究人员归还样本(Brief & Illes,2010)。

基因组学研究中尚未解决的问题包括资料的可识别信息的删除,受试者从研究中退出,利用已经收集的标本进行其他研究,向受试者反馈信息(如果对受试者有益),以及标本的所有权。有人担心,就其本身的性质而言,基因组资料不能完全被识别(Terry,2015)。即使遗传资料的可识别信息已按要求被删除(Gray et al,2017),该资料也有可能与遗传系谱数据库中的数据和其他公开可用的人口学统计数据相结合,以此重新识别一名受试者(McEwen et al,2013)。

修订后的公共规则中的广泛同意是为了解决其中一些问题(DHHS,2017a)。当个人允许为未来的研究保留他们的生物样本时,广泛同意文件将包括如果研究发现健康问题,研究人员是否会联系受试者本人。广泛同意的实施可能会提高研究机构和大学进行基因组学研究的能力。基于研究报告对一项基因组学研究进行的批判性评价的内容,包括了解研究人员做出的决定,获得的同意类型,以及围绕保护人类免受伤害问题的讨论。

研究中使用动物

潜在受试者包括人类及其基因,以及植物、实验室培养的有机体和使用现有数据集的计算机建模。如果可能,大多数研究人员更喜欢使用非动物实验对象,因为非动物实验对象通常比较便宜。然而,几十年来,动物一直被用于进行生物医学和生物行为研究,并为人类对疾病过程的理解做出了重大贡献。由于动物被认为是拟研究项目的有价值的对象,因此,必须解决有关它们的人道待遇问题。

一些动物权利组织已被授权,在保护动物受试者方面成为更强有力的倡导者。许多科学家,特别是医生,认为动物权利运动中的极端分子可能会威胁卫生保健研究的未来。这些组织的目标是提高研究人员和社会的意识,以确保动物在研究过程中得到明智的使用和人道的对待。

在进行研究时,每个研究人员必须仔细选择所需的参与者类型;如果在研究中使用动物,则需要人道对待。在对研究进行批判性评价时,你需要确定动物是研究的合适对象,并且在研究进行期间,它们得到了人道对待。

研究不端行为

研究的目标是产生可靠的科学知识,这只有通过诚实的行为、报告和研究的发表才有可能实现。然而,自20世纪80年代以来,一些欺骗性研究已经在有声望的科学期刊上发表。为此,美国联邦政府内部成立了研究诚信办公室(ORI),负责定义用于识别和管理研究不端行为的重要术语。研究不端行为(research misconduct)被定义为"在处理、执行或审查研究或报告研究结果时的捏造、伪造或剽窃,不包括诚实的错误或意见分歧"(ORI,2016b)。研究不端行为是一种故意行为,涉及重大背离科学界维护研究记录完整性的可接受做法。在采取行动之前,指控必须得到多数证据的证实。研究捏造(fabrication in research)即捏造结果,并进行记录或报告。研究造假(falsification of research)是指操纵研究材料、设备或过程,更改或省略数据或结果,从而使研究不能准确地反映在研究记录中。剽窃(plagiarism)是盗用他人的想法、过程、结果或文字,而不给予适当的保密,包括那些通过对他人的研究建议和手稿进行保密审查而获得的内容。有关预防和处理研究不端行为的更多信息,可访问美国研究诚信办公室网站(2017;https∥ori.hhs.gov/)。

研究不端行为的一个例子是梅雷迪思·M·福布斯(Meredyth M.Forbes)的工作,他是一名博士生,曾参与探索细胞繁殖的研究,这些研究由NIH的5项拨款资助。她承认伪造或捏造了至少6篇论文和8篇会议报告中包含的数据(ORI,2016a)。她同意以后再也不参与美国联邦项目。为了挽救这项研究的价值,她的合作研究人员一直在重复实验,以获得准确的数据,产生可靠的结果,并更正已发表的同行评议文章。

　　研究诚信办公室在 2016 年报告的 7 例研究不端案件涉及在实验室进行的细胞研究,这些研究很少包括护理研究人员。然而,护理专业确实发生了研究不端行为(Fierz et al,2014;Ward-Smith,2016)。哈伯曼(Habermann)、布鲁姆(Broome)、普赖尔(Pryor)和齐纳(Ziner)(2010)对研究协调员在科学不端行为和研究诚信方面的经验进行了一项研究,发现研究协调员经常第一时间发现不端行为,并且首席研究员通常被确定为责任方。他们确定了 5 大类不端行为:"违反协议、违反同意、捏造、伪造和经济利益冲突"(Habermann et al,2010)。他们指出,研究不端行为的定义可能需要扩大到捏造、伪造和剽窃范围之外。

　　研究不端行为导致了护理期刊的论文被撤回。刘易斯(Lewis,2013)发表的一篇关于专业内研究的论文就是一个例子,但这篇论文被撤回了。刘易斯前一年报告的数据在没有得到研究团队的批准或承认的情况下被使用。基思(Keith,2015)在"撤稿观察"中报告,已有 3 篇论文被撤回,这些论文均发表在护理期刊上,由一名国外研究人员撰写。在每一个案例中,研究人员都发表了两篇报告同一项研究的论文,而没有承认该研究已经被报道过。研究诚信办公室报道,另一名护士斯科特·韦伯(Scott Weber)被发现存在研究不端行为,他抄袭了大量已发表的文章,包括在他的论文中使用前期研究的图表和数据(DHHS,2011)。他还更改了参考文献列表中一些被引用文章的年份,以避免被发现抄袭。幸运的是,这些护士在护理研究人员和论文作者中所占的比例非常小。大多数护理研究人员都坚定地致力于维护他们所提供证据的完整性。

■ 本章要点

- 有 4 个实验项目因其对人类受试者的不道德治疗而被大肆宣传:纳粹医学实验、塔斯基吉梅毒研究、威洛布鲁克研究和犹太慢性病医院研究。
- 《纽伦堡法典》与《赫尔辛基宣言》这两份历史性文件对研究的开展产生了重大影响。
- 尊重、行善和正义原则是保护人权的标准。
- 在研究中需要保护的人权是:①自决权;②隐私权;③匿名和保密权;④公平选择和待遇权;⑤免受不适和伤害权。
- 美国卫生与公众服务部(DHHS,2017a)法规已修订,目的是继续促进研究中的道德行为,避免跨机构审查委员会的重复性工作,并确保知情同意文件的可理解性。
- 知情同意包括公开有关研究的基本信息,有能力的受试者对信息的理解,以及自愿同意参与。
- 机构审查委员会(IRB)由不同领域的专家组成,他们审查研究的伦理问题,并进行 3 个级别的审查:豁免、快速和全面审查。
- 任何伤害和不适风险的程度,以及拟研究样本的脆弱性将决定所需机构审查委员会审查的水平,无论是豁免审查、快速审查还是全面审查。
- 基因组学研究涉及独特的伦理挑战,因为有可能通过资料识别出受试者,能够为未来的研究存储生物标本,以及在未来的研究中发现与潜伏性疾病相关的遗传变异时告知受试者。
- 动物对于某些研究的开展很重要,在研究过程中必须人道地对待它们。
- 研究不端行为是一个严重的伦理问题,包括剽窃、伪造和捏造数据,以及重复发表。

参考文献

American Association for Accreditation of Laboratory Animal Care International (AAALAC International). (2017). *About AAALAC*. Retrieved March 18, 2017, from https://aaalac.org/about/index.cfm.

American Nurses Association (ANA). (2015). *Code of ethics for nurses with interpretive statements*. Washington, D.C.: Author.

Antal, H., Bunnell, H., McCahan, S., Pennington, C., Wysocki, T., & Blake, K. (2017). A cognitive approach for design of a multimedia informed consent video and website in pediatric research. *Journal of Biomedical Informatics, 66*, 248–258.

Banner, D., & Zimmer, L. (2012). Informed consent in research: An overview for nurses. *Canadian Journal of Cardiovascular Nursing, 22*(1), 26–30.

Beauchamp, T., Ferdowsian, H., & Gluck, J. (2014). Rethinking the ethics of research involving nonhuman animals: An introduction. *Theoretical Medicine and Bioethics, 35*(2), 91–96.

Beecher, H. K. (1966). Ethics and clinical research. *New England Journal of Medicine, 274*(24), 1354–1360.

Berger, R. L. (1990). Nazi science: The Dachau hypothermia experiments. *New England Journal of Medicine, 322*(20), 1435–1440.

Bledsoe, M., & Grizzle, W. (2013). Use of human specimens in research: The evolving United States regulatory, policy, and scientific landscape. *Diagnostic Histopathology, 15*(9), 322–330.

Bourgeosis, F., & Hwang, T. (2017). The Pediatric Research Equity Act moves into adolescence. *Journal of the American Medication Association, 317*(3), 259–260.

Boynton, M., Portnoy, D., & Johnson, B. (2013). Exploring the ethics and psychological impact of deception in psychological research. *IRB: Ethics & Human Research, 35*(2), 7–13.

Brandt, A. M. (1978). Racism and research: The case of the Tuskegee syphilis study. *Hastings Center Report, 8*(6), 21–29.

Brief, E., & Illes, J. (2010). Tangles of neurogenetics, neuroethics, and culture. *Neuron, 68*(2), 174–177.

Caplan, A., & Moreno, J. (2011). The Havasu 'Baaja tribe and informed consent. *The Lancet, 377*(9766), 621–622.

Cricco-Lizza, R. (2016). Infant feeding beliefs and day-to-day feeding practices of NICU nurses. *Journal of Pediatric Nursing, 31*, e91–e98.

Doody, O., & Noonan, M. (2016). Nursing research ethics, guidance and application in practice. *British Journal of Nursing, 28*(25), 803–807.

Eastwood, G. (2015). Ethical issues in gastroenterology research. *Journal of Gasteroenterology and Hepatology, 30*(S1), 8–11.

Farmer, L., & Lundy, A. (2017). Informed consent: Legal and ethical considerations for advanced practice nurses. *Journal of Nurse Practitioners, 13*(2), 124–130.

Ferdowsian, H. (2011). Human and animal research guidelines: Aligning ethical constructs with new scientific developments. *Bioethics, 25*(8), 472–478.

Fierz, K., Gennaro, S., Dierickx, K., Van Achterberg, T., Morin, K., & De Geest, S. (2014). Scientific misconduct: Also an issue for nursing science? *Journal of Nursing Scholarship, 46*(4), 271–280.

Fredstrom, B. K., Adams, R. E., & Gilman, R. (2011). Electronic and school-based victimization: Unique contexts for adjustment difficulties during adolescence. *Journal of Youth and Adolescence, 40*(4), 405–415.

Fry, S. T., Veatch, R. M., & Taylor, C. (2011). *Case studies in nursing ethics* (4th ed.). Sudbury, MA: Jones & Bartlett Learning.

Grady, C. (2015). Institutional review boards: Purposes and challenges. *Chest, 148*(5), 1148–1155.

Gray, J. R., Grove, S. K., & Sutherland, S. (2017). *The practice of nursing research: Appraisal, synthesis, and generation of evidence* (8th ed.). St. Louis, MO: Elsevier Saunders.

Habermann, B., Broome, M., Pryor, E. R., & Ziner, K. W. (2010). Research coordinators' experiences with scientific misconduct and research integrity. *Nursing Research, 59*(1), 51–57.

Halkoaho, A., Pietila, A.-M., Ebbesen, M., Karki, S., & Kangasniemi, M. (2016). Cultural aspects related to informed consent in health research: A systematic review. *Nursing Ethics, 23*(6), 698–712.

Health Insurance Portability and Accountability Act of 1996. Pub. L. No. 104.191, 110 Stat. 1936 (2003). Retrieved April 8, 2017, from https://www.gpo.gov/fdsys/pkg/PLAW-104publ191/content-detail.html.

Hershey, N., & Miller, R. D. (1976). *Human experimentation and the law*. Rockville, MD: Aspen.

Janvier, A., & Farlow, B. (2015). The ethics of neonatal research: An ethicist's and a parent's perspective. *Seminars in Fetal & Neonatal Medicine, 20*(6), 436–441.

Jones, H. W. (1997). Record of the first physician to see Henrietta Lacks at the Johns Hopkins Hospital: History of the HeLa cell line. *American Journal of Obstetrics and Gynecology, 176*(6), s227–s228.

Keith, R. (2015). Investigation ups nursing researcher's retraction count to 3. In *Retraction Watch*. Retrieved March 18, 2017, from http://retractionwatch.com/2015/09/23/3rd-retraction-for-nursing-researcher-after-investigation-finds-overlap.

Kids v Cancer. (2017). *RACE for Children Act*. Retrieved March 16, 2017, from http://www.kidsvcancer.org/race-for-children-act/.

Levine, R. J. (1986). *Ethics and regulation of clinical research* (2nd ed.). Baltimore, MD: Urban &

Schwarzenberg.

Lewis, R. (2013). Retraction notice to interprofessional learning in acute care: Developing a theoretical framework. *Nursing Education Today, 33*(8), 931.

Marshall, C., & Rossman, G. (2016). *Designing qualitative research* (6th ed.). Thousand Oaks, CA: Sage.

McEwen, J., Boyer, J., & Sun, K. (2013). Evolving approaches to the ethical management of genomic data. *Trends in Genetics, 29*(6), 375–382.

Menikoff, J., Kaneshiro, J., & Pritchard, I. (2017). The Common Rule updated. *The New England Journal of Medicine, 376*(7), 613–615.

Milgram, S. (1963). Behavioral study of obedience. *Journal of Abnormal and Social Psychology, 67*(4), 371–378.

Munhall, P. L. (2012). Ethical considerations in qualitative research. In P. L. Munhall (Ed.), *Nursing research: A qualitative perspective.* (5th ed.)(pp. 491–502). Sudbury, MA: Jones & Bartlett Learning.

National Commission for the Protection of Human Subjects of Biomedical and Behavioral Research. (1979). *Belmont Report: Ethical principles and guidelines for research involving human subjects.* Washington, D.C.: U.S. Government Printing Office. DHEW Publication No. (05) 78-0012. Retrieved February 25, 2017, from https://www.hhs.gov/ohrp/regulations-and-policy/belmont-report/.

National Research Council. (2011). *Guide to the care of and use of laboratory animals.* Washington, D.C.: National Academies Press. Retrieved March 18, 2017, from https://grants.nih.gov/grants/olaw/Guide-for-the-Care-and-Use-of-Laboratory-Animals.pdf.

Ness, E., & Royce, C. (2017). Clinical trials and the role of the oncology clinical trials nurse. *Nursing Clinics of North America, 52*(2), 133–148.

Office of NIH History, National Institute of Health. (1949). *Trials of war criminals before the Nuremberg Military Tribunals.* Control Council Law No. 10, Vol. 2, pp. 181–182. Washington, D.C.: U.S. Government Printing Office. Retrieved February 25, 2017, from https://history.nih.gov/research/downloads/nuremberg.pdf.

Office of Research Integrity (ORI). (2016a). *Case summary: Forbes, Meredyth M.* Retrieved March 18, 2017, from https://ori.hhs.gov/content/case-summary-forbes-meredyth-m.

Office of Research Integrity (ORI). (2016b). *Frequently asked questions.* Retrieved March 18, 2017, from https://ori.hhs.gov/content/frequently-asked-questions#5.

Office of Research Integrity (ORI). (2017). *Home page.* Retrieved March 18, 2017, from https://ori.hhs.gov/https://ori.hhs.gov.

Oulton, K., Gibson, F., Sell, D., Williams, A., Pratt, L., & Wray, J. (2016). Assent for children's participation in research: Why it matters and making it meaningful. *Child: Care, Health and Development, 42*(4), 588–592.

Pediatric Research Equity Act (PREA) of 2003. Title 21. U.S.C. §§ 355. Retrieved April 8, 2017, from https://www.fda.gov/downloads/ Drugs/DevelopmentApprovalProcess/DevelopmentResources/UCM077853.pdf.

Resnik, D. (2015). Some reflections on evaluating institutional review board effectiveness. *Contemporary Clinical Trials, 45*(Part B), 261–264.

Reynolds, P. D. (1979). *Ethical dilemmas and social science research.* San Francisco, CA: Jossey-Bass.

Roberts, L., Jadalla, A., Jones-Oyefeso, V., Winslow, B., & Taylor, E. (2017). Researching in collectivist cultures: Reflections and recommendations. *Journal of Transcultural Nursing, 28*(2), 137–143.

Rothman, D. J. (1982). Were Tuskegee and Willowbrook "studies in nature?". *Hastings Center Report, 12*(2), 5–7.

Skloot, R. (2010). *The immortal life of Henrietta Lacks.* New York, NY: Crown Publishers.

Steinfels, P., & Levine, C. (1976). Biomedical ethics and the shadow of Nazism. *Hastings Center Report, 6*(4), 1–20.

Terry, N. (2015). Developments in genetic and epigenetic data protection in behavioral and mental health spaces. *Behavioral Sciences & Law, 33*(5), 653–661.

Trimble, D., Nava, A., & McFarlane, J. (2013). Intimate partner violence and antiretroviral adherence among women receiving care in an urban Southeastern Texas HIV clinic. *Journal of Nurses in AIDS Care, 24*(4), 331–340.

US Department of Health and Human Services (DHHS) (n.d.) *About the Office of Human Research Protection.* Retrieved March 13, 2017, from https://www.hhs.gov/ohrp/regulations-and-policy/index.html.

US Department of Health and Human services (DHHS). (2011). *Findings of research misconduct: Scott Weber.* Retrieved September 2, 2017, from https://grants.nih.gov/grants/guide/notice-files/NOT-OD-12-002.html.

US Department of Health and Human Services (DHHS), National Institutes of Health. (2015). Public Health Service Policy on the Humane Care and Use of Laboratory Animals. Retrieved March 18, 2017, from https://grants.nih.gov/grants/olaw/references/PHSPolicyLabAnimals.pdf.

US Department of Health and Human Services (DHHS). (2017a). Final revisions to the Common Rule: Protection of human subjects. Code of Federal Regulations, Title 45, Part 46. Retrieved March 11, 2017, from https://www.hhs.gov/ohrp/regulations-and-policy/regulations/finalized-revisions-common-rule/index.html.

US Department of Health and Human Services (DHHS). (2017b). *Guidance regarding methods for de-identification of protected health information in accordance with the Health Insurance Portability and Accountability Act (HIPAA) Privacy Rule.* Retrieved March 5, 2017, from https://www.hhs.gov/hipaa/for-professionals/privacy/special-topics/de-identification.

US Department of Health and Human Services (US DHHS). (2017c). Office of Laboratory Animal Welfare (OLAW). Retrieved September 2, 2017, from https://grants.nih.gov/aboutoer/oer_offices/olaw.htm.

US Food and Drug Administration (FDA). (2015). *FDA fundamentals.* Retrieved March 5, 2017, from https://www.fda.gov/AboutFDA/Transparency/Basics/ucm192695.htm.

Ward-Smith, P. (2016). Evidence-based nursing: When the evidence is fraudulent. *Urologic Nursing, 36*(2), 98–99.

Weijer, C. (2000). The ethical analysis of risk. *Journal of Law, Medicine, & Ethics, 28*(4), 344–361.

Williams, S., Turner-Henson, A., Langhinrichsen-Rohling, J., & Azuero, A. (2017). Depressive symptoms in 9th graders: Stress and physiological contributors. *Applied Nursing Research, 34*(4), 24–28.

World Medical Association (WMA). (2013). World Medical Association Declaration of Helsinki: Ethical principles for medical research involving human subjects. *Journal of the American Medical Association, 310*(20), 2191–2194. Retrieved February 5, 2018, from https://www.wma.net/wp-content/uploads/2016/11/DoH-Oct2013-JAMA.pdf.

第五章

研究问题、目的和假设审查

Susan K. Grove

学习目标

完成本章学习后应能够：

1. 在已发表的量性和质性研究中确定研究课题、问题和目的。

2. 批判性评价研究问题和研究目的。

3. 批判性评价研究问题和研究目的的可行性。

4. 区分假设的类型（关联与因果、简单与复杂、非定向与定向、统计与研究）。

5. 批判性评价研究目标、问题和假设的质量。

6. 区分研究报告包含的变量类型。

7. 批判性评价研究变量的概念性和操作性定义。

我们通过不断地提问来更好地了解自己和周围的世界。人类这种好奇和提出创造性问题的能力是研究过程的第一步。通过提出问题，临床护士、研究人员和教育工作者能够确定重要的研究课题和问题，以指导实践研究证据的产生。研究课题（research topic）是一个概念性或广泛的问题，对护理很重要，如急性疼痛、慢性疼痛管理、疾病应对和健康促进。每个课题都包含许多可以通过量性和质性方法来研究的问题。例如，慢性疼痛管理是一个研究课题，其中包括"生活中伴随慢性疼痛是什么感觉？"之类的研究问题，以及"哪些策略在应对慢性疼痛方面有用？"研究人员已经开展了不同类型的质性研究，以探索护理中的这些问题或关注的领域（Creswell & Poth,2018）。量性研究已广泛开展，以此解决"什么是评估慢性疼痛的准确和简明的方法"和"哪些干预措施对控制慢性疼痛有效？"之类的问题。

研究问题为研究目的的展开提供了依据。目的是指研究目标或重点，指导进一步侧重于研究意图的目标、问题或假设的发展（图 5-1）。可以建立目标、问题或假设，以弥合更抽象的问题和目的与实施研究的具体设计之间的差距。然而，许多研究并不包括目标、问题或假设，而是以研究问题和目的为指导。研究目的、目标、问题和假设包括了变量以及变量之间的关系，有时还包括拟研究的总体。在质性研究中，目的和有时宽泛陈述的研究问题或目标指导着所选概念的研究。

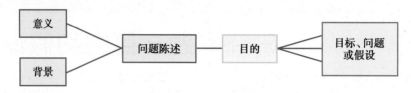

图 5-1　关联研究的问题、目的、目标或假设

本章内容有助于你确定各种量性和质性研究的问题和目的。讨论了目标、问题和假设，并介绍了不同类型的研究变量。同步介绍的指南将有助于你批判性评价已发表量性和质性研究的问题、目的、目标、假设，以及变量或概念。

什么是研究问题和研究目的？

研究问题（research problem）是在护理实践所需知识方面存在空缺的领域。需要进行研究以产生基础知识来解决实践问题，最终目标是提供循证护理（Brown，2018；Melnyk & Fineout-Overholt，2015）。研究问题：①表明问题的重要性；②提供问题的背景；③包括问题陈述（框 5-1）。研究问题的意义（significance of a research problem）表明了该问题对护理和卫生保健，以及个体、家庭和社区健康的重要性。问题的背景（background for a problem）简要说明了研究人员对所关注领域的了解，而问题陈述（problem statement）则表明实践所需知识的具体空缺。并非所有已发表的研究都包含明确表达的问题，但问题通常可以在研究报告的首页找到。

框 5-1　研究问题的要素
• 意义：问题对护理和卫生保健的重要性
• 背景：基于前期研究已知的关键知识
• 问题陈述：明确实践需要的知识空缺

研究目的（research purpose）是对研究的具体目标或重点进行清晰和简明的陈述。在量性研究中，研究目标可能是识别和描述变量，检验特定情境中变量之间的关系，确定干预有效性，或确定卫生保健结局（Shadish，Cook，& Campbell，2002）。在质性研究中，研究目的可能是描述对现象的感知并赋予其意义，开发关于健康状况或问题的理论，探索护理中的相关概念和问题，或描述文化的各个方面（Creswell & Poth，2018）。研究目的包括研究变量、概念和总体，有时还包括研究背景。一个明确陈述的研究目的可以用一句话抓住研究的核心，并且对于指导研究程序的其余步骤必不可少。在研究报告中，研究目的通常是确定的，并且在研究问题之后陈述（图 5-1）。对研究问题和研究目的进行批判性评价的指南如下。

🔍 批判性评价指南

研究问题和研究目的

1. 在研究早期是否清楚简明地阐述了问题？
2. 问题是否包括意义、背景和问题陈述（框 5-1）？
3. 目的是否清楚地表达了研究目标或重点？
4. 目的是否侧重于问题陈述？
5. 目的是否确定了研究变量和总体？

研究范例 5-1 介绍了鲁伊斯-冈萨雷斯（Ruiz-Gonzalez）等人（2016）关于"强化-实用糖尿病教育计划对糖化血红蛋白和自我护理的长期影响"的研究问题和研究目的。采用确定的指南对此范例进行批判性评价。

🔎 研究范例 5-1

量性研究的问题和目的

研究摘录

问题的意义

糖尿病是一种影响全球 2.46 亿人的疾病（Steinsbekk，Rygg，Lisulo，Rise，& Fretheim，2012），并且在西班牙人群中患病率很高……根据世界卫生组织报道，对这种疾病的合理控制需要对患者进行教育，并发展他们管理治疗和预防并发症的技能。（Ruiz-Gonzalez et al，2016，p. 13）

问题背景

教育是通过糖尿病教育计划（DEPs）实现的……糖尿病教育计划有多种形式和类型……并且已经被广泛证明在改善生物学、心理社会和行为参数方面有用（Steinsbekk et al，2012）。最近一项对照研究的荟萃分析（Hopkins et al，2012）……已经显示糖化血红蛋白水平的改善范围在 0.52%～0.81% 之间……自我效能和知识等其他方面也有相当大的提高。（Ruiz-Gonzalez et al，2016，p. 13）

问题陈述

尽管在教育中有许多重要的变量，并且考虑患者的风险最重要……，但很少有研究将它们纳入同一项糖尿病教育计划或评估其长期效果。此外，糖尿病教育计划的有效性应由其对生物医学和心理社会变量的影响来确定。（Ruiz-Gonzalez et al，2016，p. 14）

研究目的

本研究目的是实施强化和实用的糖尿病教育计划，并评估其长期效果及其对心理社会变量的影响。（Ruiz-Gonzalez et al，2016，p. 13）

批判性评价

研究问题

鲁伊斯-冈萨雷斯等人（2016）提出了一个清晰简明的研究问题，相关内容包括：①意义；②背景；③问题陈述。糖尿病是一种重要且复杂的慢性疾病，需要丰富的知识来有效管理。通过引用两项荟萃分析的结果（Hopkins et al，2012；Steinsbekk et al，2012）提供了一个清晰的问题背景，这些荟萃分析总结了侧重于糖尿病教育计划在 1 型和 2 型糖尿病管理方面的有效性研究。对问题的讨论以简明的问题陈述作为结束，指出了糖尿病管理实践所需知识的差距，并为研究目的奠定了基础。

研究目的

研究目的经常反映在研究标题中，在摘要中陈述，并在文献综述后重述。鲁伊斯-冈萨雷斯等人（2016）在这 3 个方面包括了研究目的。然而，文章对目的的陈述多种多样，这可能会使读者感到困惑。研究人员明确确定了糖尿病教育计划干预（自变量），以确定其对心理社会变量（因变量）的长期影响。如果研究目的包括生物医学因变量和研究总体，即患有 1 型糖尿病的成年人，那么这个目的就会更完整。

⑤ 研究范例 5-1（续）

鲁伊斯-冈萨雷斯等人（2016）发现，糖尿病教育计划干预在改善生物医学和心理变量方面有效，但在这种干预中需要更多心理策略来激励成年人做出真正的生活方式改变。这种类型的研究支持在护理质量和安全教育（QSEN，2017；Sherwood & BaRNteiner，2017）之前所获得的能力，以确保在基于安全、质量和效益研究的卫生保健中，让患者和家属积极参与他们的护理过程。

明确量性和质性研究中的问题和目的

量性和质性研究方法使护士能够探索各种研究问题和研究目的。本节介绍了不同类型量性和质性研究的问题和目的的范例。

量性研究类型中的问题和目的

表 5-1 列出了不同类型量性研究的研究问题和研究目的的范例，即描述性研究、相关性研究、类实验性研究和实验性研究。如果对某个主题知之甚少，研究人员则通常从描述性和相关性研究开始，并随着知识在某个领域的扩展而发展到类实验性和实验性研究。比较表5-1 中的研究问题和研究目的，并揭示不同量性研究类型之间的差异和相似之处。研究目的通常反映所采用的研究类型（Gray，Grove，& Sutherland，2017）。描述性研究的目的是识别和描述概念或变量，确定变量之间的潜在关系，并描述现存组间的差异，如男性和女性，或不同的种族群体。

表 5-1　量性研究的标题、问题和目的	
研究类型	研究问题和研究目的
描述性研究	研究标题："儿科延续护理机构（ECF）中的手卫生机会"（Buet et al，2013，p. 72）
	研究问题："儿科延续护理机构中的人群日益复杂，这些儿童面临高风险医疗相关感染（HAIs），这与发病率、死亡率、资源使用和成本增加相关（BuRN et al，2010）（问题意义）……疾病预防和控制中心［Centers for Disease Control and Prevention，CDC］（CDC）……与世界卫生组织（WHO，2009）发布了循证指南，证实了糟糕的感染控制方式，特别是手卫生（HH）与医疗相关感染风险增加之间的因果关系（问题背景）。然而，大多数手卫生研究集中在成人长期护理机构和急诊护理环境中，由于不同的护理模式，包括不同设备的分布，这些研究的发现不太可能适用于儿科延续护理机构中的手卫生"（问题陈述）（Buet et al，2013，pp. 72-73）
	研究目的："这项观察性研究的目的是评估临床（如医生和护士）和非临床（如家长和教师）护理人员开展手卫生的频率和类型，以及采用 WHO'手卫生的 5 个时刻'观察工具评估手卫生的执行情况"（Buet et al，2013，p. 73）

表 5-1 量性研究的标题、问题和目的(续)	
研究类型	研究问题和研究目的
相关性研究	研究标题:"急诊科(ED)的周末现状及急性心肌梗死(AMI)患者的死亡状况"(de Cordova et al,2017,p. 20)
	研究问题:"在美国各地急诊科中,每年有 800 万人接受与 AMI 一致的症状评估,大约 40 万人死亡(问题意义)……到急诊科就诊的 AMI 患者需要立即进行干预和治疗,以增加他们的生存机会……根据美国心脏学会和美国心脏病学院推荐的 AMI 患者管理指南,包括 12 导联心电图和生化标志物诊断,在到达急诊科后 30 分钟内给予阿司匹林,和/或在到达急诊科后 90 分钟内进行经皮冠状动脉介入治疗(PCI)(问题背景)……鲜有研究专门调查急诊科 AMI 患者的死亡率",以及周末和假期的患者死亡率(问题陈述)(de Cordova et al,2017,pp. 20-21)
	研究目的:"……本研究目的是明确周末和假期 AMI 发作是否与新泽西州急诊科收治的 AMI 发作患者死亡率上升相关"(de Cordova et al,2017,p. 21)
类实验性研究	研究标题:"10 周多成分家庭膳食干预的方法和设计:双组类实验性效果试验研究"(Rogers et al,2017,p. 1)
	研究问题:"持续性儿童肥胖的公共健康危机仍然存在(问题意义)……美国儿科学会建议将家庭膳食作为儿童肥胖的预防策略,因为有文献表明参加健康的膳食计划对儿童和体重有保护作用(问题背景)……此外,目前大多数研究没有明确体重指数(BMI)以外的家庭膳食对儿童健康的影响……未来研究,特别是干预工作,也将受益于扩大目标人群的年龄范围,以包括年龄较小的儿童(4~7 岁),他们正在为自己的膳食模式奠定基础,并且能够参与家庭膳食准备"(问题陈述)(Rogers et al,2017,pp. 1-2)
	研究目的:本研究目的是确定"10 周多成分家庭膳食干预的有效性,旨在促进儿童膳食和体重状况的积极变化"(Rogers et al,2017,p. 1)
实验性研究	研究标题:"谷氨酰胺口腔护理在神经外科重症监护室患者预防呼吸机相关肺炎中的作用"(Kaya et al,2017,p. 10)
	研究问题:"呼吸机相关肺炎(VAP)是重症监护室的患者最常见的医院感染之一(问题意义)……预防 VAP 发展的措施之一是实施优质的口腔护理……据最近的研究报道,谷氨酰胺是一种对蛋白质合成、呼吸燃料和氮穿梭调节至关重要的必需氨基酸(问题背景)……口腔护理的不同产品和方案一直是研究的主题。然而,鲜有关于谷氨酰胺的研究报道"(问题陈述)(Kaya et al,2017,pp. 10-11)
	研究目的:本研究目的是"明确谷氨酰胺口腔护理在神经外科重症监护室患者中预防呼吸机相关肺炎的效果"(Kaya et al,2017,p. 10)

布鲁特(Buet)等人(2013)开展了一项描述性研究,以确定延续性儿科护理机构中,临床和非临床护理人员的手卫生实施和依从性。这些研究人员遵循世界卫生组织(WHO)"手卫生的 5 个时刻"(WHO,2009):在接触患者之前、清洁或无菌操作之前、暴露于体液或风险后、接触患者后,以及接触患者周围环境后。研究人员发现,临床和非临床护理人员有很多实施手卫生的机会,但对手卫生操作的依从性很低,特别是对于非临床个体。必须遵循手卫生循证指南来预防医疗相关感染。

相关性研究的目的是检验变量之间的关系或关联的类型(正或负)和强度。正相关[用加号(+)表示]表示变量变化的方向相同;它们要么一起增加,要么一起减少。例如,一个成年人每天吸烟越多,患肺癌的风险越大。负相关[用减号(-)表示]表示变量的变化方向相反;当一个变量增加时,另一个变量减少。例如,中年人每周锻炼的时间越多,体重指数越低。相关性强度从-1~0,再到+1不等,其中-1表示完全负相关,0表示无相关,+1表示变量之间完全正相关(Grove & Cipher,2017)。在假设一节中将更详细地讨论相关的类型。

德科多瓦(de Cordova)、约翰森(Johansen)、马丁内斯(Martinez)和切米奥蒂(Cimiotti)(2017)开展了一项相关性研究,以确定"周末和假期急性心肌梗死(AMI)发作是否与急诊科AMI患者死亡率增加有关"。研究人员清楚地确定了这项研究的问题和目的(表5-1)。德科多瓦等人发现,周末和假期AMI发病与急诊科AMI患者的死亡率增加有关,需要进一步研究周内、周末和假期的急诊科资源,以促进优质护理。

类实验性研究用以确定治疗或自变量对指定因变量或结局变量的影响(Shadish et al,2002)。罗杰斯(Rogers)等人(2017)开展了一项类实验性研究,以验证一种名为"简易晚餐"的多成分家庭膳食干预对小学生(年龄4~10岁)膳食和体重状况的影响。该研究的问题和目的如表5-1所示。研究人员可能在文章中阐述了关于问题意义和背景的更多细节。然而,他们给出了"简易晚餐"干预和结局的详细测量。罗杰斯等人(2017)建议开展进一步研究,以确定这种"简易晚餐"干预措施的有效性,这是为小学学龄儿童服务不足的家庭而开发的。

实验性研究是在高度受控的环境中采用结构化设计开展的,以确定一个或多个自变量对一个或多个因变量的影响(Gray et al,2017)。卡亚(Kaya)等人(2017)开展了一项"随机对照试验研究,以确定在新泽西州神经外科重症监护室(ICU)的患者中,谷氨酰胺口腔护理对预防呼吸机相关肺炎的效果"。他们发现,在神经外科ICU患者中,提供谷氨酰胺口腔护理对呼吸机相关肺炎的发生率无显著影响。卡亚等人(2017)建议在较长时间内进行更大样本的进一步研究。

质性研究类型中的问题和目的

为质性研究制订的问题确定了需要探索的问题领域,以获得新的见解,加深理解,并提高对整体的认识。质性研究目的表明了研究的重点,可能是一个概念如疼痛,一个事件如丧子,或一个文化的某一方面,如一个特定的美洲原住民部落的治疗方式。此外,目的通常表明用于进行研究的质性方法(Creswell,2014;Creswell & Poth,2018;MunHall,2012)。表5-2包括了护理文献常见的研究问题的例子和质性研究类型的目的。

进行现象学研究是为了促进对复杂的人类体验更深层次的理解,因为它们已成为研究参与者经历的一部分(Creswell & Poth,2018)。戈林(Gorlin)、麦卡尔平(McAlpine)、嘉威克(Garwick)和威灵(Wieling)(2016)进行了一项现象学研究,探讨患有重度自闭症儿童的家庭经历。本节明确阐述了该研究的问题和目的,如表5-2所示。戈林等人(2016)的研究发现"阐明了有重度自闭症儿童的家庭所面临的广泛困难和挑战;确定了所需的资源;并阐明了不同家庭成员如何组成混合家庭以获得额外的支持。"

表 5-2　质性研究的标题、问题和目的

研究类型	研究问题和研究目的
现象学研究	研究标题:"重度儿童自闭症:家庭生活经历"(Gorlin et al,2016,p.580)
	研究问题:"自闭症是美国最普遍的发育性残疾,大约每 68 名儿童中就有 1 名受到影响(CDC,2014)。大约 1/3 的自闭症儿童被认为患有"重度自闭症",存在严重的功能问题(问题意义)……人们一直基于更加全面的方法,努力澄清自闭症的严重程度,侧重于家庭背景下儿童的日常需求,而不是仅仅根据症状(问题背景)……然而,在许多这样的研究中,自闭症儿童的病情严重程度并未得到明确……此外,许多现象学研究仅依赖于一名家属的应答,通常是母亲陈述家庭经历……扩展家庭成员或其他被视为家庭成员的人未被纳入研究访谈"(问题陈述)(Gorlin et al,2016,pp.580-582)
	研究目的:"本研究目的是解释与患有重度自闭症儿童同住家属的生活经历的意义"(Gorlin et al,2016,p.582)
扎根理论研究	研究标题:"关于护士如何将怀孕和全职工作结合起来的扎根理论研究:成为不同的人"(Quinn,2016,p.170)
	研究问题:"据美国劳工部(2010)报道,美国约有 170 万名护士,其中 40% 是 20～45 岁的育龄妇女,65% 以上是全职(问题意义)……1990—2000 年的研究报告了大多数负面发现,这些发现与工作场所围绕怀孕员工的态度有关……相反,一些雇主会接纳怀孕的员工,并将这些员工视为工作团队中有价值的成员(问题背景)……护理作为一个国际化行业,鲜有研究探索该行业的女性劳动力(即护士)如何将怀孕和就业结合起来"(问题陈述)(Quinn,2016,pp.170-171)
	研究目的:"本研究目的是探索美国初孕护士如何将怀孕和全职工作结合起来"(Quinn,2016,p.170)
探索描述性质性研究	研究标题:"妇女对心肌梗死分诊经历中的偏见和障碍的看法"(Arslania-Engoren & Scott,2016,p.166)
	研究问题:"每 10 分钟就有一名妇女死于心肌梗死(MI)。然而,女性即将发生的心肌梗死症状比男性更不易被识别(问题意义)……研究人员检查了急诊科护士的心脏病分诊决策,她们通常是第一个评估和分诊女性心肌梗死的环节,并启动指南建议的卫生保健提供者。结果表明,护士并非总能发现妇女的心脏病症状,她们的做法也没有始终如一地遵守心肌梗死循证指南(问题背景)……很少有人知道急诊科医疗系统中,妇女的个人经历可能会影响护士心脏病分诊决策的准确性或及时性"(问题陈述)(Arslania-Engoren & Scott,2016,pp.166-167)
	研究目的:"因此,本研究目的是检验因急性心肌梗死而到急诊科就诊妇女的心脏病分诊经历"(Arslania-Engoren & Scott,2016,p.167)
民族志研究	研究标题:"父母和工作人员使用乳头罩的感受和体验:新生儿病房的民族志研究"(Flacking & Dykes,2017,p.1)
	研究问题:"母乳对早产儿(<37 孕周)的营养、免疫和认知结局具有不可替代的有益影响,因此,国际建议规定新生儿在出生后前 6 个月应纯母乳喂养(问题意义)……虽然研究表明,早产儿表现出觅食、有效乳晕抓握,29 周开始反复出现短吸吮,以及偶尔出现长吸吮和 31 周后重复吞咽,但从试管喂养到纯母乳喂养的转变需要时间(问题背景)……然而,乳头罩的使用非常有争议,研究结果相互矛盾。此外,以前没有任何研究探讨父母和工作人员在新生儿病房使用乳头罩的观点和经验"(问题陈述)(Flacking & Dykes,2017,pp.1-2)
	研究目的:这项民族志研究的目的是"探索新生儿病房中父母和工作人员使用乳头罩的观点和经验"(Flacking & Dykes,2017,p.2)

在扎根理论研究中,问题确定了所关注的领域,目的表明了要发展的理论重点,以解释研究参与者的行为模式(Charmaz,2014)。例如,奎恩(Quinn,2016)开展了"一项关于护士如何将怀孕和全职工作结合起来的扎根理论研究"。该问题和目的已在研究中明确陈述,并在表5-2列出。奎恩(2016)发现"成为不同的人是注册护士如何将全职就业和怀孕结合起来的基本社会过程。数据分析确定了4种类别——看起来不同,感觉不同;期望的同时又期待;联系方式不同;以及劳动力转型"。

许多研究人员正在进行探索描述性质性研究,以描述独特的概念和问题、健康问题或缺乏明确描述或定义的情况。吉姆(Kim)、赛孚克(Sefcik)和布拉德伟(Bradway)(2017)进行了一项系统回顾,以说明探索描述性质性研究的特征,这为未来的质性和量性研究提供了基础。阿拉斯拉尼亚-恩戈伦(Arslanian-Engoren)和斯科特(Scott)(2016)开展了一项关于"妇女对心肌梗死(MI)分诊经历的偏见和障碍感知"的探索描述性质性研究。研究报告清楚地介绍了研究问题和目的(表5-2)。研究人员发现,患有心肌梗死的妇女在急诊科中感受到了及时诊断和治疗的多重障碍。因此,阿拉斯拉尼亚-恩戈伦和斯科特(2016)建议进行研究,以"评估改善实施护理过程的干预措施,减少障碍,并促进对急性心肌梗死的妇女进行及时和准确的治疗"。

在民族志研究中,问题和目的确定了文化和文化特定属性,这些文化和属性将被检验、描述、分析和解释,以揭示文化的社会行为、信仰、价值观和规范(Creswell & Poth,2018)。弗莱克(Flacking)和迪克斯(Dykes)(2017)开展了一项民族志研究,探讨"新生儿病房中……父母和工作人员使用乳头罩的感知和经验"。表5-2列出了这项民族志研究的问题和目的。研究人员得出结论,使用乳头罩既有积极的一面,也有消极的一面。乳头罩促进了早产儿对乳房的依恋,提高了早产儿营养摄入的质量,但在母乳喂养过程中却是母婴关系的障碍。乳头罩通常被视为一种短期解决方案,护士必须考虑到母婴的特殊需要。

明确研究问题和研究目的的意义

当研究问题和研究目的有可能产生或提炼出直接或间接影响护理实践的相关知识时,研究问题和研究目的就是非常重要的(Gray et al,2017)。在对已发表研究的问题和目的的意义进行批判性评价时,你需要确定研究人员是否明确了研究发现:①可能在护理实践中的应用;②扩展了前期研究;③通过发展理论来加强对问题的理解,和/或④将知识添加到当前的护理研究重点中。

护理实践应用

以实践为中心的研究很重要,因为它们解决了临床关注的问题,并产生了应用于护理实践的研究发现。此外,具有重大研究问题的课题改善了患者和家庭的健康结局,减少了发病率和死亡率,并降低了护理成本。最终目标是提供循证实践,卫生保健是以最新研究为基础(Melnyk,Gallagher-Ford,Fineout-Overholt,2017)。

一些研究侧重于护理干预的效果或改善这些干预的方法。例如,在前文介绍的鲁伊斯-冈萨雷斯等人(2016)的研究中,实施了糖尿病教育计划以改善成人1型糖尿病患者的生物医学(如糖化血红蛋白)和心理社会(如自我护理)变量。罗杰斯等人(2017)制订了多成分家庭膳食干预措施,以改善儿童的膳食和体重状况,目标是减少儿童肥胖症。以干预为重点的研究有可能产生重要、实用和可信的知识,这些知识可应用于患者护理,从而提高以患者和家庭为中心的护理质量和安全性(Brown,2018;Sherwood & BaRNteiner,2017)。

扩展前期研究

为了促进知识的发展,研究人员基于前期研究发现设计拟开展的研究。在一篇研究型文献中,引言和文献综述部分包括了该研究依据的相关前期研究的内容。通常,当前文献的摘要指出了所研究问题的领域中已知和未知的内容(参见第六章)。当前知识库(问题陈述)中的空缺为研究目的提供了支持(图5-1)。鲁伊斯-冈萨雷斯(2016)的研究发现表明,糖尿病教育计划在帮助患者自我管理1型糖尿病方面有效。然后,他们将研究重点放在了糖尿病教育计划对成人1型糖尿病患者的生物医学和心理社会结局的长期影响中尚不清楚的方面。

大多数研究问题和研究目的都是基于前期研究,如参考文献清单中的研究资源所示。前期研究和临床实践期刊报道的研究被引用,表明了当前研究所依据的基础。你可以查看鲁伊斯-冈萨雷斯等人(2016)提供的参考文献清单,从而确定本教材引用的研究和期刊类型。

促进理论检验或发展

知识增长的另一种方式是研究人员设计研究,以完善或扩展对临床问题理论方面的理解。量性研究的重大问题和目的都有理论支持,这些研究的重点往往是理论检验(Chinn & Kramer,2015)。质性研究的重点可能是发展一种理论(Creswell & Poth,2018)。例如,奎恩(2016)进行了一项扎根理论研究,以开发一种理论,描述美国护士如何将怀孕和全职工作结合起来。第七章详细讨论了通过研究检验和/或开发不同类型的理论。

强调护理研究重点

从字面上看,护理研究人员可以研究的课题有上千种。为了获得最大益处,研究人员需要研究对护理最重要的问题。在过去50年里,专业研究人员、专业组织和资助机构已经确定了研究的优先事项,以鼓励在对护理重要的领域开展研究。许多专业护理组织使用他们的网站来交流最新的研究重点。例如,美国重症监护护士协会(AACN,2017)目前的研究重点(https://www.aacn.org/nursing-excellence/grants/research-priority-areas)是:"①有效及合理地使用技术,以实现对患者的最佳评估、管理和/或结局;②创造治疗性和人性化的环境;③促进重症监护护士做出最佳贡献的程序和体系;④症状管理的有效方法;⑤并发症的预防和管理"(AACN,2017)。

你可以在不作为组织成员的情况下访问AACN(2017)研究的优先事项,但有些组织,如肿瘤护理学会和儿科护士学会要求访问者登录他们的网站才能访问研究的优先事项和活动。

美国国家护理研究院(NINR)是推动美国护理研究的主要机构,资助临床和基础研究,并支持研究培训,以促进临床实践科学基础的发展。NINR的一项主要举措是制订美国护理研究议程,其中包括确定护理研究的优先事项,概述实施优先研究的计划,并提供资金以支持这些优先项目。

NINR(2016)战略计划的重点是"推进科学发展和改善生活"。研究议程"侧重于健康需求最大的科学领域,以及 NINR 支持的研究能够产生最大影响的领域"。NINR 的研究包括 4 个重点科学领域:

- 症状科学:促进个性化健康策略
- 健康:促进健康和预防疾病
- 自我管理:提高慢性病患者的生活质量
- 临终关怀与姑息关怀:慈悲的科学

"另外两个领域是促进创新和培养 21 世纪的护理科学家,在 NINR 研究计划的所有领域都得到了强调。该计划旨在成为一份具有生命力的文件,可以随着新机遇和挑战的出现而不断进行调整"(NINR,2016;https://www.ninr.nih.gov/sites/www.ninr.nih.gov/files/NINR_StratPlan2016_reduced.pdf)。

另一个强调促进卫生保健研究的联邦机构是卫生保健研究和质量机构(AHRQ)。"该机构的任务是提供证据,使卫生保健更安全、质量更高、更容易获得、更公平和可负担。AHRQ 和美国卫生与公众服务部内部,以及与其他伙伴合作,以确保这些证据被理解和应用"(AHRQ,2016;https://www.ahrq.gov/cpi/about/mission/index.html)。研究重点和资助项目在 AHRQ(2017)网站(http://www.ahrq.gov/Legacy/fund/ragendix.htm)公布。

AHRQ 确定的一些研究优先事项包括:

- 优化对多种慢性病患者的护理
- 为低收入、少数民族和族裔的患者提供优质护理
- 侧重于将研究转化、实施和传播到实践和政策中
- 研究促进职业发展

"2020 人人健康"网站确定了未来十年所有年龄组人群的健康主题、目标及其优先顺序[US Department of Health and Human Services(DHHS),2017]。这些健康主题和目标指导着健康促进、疾病预防、疾病管理和康复领域的未来研究,并可在线访问 https://www.healthypeople.gov/2020/topics-objectives。目前正在制订"2030 人人健康"工作的主题和目标。

世界卫生组织(2017)强调了研究对于为全世界人民建设一个更健康未来的重要性。世界卫生组织(2017)在 190 多个国家设有办事处,并鼓励在这些国家之间确定共同护理研究议程的优先事项。优质卫生保健服务系统和改善患者及家庭健康已成为全球目标。截至 2020 年,预计世界人口将增加 94%,其中老年人口增加近 240%。预计每 10 人死亡中,就有 7 人由非传染性疾病引起,如慢性病(心脏病、癌症、抑郁症)和伤害(无意和故意)。世界卫生组织确定的优先研究领域是:

①改善世界最边缘化人群的健康;②研究威胁世界各地公共卫生的新疾病;③对不同美国卫生人力资源的供求进行对比分析;④分析护士教育和实践的可行性、有效性和质量;⑤研究卫生保健提供的模式;以及⑥审查世界各地的卫生保健机构、提供者和患者结局。

WHO,2017;http://www.who.int/entity/en

总之,专业护理研究人员、专业护理组织、国内国际机构和组织已经确定了研究优先事

项,以指导未来进行的卫生保健研究,从而改善患者和家属、护士和卫生保健系统的结局。在对一项研究进行批判性评价时,你需要检查该研究对护理实践的贡献,并确定研究问题和研究目的是否基于前期研究、理论和当前研究的重点。

研究问题和研究目的可行性审查

对研究的批判性评价首先要确定研究问题和研究目的的可行性。研究可行性(feasibility of a study)通过审查研究人员的专业知识,经费支持,受试者、设施和工具的可用性,以及研究伦理思考来确定(Gray et al,2017;Rogers,1987)。鲁伊斯-冈萨雷斯等人(2016)对糖尿病教育计划在成人 1 型糖尿病患者生物学和心理社会变量长期影响研究中的可行性进行了批判性评价,并作为范例进行了介绍。你可以在本章开头查阅此研究的问题和目的,并可通过图书馆检索此研究的文献报告。批判性评价涉及解决以下关于研究可行性的问题。

❓ 批判性评价指南

研究问题和研究目的可行性审查

1. 研究人员是否具有开展研究的科研、临床和教育专业知识?
2. 研究是否由当地或美国组织或机构资助? 临床机构是否为研究提供了支持?
3. 研究人员是否有充足的受试者、环境和设备?
4. 研究目的是否合乎伦理?

研究人员的专业知识

研究问题和研究目的需要在研究人员的专业知识范围内。研究报告通常表明研究人员的学历和他们目前的职位,这表明他们具有进行研究的专业知识。哲学博士(PhD)学位和博士后表明研究人员具有非常强大的研究教育背景。此外,检查参考文献清单可以确定研究人员是否在该领域开展了其他研究。如果你需要更多信息,可以在互联网检索研究人员的成果和参与的研究。

鲁伊斯-冈萨雷斯(第一作者)、瓜迪亚-阿奇拉(Guardia-Archilla)、罗德里格斯-莫拉莱斯(Rodriguez-Morales)、莫丽娜(Molina)和卡萨雷斯(Casares)都是硕士,并在两所不同大学医院的内分泌学和营养学领域工作。大学的附属医院往往非常注重研究,并积极开展各项研究。费尔南德斯-阿尔坎塔拉(Fernandez-Alcantara)也是硕士,并在大学的附属心理、脑和行为研究中心工作。桑托斯-罗格(Santos-Roig)是博士,在一所大学心理学院工作。参考文献清单不包括这些作者以前发表的成果。鲁伊斯-冈萨雷斯等人(2016)在糖尿病、内分泌学、营养学和心理学领域展示了极其扎实的临床专业知识。两位作者均来自大学,并附属于研究中心。这些作者的研究和教育专业知识在一定程度上有限,大多数是硕士,并且没有这方面的前期成果发表。

经费支持

研究的问题和目的受研究人员可获得资金数量的影响。一个研究项目的成本可以从学生小规模研究的几美元，到复杂项目的数十万甚至数百万美元不等。批判性评价一项研究的可行性涉及审查研究人员在进行研究时可用的财政资源。研究的资金来源通常在文章中有明确说明。

研究可能由美国机构（如 NINR，2017；AHRQ，2017）、专业组织或私人基金会的赠款资助。研究人员可能从提供必要设备的公司那里获得经费支持，或者从他们进行研究的机构那里获得支持。接受研究资助表明，选择在财务上支持该研究的同行对研究项目进行了审查。鲁伊斯-冈萨雷斯等人（2016）的研究"由西班牙安达卢西亚地区的卫生部资助"。这些研究人员还支持实施糖尿病教育计划干预，并在进行研究的日间诊所收集必要的研究资料。鲁伊斯-冈萨雷斯等人（2016）明确确定了用于其研究和临床机构支持的资金。

受试者、设施和工具的可用性

研究人员需要有足够的样本量、设施和工具来实施他们的研究。大多数已发表的研究在报告的方法部分说明了样本量和研究实施的环境。通常，护理研究在自然或部分受控的环境中进行，如家庭、学校、医院病房或诊所。这些机构中的许多部门都相当容易进入，医院和诊所常常能够提供足够数量的患者。鲁伊斯-冈萨雷斯等人（2016）的研究包括 115 名 1 型糖尿病患者的初始样本，这些患者在糖尿病门诊接受护理。然而，经过长达一年的研究，最终样本只有 40 名参与者。糖尿病门诊有足够的患者作为受试者，但 34.7% 的维持率（$[40÷115]×100\% = 0.347×100\% = 34.7\%$）可能已经影响了研究结果。

对研究报告方法部分的审查，将确定是否有足够和备用的设备可用。护理研究经常需要一定数量的设备，如用于访谈的磁带或录像机；生理测量，如实验室检测值、生命体征或体重指数；以及基于互联网或硬拷贝（即纸质版）的量表。鲁伊斯-冈萨雷斯等人（2016）评估了所有参与者在临床实施糖尿病教育计划前后的生物医学变量（糖化血红蛋白、血脂水平、体重指数）和心理社会变量（糖尿病知识、自我报告的自我护理行为、感知障碍和自我效能）。因此，受试者、设备和设施足以进行这项研究。

伦理思考

选择研究的目的必须符合伦理，这意味着研究环境中受试者的权利和其他人的权利均受到保护（Gray et al，2017）。伦理研究中的行为带来的益处多于风险，并为实践产生有用的知识。第四章对量性研究和质性研究中的伦理问题进行了详细的讨论。鲁伊斯-冈萨雷斯等人（2016）在以下内容中对他们研究的伦理方面进行了讨论："研究人员告知患者研究的目标，并在问卷调查之前获得了参与研究患者的书面知情同意。这项研究得到了圣塞西里奥大学医院伦理委员会的批准"。

研究报告中的研究目标、问题和假设审查

研究目标、问题和假设是从问题、目的、文献回顾，有时是研究框架发展而来的，以指导研究过程的其余步骤（图 5-1）。许多研究人员只确定一个问题和目的，以指导他们的量性或质性研究。然而，一些研究包括特定的目标、问题或假设，以此对方法和结果部分的组织进行指导，并进一步澄清研究的发现。在已发表的研究中，目标、问题或假设通常出现在文献综述部分之

后,以及方法部分之前。本节内容将帮助你识别并批判性评价研究目标、问题和假设。

研究目标

研究目标(research objective)是采用现在时态表达的明确、简明、陈述性表述,以确定研究的目的地。研究目标可用 objectives 或 aims 表示,通常在描述性和相关性量性研究中提出。为了清楚起见,目标通常集中在一个或两个变量上,并指出是否要识别或描述它们。有时,目标的重点是确定变量之间的关系,或对于选定的变量,确定两个或以上现存组间(如男性和女性)的差异。

当研究重点是获得对情况、经验或事件的个人观点时,质性研究最适合(Creswell & Poth,2018;Henson & Jeffrey,2016)。为量性和质性研究制订的研究目标或目的有一些相似之处,因为它们侧重于探索、描述和明确关系。然而,指导质性研究的目标通常关注的范围更广,并且包括比量性研究更复杂和抽象的概念。质性研究目标集中在参与者对某些事件和健康状况的体验、理论发展、对群体和机构文化的理解,以及对护理实践中特定护理或干预的挑战、行为原因和认知的描述(Creswell & Poth,2018;Kim et al,2017)。

纪尧姆(Guillaume)、克劳福德(Crawford)和奎格利(Quigley)(2016)的研究目标是指导他们对中年住院患者跌倒特点的研究。这些研究人员在报告他们的量性描述性研究时,展示了从研究问题和目的到研究目标(图 5-1)的逻辑流程,如研究范例 5-2 所示。以下框中的问题用于对该研究进行批判性评价。

❓ 批判性评价指南

研究目标和问题

1. 研究目标或问题表述是否简明扼要?
2. 研究目标或问题是否以研究目的为基础?
3. 研究目标或问题是否指导了研究方法、组织研究结果,并促进对研究发现的解释?

📋 研究范例 5-2

研究问题、目的和目标

研究摘录
研究问题

受伤跌倒仍然是发生在美国(U.S.)医院最常见的报告,是最严重、成本最高的不良事件类型之一,导致有害的发病率和死亡率结局……在医院急救中,估计每所医院(无论大小)每年发生 1 000 次住院患者跌倒,每年全国范围内有超过 100 万例住院患者跌倒(问题意义)……威廉姆斯(Williams)等人(2014)最近关于跌倒的研究发现,51~60 岁中年住院患者($n=5\,561$)报告的跌倒率最高,其次是 61~70 岁患者($n=4\,699$)(问题背景)……虽然已经对所有成人住院患者的跌倒和伤害预测因素进行了研究,但鲜有研究详细报道中年患者跌倒风险的特点(问题陈述)。(Guillaume et al,2016,pp. 65-66)

研究目的

本研究目的是描述中年住院患者(45~64 岁)的跌倒特点,以及跌倒和跌倒伤害的危险因素。(Guillaume et al,2016,p. 66)

研究范例 5-2（续）

研究目标

　　本研究目标是：①描述跌倒和跌倒伤害的危险因素；②描述病房的具体情况、不同跌倒类型的跌倒数量、跌倒造成的伤害和预防策略；③比较中年（45~64 岁）患者与其他成年患者年龄组（21~44 岁和65~90 岁）的跌倒发生率和跌倒伤害率。（Guillaume et al,2016,p. 66）

批判性评价

　　纪尧姆等人（2016）确定了一个关于中年住院人群跌倒的重大问题，该问题尚未得到充分研究。问题陈述清楚，指出了尚未明确的领域，并为本研究目的和目标提供了基础。研究目的清楚地说明了研究的重点是描述中年人住院跌倒的特点。这项研究的目标建立在问题和目的的基础上，并就研究的具体目的做了详细说明。这些目标在组织研究结果和解释研究发现方面非常有用。在研究目标中确定了与跌倒相关的具体描述性和比较性变量。前两个目标侧重于描述，最后一个目标是比较中年患者与其他两个年龄组住院患者的跌倒和跌倒伤害率。

研究问题

　　研究问题（research question）是用现在时态表达的清晰、简洁的疑问式陈述，包括一个或多个变量，并用于指导研究实施。量性研究中的研究问题重点是变量的描述，变量之间关系的检验，使用自变量预测因变量，以及确定两组或多组间关于所选变量的差异。这些研究问题通常是狭义的，包括研究变量和总体。研究人员是否在他们的研究中确定了目标或问题，实际上是一个选择性问题，但更常见的是，问题被提出是为了指导描述性和相关性量性研究。应建立假设来指导类实验性和实验性量性研究（Shadish et al,2002）。

　　赫尔南德斯（Hernandez）、摩根（Morgan）和帕尔夏（Parshall）（2016）进行了一项描述相关性研究，以检验"美国空军（USAF）护士的心理韧性、压力、污名化和障碍"。这些研究人员确定了 1 个研究目的和 3 个研究问题，以指导研究的实施，如研究范例 5-3 所示。前文介绍的用于审查研究目标或研究问题的批判性评价指南也适用于此例。

研究范例 5-3

量性研究的目的和问题

研究摘录

研究目的

　　这项研究评估了美国空军护士认为获得心理健康服务的污名化和障碍程度与心理韧性、压力、前期部署或人口统计学特征的相关性。（Hernandez et al,2016,p. 481）

研究问题

- 美国空军护士在获得心理健康服务、压力和心理韧性方面的污名化和障碍程度如何？
- 在美国空军护士中，污名化与获得心理健康服务的障碍、压力和心理韧性之间相关的程度和方向如何？
- 美国空军护士的人口统计学特征、军衔、前期部署和获得心理健康服务的机会是否与获得心理健康服务的污名化、障碍、压力和心理韧性相关？（Hernandez et al,2016,p. 482）

研究范例 5-3（续）

批判性评价

　　赫尔南德斯等人（2016）清楚地陈述了他们的研究目的，研究问题从目的演变而来，并明确了他们的研究目标。问题 1 集中描述了护士获得心理健康服务的污名化程度和障碍。问题 2 和问题 3 集中于检验研究变量之间的关系或关联。这些问题通过研究方法得到了解决，并通过研究结果和研究发现得到了展示。赫尔南德斯等人（2016）发现，很大比例的美国空军护士"担心获得心理健康服务可能会对他们的职业生涯产生不利影响，以及单位领导等人也会对他们产生看法。此外，对污名化的关注程度越高，则压力水平越高，心理韧性水平越低"。

　　指导质性研究的问题往往数量有限，焦点广泛，并且包含了比量性研究更复杂和抽象的变量或概念。马歇尔（Marshall）和罗斯曼（Rossman）（2016）指出，用于指导质性研究的问题可能是理论问题，可以有不同的研究总体，或不同的研究地点，或者问题可以侧重于特定的总体或环境。研究问题的确定对于质性研究方法的选择非常重要（Creswell & Poth，2018）。

　　罗尔（Roll）和鲍尔斯（Bowers）（2017）进行了一项质性研究，描述如何促进发育性残疾者的健康老龄化。这些研究人员确定了一些研究问题来指导他们的研究。研究范例 5-4 介绍了该研究的目的和问题。

研究范例 5-4

质性研究的目的和问题

研究摘录

研究目的

　　这项质性研究"旨在描述和分析 2009 年新开发的一项创新性社区外展护理计划，以应对观察到的健康差距和未满足的智力和发育障碍（I/DD）患者的健康需求"（Roll & Bowers，2017，p. 236）。

研究问题

- 为什么出现了针对智力和发育障碍患者的社区外展护理计划（CONP）？
- 该计划中，以促进社区智力和发育障碍患者健康老龄化为目标的社区外展护士的日常工作是什么？
  （Rolls & Bowers，2017，p. 237）

批判性评价

　　罗尔和鲍尔斯（2017）明确了他们的研究目的，并且研究问题阐明了研究目标。问题 1 侧重于确定和描述为什么出现了针对智力和发育障碍患者的社区外展护理计划，问题 2 侧重于描述社区外展护理计划中护士的日常工作。这些问题是资料收集和分析的重点，并为研究发现的讨论提供了架构。罗尔和鲍尔斯（2017）发现，实施社区外展护理计划是为了改善初级卫生保健提供者与智力和发育障碍患者之间的沟通。护士的日常工作包括"健康教育，倡导安全回家，……并使智力和发育障碍患者能够参与社交"。

假设

　　假设（hypothesis）是对指定总体中两个或两个以上变量之间预期关系的规范性陈述。假设可将研究问题和目的转化为对所选量性研究预期结果或结局的明确解释或预测。明确陈述的研究假设包括操纵或测量自变量，表明预期结局或拟测量的因变量，并确定拟研究的总体。本章末尾将详细讨论不同类型的变量。假设也会影响研究设计、抽样方法、资料收集和分析过程,以及对研究发现的解释(Fawcett & Garity,2009;Grove & Cipher,2017)。类实验性和实验性量性研究用于验证治疗或干预的有效性;这些类型的研究应包括预测研究结局的假设。测量自变量以预测因变量的预测相关性研究通常包括假设(Gray et al,2017)。本节阐述了假设的类型,讨论了可检验假设的要素,以便你可以对已发表研究中的假设进行批判性评价。

假设的类型

假设用于明确不同类型的关系和变量的数量。一项研究可能有 1 个、4 个或更多的假设,这取决于它的复杂性。假设类型的确定以研究目的为基础。假设可采用框 5-2 列出的 4 个类别进行阐述。

框 5-2　假设的类型

- 关联与因果假设
- 简单与复杂假设
- 非定向与定向假设
- 统计与研究假设

关联与因果假设。假设确定的关系包括关联或因果。关联假设(associative hypothesis)提出了在现实世界中一起出现或存在的变量之间的关系,以便阐明在一个变量发生变化时,其他变量也发生了变化(Gray et al,2017)。

关联假设可识别研究变量之间的关系,但并不表明一个变量对另一个变量产生影响。麦基(McKee)、朗格(Long)、索斯沃德(Southward)、沃克(Walker)和麦考恩(McCown)(2016)进行了一项预测相关性研究,以明确儿童肥胖的预测因素。他们"假设超重或肥胖父母的孩子更有可能肥胖"(McKee et al,2016)。这个关联假设预测了超重父母和肥胖儿童之间,以及肥胖父母和肥胖儿童之间的两种正相关关系。这个假设关系图示如下:

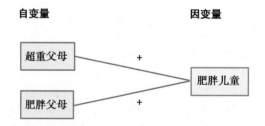

连接 3 个变量的线是直线,没有箭头,表示线性关系或关联。麦基等人(2016)发现,"儿童肥胖的第二大预测因素是父母至少有一方肥胖,第三大预测因素是父母至少有一方超重"。

因果假设(causal hypothesis)提出了两个或两个以上变量之间的因果相互作用,分别称为自变量和因变量。研究人员操纵自变量(治疗或干预)对因变量或结局变量产生影响。然后,研究人员测量因变量以验证自变量产生的影响(Waltz,Strickland,& Lenz,2017)。陈述因果假设的格式如下:

与接受标准护理的对照组相比,实验组暴露于自变量(干预)的研究参与者通过因变量测量表现出更大的变化。

　　如前所述,鲁伊斯-冈萨雷斯等人(2016)的研究目的是检验糖尿病教育计划(自变量)对生物医学和心理社会测量结果(因变量)的长期影响。这项研究包括以下因果假设:"糖尿病教育计划干预后,患者糖化血红蛋白水平较低,糖尿病相关理论和护理实践知识增加,(自我护理)障碍减少,自我护理频率增加,自我效能提高"。该假设包括 7 个变量——1 个自变量(糖尿病教育计划)对 6 个因变量(糖化血红蛋白、糖尿病相关理论和护理实践知识、自我护理障碍、自我护理频率和自我效能)产生影响。这个因果假设可以如下图所示,以箭头(→)表示因果关系与关联关系:

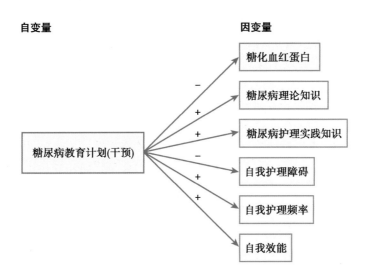

　　这一因果假设确定了两种负相关关系和 4 种正相关关系。预计糖尿病教育计划将降低糖化血红蛋白和自我护理障碍,并增加糖尿病相关知识、自我护理频率和自我效能。鲁伊斯-冈萨雷斯等人(2016)支持该假设,因为"在一年的随访中,糖化血红蛋白、自我护理障碍、自我护理频率、疾病知识和自我效能均保持了显著的变化"。

　　简单与复杂假设。假设可以是简单的,也可以是复杂的(框 5-2)。简单假设(simple hypothesis)陈述了两个变量之间的关系(关联或因果)。麦基等人(2016)在他们对儿童肥胖预测因素的研究中陈述了一个简单关联假设。他们假设体重状况"被父母误解"的儿童更有可能肥胖。这个假设可以图解如下:

父母对孩子体重的误解 ——————+—————— 孩子更容易肥胖

　　麦基等人(2016)的研究支持这一假设,因为 86.2% 的父母错误地认为孩子的体重是正常的,而孩子实际上已经达到了超重或肥胖的水平。研究人员发现,父母对孩子体重状况的误解是儿童肥胖的最强预测因素。

　　复杂假设(complex hypothesis)陈述了 3 个或更多变量之间的关系(关联或因果)。鲁伊斯-冈萨雷斯等人(2016)的研究包括以下复杂因果假设:"参加糖尿病教育计划的患者将表现出生物医学测量结果的改善,特别是心血管危险因素方面,如胆固醇[总胆固醇和低密度脂蛋白(LDL)]和体重指数(BMI)"(Ruiz-Gonzalez et al,2016)。这个假设可以图解如下:

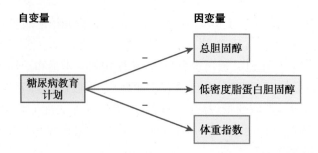

　　研究人员检验了糖尿病教育计划（自变量）对总胆固醇、低密度脂蛋白和体重指数等因变量的影响。这一假设没有得到支持，因为没有观察到体重指数或总胆固醇和低密度脂蛋白胆固醇值的变化。因此，鲁伊斯-冈萨雷斯等人（2016）研究得到的是混合结果，即一个假设得到了支持，而另一个假设未得到支持。

　　非定向与定向假设。 非定向假设（nondirectional hypothesis）表明关系存在，但不能预测关系的性质（正或负）。如果正在研究的关系的方向在临床实践、理论或实证型文献中不明确，则研究人员没有明确说明关系的性质。在这种情况下，便出现了非定向假设，如"玩电子游戏的时间与学龄儿童的体重指数相关"。这是一个简单（两个变量）、关联和非定向假设的示例。

　　定向假设（directional hypothesis）陈述了两个或更多变量之间相互作用的性质（正或负）。在假设中采用正、负、较少、更多、增加、减少、更大、更高或更低等术语表明关系的方向。定向假设从理论陈述（命题）、前期研究的发现和临床经验发展而来。随着研究基础知识的增加，研究人员能够预测正在研究的变量之间关系的方向。例如，麦基等人（2016）提出了一个定向假设："父母更有可能误解年幼孩子的体重状况"。"更有可能"表示了在这个简单、关联和定向假设中，变量之间关系的性质。这个假设包括一个负相关关系，如以下关系图所示：

－

父母更容易误解体重状况 ──────── 更年幼的孩子

　　麦基等人（2016）的研究支持这一假设，因为父母严重错误地认为他们年幼孩子的体重状况是正常的，而孩子实际上是超重或肥胖的。

　　因果假设 预测自变量对因变量的影响，并指定了变量之间关系的方向。自变量可增加或减少每个因变量；因此，所有因果假设都有方向性。黄（Huang）、常（Chang）和赖（Lai）（2016）开展了一项类实验性研究，以确定音乐和运动对老年人失眠的影响。在这项研究中，检验的假设之一是"连续两个晚上，音乐和快步走运动同时进行的参与者，表现出比不运动参与者的基线评分更高的睡眠质量得分"（Huang et al,2016）。假设如下图所示：

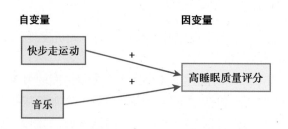

　　这个因果假设（如箭头所示）是复杂的（3个变量），有方向性（更高的睡眠质量评分）和

正相关(锻炼和音乐可提高睡眠质量评分)。这项研究的结果具有统计学意义,支持该假设,即运动和音乐干预确实改善了老年人的睡眠质量。

统计与研究假设。假设还包括研究假设和统计假设(框 5-2)。统计假设(statistical hypothesis)也称为零假设(null hypothesis, H_0),用于统计检验和解释统计结果。即使没有陈述零假设,它也是隐含的,因为它与研究假设相反(Grove & Cipher, 2017)。一些研究人员提出了零假设,因为它更容易根据统计分析结果进行解释。当研究人员认为两个变量之间没有关系,理论或经验信息不足以陈述研究假设时,也可以使用零假设。零假设可以是简单或复杂、关联或因果假设,但一定是非定向假设,因为零假设表明变量之间没有关系或没有组间差异。黄等人(2016)在他们的研究中提出了以下零假设:"听舒缓的音乐和结合音乐进行快步走运动,主观睡眠质量评分无差异。"零假设得到了支持,因为"结果显示,舒缓音乐和快步走运动+音乐对主观睡眠质量表现出了相同的影响"(Huang et al, 2016)。

研究假设(research hypothesis)是零假设或统计假设的替代假设(H_1 或 H_A),并说明两个或多个变量之间存在关系。本章前面所述的所有假设都是研究假设。研究假设可以是简单或复杂、非定向或定向,以及关联或因果假设。

❓ 批判性评价指南

研究假设

1. 研究假设陈述是否规范? 如果研究是类实验性或实验性的,则需要假设来指导研究。
2. 假设是否明确了研究变量之间的关系?
3. 假设是关联还是因果,简单还是复杂,定向还是非定向,研究假设还是零(统计)假设(框 5-2)?
4. 如果研究包含假设,它们是否用于组织研究结果和解释研究发现?

前文对鲁伊斯-冈萨雷斯等人(2016)开展的研究进行了介绍,重点是糖尿病教育计划对成人 1 型糖尿病患者生物医学和心理社会变量的影响。研究人员建立了因果假设来指导他们的研究,如研究范例 5-5 所示。

📄 研究范例 5-5

假设

研究摘录

该研究提出了以下假设:①糖尿病教育计划干预后,患者糖化血红蛋白水平较低,糖尿病相关理论和护理实践知识增加,自我护理障碍减少,自我护理频率增加,自我效能提高;②这些变化在 6 个月和 1 年的随访中将保持稳定;③糖尿病教育计划干预后,患者的生物医学指标将有所改善,特别是心血管危险因素方面,如胆固醇(总胆固醇和低密度脂蛋白)和体重指数。(Ruiz-Gonzalez et al, 2016, p. 14)

批判性评价

鲁伊斯-冈萨雷斯等人(2016)陈述了因果假设,这些假设适用于检验干预对选定因变量影响的类实验性研究。这项研究包括 3 个复杂、因果和定向研究假设。假设 1 和 3 明确陈述并确定了糖尿病教育计划干预和测量的具体心理社会变量(糖尿病知识、障碍、自我护理和自我效能)和生物医学变量(糖化血红蛋白、总胆固醇、低密度脂蛋白和体重指数)。这两个假设在本节前面已经用图表示,并阐明了自变量和因变量之间的关系。假设 2 侧重于随着时间的推移(6 个月和 1 年)预测变量之间的关系。文章的结果部分侧重于研究变量,并未明确说明假设是否得到了支持。

可检验假设

假设的价值最终来自它在现实世界中是否能够被检验。可检验假设（testable hypothesis）是一种明确预测变量之间的关系，并包含可测量或能够在研究中操纵变量的假设。自变量必须有明确的定义，通常是通过研究计划对自变量进行定义，以便它可以作为研究中的干预措施精准而一致地实施。必须清楚地定义因变量，以指导如何进行精确和准确地测量（见下一节"定义研究变量"）。

可检验假设还需要预测可以"支持"或"不支持"的关系，如收集和分析资料所示。如果假设陈述了关联关系，则对数据进行相关分析，以确定所研究变量之间的关系是否存在、类型及强度。采用统计分析，如 t 检验或方差分析（ANOVA），评估自变量和因变量之间的因果关系假设，这些统计分析可检验实验组和对照组在因变量均值之间的差异（Grove & Cipher，2017；见第十一章）。统计分析检验的是统计假设或零假设（明确陈述或隐含），以确定自变量是否对因变量产生显著影响。

不指定是否存在显著差异的假设更清楚，因为显著性水平的确定只是一种应用于样本数据的统计技术。此外，假设不应确定方法，如抽样、测量和数据分析技术（Grove & Cipher，2017）。因此，类似"由……测量"、"在随机样本中"、"采用 ANOVA"这样的短语不合适，因为它们将假设局限在为研究确定的测量方法、样本或分析技术方面了。此外，假设需要反映研究目的的概述的变量和总体。

综上所述，研究目标、问题和假设必须在研究中有明确的重点和简明地表达。研究目标和问题均在质性研究、描述性和相关性量性研究中使用，但研究问题的使用更常见。一些相关性研究侧重于预测关系，可能包括假设。类实验性和实验性研究均应以假设作为指导。

理解研究变量和研究性概念

研究目的和目标、问题和假设包括了研究拟检验的变量或概念。变量（variables）是可改变或可变化的人、事物或情况的品质、属性或特征。应简明地定义变量，以便在量性或结局研究中对变量进行测量或操纵（Chinn & Kramer，2015；Waltz et al，2017）。研究性概念通常在质性研究中进行探讨，比变量具有更高的抽象水平，并且在研究中不能被操纵（Creswell & Poth，2018）。本节将介绍不同类型的变量，并讨论变量的概念性和操作性定义。另外，本节还讨论了质性研究中探索的研究性概念。

量性研究中的变量类型

变量被分为不同类型，以此解释它们在研究中的使用。有些变量可以被操纵，有些变量可以被控制。一些变量被识别但不进行测量；另一些变量则采用精确的测量设备进行测量。本节介绍的变量类型包括研究变量、自变量、因变量和外变量（Gray et al，2017；Waltz et al，2017）。

研究变量

描述性和相关性量性研究涉及研究变量的调查。研究变量（research variables）是在研究目的和目标，或在研究中测量的问题中确定的品质、特性或特征。当研究目的是观察或测量在自然环境中存在的变量时，研究变量包括在研究中，无需实施干预。因此，没有可操纵的自变量,也没有可检验的因果关系。布鲁特等人(2013)描述了儿科延续性护理机构中,临床照顾者(如护士、医生)和非临床照顾者(如家长、教师)的手卫生实施机会和手卫生依从性的研究变量(有关研究问题和目的请见表5-1)。

自变量和因变量

自变量和因变量之间的关系是建立相关性、类实验性和实验性研究假设的基础。在预测相关性研究中,用来预测单个因变量的变量称为自变量(Grove & Cipher,2017)。例如,麦基等人(2016)进行了一项预测相关性研究,以明确父母对孩子体重状况(健康、超重、肥胖)的误解、父母的体重状况是超重还是肥胖,以及儿童年龄等自变量是否可用于预测儿童肥胖(因变量)的可能性。这项研究假设在研究开始时已经提出,并得到了研究结果的支持。

自变量(independent variable)更常用于明确由研究人员操纵或改变,从而对因变量产生影响的干预。自变量也称为干预、治疗或实验变量。因变量(dependent variable)是研究人员想要预测或解释的结局。因变量的变化被认为由自变量引起。斯特罗夫斯(Strohfus)等人(2017)进行了一项研究,以检验同伴免疫教育和培训对卫生人员知识和医疗机构免疫率的影响。研究人员提出了以下零假设:"在提供教育之后,知识不会有显著增加和保留,免疫率也不会提高"。自变量是实施免疫教育和培训,以确定其对 28 个医疗机构的 113 名卫生人员的知识和接种率的影响。斯特罗夫斯等人(2017)发现,"教育后 12 个月的总体知识增加了 7.8%($n=113$)",医疗机构的免疫率显著提高。

外变量

外变量(extraneous variables)存在于所有研究中,并可能影响研究变量的测量,以及这些变量之间的关系。在验证干预效果的量性研究中,外变量是首要关注的问题,因为它们可以干扰对这些研究中的关系或因果动态的准确理解。这些变量分为已识别或未识别,以及受控或不受控变量。其他一些变量直到研究正在进行或已经完成时才被明确,但它们的存在会影响研究结局。

研究人员尝试在类实验性和实验性研究中识别和控制尽可能多的外变量,并且已经制订了具体的设计、干预方案和抽样标准,以控制可能影响研究结局的外变量。鲁伊斯-冈萨雷斯等人(2016)选择了一种类实验设计,"其中每个单独的参与者都受到一种单一的干预(包括对照)……事实上,受试者充当了自己的对照,这提供了一种减少由个体之间的自然差异引起的测量误差的方法"。抽样排除标准可确保身体和心理缺陷的个体不被纳入研究,减少了额外误差的可能。这项研究详细介绍了用于测量糖尿病知识、自我护理行为、障碍和自我效能的量表。然而,干预(糖尿病教育计划)内容的介绍不够详细;具备一个循证干预方案将减少出错的可能性。测量生物医学变量(总胆固醇、低密度脂蛋白和体重指数)的过程描述不够充分。

在研究进行之前未被识别的外变量,或在研究开始之前被识别但无法控制的外变量,被称为混杂变量(confounding variables)。有时,可以在研究过程中测量外变量,并在分析过程中对其进行统计控制。然而,无法控制或测量的外变量是设计的弱点,并可能影响对研究发现的解释(参见第八章)。随着相关性、类实验性和实验性研究控制的减少,混杂变量的潜在影响将增加。

环境变量(environmental variables)是一种外变量,它构成了研究开展的环境。这些变量的例子包括气候、家庭、卫生保健系统和政府组织。如果研究人员在不受控或自然环境中研究人,那么控制所有无关变量是不可能的,也不可取。在质性和一些量性(描述性和相关性)研究中,研究人员很少或根本没有尝试控制外变量。这些研究的目的是在自然环境中研究参与者,而不对这种环境或情况进行控制或做出改变(Creswell,2014;Creswell & Poth,2018)。类实验性和实验性研究的环境变量可以通过使用实验室环境或医院专门建造的研究病房来控制。

环境控制是进行实验性研究的一个极其重要的部分。例如,卡亚等人(2017)在神经外科重症监护室进行了一项实验性研究,这是一个严格控制的临床环境(表5-1)。受控制的环境、谷氨酰胺口腔护理的结构化干预,以及呼吸机相关肺炎的精准测量减少了外变量对研究结局的潜在影响。

量性研究变量的概念性和操作性定义

在研究中通过发展概念性和操作性定义来描述变量。概念性定义(conceptual definition)提供了变量的理论意义(Chinn & Kramer,2015),并且通常源自理论家对相关概念的定义。在已发表的研究中,框架包括概念及其定义,并且选择变量来表示这些概念(参见第七章)。变量从概念角度定义,表明了与框架中概念的关系。操作性定义(operational definition)源自研究人员为接收指示变量存在或存在程度的感觉印象(如声音、视觉、触觉印象)而执行的一组程序或渐进活动(Waltz et al,2017)。操作性定义需要独立于时间和环境,以便可以采用相同的操作性定义在不同的时间和不同的环境中测评变量。发展操作性定义便于在具体情况下测量或操纵变量;通过研究变量获得的知识将增加对该变量所代表的理论概念的理解。

表5-3包括鲁伊斯-冈萨雷斯等人(2016)关于糖尿病教育计划对1型糖尿病管理影响的研究中的概念和变量。请阅读整个表格,可以看到每个概念与变量之间的关联,并且确定了变量的类型。研究范例5-6提供了自变量糖尿病教育计划和因变量之一糖化血红蛋白的概念性和操作性定义。以下框中的指南用于批判性评价该研究中的变量及其定义。

表5-3　概念与变量关联并明确变量类型

概念	变量	变量类型
糖尿病教育	糖尿病教育计划	自变量
心理社会测量	糖尿病理论知识	因变量
	糖尿病护理实践知识	因变量
	障碍	因变量
	自我护理	因变量
	自我效能	因变量
生物医学测量	糖化血红蛋白	因变量
	总胆固醇	因变量
	低密度脂蛋白	因变量
	体重指数	因变量

摘自 Ruiz-Gonzalez I,Fernandez-Alcantara M,Guardia-Archilla T,et al. Long-term effects of an intensive-practical diabetes education program on HbA1c and self-care. Applied Nursing Research,2016,31(1):13-18.

🔘 批判性评价指南

研究变量

1. 是否明确说明了研究目的和/或研究目标、问题或假设中的变量?
2. 研究检验了哪些类型的变量? 研究是否检验了自变量和因变量或研究变量?
3. 如果进行类实验性或实验性研究,是否明确和控制了外变量?
4. 变量是否有概念性定义?
5. 变量是否有明确的操作性定义?

📋 研究范例 5-6

变量的概念性和操作性定义

自变量:糖尿病教育计划(DEP)

概念性定义

　　糖尿病教育计划基于治疗教育的研究框架概念,实施的目的是"帮助患者培养行为技能,从而获得更好的健康相关参数和生活质量"(Ruiz-Gonzalez et al,2016,p. 13)。糖尿病教育计划包括旨在改善 1 型糖尿病患者长期结局的循证指导策略(Steinsbekk et al,2012)。

操作性定义

　　糖尿病教育计划"课程包括一个理论部分,用于讲授被认为在糖尿病患者教育中必不可少的主题(如疾病、饮食、运动、胰岛素和低血糖、自我分析、自我管理、大血管和微血管并发症)。课程还包括一个实践部分,患者在这部分将他们的技能付诸实践(如自我监护和自我护理、胰岛素注射、碳水化合物计数)"(Ruiz-Gonzalez et al,2016,p. 15)。

因变量:糖化血红蛋白(HbA1c)

概念性定义

　　糖化血红蛋白是个体成功自我管理 1 型糖尿病的生物医学测量指标(Ruiz-Gonzalez et al,2016)。

操作性定义

　　糖化血红蛋白是反映糖尿病患者 90 天以上平均血糖水平的实验室指标。

批判性评价

　　这些自变量和因变量在前面陈述的研究目的和假设中已做了明确说明。糖尿病教育计划和糖化血红蛋白的概念性定义基于研究性概念(表 5-3)。变量的操作性定义见研究报告的方法部分。糖尿病教育计划和糖化血红蛋白的概念性定义很明确,但操作性定义可能包括更多细节,以指导研究中糖尿病教育计划干预和糖化血红蛋白测量过程的实施。

质性研究调查的研究性概念

　　类实验性和实验性研究的变量范围窄,重点具体,可以量化(即可以转换为数据),或采用拟定研究计划的具体步骤进行操作。此外,如前一节所示,需要客观地对变量进行定义,以减少研究人员引起的偏倚。质性研究比量性研究更抽象、主观和全面,涉及研究性概念与研究变量的探索。研究性概念(research concept)包括质性研究调查的观点、体验、情况、事件或文化。例如,戈林等人(2016)进行了一项质性研究,探索患有严重自闭症儿童的现象。

表 5-2 列出了这项现象学研究的问题和目的,以下研究问题指导了这项研究:"与患有重度自闭症的孩子共同生活的家属的经历是什么?"(Gorlin et al,2016)。研究性概念探讨的是家属对"与重度自闭症儿童共同生活经历"的感知。在许多质性研究中,研究重点是对所研究的概念进行定义或描述(Creswell & Poth,2018)。在这项研究中,患有重度自闭症的概念阐明了家属所面临的各种困难和挑战,并确定了他们所需要的资源(Gorlin et al,2016)。关于质性研究中研究性概念的更多细节见第三章。

人口统计学变量

收集人口统计学变量(demographic variables)用于描述样本个体的特征。人口统计学变量由研究人员在制订研究实施计划时确定。一些常见的人口统计学变量包括年龄、文化程度、性别、民族(种族)、婚姻状况、收入、职业和医疗诊断。收集研究参与者的人口统计学变量的数据并进行分析后,结果即人口统计学特征(demographic characteristics)或样本特征(sample characteristics)(参见第九章)。研究的人口统计学特征可采用表格形式和/或文字叙述形式展示。戈林等人(2016)在文章叙述中确定了研究包括的家庭成员类型,并在表格中展示了人口统计学特征,如研究范例 5-7 所示。

📋 研究范例 5-7

人口统计学特征

研究摘录

几乎有一半的母亲(11 人中有 5 人)将直系亲属和家庭之外的成员——如祖父母、姑姑或朋友——确定为家庭的一部分。参与者包括:11 位母亲,4 位父亲,4 位祖母,1 位姑姑,1 位兄弟或姐妹,以及 1 位朋友……22 个家庭参与者的人口统计学数据见表 4。(Gorlin et al,2016,p. 584)

表 4　家庭参与者个体的人口统计学特征($n=22$)

变量	例数	%
与孩子的关系[a]		
● 母亲	11	50
● 父亲	4	18
● 祖母	4	18
● 姑姑	1	4
● 朋友	1	4
● 兄弟或姐妹	1	4
性别		
● 男	4	18
● 女	18	82
年龄范围/岁		
● 20~30	2	9
● 31~40	7	32
● 41~50	7	32
● 51~60	2	9
● 61~75	4	18

研究范例 5-7(续)

续表

变量	例数	%
种族		
● 欧洲裔美国白人	15	68
● 非洲裔美国人	3	14
● 东南亚人	1	4
● 其他种族	3	14
宗教信仰		
● 基督教徒	12	54
● 非基督教徒	5	23
● 无宗教信仰	3	14
● 不可知论者	2	9
最高文化程度		
● 高中	3	14
● 大学 1~2 年级	8	36
● 大学 4 年级	7	32
● 研究生	4	18

[a] 由于四舍五入，百分比总和可能不等于 100。

摘自 Gorlin JB，McAlpine CP，Garwicl A，et al. Severe childhood autism：The family lived experience. Journal of Pediatric Nursing，2016，31(6)：586。

批判性评价

　　表 4 确定的人口统计学变量包括与孩子的关系、性别、年龄范围、种族、宗教信仰和最高文化程度。许多关于人口统计学变量的数据被收集和分析，从而描述研究的样本。戈林等人(2016)研究的样本特征可用于将此样本与其他研究的样本进行比较。研究人员清楚地确定了 22 名研究参与者，并在表 5-4 中提供了他们的人口统计学特征的详细描述。

本章要点

- 研究问题是一个值得关注的领域，该领域中的护理实践所需的知识存在空缺。研究问题包括意义、背景和问题陈述。
- 研究目的是对研究的具体目标或重点进行简明扼要的陈述。
- 一个重要的问题和目的是确定护理实践的发现，扩展前期研究，促进理论发展，和/或解决护理当前的研究重点。
- 研究可行性是通过审查研究人员的专业知识、成本和资金、受试者、设施和工具的可用性，以及研究的伦理思考来评估。
- 研究目标、问题或假设的制订是为了弥合更抽象的研究问题和目的与具体的定量设计、结果和研究发现解释之间的差距。

- 质性研究通常包括问题和目的,或指导研究的目标。
- 假设是量性研究指定总体中的两个或两个以上变量之间预期关系的规范陈述。
- 类实验性和实验性研究应包括预测研究潜在结局的假设。
- 假设可以用 4 个类别来描述:①关联与因果假设;②简单与复杂假设;③非定向与定向假设;④统计与研究假设。
- 变量是可改变或可变化的人、事物或情况的品质、属性或特征。
- 研究变量是在描述性和相关性研究中观察或测量的品质、属性或特征。
- 自变量是由研究人员操纵或改变,从而对因变量产生影响的干预或治疗。
- 因变量是研究人员希望预测或解释的结局。
- 在预测相关性研究中,通过测量自变量来预测因变量。
- 在研究中通过建立概念性和操作性定义来描述变量。
- 概念性定义提供了变量的理论意义,并从理论家对相关概念的定义中派生出来。
- 操作性定义表明了如何实施治疗或操纵自变量,以及如何测量因变量或结局变量。
- 研究性概念包括质性研究中探索的观点、体验、情况、事件或行为。
- 研究性概念的定义和描述是在开展质性研究过程中进行的。
- 收集和分析人口统计学变量,是为了确定用于描述研究受试者或参与者的人口统计学特征或样本特征。

参考文献

Agency for Healthcare Research and Quality (AHRQ). (2016). *About AHRQ: Mission and budget*. Retrieved January 9, 2017, from https://www.ahrq.gov/cpi/about/mission/index.html.

Agency for Healthcare Research and Quality (AHRQ). (2017). *AHRQ research funding priorities and special emphases notices*. Retrieved November 27, 2017, from https://www.ahrq.gov/funding/priorities-contacts/special-emphasis-notices/index.html.

American Association of Critical Care Nurses (AACN). (2017). *AACN's research priority areas*. Retrieved February 12, 2017, from https://www.aacn.org/nursing-excellence/grants/research-priority-areas.

Arslanian-Engoren, C., & Scott, L. D. (2016). Women's perceptions of biases and barriers in their myocardial infarction triage experience. *Heart & Lung, 45*(3), 166–172.

Brown, S. J. (2018). *Evidence-based nursing: The research-practice connection* (4th ed.). Sudbury, MA: Jones & Bartlett.

Buet, A., Cohen, B., Marine, M., Scully, F., Alper, P., Simpser, E., et al. (2013). Hand hygiene opportunities in pediatric extended care facilities. *Journal of Pediatric Nursing, 28*(1), 72–76.

Burns, K. H., Casey, P. H., Lyle, R. E., Bird, T. M., Fussell, J. J., & Robbins, J. M. (2010). Increasing prevalence of medically complex children in U.S. hospitals. *Pediatrics, 126*(4), 638–646.

Centers for Disease Control and Prevention (CDC). (2014). *Prevalence of autism spectrum disorder among children aged 8 years—Autism and developmental disabilities monitoring network, 11 sites, United States, 2010. Morbidity and Mortality Weekly Reports (MMWR)*. Retrieved February 11, 2017, from https://www.cdc.gov/mmwr/pdf/ss/ss6302.pdf.

Charmaz, K. (2014). *Constructing grounded theory* (2nd ed.). Los Angeles, CA: Sage.

Chinn, P. L., & Kramer, M. K. (2015). *Knowledge development in nursing: Theory and process* (9th ed.). St. Louis, MO: Elsevier Mosby.

Creswell, J. W. (2014). *Research design: Qualitative, quantitative, and mixed methods approaches* (4th ed.). Thousand Oaks, CA: Sage.

Creswell, J. W., & Poth, C. N. (2018). *Qualitative inquiry & research design: Choosing among five approaches* (4th ed.). Thousand Oaks, CA: Sage.

de Cordova, P. B., Johansen, M. L., Martinez, M. E., & Cimiotti, J. P. (2017). Emergency department weekend presentation and mortality in patients with acute myocardial infarction. *Nursing Research, 66*(1), 20–27.

Fawcett, J., & Garity, J. (2009). *Evaluating research for evidence-based nursing practice*. Philadelphia, PA: F. A. Davis.

Flacking, R., & Dykes, F. (2017). Perceptions and experiences of using a nipple shield among parents and staff: An ethnographic study in neonatal units. *BMC Pregnancy and Childbirth, 17*(1), 1–8.

Gorlin, J. B., McAlpine, C. P., Garwick, A., & Wieling, E. (2016). Severe childhood autism: The family lived experience. *Journal of Pediatric Nursing, 31*(6), 580–597.

Gray, J. R., Grove, S. K., & Sutherland, S. (2017). *The practice of nursing research: Appraisal, synthesis, and generation of evidence* (8th ed.). St. Louis, MO: Elsevier Saunders.

Grove, S. K., & Cipher, D. J. (2017). *Statistics for nursing research: A workbook for evidence-based practice* (2nd ed.). St. Louis, MO: Elsevier.

Guillaume, D., Crawford, S., & Quigley, P. (2016). Characteristics of the middle-age adult inpatient fall. *Applied Nursing Research, 31*(1), 65–71.

Henson, A., & Jeffrey, C. (2016). Turning a clinical question into nursing research: The benefits of a pilot study. *Renal Society of Australasia Journal, 12*(3), 99–105.

Hernandez, S. H., Morgan, B. J., & Parshall, M. B. (2016). Resilience, stress, stigma, and barriers to mental healthcare in U.S. Air Force nursing personnel. *Nursing Research, 65*(6), 481–486.

Hopkins, D., Lawrence, I., Mansell, P., Thompson, G., Amiel, S., Campbell, M., et al. (2012). Improved biomedical and psychological outcomes 1 year after structured education in flexible insulin therapy for people with type 1 diabetes: The UK DAFNE experience. *Diabetes Care, 35*(8), 1638–1642.

Huang, C., Chang, E., & Lai, H. (2016). Comparing the effects of music and exercise with music for older adults with insomnia. *Applied Nursing Research, 32*(1), 104–110.

Kaya, H., Turan, Y., Tunali, Y., Aydin, G., Yüce, N., Gürbüz, S., & Tosun, K. (2017). Effects of oral care with glutamine in preventing ventilator-associated pneumonia in neurosurgical intensive care unit patients. *Applied Nursing Research, 33*(1), 10–14.

Kim, H., Sefcik, J. S., & Bradway, C. (2017). Characteristics of qualitative descriptive studies; A systematic review. *Research in Nursing & Health, 40*(1), 23–42.

Marshall, C., & Rossman, G. B. (2016). *Designing qualitative research* (6th ed.). Los Angeles, CA: Sage.

McKee, C., Long, L., Southward, L. H., Walker, B., & McCown, J. (2016). The role of parental misperception of child's body weight in childhood obesity. *Journal of Pediatric Nursing, 31*(2), 196–203.

Melnyk, B. M., & Fineout-Overholt, E. (2015). *Evidence-based practice in nursing & healthcare: A guide to best practice* (3rd ed.). Philadelphia, PA: Wolters Kluwer.

Melnyk, B. M., Gallagher-Ford, L., & Fineout-Overholt, E. (2017). *Implementing evidence-based practice competencies in health care*. Indianapolis, IN: Sigma Theta Tau International.

Munhall, P. L. (2012). *Nursing research: A qualitative perspective* (5th ed.). Sudbury, MA: Jones & Bartlett Learning.

National Institute of Nursing Research (NINR). (2016). *The NINR Strategic Plan: Advancing science, improving lives*. Retrieved February 20, 2017, from https://www.ninr.nih.gov/sites/www.ninr.nih.gov/files/NINR_StratPlan2016_reduced.pdf.

National Institute of Nursing Research (NINR). (2017). *About NINR*. Retrieved November 27, 2017, from https://www.ninr.nih.gov/aboutninr.

Quality and Safety Education for Nurses (QSEN). (2017). *QSEN competencies: Pre-licensure knowledge, skills, and attitudes (KSAs)*. Retrieved November 27, 2017, from http://qsen.org/competencies/pre-licensure-ksas/.

Quinn, P. (2016). A grounded theory study of how nurses integrate pregnancy and full-time employment. *Nursing Research, 65*(3), 170–178.

Rogers, B. (1987). Research corner: Is the research project feasible? *American Association of Occupational Health Nurses Journal, 35*(7), 327–328.

Rogers, C., Anderson, S. E., Dollahite, J. S., Hill, T. F., Holloman, C., Miller, C. K., et al. (2017). Methods and design of a 10-week multi-component family meals intervention: A two group quasi-experimental effectiveness trial. *BMC Public Health, 17*(1), 1–15.

Roll, A. E., & Bowers, B. J. (2017). Promoting healthy aging of individuals with developmental disabilities: A qualitative case study. *Western Journal of Nursing Research, 39*(2), 234–251.

Ruiz-González, I., Fernández-Alcántara, M., Guardia-Archilla, T., Rodríquez-Morales, S., Molina, A., Casares, D., et al. (2016). Long-term effects of an intensive-practical diabetes education program on HbA1c and self-care. *Applied Nursing Research, 31*(1), 13–18.

Shadish, W. R., Cook, T. D., & Campbell, D. T. (2002). *Experimental and quasi-experimental designs for generalized causal inference*. Chicago, IL: Rand McNally.

Sherwood, G., & Barnsteiner, J. (2017). *Quality and safety in nursing: A competency approach to improving outcomes* (2nd ed.). Ames, IA: Wiley-Blackwell.

Steinsbekk, A., Rygg, L. O., Lisulo, M., Rise, M. B., & Fretheim, A. (2012). Group based diabetes self-management education compared to routine treatment for people with type 2 diabetes mellitus: A systematic review with meta-analysis. *BMC Health Services Research, 12*, 213. Retrieved January 30, 2018 from http://www.biomedcentral.com/1472-6963/12/213.

Strohfus, P. K., Kim, S. C., Palma, S., Duke, R. A., Remington, R., & Roberts, C. (2017). Immunizations challenge healthcare personnel and affects immunization rates. *Applied Nursing Research, 33*(1), 131–137.

US Department of Health and Human Services (U.S. DHHS). (2017). *Healthy People: 2020 Topics and objectives*. Retrieved January 25, 2017 from https://www.healthypeople.gov/2020/topics-objectives.

US Department of Labor. (2010). *Quick stats of women workers 2010*. Retrieved February 12, 2017 from https://www.dol.gov/wb/factsheets/qs-womenwork2010.htm.

Waltz, C. F., Strickland, O. L., & Lenz, E. R. (2017).

Measurement in nursing and health research (5th ed.). New York, NY: Springer Publishing Company.

Williams, T., Szekendi, M., & Thomas, S. (2014). An analysis of patient falls and fall prevention programs across academic medical centers. *Journal of Nursing Care Quality, 29*(1), 19–29.

World Health Organization (WHO). (2009).

Guidelines for hand hygiene in health care. Retrieved February 20, 2017 from http://who.int/gpsc/5may/tools/9789241597906/en.

World Health Organization (WHO). (2017). *About WHO*. Retrieved January 25, 2017 from http://www.who.int/about/en/.

第六章

理解和批判性评价文献综述

Christy J. Bomer-Norton

本章概览

学习目标

完成本章学习后应能够：

1. 讨论文献综述在量性研究和质性研究中的目的。
2. 对已发表研究的文献综述部分进行批判性评价，包括最新优质文献资源、相关内容，以及相关内容的整合。
3. 应用计算机对文献进行检索。
4. 在整合文献的批判性评价基础上撰写文献综述，以此促进循证知识在护理实践中的应用。

　　高质量的文献综述包含了关于特定主题的最新理论和科学知识。综述明确了关于该主题的已知和未知内容。临床护士通过文献综述整合可用的证据，从而找到解决实践问题的方案，或者是因为他们希望在实践中保持与时俱进。当护生和护士阅读研究报告时，他们必须对文献综述和研究的其他组成部分进行批判性评价。批判性评价文献综述首先应了解量性研究和质性研究中文献综述的目的，以及所引用不同类型参考文献的相对质量。本章介绍的文献综述批判性评价指南适用于量性研究和质性研究。此外，还介绍了量性研究和质性研究文献综述的批判性评价范例。

　　文献综述（review of literature）是检索相关的研究报告和理论来源，批判性评价这些来源，对报告的结果进行整合，并制订一个准确和完整的参考文献列表的过程。作为此过程的基础，本章内容包括如何检索参考文献、选择相关参考资料、组织研究发现的内容，以及有逻辑性的撰写研究发现的摘要。

　　你可能需要在临床环境中将文献综述作为课程作业或项目的一部分，特别是磁性医院（参见第一章）的项目。磁性医院的护士必须开展循证实践，找出问题，并协助收集资料以进行研究［American Nurses Credentialing Center（ANCC），2017］。文献综述是实施循证实践和明确研究问题的第一步。

文献综述的目的

已发表研究报告中的文献综述为所研究的问题提供了背景。这些综述包括：①描述一个实践问题的最新知识；②确定该知识库中的空缺；③解释所报告的研究如何有助于构建这一领域的知识。文献综述的范围必须足够广泛，从而使读者熟悉所研究的问题，同时也要足够狭窄，即只包括最相关的文献来源。

量性研究文献综述的目的

对量性研究中的文献进行综述，以指导研究的计划和执行。主要的文献综述在研究过程开始时（在研究开展之前）进行。研究完成后则进行特定范围内的综述，以确定自原始文献综述以来发表的研究，特别是自研究开始以来，已经过了一年或更长时间。可以检索其他文献，从而找到与解释研究发现相关的信息。这两种综述的结果都包含在研究报告中。文献综述的目的对于不同类型量性研究——描述性、相关性、类实验性和实验性——是相似的。

量性研究报告（quantitative research report）包括报告所有内容相关文献的引用。研究人员在引言部分包括了资料来源，以总结研究问题的背景和意义。关于受影响的患者数量、治疗费用和人类痛苦、身体健康、残疾和死亡率方面的后果的引文也可能包括在内。文献综述部分可能没有小标题，但可以整合到引言中。综述包括理论和研究参考文献，这些文献记录了关于所研究问题的最新知识。

量性研究人员根据研究重点，从理论型文献或研究报告中制订研究计划或构建文章的框架部分。与文献综述类似，研究框架也可能没有小标题，但可能被整合到研究报告的引言、综述或背景中。选择的理论框架是一种组织工具，它将研究置于更大的知识体系中。研究就像一块拼图，在更大的拼图（框架）中有一个定位和背景。理论框架将在第七章详细介绍。

研究报告的方法部分描述了设计、样本和获得样本的过程、测量方法、干预、资料收集过程和进行的统计分析列表。可以在方法部分的不同方面引用参考文献，以支持研究采用方法的适当性。结果部分包括统计分析结果，但也包括验证用于解决研究问题或假设的分析技术来源（Grove & Cipher,2017）。结果部分还可能包括其他文献，从而将研究的数据分析结果与前期研究结果进行比较。如果结果部分未提及，研究报告的讨论部分则提供了该研究结果与其他研究结果的比较。讨论部分还包括结论，这些结论是前期研究和当前研究发现的整合。

质性研究文献综述的目的

在质性研究报告（qualitative research report）中，引言部分类似于量性研究报告的相同部分，因为研究人员记录了研究问题的背景和意义。研究人员通常采用引证，以支持研究所选主题的需要（Creswell & Poth,2018）。然而，由于两个原因，可能没有引用其他文献综述。一个原因是质性研究通常在我们知之甚少的主题上进行，因此，几乎没有文献可供查阅。另一个原因是，一些质性研究人员在进行研究之前故意没有深入回顾文献；因为他们不希望自己对研究主题的预期给他们的资料收集、分析和结果带来偏见（MunHall,2012）。这与质性研究人员对参与者的观点保持开放的期望一致。在方法、结果和讨论部分，质性研究人员将结合文献来支持具体方法的使用,并将研究发现与已知的研究报道进行比较。

文献综述的目的、范围和时间因不同的质性方法而异(Gray,Grove,& Sutherland,2017)。现象学家是那些可能将文献回顾推迟到资料收集和初步分析完成之后的人(MunHall,2012)。这些研究人员将在分析后期阶段回顾文献,并在更大的理论和经验知识背景下解释研究发现。扎根理论研究人员在研究程序开始时,对相关研究进行最低限度的回顾。这种类型的综述仅仅是让研究人员明确已经开展了哪些研究,以及存在哪些研究问题的一种方式(Corbin & Strauss,2008),但这些研究的信息并没有用于指导当前研究的资料收集或理论发展(Walls,Pahoo,& Fleming,2010)。研究人员主要采用文献来解释、支持和扩展研究产生的理论(Charmaz,2014)。

民族志研究的文献综述与量性研究的文献综述类似。在未开发的遥远地区人群的早期民族志中,特定文化的文献在资料收集之前无法查阅。然而,可以使用理论和哲学文献,并继续用于提供研究人员进行资料收集所需要的框架或视角。民族志研究的研究问题是基于对文献的回顾,这些文献表明了人们对感兴趣的文化知之甚少(Creswell & Poth,2018)。综述还通过提供对拟综述文化特征的理解,为研究过程提供了信息。例如,乌干达民族志护理的文献综述揭示了卫生保健系统包括转诊医院、地区医院和健康中心。有了这些信息,研究人员可能会决定制订资料收集计划来观察每个机构的护士,或者研究人员可能决定将民族志研究范围缩小到健康中心。另一个例子是一位民族志学者研究缅甸难民在特定社区的健康行为。从文献中,研究人员了解到老年社区成员受到高度尊重,因此,研究人员将寻求老年难民的支持,以便与社区中的其他人接触。民族志研究人员在分析和解释资料的过程中再次查阅文献,以扩展读者对文化的理解。

使用探索描述性质性方法的研究人员之所以进行这项研究,可能是因为他们查阅了文献,发现几乎没有可用的知识。探索描述性质性研究人员希望更好地了解情况或实践问题,以便能够确定解决方案(Gray et al,2017)。第三章包含了质性研究有关文献综述的附加信息。

文献综述包含的资源

文献(literature)是与所选择主题相关的所有书面资源,包括在杂志或期刊上发表的文章、互联网出版物、专著、百科全书、会议论文、硕士论文、博士论文、教科书和其他书籍。相关和可靠的政府机构、政府间国际组织和专业组织开发的网站和报告也可能包括在内。作者评论并用于撰写评论的每个资源均被引用。引证(citation)是引述资源的活动,转述资源的内容,以被引证对象为例,或将其作为对所采取立场的支持。每条引文都应该在参考文献列表中有相应的参考文献。参考文献(reference)是引证的引文或转述观点的源文档,并为读者提供足够的信息来定位原始资料。这些信息通常是原始文献作者的姓名、年份和出版物的名称,必要时还可以是期刊或专著的标题、卷、页,以及标准格式写作手册所要求的其他定位信息。由美国心理学会(APA,2010)制订的格式(即 APA 格式)通常用于护理教育项目和期刊。有关 APA 格式的更多信息将在本章稍后介绍。

出版物类型

文章(article)是关于特定主题的论文,可以与类似主题的其他文章一起发表在期刊、百科全书或汇编的图书中。作为汇编图书的一部分,文章可以称为章节。期刊(periodical)随着时间的推移而出版,并按出版年份的顺序编号。这种顺序编号可以在期刊的年份、卷、期和页码中看到。专著(monograph)(如关于特定主题的书、会议记录或小册子)通常是一次性出版。期刊和专著可以在各种媒体上获得,包括在线版和印刷版。百科全书(encyclopedia)是关于按字母顺序排列主题的权威信息汇编,可提供背景信息并导向其他来源,但很少在学术论文和出版物中引用。一些在线百科全书是电子出版物,其审查程度与已出版的纸质百科全书相同。其他在线百科全书如维基百科采用的是开放、可编辑格式,因此,信息的可信度不稳定。使用维基百科作为专业资源仍存在争议(Luyt, Ally, Low, & Ismail, 2010;Younger, 2010)。当你撰写文献综述时,维基百科可能会为你想要检索的其他资源提供思路,但请与你的老师核实,确定课程作业是否可以引用维基百科或其他百科全书的内容。

　　主要专业组织可以发表通过评审过程选出的论文,这些论文在他们的评审会议上提交,称为会议论文集(conference proceedings)。这些出版物可能是印刷版,也可能是在线版。会议论文集可能包括预研究的结果和正在进行研究的初步结果。硕士学位论文(thesis)是研究生完成的研究项目报告,是硕士学位要求的一部分。博士学位论文(dissertation)是一个广泛原创的研究项目报告,该项目是取得博士学位必须完成的最终要求。硕士和博士学位论文可以在文献综述中引用。某些情况下,可以根据硕士或博士学位论文发表文章。

　　学术期刊(academic journal)是包括与特定学科和/或研究方法相关的研究报告和非研究文章的期刊。临床期刊(clinical journal)是包括关于特定学科中的实践问题和专业问题的研究报告和非研究文章的期刊。表6-1 包括了发表大量护理研究的学术和临床护理期刊的例子。

表6-1　发表大量研究的护理期刊

研究论文数量	学术期刊	临床期刊
20~40 篇/年	*Clinical Nursing Research* *Journal of Research in Nursing* *Research in Nursing & Health*	*American Journal of Maternal Child Nursing*
40~60 篇/年	*Nursing Research* *Western Journal of Nursing Research* *Journal of Nursing Scholarship*	*Heart & Lung* *The Journal of Acute and Critical Care* *Journal of Psychiatric and Mental Health Nursing* *Archives of Psychiatric Nursing*
>60 篇/年	*International Journal of Nursing Studies* *Applied Nursing Research*	*Journal of Pediatric Nursing*

摘自 Gray, J R, Grove, S K, Sutherland, S. The practice of nursing research: Appraisal, synthesis, and generation of evidence. 8th ed. St. Louis, MO: Elsevier Saunders, 2017:81.

　　你对教科书(textbook)作为学术课程的信息来源很熟悉。其他关于理论、方法和事件的书籍也可以在文献综述中引用。为了评估一本教科书的质量,可考虑与主题相关作者的资格,并审查作者提供的支持该教科书内容的背景和结论的证据。不同于教科书和其他书籍,汇编图书的章节可能由不同作者编写,引用方式与整本书的引用方式不同(在本章后面讨论)。在检查引用和撰写自己的文献综述时,这一点很重要。

　　通过电子方式获取文章和书籍的途径快速增加,使得许多类型的已出版文献更容易获得。此外,网站(websites)是一个容易访问的信息来源。然而,并不是所有的网站都有效,并且适合在文献综述中引用。网站可能包含没有科学依据的信息,或存在商业利益的偏倚。例如,销售利尿剂的制药公司网站不能作为高血压治疗药物统计资料的最佳来源。相比之下,由政府机构[如疾病预防和控制中心(Centers for Disease Control and Prevention,CDC)]、政府间国际组织(如世界卫生组织)和专业组织(如美国护士协会)建立和支持的网站被认为是合理的引用来源。

出版物内容

文献综述中引用的参考文献内容包含两种主要类型,即理论型和实证型。理论型文献(theoretical literature)包括支持拟研究问题和目的的概念分析、模型、理论和概念框架。理论来源可以在书籍、期刊和专著中找到。护理理论家已经撰写了一些专著来描述他们的理论发展和内容。其他书籍包含一些理论的摘要。在一项已发表的研究中,作者对理论和概念来源进行了描述和总结,以反映当前对研究问题的理解,并为研究框架提供基础。

在一篇文章的文献综述部分,实证型文献(empirical literature)是指从研究中获得的知识。换句话说,知识是基于来自研究的数据(以数据为基础)。基于数据的文献(data-based literature)包括期刊、互联网或书籍中的研究报告和已发表的研究报告,以及未发表的研究报告,如硕士和博士学位论文。

资源的质量

优质文献综述中引用的大多数参考文献都是经过同行评议的原始资源。原始资源(primary source)由发起人或负责产生发表想法的人撰写。由实施这项研究的研究人员撰写的研究报告是原始资源。理论家对理论或其他概念内容的发展也属于原始资源。二级资源(secondary source)是总结或引用来自原始资源的内容。二级资源的作者复述了原始资源的研究人员和理论家的工作,并提出了他们对原始资源的作者所写内容的解释。因此,二级资源中的信息可能是对原始资源作者思想的曲解。只有当无法找到原始资源,或者二级资源提供了在原始资源中找不到的创造性想法或独特信息时,才使用二级资源。同行评议(peer-reviewed)是指研究报告、临床描述或理论解释的作者向出版编辑提交手稿,由编辑确定熟悉该主题的学者对手稿进行评阅。这些学者向编辑提供关于当前形式的手稿是否准确,是否符合质量标准,以及是否适合期刊出版。一篇经过同行评议的论文经过了严格审查,其内容被认为是值得信赖的。

优质文献综述包括相关和最新的文献资源。相关研究(relevant studies)是与所关注的问题有直接关系的研究。最新资源(current sources)是在手稿发表前5年内发表的文献。引用的资源应全面,尤其应是最新的资源。一些问题已经被研究了几十年,而文献综述则经常包括数年前进行的开创式和里程碑式研究。开创式研究(seminal studies)是对特定主题的首次研究,标志着对该主题的新思维方式的开始,有时被称为经典研究。里程碑式研究(landmark studies)是重要的研究项目,它产生了影响一门学科,有时影响整个社会的知识。这样的研究经常被重复或作为开展其他研究的基础。一些作者可能会将一项具有里程碑意义的研究描述为一项开创式研究。因此,引用一些对正在评审主题的知识发展有重要意义的早期研究是合适的。然而,大多数引用的出版物应该是最新的。重复研究(replication studies)是研究人员对一项研究进行复制或重复,以确定是否可以在不同环境和不同研究参与者中得到一致的发现。重复研究对于建立实践证据很重要。支持原始研究发现的重复研究增加了发现的可信度,并加强了实践的证据。不支持原始研究发现的重复研究则提出了对原始研究发现可信度的质疑。

研究整合是另一种基于数据的文献,可以在文献综述中引用。研究整合可以是文献的系统综述,量性研究的荟萃分析,质性研究的 meta 整合,或混合方法的系统评价。这些出版物因其严谨性和对循证实践的贡献而受到重视(参见第一章和第十三章)。

批判性评价文献综述

评价已发表研究的文献综述,涉及审查综述所提供的内容和文献质量。正确准备的文献综述包括关于研究问题的已知和未知内容,并确定研究的重点。因此,综述为研究目的提供了基础,并可根据目的陈述中的变量(量性研究)或概念(质性研究)进行组织。引用的文献必须与研究问题和研究目的相关,并且是最新文献。综述者必须定位并阅读文献全文或相应摘要,以确定这些文献是否相关。为了判断是否引用了所有相关文献,综述者必须检索和确定这些文献。这些工作非常耗时,而且通常不是只为了评价一篇文献。但是,你可以查看参考文献列表并确定文献的重点、引用的基于数据的文献和理论型文献的数量,以及文献发表的地点和时间。截至论文被接受发表的日期,所有引用的文献应是最新的。大多数文献都会在首页注明被接受发表的时间。

虽然量性研究的文献综述目的与质性研究的文献综述目的不同,但批判性评价量性研究和质性研究的文献综述指南是相同的。然而,由于文献综述的目的不同,引用文献的类型和程度可能会有所差异。

💡 批判性评价指南

文献综述

1. 资源的质量
   - 大多数参考文献是否通过了同行评议(Aveyard,2014)?
   - 大多数参考文献是否属于原始资源?
   - 作者是否解释了引用的非同行评议或非原始资源的参考文献?
2. 资源的时效性
   - 参考文献是最新的吗(近 10 年和近 5 年发表文献的数量和百分比)?
   - 近 10 年的参考文献中,是否有里程碑式研究、开创式研究或重复研究?
   - 是否引用了近 10 年的参考文献来支持研究的测量方法或理论内容?
3. 相关内容
   - 研究内容是否与研究性概念或变量直接相关?
   - 文献类型和文献作者的学科是否适合研究性概念或变量?
4. 相关内容整合
   - 研究是否做了批判性评价和整合(Aveyard,2014;Fawcett & Garity,2009;Gray et al,2017;Hart,2009;Machi & McEvoy,2016)?
   - 是否提供了研究领域中的最新经验和理论知识的简要总结,包括确定已知和未知的内容(Machi & McEvoy,2016;O'Mathuna & Fineout-Overholt,2015)?
   - 研究是否填补了文献综述中发现的文献空缺?

量性研究文献综述的批判性评价

莫索-杰克逊(Moscou-Jackson)、艾伦(Allen)和科扎契克(Kozachik)等人(2016)对一项前瞻性队列研究进行了横断面分析(研究设计见第八章),"以①描述失眠症状的流行和②明确社区镰状细胞病(SCD)成年患者的生物心理社会预测因素"。标题为"背景"的部分被批判性评价为量性研究文献综述的一个例子。除了文献综述中包含的参考文献外,这些作者在整个研究报告中还引用了其他参考文献。除了桑德斯-菲利普斯(Sanders-Phillips)和哈勒尔(Harrell)(时间不详)未公开发表的量表,所有引用的参考文献都做了批判性评价。由于文献日期不详,因此无法评价其发表时间。

量性研究和背景文献部分的引用(Moscou-Jackson,Allen,Kozachik,et al,2016)见研究范例6-1。

◢ 研究范例 6-1

文献综述:量性研究

研究摘录

背景:据报道,美国大约有9万~10万人患有镰状细胞病(SCD),这是一种由异常血红蛋白基因引起的严重遗传病,HbS(National Heart Lung and Blood Institute,2015)······

镰状细胞病患者睡眠障碍的两个已知预测因子包括抑郁(Palermo & Kiska,2005;Wallen et al,2014)和疼痛(Valrie et al,2007;Wallen et al,2014)······此外,在所有研究中,疾病严重程度和疾病活动性一直被认为是慢性病患者睡眠问题的风险因素[Chandrasekhara,Jayachandran,Rajasekhar,Thomas,& Narisimu-lu,2009;Frech et al,2011;(Martinez-Lapiscina,Erro,Ayuso,& Jerico),2012]。

虽然一些研究已经调查了镰状细胞病患者的睡眠障碍(Sogutlu et al,2011;Wallen et al,2014),但到目前为止,还没有研究系统地调查该人群的失眠症状。(Moscou-Jackson,Allen,Kozachik,et al,2016)

批判性评价

1. 资源的质量

莫索-杰克逊、艾伦和科扎契克等人(2016)选择优质文献用于文献综述。他们在研究报告中引用了46篇参考文献,其中大部分是原始研究和原始资源。在参考文献中,有39篇文献(85%)来自学术期刊或临床期刊,所有这些期刊的文章都经过了同行评议。非期刊来源的参考文献也有可靠的来源,如联邦机构、美国国立卫生研究院、心脏病研究所、肺和血液病研究所或美国精神病学会。引用文献的准确性非常重要;本教材和莫索-杰克逊、艾伦和科扎契克等人(2016)的参考文献列表中注明了一些引用错误,并在括号中做了更正。

2. 资源的时效性

如前所述,桑德斯-菲利普斯和哈勒尔(时间不详)未公开发表的量表未注明日期,因此,不能对其进行时效性评价。其他45篇引用的参考文献均做了时效性评价。莫索-杰克逊、艾伦和科扎契克等人(2016)引用的一篇参考文献在列表中标有"出版中",表示文章尚未正式发表,但2016年的发表日期已核实,该参考文献被纳入综述。在全部参考文献中,34篇(76%)是近10年(2006年或以后)发表的,21篇(47%)是近5年(2011年或以后)发表的。测量工具的参考文献是莫索-杰克逊、艾伦和科扎契克等人(2016)引用的10年前发表的11篇文献之一,适合作为参考文献。

研究范例 6-1(续)

3. 相关内容

　　莫索-杰克逊、艾伦和科扎契克等人(2016)的研究包括与研究变量直接相关的参考文献,包括镰状细胞病、睡眠、疼痛和抑郁。支持用于测量失眠、疼痛、抑郁和生活压力工具的信度、效度和评分的参考文献也被包括在内。引用的期刊来自广泛的学科,并适用于研究主题,包括护理学、医学、公共卫生、行为科学和跨学科资源。由兰兹(Lenz)、皮尤(Pugh)、米尔根(Milligan)、吉福特(Gift)和苏佩(Suppe)(1997)发展的不适症状理论被用作研究框架,并且是唯一被引用的理论型文献。

4. 相关内容整合

　　在他们的综述中,莫索-杰克逊、艾伦和科扎契克等人(2016)讨论的重点是参考文献与研究变量的相关性,而不是这些参考文献的强度。综述可以通过对纳入的研究进行批判性评价而得到加强。该综述提供了支持研究方法和研究目的的逻辑论点。合乎逻辑的论点、文献的质量和相关性是综述的优势。

　　综述第一段提供了关于镰状细胞病生理和美国受镰状细胞病影响人数的简要背景。这些信息为整个综述提供了背景。文献综述往往从问题的背景和意义入手,突出具体问题的负面影响和研究的潜在价值。在综述第二段,莫索-杰克逊、艾伦和科扎契克等人(2016)提供了镰状细胞病患者睡眠问题的证据。

　　莫索-杰克逊、艾伦和科扎契克等人(2016)整合了关于镰状细胞病患者所明确的睡眠问题预测因素信息,并为每个预测因素提供了两篇参考文献。他们还整合了信息,并注意到"疾病严重程度和疾病活动在研究中始终被认为是慢性病患者睡眠问题的风险因素"(Moscou-Jackson, Allen, Kozachik, et al, 2016)。当镰状细胞病患者没有关于该变量的信息时,研究人员通常会整合类似人群中已知的信息,以证明在他们当前研究中采用的变量是合理的。

　　研究人员提供了关于镰状细胞病和睡眠问题的已知和未知信息的清晰整合。莫索-杰克逊、艾伦和科扎契克等人(2016)明确指出了文献空缺:"虽然有几项研究调查了镰状细胞病患者的睡眠障碍(Sogutlu et al, 2011; Wallen et al, 2014),但到目前为止,还没有研究系统地调查该人群中的失眠症状"。本研究的目的是填补文献中的这一空缺。通常,在文献回顾中,正如莫索-杰克逊、艾伦和科扎契克等人(2016)的文章中看到的那样,文献中的空缺恰好在研究目的之前提出,作为当前研究开展的理由。

　　莫索-杰克逊、艾伦和科扎契克等人(2016)发现"多数(55%)患者报告了具有临床意义的失眠症状,而失眠症状与许多生物心理社会特征相关,抑郁症状和急性疼痛是唯一的独立预测因素"。研究人员建议,应对受到镰状细胞病影响的成年人进行失眠评估,并根据需要进行治疗。疼痛和抑郁的识别及转诊也应该作为护理的重点。

质性研究文献综述的批判性评价

　　科恩(Koehn)、埃布赖特(Ebright)和德鲁克(Draucker)(2016)进行的扎根理论研究是质性研究文献综述批判性评价的一个例子。他们的"执照护士关于报告医疗差错的决策"的研究报告中没有"文献综述"的小标题。科恩等人(2016)主要在引言、讨论和建议部分引用了参考文献。"引言"部分和参考文献被作为对质性研究文献综述进行批判性评价的一个例子。科恩等人(2016)研究的主要文献综述内容见研究范例6-2。

研究范例 6-2

文献综述：质性研究

研究摘录

2000 年医学研究所(IOM)向"错误是人之常情"(Err Is Human)提供的一份报告估计了全国发生的医疗差错数量并得出结论,每年有 44 000～98 000 名患者死于可预防的医疗差错(Kohn, Corrigan, & Donaldson,2000)……由于报告差错的法律、文化和行政方面的差异,很难获得归因于医疗差错的死亡或伤害的准确计数(Anderson et al,2013;Loeb & O'Leary,2004)……在许多机构中,关于差错报告的工作场所文化仍然是罪魁祸首之一,护士经常担心与报告差错相关的个人后果(Blair et al,2016;Castel et al,2015;Cook et al,2004;Espin et al,2006;Jeffe et al,2004;Stratton et al,2004;Taylor et al,2004;Uribe et al,2002)……更好地了解护士关于差错报告的决策和影响其决策的工作场所因素,可以提高护士差错报告的频率和准确性(Koehn et al,2016,p. 566)。

批判性评价

1. 资源的质量

科恩等人(2016)为他们的文献综述选择了优质文献资源。他们在研究报告中引用了 67 篇参考文献,其中大部分是原始研究的原始资源。共有 53 篇(79%)参考文献来自学术或临床期刊,所有这些文献都经过了同行评议。例如,科恩等人(2016)引用了以下文献:

Prang I,Jelsness-Jorgensen L. Should I report? A qualitative study of barriers to incident reporting among nurses working in nursing homes. Geriatric Nursing,2014,35(6):441-447。

普朗(Prang)和杰尔斯尼斯-乔根森(Jelsness-Jorgensen)(2014)开展了这项质性研究,因此,参考文献是原始资源。通过访问《老年护理》(*Geriatric Nursing*)期刊网站 https://www.journals. elsevier.com/geriatric-nursing(Geriatric Nursing,2017),《老年护理》临床期刊被确认为同行评议的杂志。

2. 资源的时效性

科恩等人(2016)引用了 67 篇参考文献。在这些资源中,52 篇文献(78%)在研究近 10 年(2006 年或以后)发表,32 篇文献(48%)在研究近 5 年(2011 年或以后)发表。因为质性研究人员经常研究那些鲜有报道的主题,引用的文献常常是发表时间久远的参考文献。格拉泽(Glaser)和斯特劳斯(Strauss)(1967)的研究报告是最久远的参考文献,是方法部分引用的经典理论来源。

3. 相关内容

科恩等人(2016)选择了与研究性概念直接相关的参考文献,包括医疗差错、用药差错、安全性、中断和报告。引用的作者和期刊主要来自护理学和医学学科。

4. 相关内容整合

科恩等人(2016)提供了强有力的文献综述,特别是对于质性研究。他们没有批判性评价所引用研究的优势和不足,这是该综述的一个缺点。

第一段提供了问题的背景和意义,包括估计医疗差错数量和由此造成的死亡人数。在随后的段落中,科恩等人(2016)继续描述与医疗差错相关的问题,并为开展研究提供理由。他们整合了精确测量医疗差错率和结局的挑战。尽管制订了减少差错的干预措施,但医疗差错的数量并未减少。多个文献报道表明,差错报告仍然会导致护士在报告差错时担心自己的未来而受到指责。

在最后一段,科恩等人(2016,p. 567)隐含地指出了文献中的空缺:"更好地理解护士关于差错报告的决策和影响他们决策的工作场所因素,可以提高护士差错报告的频率和准确性"。他们研究的目的是填补这个空缺,并在目的之后直接提出了文献空缺。

研究范例 6-2（续）

科恩等人（2016）的研究产生了一种理论，描述了差错发生之前、期间和之后的过程。"这个模型包括 5 个阶段：失去平衡，差错在生活中无处不在，报告或讲述差错，善后生活，在脑海中根深蒂固"（p.566）。他们建议"改进差错报告制度，支持发生差错的护士所提出的倡议"（Koehn et al, 2016, p.566）。

文献综述

文献综述是护理教育项目中经常出现的教学内容。护生可能会对这种期望、可以通过信息克服的担忧，以及在这个过程中要遵循的步骤感到恐惧。本节讨论了文献综述的步骤（框 6-1）；这些步骤也为本章其余部分的内容提供了纲要。此外，本节还介绍了常见的护生提问及其答案。

框 6-1　文献综述的步骤

A. 文献综述准备
 1. 明确文献综述的目的
 2. 选择电子数据库和检索词
B. 实施检索
 3. 检索选择的数据库
 4. 采用表格记录检索的结果
 5. 完善检索内容
 6. 阅读摘要以确定相关的研究
 7. 获取相关研究文献的全文
 8. 确保记录了需要引用信息的来源
C. 文献处理
 9. 阅读文献
 10. 评价、分析和整合文献
D. 撰写文献综述
 11. 制订综述内容的提纲
 12. 撰写综述的每一个部分
 13. 创建参考文献列表
 14. 综述和参考文献列表检查

文献综述准备

开始复杂任务之前的准备工作可以为执行任务的过程提供架构，并提高这些工作的效率和有效性。本节介绍了有关文献综述的目的和选择拟检索的数据库信息（框 6-1）。

明确文献综述的目的

根据综述的目的，检索文献的方法会有所不同。课程作业的文献综述需要对作业有清晰的理解。这些综述将根据教育计划水平、作业的目的和教师的期望而有所差异。注意要提交的书面文献综述的可接受长度。通常，文献综述作业的重点是所选主题的信息，以及这些信息对临床实践影响的总结。

护生会反复问："我应该检索多少篇文献？我应该回顾多少年前的文献才能找到相关信息？"这两个问题的答案都是强调"这取决于具体情况"。本科课程的教师可能会提供关于学生需要在作业或项目中纳入的文献数量和类型的指导。研究生应对课程论文、硕士或博士学位论文的研究项目进行更广泛的回顾。回顾文献的时间截点取决于研究主题。护生需要在感兴趣的领域中找到开创性和标志性研究，以及其他相关资源。图书管理员或课程教员可能有助于学生确定检索特定主题的时间范围。

进行文献综述的另一个原因是检查证据的强度，并整合与实践问题相关的证据。循证实践指南是通过整合有关临床问题的文献而制订的。此类文献综述的目的是确定包括特定干预措施在内的所有研究，批判性评价每项研究的质量，整合研究，并得出关于特定干预措施有效性的结论。当可用时，重复研究、系统综述、荟萃分析、meta 整合和混合方法系统综述均是重要的出版物。同样重要的是，要找到并纳入前期基于证据的论文，这些论文评价了特定干预的证据，因为这些论文作者的结论具有高度相关性。与促进循证护理实践相关的其他类型文献综述见第十三章。

选择电子数据库和检索词

由于通过电子方式获取文献非常容易，复习文献可能会让人产生被压倒的感觉。通用搜索引擎如谷歌（Google）、谷歌学术（Google Scholar）或雅虎（Yahoo）可检索学术出版物，但可能包含不可靠的资源。应对通用搜索引擎获得的文献资源进行质量评估，如同行评议的证据。此外，从通用搜索引擎检索到的资源可能不是最新的。要查找最新文献，请学习使用计算机化书目数据库（bibliographic database），如护理和健康相关文献累积索引（CINAHL）和科学指南（Science Direct）。这些都是很有价值的工具，可以很容易地检索相关的实证型或理论型文献，但不同的数据库包含来自不同学科的文章。表 6-2 列出了对护理文献综述有价值的电子数据库。根据综述的重点，你能够选择需要检索的相关数据库。

表 6-2　护理文献综述常用的数据库

数据库名称	数据库内容
Cumulative Index to Nursing and Allied Health Literature（CINAHL）	发表临床、理论和研究型文章的护理和健康相关期刊，包括许多全文文章
Google Scholar	基础广泛的学术资源，包括来自许多学科的文章
MEDLINE	与美国医学图书馆认为声誉良好的卫生专业相关的生物医学期刊；包括具有一些全文链接的摘要
PubMed	患者和其他消费者可以免费使用的 MEDLINE
PsycARTICLES	美国心理学会（APA）及其附属组织出版的期刊
Academic Search Complete	多学科数据库，包括来自许多学科的文章
Health Source：Nursing/Academic Edition	为医生、护士和其他卫生专业人员出版的期刊，包括许多全文文章和患者的用药教育资料
Psychological and Behavioral Sciences Collection	精神病学、心理学和行为健康杂志

检索专业电子数据库有很多优点,但其中一个挑战是你必须从大量的文章中选择相关的文献资源。通过使用关键词进行检索,不仅可以减少文章的数量,而且可以检索到相关的文章。关键词(keywords)是作为某一主题出版物的术语标签。例如,一项类实验性研究侧重于向正在服用5种或以上药物的心力衰竭患者提供短信提醒干预,这项研究的报告可以通过检索关键词找到,如电子通信、即时消息传递、服药依从性、患者指导、类实验设计和心力衰竭。当你找到一篇关于你所研究主题的文章时,请浏览摘要之后是否列出了检索词。使用检索词或关键词进行检索是一种可以自学的技能,但也要记住,图书管理员也是信息专家。咨询图书管理员可以节省你的文献检索时间,并使检索更有效。

文献综述实施

检索选择的数据库

检索数据库可能是该程序中最简单的步骤。减少检索时间的一种方法是同时检索多个数据库,当搜索引擎中有多个数据库可用时,这种方法是可行的,如埃尔顿·B·斯蒂芬斯公司主库(EBSCOhost)。为了避免重复检索工作,请保留已完成的检索列表。如果时间有限,并且要分多次短时间检索而非一次长时间检索时,这一点尤为重要。

使用表格记录检索结果

记录检索结果的一个非常简单的方法是使用表格。在表格中可记录检索词、检索时间范围和结果。采用大多数电子数据库时,你可以注册帐户,并保留在线检索历史。参考文献管理软件,如 Refworks(http://www.refworks.com)和 Endnotes(http://www.endnote.com),可以简化通过检索获得的参考文献跟踪过程。你可以使用参考文献管理软件进行检索,并存储检索过程中获得的每篇参考文献所有检索字段的信息。在文献管理软件中,你可以将一篇文献与其他类似文献存储在同一个文件夹中。例如,你可能有一个用于存储理论型文献的文件夹,另一个用于存储方法型文献的文件夹,以及用于存储相关研究主题文献的第三个文件夹。当你阅读这些文献时,还可以在参考文献中插入关于每一篇文献的注释。建议将检索结果从书目数据库导入参考文献管理软件,以便在撰写文献综述时,所有需要的引用信息和摘要都可以通过电子方式获得。

完善检索

一次检索可以识别成千上万条参考文献,远远超过你可以阅读和纳入任何文献综述中的参考文献数量。打开几篇确定的文献,看看使用了哪些关键术语。重新考虑研究的主题并确定如何缩小检索范围。一种策略是缩小检索的时间范围。一些电子数据库允许将检索限制在某些类型的文献,如学术文献、同行评议文献。合并关键词或仅在摘要中检索关键词可以减少识别出的文献数量。对于本科课程作业,适合将检索范围限制为仅限有全文的文献。然而,建议研究生避免将检索范围限制在全文文献上,因为这样做可能会导致丢失所需的资源。过度缩小检索范围则可能会以文献数量太少而告终。出现这种情况时,可以在删除一个或多个检索词和限制条件的情况下重新检索。

阅读摘要以确定相关研究

摘要提供了有关文章的相关信息。你可以很容易地确定文章是研究报告,临床问题描述,还是理论型文章,如概念分析,以此确定与所研究主题和综述目的最相关的文章。如果寻找临床实践基础的证据,你可以确定研究报告,并选择那些在相似环境中开展研究的报告。如果为课程作业撰写文献综述,你可以阅读摘要,以确定不同类型的信息。例如,有关死亡率和发病率的信息,以及可用治疗方式的描述。需要对相关研究摘要进行标记,或将其保存在电子文件夹中。

获取相关研究文献的全文

通过相关文章的摘要检索电子版全文,并将其保存在计算机上,以便更全面的阅读。你可能希望使用包含第一作者姓氏和年份的文件名,或带有描述性短语的文件名来重命名电子文件。对于不能在线检索到全文的文章,你可以检索图书馆馆藏,以确定是否可以获得打印版的期刊。如果图书馆没有拟检索的期刊,你可以通过馆际互借获得这篇文章。请与图书馆网站或图书管理员联系,了解使用馆际互借系统的程序。如果你喜欢阅读纸质材料而不是电子材料,也可以选择纸质文章。获得文章的全文很重要,因为摘要不包括文献综述所需的细节。

确保记录了需要引用信息的来源

在检索和保存文献时,请注意文献是否包含了引用所需的全部信息。关于资源的书目信息应按照参考文献列表中采用的格式,以系统的方式进行记录。认真引用文献来源的目的,是让你自己也能够检索到相应的参考文献,确认对研究发现的解释,并收集有关该主题的其他信息。对于每一篇参考文献,都需要作者的姓名、发表年份、文章标题、期刊名称、期刊卷期号以及页码。如果通过影印或电子方式检索图书章节,请确保记录了出版商的名称、地点和出版年份。请特别注意该章节是否在汇编的图书中,以及该章节是否有编辑以外的作者。如果你使用的是电子版个人书目软件如 RefWorks,该软件会记录引用的信息。

文献处理

文献处理是文献综述中比较难的步骤之一。本节包括阅读文献和对文献进行评价、分析和整合。

阅读文献

当你看着成堆的纸质文献或多篇文献的扫描版副本时,你可能会问自己,"我是不是应该读完所有可用资料的每一个字?"答案是否定的。阅读每一份资料的每一个字都会让你对文献内容更了解,知识更渊博,但却没有更多的时间来完成课程作业或论文。有了可用的在线文章全文,你会很容易忘记综述的重点。成为一名熟练的文献综述者需要找到一个平衡,并学习确定最相关的资源。另一方面,你不能批判性评价和整合未读过的文献。对作者提供的与你的研究任务无关的信息只做浏览。对一篇文献不同部分的内容做一个了解,以便可以更仔细地阅读与你的研究任务相关的部分。第二章介绍了如何阅读文献的相关技巧。

理解和批判性评价文献有助于对与研究问题相关知识现状的理解。虽然你可能会略读,或只阅读你找到的某些参考文献的选定部分,但你会希望逐字阅读与所研究主题最相关的文献,而且可能不止一次。理解文献(comprehending asource)始于阅读,并专注于理解文献或其他资源的要点。突出标注你认为重要的内容,或在页边空白处做笔记。将笔记记录在文献的复印件或电子文件上。你在文献的页边空白处突出标注或注明的信息类型取决于研究或文献的类型。使用理论型文献,可能会记录概念、定义和概念之间的关系。对于研究型文献,通常会突出标注研究问题、目的、框架、主要变量、研究设计、样本量、测量方法、资料收集、分析技术、结果和发现。你可能希望记录文献综述部分可能使用的引用(包括页码)。

稍后可以做出改述这些引语的决定。另外，记录你对所标注文献的看法，如这些内容与你读过的其他信息的一致程度。

评价、分析和整合文献

在你决定要在综述中包括哪些信息时，需要对文献进行分析以确定引用的价值。首先，你需要批判性评价单项研究（参见第十二章）。要批判性评价单项研究，你需要确定文献的相关内容，并对研究发现的有效性或可信度做出价值判断。然而，对单项研究的批判性评价只是对文献进行深入综述的第一步。

文献分析需要对你所发现的内容进行操纵，从字面上来说，让它成为你自己的理解（Garrard，2011）。平齐（Pinch，1995，2001）是第一位使用文献摘要表发表了整合研究结果策略的护士。表 6-3 和表 6-4 提供了文献汇总表的其他示例，它们展示了列标题的内容如何根据研究类型而变化。表 6-3 包含来自莫索-杰克逊、艾伦和科扎契克等人（2016）进行的量性研究的关键信息，并以此作为范例。表 6-4 的内容来自科恩等人（2016）的质性研究。如果使用参考文献管理软件，它将有助于你根据记录的每项研究信息生成汇总表。

表 6-3　量性研究文献汇总表

作者（年份）	目的	框架	样本	测量	干预	结果
莫索-杰克逊，艾伦，科扎契克，等人（2016）	"……为了①描述失眠症状的流行情况和②明确社区镰状细胞病（SCD）成年患者的生物心理社会预测因素"	兰兹等的不适症状理论	"263 名非洲裔美国成年镰状细胞病患者"	人口统计学资料；10 条目失眠严重度指数（ISI）量表；21 条目抑郁流行病学研究中心（CESD）调查表；城市生活压力量表（UL-SS）"你每天都有慢性疼痛吗？"简式疼痛问卷（BPI），镰状细胞病基因型（P. 40）	无非实验性研究	"……多数（55%）患者报告了临床显著的失眠症状……虽然失眠症状与许多生物心理社会特征相关，但抑郁症状和急性疼痛是唯一的独立预测因素"

表 6-4　质性研究文献汇总表

作者（年份）	目的	质性方法	样本	资料收集	主要发现	建议
科恩，等人（2016）	"探讨执照护士在报告医疗差错方面的决策"	扎根理论	"成人重症监护室的 30 名护士"	访谈法	"该模型包括 5 个阶段：失去平衡，差错在生活中无处不在，报告或讲述差错，善后生活，在脑海中根深蒂固"	需要"改进差错报告制度和支持发生差错的护士所提出的倡议"

处理检索到的信息并将其转化为知识的另一种方法是绘制概念地图（Hart，2009；Machi & McEvoy，2016）。你的护理教师可能已经教你如何绘制正在学习的概念地图，以便在事实和原则之间建立联系（Vacek，2009）。同样的策略也可以用于文献综述，依据关键概念对文献进行分类，并将其整理成图形或图表格式（Hart，2009；Machi & McEvoy，2016）。该地图可以将研究与类似方法或关键思路联系起来。

当你继续分析检索到的文献时，你会在研究之间进行比较。在文献中寻找关联、相似之处和主题。这种分析可使你批判性评价与研究问题相关的现有知识体系。你可能想要记录用于研究问题的理论和方法，以及这些理论和方法的任何缺陷。你可以通过描述已知和未知的问题来总结研究的发现。通过使用表 6-3 和表 6-4 所示的格式，或概念地图展示的表格格式收集的信息，在进行这些内容的比较时会很有用。要特别注意相互冲突的研究发现，以及对未来研究的建议，因为它们可能为代表可研究问题的知识空缺提供了线索。

文献资源的整合（synthesis）涉及对所发现的内容进行深入的思考，并确定想要呈现信息的关键主题。通过整合，你将聚类并描述所发现内容之间的联系（HART，2009）。从连接的集群中，你可以得出关于已知内容的一些结论，并且可以与正在检查的主题建立其他链接。任何简单地逐段评价单项研究的书面文献综述都是不够的。作为一系列段落的文献综述，其中每一段落都是对单项研究的描述，没有与正在回顾的其他研究进行链接，不能提供对文献进行充分分析或整合的证据（Aveyard，2014）。

请注意莫斯-杰克逊、艾伦、科扎契克等人（2016）对文献综述介绍的段落。他们整合了已知和未知的内容，以及来自文献资源的相似发现，而不是提供无链接的个别文章摘要。相关信息为这项研究提供了理由。他们整合了两篇关于在该人群研究抑郁症作为预测因素重要性文献的信息，同样引用了两篇关于疼痛作为睡眠问题预测因素的参考文献。他们整合了镰状细胞病患者与睡眠相关的潜在因素，从质性研究和类似慢性患者群的研究中获得了理解，这突出了研究人员在对潜在影响因素知之甚少的情况下，常用的两种重要策略。

整合的一种策略是查看你制订的表格或概念地图，并列出相似和不同的结果列表。例如，你已经阅读了 5 项关于白血病患儿临终关怀的干预性研究。当你回顾笔记时，你会注意到，有 4 项研究是在家庭环境中进行的，样本是 7~10 岁的患儿，在采用家长管理的干预措施时，有类似的统计学意义。其余研究结果不显著，这些研究也采用了家长管理的干预，但干预环境是住院患者的临终关怀病房，并有一个年幼患儿的样本。你确定的主要想法也许是家长管理干预措施的有效性可能会有所不同，这取决于患儿生活的环境和年龄。整合的另一个策略是与另一名护生、护士或朋友讨论你综述的文章。用语言表达研究的特点，并向对方解释这些研究，这样可以使你对研究的思考与单纯阅读笔记时产生的想法不同。思考能力的提高，可能会产生确定综述的主要观点或结论。

文献综述撰写

讨论综述的主要思路，可以让你为撰写文献综述的最后步骤做好准备。第 11 步是在撰写综述的主要部分之前，通过制订提纲来组织综述的内容（框 6-1）。最后的步骤是创建参考文献列表，并检查综述和参考文献列表的正确性。

制订组织综述信息的提纲

在开始撰写综述之前,根据所读文献内容的整合情况,用综述部分作为主要标题,制订一个提纲。根据书面文献的综述目的,确定论文的主要部分。通常,整合文献综述有 4 个主要部分:①引言;②理论型文献的讨论;③实证型文献的讨论;④结论。引言和结论是标准部分,但是对文献资源的讨论应按照已经确定的主要思想,或想要纳入综述的理论框架的概念来组织。在提纲的主要标题下,记录拟在论文不同部分提到的文献资源。引言包括综述的重点或目的,并介绍综述的组织结构。在这一部分,你应该明确将要涉及和不会涉及的内容。

讨论部分可以分为理论小节和实证小节,也可以按综述结果的主题进行划分。理论型文献的部分可能包括与主题相关的概念分析、模型、理论或概念框架。实证部分如果是单独的,将包括所综述研究的结果。除了整合,还需要合并整体知识的优势和不足,而不是对每项研究进行详细的陈述和批判性评价。在提纲的摘要部分记录结论。结论(conclusion)是关于主题领域相关知识现状的陈述,其中包括关于该领域已知和未知的内容。

撰写综述的每一个部分

以描述段落主要思想的主题句作为每个段落的开始。在每个段落中呈现相关研究,以支持主题句中陈述的主要思想。以过渡到下一项要求的结束语来结束每一段。每个段落都可以与带有引擎的火车(主题句)、相互连接的货车(有证据的句子)和守车(链接下一段落的总结句)进行对比。

避免直接引用作者的话。你对文献资源的分析和整合将使你能够解释作者的观点。释义(paraphrasing)包括用你自己的话清楚地表达想法。然后将这些文献的含义与所提出的研究联系起来。如果书面综述不明确或没有凝聚力,你可能需要再次查看笔记和文献资料来源,以确保你已经充分整合了文献。另外,还需要对一项研究或一系列知识的局限性进行描述,但要保持尊重的语气,避免对其他理论家或研究人员的工作提出过度批评。

在综述接近尾声时,可采用结论作为研究问题所代表的知识体系的简要介绍。这些研究的发现将在前文中有逻辑地呈现出来,以便读者可以看到综述所展示的研究领域知识体系的演变方式。你还可以对研究领域相关的知识体系中存在的空缺做出结论,并总结文献综述对护理知识体系的潜在贡献(Aveyard,2014)。

创建参考文献列表

不同的期刊和出版机构的参考文献格式不尽相同。如 *International Journal of Nursing Studies*、*Journal of Cardiovascular Nursing*、*Cancer Nursing* 采用的标准格式是:作者. 标题. 期刊名. 年份;卷号(期号):页码。也有许多期刊和学术机构的文献采用美国心理学会(APA,2010)制订的格式(即 APA 格式)。APA 格式出版手册(2010)第 6 版提供了关于引用电子版文献和创建参考文献列表的修订指南。直接引用纸质文献的 APA 格式标准是:作者.(年份). 标题. 期刊名. 卷(期)号,页码。本书中文版正文中的参考文献按照我国出版物参考文献著录规则(GB/T 7714-2015)进行了格式的规范化;而每章末的参考文献列表即采用的是 APA 格式,但有两个例外。我们没有包括数字对象标志符(digital object identifiers,DOI)。DOI 已成为国际标准组织(http://www.doi.org)检索文献的标准,但尚未得到广泛支持。DOI 的使用似乎正在获得可信度,因为 DOI"为管理数字化网络信息提供了一种永久识别的途径"(APA,2010)。CrossRef 是 DOI 的注册机构,因此,可以跨数据库和学科(http://

www. crossref. org)链接引用。此外,在可行的情况下,我们还包括了文章发表时的卷期号。APA 格式要求仅在卷(年)中的每 1 期以第 1 页开始时,才包括期号。当第 2 期基于上一期最后一页开始计算其页码时,则不需要注明期号。

参考文献列表中包含的资源仅为论文中引用的文献资源。APA 格式的参考文献列表中,每条引用都被格式化为带有挂起缩进的段落,这意味着第一行在左边距处,随后的行缩进(参见下面的引用示例)。如果你不知道如何以这种方式设置段落格式,请在文字处理程序中搜索帮助工具,以便找到要使用的正确命令。在参考文献列表中,以纸质期刊发表的文章包括期刊编号、卷、期和页码。对于大多数期刊来说,期刊的卷号代表了在特定年份发表的所有文章。APA 格式(2010)要求期刊文章的参考文献列表中,每条文献引用信息的每个组成部分都要进行格式化。表 6-5 展示了常用参考文献组成部分的正确格式。

表 6-5　美国心理学会的引用格式(APA 格式)

参考文献的组成部分	字体类型	大写	举例
文章题目	常规字体	● 标题和子标题的第一个单词 ● 专有名词	Grounded theory methods：Similarities and differences Nursing students' fears of failing the National Council Licensure Examination(NCLEX)
期刊名称	斜体	● 所有关键词	*Journal of Clinical Information Systems* *Health Promotion Journal*
书名	斜体	● 标题和子标题的第一个单词 ● 专有名词	*Qualitative methods：Grounded theory expanded* *Human resources for health in Uganda*

当参考文献为图书时,需要注明的引用信息包括作者、书名、出版商及其地点。位于科罗拉多州的博尔德大学出版社在 2008 年出版了《沃森博士护理哲学》的修订版。参考列表的条目将如下所示:

Watson, J. (2008) *Nursing. The philosophy and science of caring.* (Revised ed.) Boulder, CO：University Press of Colorado.

有些章节是由编辑汇编的,每个章节都有自己的作者。沃尔夫(Wolf)关于民族志的章节是在芒霍尔(Munhall, 2012)编辑的一本质性研究著作中。章节标题的格式类似于文章标题,并且包括章节的页码:

Wolf M. (2012) Ethnography：The method. In P. L. Munhall (Ed.). *Nursing research：A qualitative perspective.* (5th ed.) p. 285-338 Sudbury, MA：Jones & Bartlett.

当检索便携文档格式(PDF)的电子文献时,引用文献的方式与复印/打印版本的方式相同。当检索超文本标记语言(html)格式的电子文献时,没有引用的页码。提供用于检索文章的统一资源定位符(URL)没有帮助作用,因为它对用于查找文章的路径是唯一的,并且只反映搜索引擎和书目数据库。更新后的 APA 格式(2010)标准是提供期刊主页的 URL,读者可以从中导航,并找到具体的文献。

综述和参考文献列表检查

你可以完成文献综述的初稿,并有一种成就感。在你的综述定稿之前,还有一些方法可以确保你的书面综述质量。从重读综述开始。最好将此步骤推迟一天或至少几个小时,以便可以用"新鲜的眼光"查看最终的书面综述。发现不通顺的语句或脱节段落的一种方法是大声阅读综述。请同学或信任的同事阅读综述,并提供建设性的反馈。

关键的最后一步是将论文中引用的文献与参考文献列表进行一一对比。确保作者姓名和出版年份相匹配。如果文献列表中缺少正文引用的文献,请酌情添加。如果文献列表中有正文未引用的文献,则必须做相应的删除。将引文从数据库直接下载到参考文献管理系统中,并使用该系统的手稿格式功能,可以减少一些错误,但并不能避免所有的错误。你必须确保参考文献准确,以反映对研究工作细节和质量的重视。

本章要点

- 研究报告中的文献综述是关于特定实践问题的最新知识总结,包括关于该问题的已知和未知内容。
- 可以对已发表研究的文献进行批判性评价,以了解最新的优质资源、相关内容及其整合(见批判性评价指南)。
- 为了完成课程作业,或者总结知识以便在实践中应用,可能需要进行文献综述。
- 文献综述检查表包括准备工作、进行检索、处理信息和撰写综述。
- 电子数据库允许快速识别大量文献,并且关键词的使用可以将检索细化到最相关的文献。
- 应使用参考文献管理软件来跟踪通过检索获得的参考文献。
- 可以使用文献汇总表或概念地图来帮助你处理大量研究中的信息,并明确主要观点。
- 文献的书面综述应语法正确,具有逻辑性,并且包含准确和完整的参考文献列表。

参考文献

American Nurses Credentialing Center. (2017). *Magnet: Program overview*. Silver Springs, MD: Author. Retrieved March 16, 2017, from http://www.nursecredentialing.org/Magnet/ProgramOverview.

American Psychological Association (APA). (2010). *Publication manual of the American Psychological Association* (6th ed.). Washington, D.C.: Author.

Anderson, J. E., Kodate, N., Walters, R., & Dodds, A. (2013). Can incident reporting improve safety? Healthcare practitioners' views of the effectiveness of incident reporting. *International Journal for Quality in Health Care*, 25(2), 141–150.

Aveyard, H. (2014). *Doing a literature review in health and social care: A practical guide* (3rd ed.). Berkshire, Open University Press.

Blair, W., Kable, A., Courtney-Pratt, H., & Doran, E. (2016). Mixed method integrative review exploring nurses' recognition and response to unsafe practice. *Journal of Advanced Nursing*, 72(3), 488–500.

Castel, E. S., Ginsburg, L. R., Zaheer, S., & Tamim, H. (2015). Understanding nurses' and physicians' fear of repercussions for reporting errors: Clinician characteristics, organization demographics, or leadership factors. *BMC Health Services Research*, 15(1), 326.

Chandrasekhara, P. K. S., Jayachandran, N. V., Rajasekhar, L., Thomas, J., & Narsimulu, G. (2009). The prevalence and associations of sleep disturbances in patients with systemic lupus erythematosus. *Modern Rheumatology*, 19(4), 407–415.

Charmaz, K. (2014). *Constructing grounded theory* (2nd

ed.). Los Angeles, CA: Sage.

Cook, A. F., Hoas, H., Guttmannova, K., & Joyner, J. C. (2004). An error by any other name. *American Journal of Nursing*, 104(6), 32–43.

Corbin, J., & Strauss, A. (2008). *Basics of qualitative research* (3rd ed.). Thousand Oaks, CA: Sage.

Creswell, J., & Poth, C. N. (2018). *Qualitative inquiry & research design: Choosing among five approaches* (4th ed.). Thousand Oaks, CA: Sage.

Espin, S., Lingard, L., Baker, G. R., & Regehr, G. (2006). Persistence of unsafe practice in everyday work: An exploration of organizational and psychological factors constraining safety in the operating room. *Quality and Safety in Health Care*, 15(3), 165–170.

Fawcett, J., & Garity, J. (2009). *Evaluating research for evidence-based nursing practice*. Philadelphia, PA: F. A. Davis.

Frech, T., Hays, R. D., Maranian, P., Clements, P. J., Furst, D. E., & Khanna, D. (2011). Prevalence and correlates of sleep disturbance in systemic sclerosis—results from the UCLA Scleroderma Quality of Life Study. *Rheumatology*, 50(7), 1280–1287.

Garrard, J. (2011). *Health sciences literature review made easy: The matrix method* (3rd ed.). Sudbury, MA: Jones & Bartlett.

Geriatric Nursing. (2017). *Elsevier: Geriatric Nursing*. Retrieved May 14, 2017 from, https://www.journals.elsevier.com/geriatric-nursing/.

Glaser, B. G., & Strauss, A. L. (1967). *The discovery of grounded theory: Strategies for qualitative theory*. London: Weidenfeld and Nicolson.

Gray, J. R., Grove, S. K., & Sutherland, S. (2017). *The practice of nursing research: Appraisal, synthesis, and generation of evidence* (8th ed.). St. Louis, MO: Elsevier Saunders.

Grove, S. K., & Cipher, D. J. (2017). *Statistics for nursing research: A workbook for evidence-based practice* (2nd ed.). St. Louis, MO: Elsevier.

Hart, C. (2009). *Doing a literature review: Releasing the social science imagination*. Thousand Oaks, CA: Sage.

Jeffe, D. B., Dunagan, W. C., Garbutt, J., Burroughs, T. E., Gallagher, T. H., Hill, P. R., et al. (2004). Using focus groups to understand physicians' and nurses' perspectives on error reporting in hospitals. *Joint Commission Journal on Quality and Safety*, 30(9), 471–479.

Koehn, A. R., Ebright, P. R., & Draucker, C. B. (2016). Nurses' experiences with errors in nursing. *Nursing Outlook*, 64(6), 566–574.

Kohn, L. T., Corrigan, J., & Donaldson, M. S. (2000). *To err is human: Building a safer health system*. Washington, D.C.: National Academy Press.

Lenz, E. R., Pugh, L. C., Milligan, R. A., Gift, A., & Suppe, F. (1997). The middle-range theory of unpleasant symptoms: An update. *Advances in Nursing Science*, 19(3), 14–27.

Loeb, J. M., & O'Leary, D. S. (2004). The fallacy of the body count: Why the interest in patient safety and why now? In B. J. Youngberg & M. J. Hatlie (Eds.), *The patient safety handbook* (p. 779). Sudbury, MA: Jones & Bartlett Learning.

Luyt, B., Ally, Y., Low, N., & Ismail, N. (2010). Librarian perception of Wikipedia: Threats or opportunities for librarianship? *Libri*, 60(1), 57–64.

Machi, L., & McEvoy, B. (2016). *The literature review: Six steps to success* (3rd ed.). Thousand Oaks, CA: Corwin.

Martínez-Lapiscina, E. H., Erro, M. E., Ayuso, T., & Jericó, I. (2012). Myasthenia gravis: Sleep quality, quality of life, and disease severity. *Muscle & Nerve*, 46(2), 174–180.

Moscou-Jackson, G., Allen, J., Kozachik, S., Smith, M. T., Budhathoki, C., Haywood, C., Jr. (2016). Acute pain and depressive symptoms: Independent predictors of insomnia symptoms among adults with sickle cell disease. *Pain Management Nursing*, 17(1), 38–46.

Moscou-Jackson, G., Allen, J., Smith, M. T., Haywood, C., Jr. (2016). Psychometric validation of the Insomnia Severity Index in adults with sickle cell disease. *Journal of Health Care for the Poor and Underserved*, 27(1), 209–218.

Munhall, P. L. (2012). *Nursing research: A qualitative perspective* (5th ed.). Sudbury, MA: Jones & Bartlett.

National Heart Lung and Blood Institute. (2015). *What is sickle cell disease?* Retrieved June 17, 2015, from http://www.nhlbi.nih.gov/health/health-topics/topics/sca.

O'Mathuna, D. P., & Fineout-Overholt, E. (2015). Critically appraising quantitative evidence for clinical decision making. In B. M. Melnyk & E. Fineout-Overholt (Eds.), *Evidence-based practice in nursing & healthcare: A guide to best practice*. (3rd ed.) (pp. 87–138). Philadelphia, PA: Lippincott Williams & Wilkins.

Palermo, T. M., & Kiska, R. (2005). Subjective sleep disturbances in adolescents with chronic pain: Relationship to daily functioning and quality of life. *Journal of Pain*, 6(3), 201–207.

Pinch, W. J. (1995). Synthesis: Implementing a complex process. *Nurse Educator*, 20(1), 34–40.

Pinch, W. J. (2001). Improving patient care through use of research. *Orthopaedic Nursing*, 20(4), 75–81.

Prang, I. W., & Jelsness-Jørgensen, L. P. (2014). Should I report? A qualitative study of barriers to incident reporting among nurses working in nursing homes. *Geriatric Nursing*, 35(6), 441–447.

Sogutlu, A., Levenson, J. L., McClish, D. K., Rosef, S. D., & Smith, W. R. (2011). Somatic symptom burden in adults with sickle cell disease predicts pain, depression, anxiety, health care utilization, and quality of life: The PiSCES project. *Psychosomatics*, 52(3), 272–279.

Stratton, K. M., Blegen, M. A., Pepper, G., & Vaughn, T. (2004). Reporting of medication errors by pediatric nurses. *Journal of Pediatric Nursing*, 19(6), 385–392.

Taylor, J. A., Brownstein, D., Christakis, D. A., Blackburn, S., Strandjord, T. P., Klein, E. J., & Shafii, J. (2004). Use of incident reports by physicians and nurses to document medical errors in pediatric patients. *Pediatrics*, 114(3), 729–735.

Uribe, C. L., Schweikhart, S. B., Pathak, D. S., Marsh,

G. B., & Fraley, R. R. (2002). Perceived barriers to medical-error reporting: An exploratory investigation. *Journal of Healthcare Management*, *47*(4), 263.

Vacek, J. E. (2009). Using a conceptual approach with a concept map of psychosis as an exemplar to promote critical thinking. *Journal of Nursing Education*, *48*(1), 49–53.

Valrie, C. R., Gil, K. M., Redding-Lallinger, R., & Daeschner, C. (2007). Brief report: Sleep in children with sickle cell disease: An analysis of daily diaries utilizing multilevel models. *Journal of Pediatric Psychology*, *32*(7), 857–861.

Wallen, G. R., Minniti, C. P., Krumlauf, M., Eckes, E., Allen, D., Oguhebe, A., et al. (2014). Sleep disturbance, depression and pain in adults with sickle cell disease. *BMC Psychiatry*, *14*(1), 207.

Walls, P., Pahoo, K., & Fleming, P. (2010). The role and place of knowledge and literature in grounded theory. *Nurse Researcher*, *17*(4), 8–17.

Watson, J. (2008). *Nursing. The philosophy and science of caring* (Revised ed.). Boulder, CO: University Press of Colorado.

Wolf, M. (2012). Ethnography: The method. In P. L. Munhall (Ed.), *Nursing research: A qualitative perspective*. (5th ed.) (pp. 285–338). Sudbury, MA: Jones & Bartlett.

Younger, P. (2010). Using wikis as an online health information resource. *Nursing Standard*, *24*(36), 49–56.

第七章

理解理论和研究框架

Jennifer R. Gray

学习目标

完成本章学习后应能够：

1. 解释理论和理论的要素(概念、相关陈述和命题)。
2. 区别理论思维的不同水平。
3. 描述中观理论在研究中作为框架的应用。
4. 描述研究框架的目的。
5. 理解从护理和其他理论中发展的研究框架。
6. 批判性评价已发表研究中使用的框架。

理论是科学的思想和知识。在心理学课程中,你可能已经学习了用于解释思维和行为的心理、防御机制和认知发展的理论。基于心理的理论观点,实施了不同的治疗方法。在护理领域,我们也有理论来解释和指导实践。我们的理论解释了人类对疾病和其他对临床实践很重要现象的反应。例如,护理领域有一个超越疼痛缓解的舒适理论,包括放松和个人成长(Kolcaba,1994;Krinsky,Murillo,& Johnson,2014)。舒适理论是一种中观理论。中观理论描述单个现象或过程,比更宏观的理论抽象性低。护士还开发了一种中观理论来描述控制体重所需的行为,以及影响这些行为的文化、环境和心理社会因素(Pickett,Peters,& Jarosz,2014)。护理的另一个中观理论描述了患者和护士之间的沟通,以便进行症状管理(Humphreys et al,2014)。与质量和安全的持续关注一致(Olds & Dolansky,2017;Sherwood & BaRNteiner,2017),研究人员还开发了一种理论来描述医院的安全文化(Groves,2014;Groves,Meisenbach,& Scott-Cawiezell,2011)。这些理论和将在本章阐述的其他理论,为护士在临床环境中进行研究和照顾患者提供了指导。

当研究人员为开展量性研究制订研究计划时,研究所依据的理论被描述为研究框架。研究框架是对理论或理论中用于指导研究,或将在研究中进行验证部分的简要说明。研究的主要思路称为概念,包含在框架中。框架与概念及其相互之间的联系,可以用文字或图表来描述。当研究开展时,研究人员可以回答这样的问题:"该理论对现实的描述正确吗?"这样,研究人员就可以检验理论所提观点的准确性。在解释研究发现时,研究人员将解释与理论相关的结果(Gray,Grove,& Sutherland,2017)。

质性研究可以将理论作为基础,也可以用于发展新理论。由于质性研究的假设和哲学基础(参见第三章)与量性研究不同,因此,本章侧重于介绍指导量性研究的理论。为了帮助你学习理论及其在研究中的应用,本章描述了理论的要素,明确了理论的类型,并讨论了理论如何为研究提供框架。你可能会注意到,本章的参考文献比较古老,因为我们引用了理论的原始资源,其中许多是在10年前或更久以前发表的。另外,本章还介绍了批判性评价研究框架的指南,这些指南适用于评价已发表研究的各种框架。

理解理论的要素

理论(theory)被定义为一组概念和陈述,这些概念和陈述呈现了一种关于某种现象的观点。图7-1下部是一个理论结构图。指导科学学科内的实践和研究的核心思想称为理论。理论的定义包括了概念、陈述和现象。概念(concept)是对客体、观点、经验或现象进行抽象描述和命名的术语,从而为其提供了单独的身份或含义(Schaffer,Sandau,& Missal,2017)。概念以一种特殊的方式定义,以表示与理论相关的观点(图7-1)。理论中的陈述(statement)描述了概念之间相互联系的方式。例如,图卢兹(Toulouse)和科达德克(Kodadek)(2016)指出,坚持用药"改善了临床结局,减少了并发症的发生、患者的痛苦和医疗费用"。概念是服药依从性、临床结局、并发症、患者痛苦和医疗费用,并且陈述指出了这些概念之间的关系。

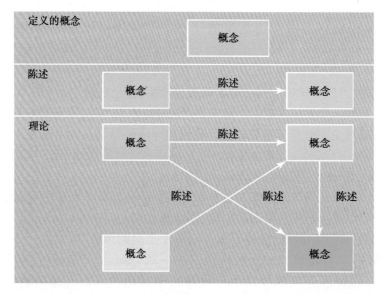

图 7-1　理论的组成模块(Modified from Gray JR,Grove S K,& Sutherland S. Burns and Grove's the practice of nursing research:Appraisal,synthesis, and generation of evidence. 8th ed. St. Louis,MO:Elsevier;2017)

概念、陈述或理论可以用来描述一种现象(phenomenon),一种对构成人类生活经验的自觉意识(van Manen,2017)。复数形式是 phenomena。你可能会理解因第一次注射而产生的焦虑现象,或者获知你被护理学院录取时的喜悦。作为护士,我们的患者会经历痛苦、不确定感、恐惧和解脱感,在此仅举几例与接受护理相关的患者体验。我们进行干预,是为了减轻患者所经受的压力和焦虑,并使他们朝着更好的健康方向发展。

理论

理论是抽象的,不是具体的。当你听到"社会支持"这个词时,你就会对这个词的含义,以及你在不同情况下如何观察或体验社会支持有所了解。社会支持的概念是抽象的,这意味着此概念是一种观点的表达,而不是任何具体的实例。抽象(abstract)的观点侧重于对现象的一般看法。研究人员将家庭社会支持定义为"以信息交换为中心的人际过程……个体具有与他人联系并感受到他人的爱和尊重的感知或信念"(Gomes et al,2017)。具体(concrete)是指现实或实际情况——它关注的是具体情况,而不是一般情况。例如,在戈梅斯(Gomes)等人(2017)的研究中,通过电话干预加强了社会支持,从而为糖尿病患者的家庭照顾者提供了指导和情感支持。

哲学

在抽象层面上,你可能还会遇到哲学。哲学(philosophies)是对存在、知识或行为的真理或原则的理智探索。哲学描述了关于什么是现实,知识如何发展,以及哪些伦理价值和原则应指导我们实践的观点。哲学和理论的其他抽象组成部分是假说(assumption),这些假说被认为是理所当然或真实的陈述,即使它们没有经过科学的检验。例如,护士常做的一个假说是"人们希望能够控制自己的健康问题"。根据你的临床经验,你可能会怀疑这个假说的真实性。尽管如此,理论家们还是从一些明确或隐含的假说开始。

概念

护理理论描述了关于人、环境、健康和护理的知识,因为这4个概念是护理的本质。人、环境、健康和护理被称为护理学科的元概念(Meleis,2012;Schaffer et al,2017)。

前面介绍的社会支持现象是一个概念。概念是理论的基本要素。理论中的每个概念都需要由理论家来定义。一个概念的定义可能是详细和完整的,也可能是模糊和不完整的,需要进一步发展(Chinn & Kramer,2015)。具有明确识别和定义概念的理论,为研究框架奠定了更坚实的基础。

与概念密切相关的两个术语是结构和变量。在更抽象的理论中,概念具有非常一般的含义,这些含义可能是复杂概念的标签,有时也被称为结构(construct)。结构是一个可能包含多个概念的更广泛类别或观点。例如,社会支持概念的结构可能是资源。资源的另一个概念也可能是家庭收入。在更具体的层面上,术语被称为变量(variables),它们的定义比较狭窄。因此,变量比概念更具体。变量一词意味着术语的定义使它具有可测量性,并暗示术语的测量数值能够从一个实例变化到另一个实例(即可变性)。图7-2的

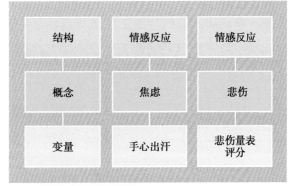

图7-2　从抽象到具体:结构、概念和变量(Modified from Gray JR, Grove S K, & Sutherland S. Burns and Grove's the practice of nursing research:Appraisal, synthesis, and generation of evidence. 8th ed. St. Louis, MO:Elsevier;2017)

例子说明了结构、概念和变量的抽象水平。在左侧,你可以看到结构、概念和变量的垂直序列,其中结构最抽象,变量最具体。另外两个垂直序列是结构、概念和变量的示例。

与社会支持相关的变量可能是情感支持。研究人员可以将情感支持定义为,研究参与者对其在压力影响下得到的情感鼓励或肯定程度的评价。变量的测量是一种特定方法,用于将数值分配给不同程度的情感社会支持。研究参与者可以回答关于情感支持调查表或问卷中的问题,他们的个人答案将以评分形式进行报告。例如,功能性社会支持问卷有一个由3条目组成的维度,用于测量感知情感支持(Broadhead et al,1988;Gonzalez-Saenz de Tejada et al,2016)。这3个条目之一是"人们关心我发生了什么事",其他条目是关于应答者是否感觉到被爱,以及是否因工作出色而受到表扬(Broadhead et al,1988)。如果研究人员在研究中采用功能性社会支持问卷,参与者对这3个条目的回答将被加在一起作为总分。这3个条目的总分将作为感知情感支持变量的测量结果(第十章详细讨论了测量方法)。

对概念进行定义能够使术语采用的方式具有一致性。来自理论的概念具有由理论家开发的概念性定义,并且不同于词典对单词的定义。比外延(或词典)定义更全面的概念性定义(conceptual definition)包括单词可能具有的相关含义。概念性定义具有隐含性,因为这个术语微妙地或间接地使人联想到记忆、情绪或图像。例如,家庭的概念性定义可能包括安全感、爱和舒适感,这些通常与家庭有关,而字典的定义则更狭窄和更具体——家庭是一群人居住的住所,这些人可能有血缘关系,也可能没有血缘关系。护理语言经常使用的一些词汇或术语没有明确的定义。理论或研究中使用的术语需要基于专业文献的内涵和含义。内涵定义是对概念在特定理论或研究中意义的明确表述。

研究人员为概念确定或发展的概念性定义来自理论,并为操作性定义提供了基础。请记住,在量性研究中,每个变量都与概念、概念性定义和操作性定义相关联。操作性定义是如何操纵概念,如干预或自变量,以及测量,如因变量或结局变量(参见第五章)。概念性定义可以是显性或隐性。当你批判性评价一项研究时,确定研究人员对研究变量的概念性定义很重要。科尔曼(Coleman,2017)针对感染HIV的非洲裔美国人($n=70$)的抑郁和健康相关生活质量开展了描述性相关研究。他将威尔森(Wilson)和克里瑞(Cleary)(1995)的健康相关生活质量模型作为研究框架,并从概念和操作的角度对健康相关生活质量做了定义(表7-1)。虽然科尔曼(2017)没有从概念角度定义抑郁症状,但流行病学研究中心抑郁量表(参见第十章;Radloff,1977)评分在16分或以上是确定抑郁症状的明确操作性定义。

表 7-1   抑郁和健康相关生活质量的概念性和操作性定义

概念/变量	概念性定义	操作性定义
健康相关生活质量(HRQOL)	"个体执行躯体和情感功能的能力,以及对健康的整体感知"(Coleman,2017)	医学结局研究(MOS)36条目简式健康问卷(SF-36)1~100分问卷得分(Ware & Sherbourne,1992)SF-36测量了"HRQOL的8个健康概念:生理功能、躯体疼痛、因躯体问题导致的角色受限、因情感问题导致的角色受限、情感健康、社会功能、精力/疲乏和一般健康"(Coleman,2017)
抑郁症状	与负性情感和绝望感相关的感受和行为[a]	20条目流行病学研究中心抑郁量表评分(Radloff,1977),得分16分或以上表明存在抑郁症状

[a] 科尔曼(2017)未陈述抑郁症状的概念性定义,但表格中的定义是从研究框架中推导而来的。
    摘自 Coleman,C. Health-related quality of life and depressive symptoms among seropositive African Americans. Applied Nursing Research,2017,33(1):138-141。

陈述

陈述（statement）澄清了两个或多个概念之间存在的关系类型。例如，在刚刚提到的研究中，科尔曼（2017）确定了概念中的几个陈述。其中的一个陈述是"生理功能、角色受限、社会功能、一般健康和精力/疲乏（HRQOL 的各个方面）被概念化，对抑郁产生了影响"（Coleman，2017）。

关系的陈述是通过研究来检验的。研究人员获得了代表研究框架概念变量的数据，并采用特定统计检验方法，分析了变量之间可能存在的显著关系（Grove & Cipher，2017）。理论检验包括确定理论中每个陈述的真实性。随着越来越多的研究人员提供了关于概念之间关系的证据，这些陈述的准确性或不准确性就被确定了。要验证一个理论中的所有陈述，需要进行大量的研究。

在理论中，命题（proposition）是描述概念之间关系的语句标签。更抽象的理论包含被称为一般命题的关系语句（Gray et al，2017）。以更狭义的方式陈述关系，会使陈述更加具体和更容易检验，从而产生一个具体命题（specific proposition）。抽象程度较低的框架（中观理论）中的具体命题可能会产生假设。假设是基于来自构成研究框架的宏观理论或中观理论的命题而建立的。以较低抽象水平建立的假设，是为了在研究中进行检验而开发的（参见第五章）。表达两个或多个相同概念之间关系的不同抽象水平的语句，可以按照从一般到具体的分层形式排列。表 7-2 提供了作为一般命题、具体命题和假设的两个概念之间关系的示例。

表 7-2　一般命题、具体命题和假设举例	
一般命题	健康相关生活质量和抑郁有关
具体命题	在 HIV 感染的抗反转录病毒治疗的患者中，健康相关生活质量维度与抑郁症状有关
假设	在接受 HIV 感染的抗反转录病毒治疗的非洲裔美国人中，生理功能低下和角色受限增加与抑郁症状的频率和严重程度增加有关

摘自 Coleman，C. Health-related quality of life and depressive symptoms among seropositive African Americans. Applied Nursing Research，2017，33（1）：138-141。

理论思维水平

理论可以是抽象的和广义的，也可以是更具体和狭义的。在抽象和具体之间，有多个水平的理论思维。理解理论思维的抽象程度或水平，将有助于你批判性评价一种理论是否适用于研究中的问题。

宏观护理理论

早期的护理学者将最抽象的理论称为概念模型（conceptual models）或概念框架。今天，我们将更抽象的护理理论称为宏观护理理论（grand nursing theory），因为它们包含了多种环境中的护理行为和患者反应。例如，罗伊（Roy）（Roy & Andrews，2008）开发了一个模型，其中适应是护士感兴趣的主要现象。该模型确定了被认为对适应至关重要的要素,并描述了这些要素如何相互作用以达到适应,从而实现健康。相比之下,奥瑞姆(Orem)(Orem & Taylor,2011)从自我护理、自我护理缺陷和护理系统角度介绍了她对健康现象的描述。表 7-3 列出了 4 种著名的宏观护理理论,并对其内容进行了简要说明。

表 7-3 宏观护理理论摘选		
名称	作者(年份)	简介
适应模式	罗伊和安德鲁(2008)	为了应对主要刺激、相关刺激和固有刺激,人们通过采用各种过程和系统来达到适应,其中一些过程和系统是自发性的,而另一些过程和系统是习得性的。总体目标是恢复内稳态并促进成长
护理的自理缺陷理论	奥瑞姆(2001) 奥瑞姆和泰勒(2011)	个人的自理能力受发育阶段、疾病存在和可用资源的影响,并可能导致自理缺陷。护理的目标是提供与人的自理能力相适应的护理
整体人科学	罗杰斯(1970)	人具有整体性,其周围环境是互动式开放系统的能量场。能量场可以产生用于识别的模式
达标理论	金(1992)	在系统中,人以目标为导向。护士和患者通过共同商议制订目标。通过互动,护士指导、支持和引导患者朝着目标前进

建立一个与特定宏观护理理论相关的知识体系,需要有组织的研究计划和学者团队。罗伊适应模式(RAM)作为研究的基础已有 25 年之久。罗伊适应协会(Roy Adaptation Association)是一个研究团队,他们"基于罗伊适应模式用英语分析、综述和整合所有已发表的研究"(Roy,2011)。罗伊适应模式仍继续用于指导研究。例如,一项评估创伤后住院患者急性应激障碍发生率的预研究(Frank et al,2017)。

罗杰斯学者协会(Society of Rogerian Scholars)继续进行与玛莎·罗杰斯(Martha Rogers)的整体人科学有关的研究和知识发展。该协会出版了一本名为《愿景:罗杰斯护理科学杂志》(Visions:The Journal of Rogerian Nursing Science)的在线期刊(http://www.societyofrogerianscholars.org/visions.html)。国际奥瑞姆协会(International Orem Society)每年出版一期在线期刊《自理、依赖性照护和护理》(Self-Care,Dependent-Care,& Nursing),以传播多萝西娅·奥瑞姆(Dorothea Orem)自理理论的研究和临床应用。这些都是研究人员维护网络研究资源,以特定的理论方法与彼此和其他护士就他们的工作进行交流的例子。

中观理论和实践理论

中观理论(middle range theory)比宏观护理理论更具体,范围更窄,但比只适用于特定情况的理论更抽象(Liehr & Smith,2017)。这些类型的理论描述了急慢性疾病中的不确定性(Mishel,1988,1990),生命周期中的自我超越(Reed,1991),以及令人不快的症状(Lenz et al,1997)等经历。由于中观理论与临床实践和研究的联系比宏观护理理论更紧密,因此,护理患者的护士和护理研究人员发现这些理论是有帮助的。中观理论可能来自扎根理论研究,从宏观护理理论中推导出来,也可能是通过对特定主题的文献进行整合而创建(Liehr &

Smith,2017)。里尔(Liehr)和史密斯(Smith)(2017)确定了9种中观理论,关于这些理论已经发表了至少3篇同行评议的文章。表7-4列出了这些中观理论。中观理论有时被称为实体理论(substantive theory),因为它们更接近临床实践的本质。实体理论已经明确确定了概念、概念的定义和关系陈述。因此,它们更多地被用作护理研究框架。

表7-4　用于护理的中观理论[a]	
理论	相关理论来源
关怀	斯旺森(Swanson)(1991)
舒适	柯尔卡巴(Kolcaba)(1994)
内在力量	卢克斯(Roux)、丁格利(Dingley)和布什(Bush)(2002)
护理智力资本	科维尔(Covell)(2008)
自我超越	李德(Reed)(1991)
过渡	梅里斯(Meleis)(2010)
疾病不确定感	米歇尔(Mishel)(1988,1990)
症状不适	兰兹(Lenz),等(1997)
女性愤怒	托马斯(Thomas)(1991)

[a] 里尔和史密斯(2017)明确了上述9种仍在继续应用的中观理论。

实践理论(practice theory)是一种更为具体的中观理论,其目的是针对特定的护理实践情况提出具体的方法。一些学者称其为特定情境理论。里格尔(Riegel)、迪克森(Dickson)和福克纳(Faulkner)(2016)发表了一篇关于心力衰竭自我护理的特定情境理论的描述。里格尔等人(2016)确定了自我护理,包括遵医嘱服用药物、监测症状,并在症状表明存在严重问题时采取行动。为了能够采取这些行动,心力衰竭患者必须了解每种药物的用法和目的,明确心力衰竭恶化的症状,以及何时打电话给卫生保健提供者。如本例所示,将中观理论应用于具体情况,可以确定适当的护理活动。因此,实践理论有时被称为处方理论(prescriptive theory)。循证实践指南是实践理论和处方理论的良好来源(参见第十三章)。

研究框架

研究框架(research framework)是一种抽象的逻辑意义结构,如理论的一部分,指导研究的发展,并使研究人员能够将研究发现与护理知识体系联系起来(Lor, Backonja, & Lauver, 2017)。为了清楚起见,我们采用术语研究框架来指代研究中涉及的概念和关系。洛尔(Lor)等人(2017)就如何应用理论指导描述性和实验性研究提供了指导。对于描述性研究,研究人员可以使用"理论中的概念来指导资料收集";进行实验性研究的研究人员将发现"理论中的概念可用于指导整体设计"(Lor et al,2017)。也许研究人员期望一个变量会引起另一个变量的变化,如有氧运动计划(自变量)会影响减肥(因变量)。在一项成熟的量性研究中,研究人员在框架中抽象地解释了为什么一个变量预计会影响另一个变量。这个想法被具体地表达为假设,通过研究方法加以检验。

每个量性研究都有一个隐性或显性框架。无论研究的重点是生理、心理、社会或文化,这一点都是正确的。一个表达清晰的框架是一项成熟的量性研究的标志之一。研究人员通过开发或应用框架,来解释对结局有贡献或部分作用的概念。研究人员还可以引用文章和专著来支持这一解释。

　　表达理论或研究框架的一种策略是以图表展示概念和关系。这些图表有时被称为地图或模型(maps or models)(Gray et al,2017)。模型包括研究框架中的所有主要概念。概念之间的箭头表示它们之间的拟定联系。箭头所示的每个链接都是理论关系陈述(命题)的图解说明。洛尔等人(2017)描述了他们如何选择理论来指导研究,并提出了就医行为理论模型(图 7-3)。在图中,临床和社会人口学因素可以影响情感、信仰、规范和习惯。就医行为受到临床和社会人口学因素,以及情感、信仰、规范和习惯的影响。情感、信仰、规范和习惯与就医行为之间的关系受到外部条件的调节。

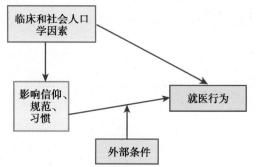

图 7-3　就医行为理论[摘自 Lor M,Backonja U,& Lauver D. How could nurse researchers apply theory to generate knowledge more efficiently? Journal of Nursing Scholarship,2017,49(5):580-589]

　　遗憾的是,在一些量性研究中,构成框架的思路仍然模糊不清,并且表达含糊。虽然研究人员认为,正在研究的变量在某种程度上相关,但这个概念只是具体的表述。研究人员可能很少尝试解释,为什么这些变量被认为是相关的。然而,研究框架的雏形是期望(也许不是直接表达)一个或多个变量与其他变量相关。有时,框架的基本思想在引言或文献综述中展示,并被描述为前期研究中发现的变量之间的联系,但随后研究人员停止了研究,没有将这些思想完全发展为框架。这些被称为隐性框架(implicit frameworks)。在大多数情况下,细心的读者可以从研究报告的文本中提取隐性框架。当研究人员没有清楚地描述框架时,你可能希望根据所提供的信息绘制模型。拥有一个模型有助于将框架可视化,并明确研究变量之间的联系方式。隐性框架为研究的发展所提供的指导有限,并限制了研究发现对护理知识的贡献。

　　研究框架可以来自宏观护理理论,来自护理和其他专业的中观理论,以及来自多个理论和研究发现的概念和关系的整合。在一些量性研究中,新提出的框架可以称为试探性理论(tentative theory)。来自多个理论的概念和关系的整合,或研究发现的整合,也是通常为特定研究开发的试探性理论的例子。

　　生理学研究的框架通常来自生理学、遗传学、病理生理学和物理学。这种类型的理论被称为科学理论。科学理论(scientific theory)有广泛的研究证据来支持其观点。框架概念与研究变量之间有明确的联系,科学理论中的每个概念、相关变量和关系陈述都有有效和可靠的测量方法。由于这些领域的知识已经通过研究得到了很好的检验,因此,理论关系通常被称为定律和原则。此外,可以使用这些定律和原则开发和检验命题,然后将其用于解决护理问题。然而,科学理论仍然对需要修改的相反证据持开放态度。例如,在 21 世纪之前,科学家们认为他们知道各种基因的功能和相互作用。通过人类基因组计划(http://www. genome. gov/10001772)获得的知识则要求科学家修改他们的一些理论。

研究框架批判性评价举例

　　量性研究框架的质量需要进行批判性评价,以确定其对指导研究和解释研究结局的有用性。下面的问题是为了帮助你评价研究框架的质量而制订的。

❓ 批判性评价指南

研究框架

1. 研究中是否明确确定并描述了研究框架? 如果是,用于框架的理论,以及理论家的名字是什么?
2. 框架中的概念是否进行了概念性定义?
3. 变量的操作性定义是否与其关联的概念性定义一致?
4. 研究人员是否清楚地从研究设计所检验的框架中识别出关系陈述或命题?
5. 研究发现是否与框架关联?

　　批判性评价量性研究的框架,要求评价者超越框架本身来检查框架与研究其他组成部分的联系,如变量的设计、测量和干预的实施(如果适用)。首先从引言、文献综述或框架讨论的书面文本中识别概念和概念的定义。然后,评价者必须判断概念与变量之间的联系、研究变量或因变量的测量,以及自变量(如干预)的实施是否适当。评价者还需要确定,研究发现是否已和研究框架关联。研究人员通常在研究报告的讨论部分,将研究发现和研究框架及其他文献进行链接。在这一部分,批判性评价指南可用于从宏观护理理论、中观理论、试探性理论和科学(生理)理论推导出的框架。

来自宏观护理理论的框架

　　宏观护理理论的挑战之一,是它们的抽象性和测量其概念的困难性。一些研究人员从宏观护理理论中推导出中观理论,并用中观理论指导他们的研究。其他研究人员则使用宏观护理理论作为整体框架,但没有直接将变量与理论结构联系起来。

　　急性心肌梗死(AMI)后的行为改变对降低心脏病风险和防止复发至关重要。急性心肌梗死后,有关通过调整健康行为来鼓励行为改变,以降低心脏病风险的研究发现是“前景看好,但喜忧参半”。帕克(Park)、桑(Song)和贞(Jeong)(2017)进行了一项随机实验性研究,以检验“基于理论的干预对首次急性心肌梗死后结局的影响”。干预是基于金(King)的达标理论(King,1992)的一个命题,这是护理的宏观理论之一。帕克等人(2017)指出,“用于鼓励个人表现和保持健康行为的策略远远不是最佳的”(Park et al,2017)。研究人员在研究范例 7-1 中明确使用了宏观理论。

⚡ 研究范例 7-1

宏观护理理论框架

研究摘录

　　基于金的框架,目标导向策略可以应用于……通过互动过程确保有效的行为调整,在互动过程中,患者和卫生专业人员相互识别个体具有的特定心血管风险,并同意共同达到风险管理目标。基于达标理论,本研究将目标导向教育计划应用于首次心肌梗死发作的患者,以评估该计划对 6 个月以上的心血管风险、健康行为和生活质量的影响……

研究范例 7-1(续)

被分配到实验组的患者在出院前接受了来自研究团队的护士教育者以达标理论为基础的教育计划,从而设定共同商定的风险管理目标,并获得关于如何改变他们的健康行为以实现目标的信息。被分配到对照组的患者接受了 20 分钟的指导。由护士协调员提供关于心血管风险管理和生活方式改变的常规教育。该常规教育可作为常规护理提供给开展研究的大学医院心脏病科住院的所有急性心肌梗死患者⋯⋯

我们的研究发现表明,在护士主导的定制式风险管理计划中,每位患者都设定了目标,通过改变最初和长期的生活方式,达到具有有效的心血管风险管理的能力,从而促进健康相关生活质量的改善⋯⋯

在解释这项研究的发现时,应该考虑到一些局限性。首先,两组参与者在急性心肌梗死第一次发作后均接受了常规生活方式调整指导,以及积极的药物治疗。这可能已经减小了计划的效应量,再加上样本量偏小,可能会导致 II 类错误⋯⋯由于教育计划的特点,在后续评估期间没有采用盲法,导致评估存在潜在的偏倚。这些研究发现应该被认为是建议性的,因为组间大多数变化来自对患者自我报告的测量⋯⋯护士主导的个体目标导向教育计划,可以很容易地整合到目前的卫生保健系统中,从而促进患者更有效的生活方式改变。(Park et al,2017,pp. 9,10-11,15)

批判性评价

金(1992)的达标理论被明确确定为研究框架,干预是基于金的一个理论命题,即通过互动开发的相互同意的目标将引起行为改变(Park et al,2017)。然而,研究人员并未表明,这一说法是理论上的一个命题。干预在金(1992)的理论的基础上进行了概念性定义,并依据研究计划进行了操作。概念性定义和操作性定义之间具有一致性。该理论的其他概念在研究中没有定义或测量。帕克等人(2017)没有将研究发现与其报告讨论部分的框架联系起来。采用宏观理论指导干预是适当的,为研究增加了力度,但需要与因变量和研究发现相联系。

基于把握度分析,64 名接受住院心脏病康复治疗的参与者被纳入研究,并随机分配至干预组或常规护理组。研究助理在参与者入院后两天内进行了访谈,以收集关于生活质量、风险因素和健康行为等结局变量的资料(Park et al,2017)。他们还从医疗记录中收集了人口学信息和医疗信息。研究助理不知晓分组信息。

干预组和常规护理组的基线比较未发现结局变量的显著差异。两组参与者在急性心肌梗死后的前 6 个月的心血管风险均降低,未发现与干预相关的显著差异(Park et al,2017)。然而,干预对健康行为和生活质量的心理维度和血糖控制有影响,干预组在 6 个月时报告,这些变量测量的得分较高。

研究人员认为,未来需要对基于理论干预的长期影响进行研究。金的理论的主要概念之一——共同目标设置,需要在其他人群中进行研究,从而对健康行为产生长期的影响。

基于中观理论的框架

许多护理研究的框架都是建立在中观理论基础上的。这些研究检验了中观理论的有效性,并检验了可以应用中观理论的参数。一些护理研究人员使用了非护士开发的中观理论。其他研究人员使用他们或其他护士开发的中观理论来解释护理现象。在这两种情况下,中观理论在应用于护理实践之前都应该经过检验。

雷诺索(Reinoso,2016)采用米歇尔的中观护理理论,即"急性和慢性疾病的不确定感理论"(1988)作为研究慢性肝炎患者心理压力的框架。雷诺索(2016)认为,关于感染程度和预后的不确定感是"最终的心理压力源"。研究问题的陈述是知识空缺,没有得到明确的识别,但可以从不确定感作为研究变量的文献综述中推断出来。雷诺索(2016)注意到,以前与不确定感相关的意外结局研究没有包括导致不确定感的条件。在中观理论描述中,不确定感的主要概念被定义为"个体由于缺乏足够的线索而不能恰当地对事件进行组织或分类时所产生的认知状态"(Reinoso,2016)。雷诺索将不确定感与心理压力联系起来,并在研究范例7-2中描述了研究框架。

🔲 研究范例 7-2

中观理论框架

研究摘录

　　米歇尔的疾病不确定感理论提供了一个实体理论。在这个理论中,对那些被确诊为慢性丙型肝炎的患者所面临的不确定感进行了研究。这项研究的目的是检验米歇尔在疾病理论中不确定感和前因之间的相关性,包括方向和强度。指导这项研究的问题是:米歇尔理论的前因(即卫生保健权威数据、自确诊以来的年限、治疗经历和社会网络)与慢性丙型肝炎患者对不确定感的感知之间的关系是什么?采用横断面相关设计评估变量之间关系的方向和强度。不确定感作为因变量与其他变量相关,以评估这些变量共享的关系程度。测量卫生保健权威数据的得分越高,感知的不确定性越多。较高水平的社交网络支持与较少的不确定感相关……确诊多年和治疗经历与不确定感无关……将诊断为丙型肝炎的患者与社区资源连接,可能会进一步帮助那些在疾病事件中徘徊的人……那些拥有扩展社交网络的患者不确定感更少,反之亦然……这些发现可以用来帮助创建适合该人群的干预措施,以减少不确定感,并形成对疾病事件更深层次的理解。(Reinoso,2016,pp. 445,446,450,451)

批判性评价

　　疾病不确定感理论(Mishel,1988)被明确确定为研究框架(Reinoso,2016)。报告提供了不确定感的概念性定义,但未找到不确定感前因的概念性定义。每个变量的操作性定义都很明确。不确定感的概念性和操作性定义一致。不确定感的前因和不确定感本身之间的关系被确定为正在研究的关系。

　　雷诺索(2016)将这些发现与理论联系起来,并描述了在临床实践中的潜在应用。与医疗保健权威数据相关的较高评分表明,患者对卫生保健提供者、护士和其他专业人员的不信任或不满意增加(Reinoso,2016)。当患者察觉到这些人提供的信息存在冲突或差异时,不确定感较高。雷诺索(2016,p. 451)指出,社交网络和不确定感之间的负相关关系具有临床意义,因为它将责任放在了卫生保健提供者身上,以"了解社交网络在解释疾病事件中发挥的重要性,并将患者与此类网络联系起来"。

来自试探性理论的框架

　　当被整合为一组连贯性和逻辑性关系时,文献报告已完成的研究发现可以成为框架的丰富来源。特别是当研究发现与中观理论或非护理理论的概念和关系相结合时,可以整合为一种试探性理论,为特定的研究提供框架。

　　杜阿尔特(Duarte)和品托-戈威亚(Pinto-Gouveia)(2017)针对医院护士($n = 298$)开展了一项描述相关性横断面研究,检验以移情、基于移情的致病性负罪感和职业生活质量相关研究发现为基础的理论模型。他们指出,移情与患者的正性结局有关,如治疗依从性和有效护理,以及卫生保健专业人员较少出现倦怠。移情也与负罪感有关,当过度或误导时,这种负罪感可能成为致病因素,并影响职业生活质量。职业生活质量的定义包括倦怠和同情疲劳。这些复杂的关系采用非概率抽样进行测量和检验(研究范例7-3)。

研究范例 7-3

试探性理论框架

研究摘录

移情是护理实践的核心……移情关怀被定义为关心他人的福利和对他人的不幸感到不安的感觉。个人痛苦被定义为目睹他人消极状态时的痛苦和焦虑感。这两个维度被认为是移情的情感成分。与观点采择和移情关怀的亲社会效应相比,个人痛苦似乎对个人关系没有积极影响……移情与负罪感密切相关,因此,移情多的人比移情少的人更有可能体验到负罪感。我们特别关注幸存者负罪感和全能负罪感,这两种负罪感都涉及对他人夸大的责任感……全能负罪感也源于移情,是一种夸张的责任感和对他人幸福和福祉的过度关注……在某些工作中,一个人对他人的生活和福祉负责,如护理,当事情出错时,负罪感可能会特别强烈。然而,到目前为止,很少有研究探讨负罪感对护士幸福感的影响……采用自我报告问卷检验研究目的……检验移情维度(移情关怀和观点采择)、基于移情的致病性负罪感和职业生活质量之间关系的理论模型。我们假设,当移情与致病性负罪感(即幸存者负罪感和全能负罪感)相关时,它可能会导致职业病态(同情疲劳和倦怠症状)。因为观点采择与同情疲劳没有显著关联,所以,我们没有检验中介模型。图 1 显示了中介模型的概念图。(Duarte & Pinto-Gouveia,2017)。

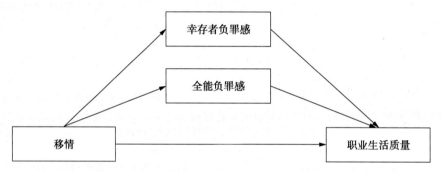

图 1   移情对职业生活质量的直接和间接影响概念图[摘自 Duarte J, & Pinto-Gouveia J. Empathy and feelings of guilt experienced by nurses:A cross-sectional study of their role in burnout and compassion fatigue symptoms. Applied Nursing Research,2017,35(1):42-47]

批判性评价

初步的研究框架是基于前期研究发现和结论提出的。研究人员对这些概念进行了定义,并将其与变量和适当的测量工具联系起来。推断出的概念性定义和操作性定义之间具有一致性。概念之间初步关系的陈述很复杂,这一事实得到了概念之间的直接和间接影响的支持。在讨论部分,杜阿尔特和品托-戈威亚(2017)说明了研究的局限性,并确定了与其结果对应的影响。建议未来研究"在更大的样本中重复这些发现,采用实验性和纵向设计检验基于目前发现的特定假设,并采用其他方法测量这些过程"(Duarte & Pinto-Gouveia,2017)。

生理学研究的框架

开发一个生理学框架来表达研究所依据的逻辑,显然对已发表研究成果的研究人员和读者有帮助。生理学框架的批判性评价与其他框架的评价没有什么不同。然而,生理学框架中的概念之间的定义,可能没有心理社会研究中的概念之间的定义那么抽象。生理学研究的概念可能是心排出量、呼吸困难、伤口愈合、血压、组织缺氧、新陈代谢和功能状态之类的术语。

阿米里（Amiri）和特纳-汉森（Turner-Henson）（2017）对 88 名中期妊娠的孕妇进行了一项横断面研究，以确定甲醛（FA）暴露对胎儿宫内生长的影响。这些概念包括胎儿宫内生长受限、氧化应激和甲醛暴露。在研究范例 7-4 中，你将看到生物学模型被作为研究框架。此外，图 7-4 显示了作为研究重点模型中的 3 个主要关系。对图表进行了简化，以明确模型的主要关系。阿米里和特纳-汉森（2017）没有明确的概念性定义和操作性定义。表 7-5 提供了我们从该文献中发展的概念性定义和操作性定义。

🔲 研究范例 7-4

生理学理论框架

研究摘录

关于孕妇的甲醛暴露水平及其与胎儿生长关系的实证性证据很有限。我们采用了来自柯南（Kannan）、米斯拉（Misra）、德文奇（Dvonch）和克里希纳库马尔（Krishnakumar）（2006）的生物学模型，他们展示了作为室外空气污染物的颗粒物与妊娠结局之间的关系，认为氧化应激的影响是这种关系中的一种生物途径。我们检验了甲醛暴露与中期妊娠胎儿生长之间的关系，以及氧化应激在甲醛暴露与胎儿生长之间关系中的潜在中介作用……我们采用了横断面设计，参与者来自美国东南部地区的城市妇产科诊所（一家公立，两家私立）……在获得知情同意后，作为个人资料收集者的第一位作者围绕人口统计学特征、产科病史和住宅特征对参与者进行了访谈……指导参与者在家里、工作场所、学校或其他地点佩戴总徽章 24 小时。我们要求参与者在睡觉和洗澡时将徽章放在靠近头部的椅子或支架上。这些测量通过审查电子健康记录中参与者的超声检查报告获得。超声测量由每个诊所的执照超声检查技术人员报告。

未发现孕妇年龄、受教育程度、婚姻状况、家庭年收入和胎儿超声生物学测量值之间的显著相关性……估计胎儿体重（EFW）的 P_{50} 百分位数有显著差异，其中白人组的中位数最大……孕妇、母亲吸烟状况或怀孕间隔时间与胎儿超声生物学测定结果之间没有明显的关系……发现大量甲醛暴露（>0.03ppm）与双顶径（BPD）显著相关……大量甲醛暴露与短股骨长度（FL）相关……氧化应激在甲醛暴露水平与双顶径关系中的中介作用……未得到本研究的支持。（Amiri & Turner-Henson, 2017, pp. 53-54, 56-58）

批判性评价

阿米里和特纳-汉森（2017）确定了柯南等人（2006）的生物学模型作为研究框架，但没有提供研究变量的明确概念性定义。概念性定义根据文章的引言和背景部分提供的信息而构建（表 7-5），操作性定义从文章的研究过程部分摘录。从研究中摘取的概念性定义和操作性定义看起来彼此一致，但明确定义的概念将加强模型的使用。研究人员针对描述相关性设计确定了变量之间的假设关系。

研究人员提供了护理教育、实践和研究的含义，但没有讨论作为研究框架的生物学模型的含义。在讨论部分，研究人员注意到关于甲醛暴露对胎儿生长影响的信息非常有限，这使得这项研究的结果很有意义，尽管样本有脱失。其他研究结果已经表明，氧化应激对甲醛暴露和双顶径之间的关系有中介作用；然而，在这项研究中没有发现明显的影响，研究人员考虑了几个可能影响结果的测量问题。该研究的临床意义是护士需要了解更多的环境暴露。阿米里和特纳-汉森（2017）指出，"评估怀孕期间的环境风险应作为产前护理的标准化内容。护士应该指导妇女……关于降低风险的策略，以避免暴露于有毒物质"。

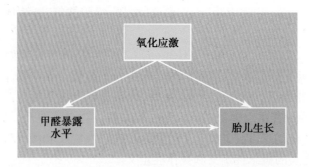

图 7-4　甲醛暴露水平、氧化应激和胎儿宫内生长之间的关系假设模型［摘自 Amiri A,&
Turner-Henson A. The roles of formaldehyde exposure and oxidative stress in fetal growth in the
second trimester. Journal of Gynecological, Obstetrics, and Neonatal Nurses,2017,46(1):51-62］

表7-5　变量的概念性定义和操作性定义		
变量	概念性定义	操作性定义
胎儿宫内生长减少	"胎儿生长的任何偏差或未能达到生长潜力……与更高的产前死亡率和发病率有关"(Amiri & Turner-Henson,2017)	双顶径、头围、腹围、股骨长度、腹围与股骨长度比,从孕中期超声检查报告中获得,并记录在每个参与者的电子健康记录中。测量结果转换为基于胎儿性别和种族的生物计量百分位数
甲醛(FA)暴露	一种危险的空气污染物,是一种已知的人类致癌物,可增强氧化应激	通过高效液相色谱法分析测试参与者佩戴的蒸气监测器徽章,以百万作为分母进行报告,并与环境标准进行比较
尿可替宁	烟草烟雾的生物标志物,室内甲醛暴露的来源	用尿 ELISA 法测定,最低可靠检测水平为 2ng/ml;由主要研究人员完成测定
氧化应激	"反应性氧化分子的产生超出了细胞抗氧化防御机制的能力"的失衡与不良妊娠结局有关	用尿 15-异前列腺素 ELISA 试剂盒测定尿 15-异前列腺素 F21
肌酐	尿液中的蛋白质代谢产物是肾功能的指标,可影响尿液的比重;可用于对其他尿液检测进行标准化	美国实验室部门报告的用比色分析法测定的物质水平

ELISA:酶联免疫吸附测定。

摘自 Amiri A,Turner-Henson,A. The roles of formaldehyde exposure and oxidative stress in fetal growth in the second trimester. Journal of Gynecological, Obstetrics, and Neonatal Nurses(JOGNN),2017,46(1):51-62。

▌本章要点

- 理论对研究必不可少,因为它提供了开展研究的框架,并将研究发现与学科知识联系起来。
- 理论是一套完整的概念、定义和陈述,呈现了一种关于某种现象的观点。
- 理论的要素是概念和关系陈述。

- 宏观护理理论非常抽象,并且广泛地解释了人们感兴趣的现象。
- 中观理论和试探性理论比宏观护理理论抽象水平低,范围更窄。
- 每个研究都有框架,尽管有些框架表达得不好或者是隐含的。
- 研究框架是一种抽象的逻辑意义结构,如理论的一部分,它指导研究的发展,并使研究人员能够将研究发现与护理知识体系联系起来。
- 为了有效地使用,研究框架必须包括概念,以及概念性定义和操作性定义。拟检验的关系语句或命题需要清晰,并采用模型或地图表示。
- 研究框架可能来自宏观护理理论、中观理论、研究发现、非护理理论、试探性理论和科学理论。
- 科学理论来源于生理学、遗传学、病理生理学和物理学,并有广泛的证据支持。
- 批判性评价研究框架,需要识别和评估概念、概念的定义和链接概念的陈述。研究发现应与研究框架联系起来,以确定其在描述现实方面的有用性。

参考文献

Amiri, A., & Turner-Henson, A. (2017). The roles of formaldehyde exposure and oxidative stress in fetal growth in the second trimester. *Journal of Gynecological, Obstetrics, and Neonatal Nurses (JOGNN)*, 46(1), 51–62.

Broadhead, W. E., Gehlbach, S. H., de Gruy, F., & Kaplan, B. H. (1988). The Duke-UNC Functional Social Support Questionnaire: Measurement of social support in family medicine patients. *Medical Care*, 26(7), 709–723.

Chinn, P. L., & Kramer, M. K. (2015). *Integrated theory and knowledge development in nursing* (9th ed.). St. Louis, MO: Elsevier Mosby.

Coleman, C. (2017). Health-related quality of life and depressive symptoms among seropositive African Americans. *Applied Nursing Research*, 33(1), 138–141.

Covell, C. L. (2008). The middle-range theory of nursing intellectual capital. *Journal of Advanced Nursing*, 63(1), 94–103.

Duarte, J., & Pinto-Gouveia, J. (2017). Empathy and feelings of guilt experienced by nurses: A cross-sectional study of their role in burnout and compassion fatigue symptoms. *Applied Nursing Research*, 35(1), 42–47.

Frank, C., Schroeter, K., & Shaw, C. (2017). Addressing traumatic stress in the acute traumatically injured patient. *Journal of Trauma Nursing*, 24(2), 78–84.

Gomes, L., Coelho, A., dos Santos Gomides, D., Foss-Freitas, M., Foss, M., & Pace, A. (2017). Contribution of family social support to the metabolic control of people with diabetes mellitus: A randomized controlled clinical trial. *Applied Nursing Research*, 36(1), 68–76.

Gonzalez-Saenz de Tejada, M., Bilbao, A., Baré, M., Briones, E., Sarasqueta, C., Quintana, J., & Escobar, A. (2016). Association of social support, functional status, and psychological variables with changes in health-related quality of life outcomes in patients with colorectal cancer. *Psycho-Oncology*, 25(8), 891–897.

Gray, J., Grove, S., & Sutherland, S. (2017). *The practice of nursing research: Appraisal, synthesis, and generation of evidence* (8th ed.). St. Louis, MO: Elsevier Saunders.

Grove, S. K., & Cipher, D. J. (2017). *Statistics for nursing research: A workbook for evidence-based practice* (2nd ed.). St. Louis, MO: Elsevier.

Groves, P. (2014). The relationship between safety culture and patient outcomes: Results from pilot meta-analysis. *Western Journal of Nursing Research*, 36(1), 66–83.

Groves, P., Meisenbach, R., & Scott-Cawiezell, J. (2011). Keeping patients safe in healthcare organizations: A structuration theory of safety culture. *Journal of Advanced Nursing*, 67(8), 1846–1855.

Humphreys, J., Janson, S., Donesky, D., Dracup, K., Lee, K. A., Puntillo, K., et al. (2014). Theory of symptom management. In M. J. Smith & P. R. Liehr (Eds.), *Middle range theory for nursing* (3rd ed., pp. 141–164). New York, NY: Springer Publishing.

Kannan, S., Misra, D., Dvonch, J., & Krishnakumar, A. (2006). Exposures to airborne particulate matter and adverse perinatal outcomes: A biologically plausible mechanistic framework for exploring potential effect modification by nutrition. *Environmental Health Perspectives*, 114(11), 1636–1642.

King, I. (1992). Interpersonal relations: A theoretical framework for application in nursing practice. *Nursing Science Quarterly*, 5(1), 13–18.

Kolcaba, K. (1994). A theory of comfort for nursing. *Journal of Advanced Nursing*, 19(6), 1178–1184.

Krinsky, R., Murillo, I., & Johnson, J. (2014). A practical application of Katharine Kolcaba's comfort theory to cardiac patients. *Applied Nursing Research*, 27(1), 147–150.

Lenz, E. R., Pugh, L. C., Milligan, R., Gift, A., & Suppe, F. (1997). The middle range theory of unpleasant symptoms: An update. *Advances in Nursing Science,* *19*(3), 14–27.

Liehr, P., & Smith, M. (2017). Middle range theory: A perspective on development and use. *Advances in Nursing Science, 40*(1), 51–63.

Lor, M., Backonja, U., & Lauver, D. (2017). How could nurse researchers apply theory to generate knowledge more efficiently? *Journal of Nursing Scholarship, 49*(5), 580–589.

Meleis, A. I. (2010). *Transitions theory: Middle range and situation specific theories in nursing research and practice.* New York, NY: Springer Publishing.

Meleis, A. I. (2012). *Theoretical nursing: Development and progress* (5th ed.). Philadelphia, PA: Wolters Kluwer/Lippincott Williams & Wilkins.

Mishel, M. H. (1988). Uncertainty in illness. *Journal of Nursing Scholarship, 20*(4), 225–232.

Mishel, M. H. (1990). Reconceptualization of the uncertainty in illness theory. *Journal of Nursing Scholarship, 22*(3), 256–262.

Olds, D., & Dolansky, M. (2017). Quality and safety research: Recommendations from the Quality and Safety Education for Nurses (QSEN) Institute. *Applied Nursing Research, 35,* 126–127.

Orem, D. E. (2001). *Nursing: Concepts of practice* (6th ed.). St. Louis, MO: Mosby.

Orem, D. E., & Taylor, S. G. (2011). Reflections on nursing practice science: The nature, the structure, and the foundation of nursing science. *Nursing Science Quarterly, 24*(1), 35–41.

Park, M., Song, R., & Jeong, J. O. (2017). Effect of goal attainment theory based education program on cardiovascular risks, behavioral modification, and quality of life among patients with first episode of acute myocardial infarction: Randomized study. *International Journal of Nursing Studies, 71*(1), 8–16.

Pickett, S., Peters, R., & Jarosz, P. (2014). Toward a middle-range theory of weight management. *Nursing Science Quarterly, 27*(3), 242–247.

Radloff, L. S. (1977). The CES-D Scale: A self-report depression scale for research in the general population. *Applied Psychological Measurement, 1*(3), 385–401.

Reed, P. (1991). Toward a nursing theory of self-transcendence: Deductive reformulation using developmental theories. *Advances in Nursing Science,* *13*(4), 64–77.

Reinoso, H. (2016). Uncertainty and the treatment experience of individuals with chronic hepatitis C. *Journal of Nurse Practitioners, 12*(7), 445–451.

Riegel, B., Dickson, V., & Faulkner, K. (2016). The situation-specific theory of heart failure self-care: Revised and updated. *Journal of Cardiovascular Nursing, 31*(3), 226–235.

Rogers, M. E. (1970). *An introduction to the theoretical basis of nursing.* Philadelphia, PA: F. A. Davis.

Roux, G., Dingley, C., & Bush, H. (2002). Inner strength in women: Metasynthesis of qualitative findings in theory development. *Journal of Theory Construction and Testing, 6*(1), 86–93.

Roy, C. (2011). Research based on the Roy Adaptation Model: Last 25 years. *Nursing Science Quarterly, 24*(4), 312–320.

Roy, C., & Andrews, H. A. (2008). *Roy Adaptation Model* (3rd ed.). Upper Saddle River, NJ: Prentice Hall Health.

Schaffer, M., Sandau, K., & Missal, B. (2017). Demystifying nursing theory: A Christian nursing perspective. *Journal of Christian Nursing, 34*(2), 102–107.

Sherwood, G., & Barnsteiner, J. (2017). *Quality and safety in nursing: A competency approach to improving outcomes* (2nd ed.). Ames, IA: Wiley-Blackwell.

Swanson, K. M. (1991). Empirical development of a middle range theory of caring. *Nursing Research, 40*(3), 161–166.

Thomas, S. (1991). Toward a new conceptualization of women's anger. *Issues in Mental Health Nursing, 12*(1), 31–49.

Toulouse, C., & Kodadek, M. (2016). Continuous access to medications and health outcomes in uninsured adults with type 2 diabetes. *Journal of the American Association of Nurse Practitioners, 28*(6), 327–334.

van Manen, M. (2017). Phenomenology in its original sense. *Qualitative Health Research, 27*(6), 810–825.

Ware, J. E., & Sherbourne, C. D. (1992). The MOS 36-item Short-Form Health Survey (SF-36): I. Conceptual framework and item selection. *Medical Care, 30*(6), 473–483.

Wilson, J., & Cleary, P. (1995). Linking clinical variables with health-related quality of life: A conceptual model of patient outcomes. *The Journal of the American Medical Association, 273*(1), 59–65.

第八章

明确量性研究设计

Susan K. Grove

学习目标

完成本章学习后应能够：

1. 确定量性护理研究中常用的非干预性或非实验性设计（描述性和相关性研究），以及干预性或实验性设计（类实验性和实验性研究）。

2. 描述与量性研究设计相关的概念。

3. 检查研究设计的优势和设计效度的威胁。

4. 批判性评价研究中的描述性和相关性设计。

5. 描述检验因果关系的设计要素。

6. 批判性评价研究中实施的干预措施。

7. 批判性评价研究中的类实验性和实验性设计。

8. 检查护理研究中开展的随机对照试验的质量。

研究设计（research design）是进行研究的蓝图。多年来，研究人员已经发展了多种量性研究设计方法，用于开展描述性研究、相关性研究、类实验性研究和实验性研究。描述性和相关性设计侧重于描述和检验自然环境中变量的关系。类实验性和实验性设计侧重于检验因果关系，或干预和结局之间的因果关系。设计的重点是因果关系，以最大限度地控制可能干扰或威胁研究设计效度的因素。设计效度的强度增加了研究发现准确反映现实的可能性。设计良好的研究，特别是那些专注于验证护理干预效果的研究，对于为实践产生合理的研究证据至关重要（Melnyk，Gallagher-Ford，& Fineout-Overholt，2017）。

能够明确研究设计并评价其优势和不足是批判性评价研究的重要组成部分。因此，本章介绍了不同类型的量性研究设计，并提供了判断研究设计是描述性、相关性、类实验性还是实验性设计的演算法。提供演算法是为了方便你在已发表的研究中明确特定类型的设计。对理解量性研究设计相关的概念做了定义。描述了不同类型的效度，即结构效度、内部效度、外部效度和统计结论效度。提供了量性研究中批判性评价设计的指南。最后介绍了随机对照试验（RCT），并提供了流程图，以检查护理研究中所开展的这些试验的质量。

明确护理研究中的量性研究设计

护理研究中开展了多种量性研究设计;4种最常见的类型是描述性、相关性、类实验性和实验性研究。这些设计在教材中以不同的方式分类(Kerlinger & Lee,2000;Shadish,Cook,& Campbell,2002)。有时,描述性和相关性设计被称为非干预性设计(noninterventional design)或非实验性设计(nonexperimental design),因为这种设计的重点是检验环境中自然出现的变量,而不是研究人员实施的干预效果。

一些非干预性设计包括时间要素,如横断面设计(cross-sectional design),涉及在某个时间点对变量进行资料收集。例如,横断面设计可能涉及同时检验一组处于不同发育阶段、文化程度、疾病严重程度或康复阶段的研究参与者,以描述跨阶段现象的变化。假设这些阶段是一个过程的一部分,该过程将随着时间的推移而发展。在一个过程中的不同时间点选择参与者,可提供关于过程总体的重要信息,即使在整个过程中没有监控相同的受试者(Gray,Grove,& Sutherland,2017)。例如,研究人员可能会描述3组不同的女性乳腺癌患者的抑郁水平,她们分别在化疗前、化疗期间或化疗后进行治疗,以了解基于治疗阶段的抑郁水平。纵向设计(longitudinal design)包括在多个时间点收集来自同一研究参与者的资料,也可以称为重复测量。重复测量可能包括在描述性、相关性、类实验性或实验性研究设计中。通过纵向设计,可以监测乳腺癌患者在化疗前、化疗期间和化疗后的抑郁状态。

类实验性和实验性研究旨在检验研究人员实施的干预措施和选定的研究结局之间的因果关系。这些研究的设计有时被称为干预或实验,因为重点是检验拟定自变量或干预引起的因变量的差异。例如,研究人员实施的干预可能是最初诊断为高血压患者的家庭监测项目,因变量或结局变量可以是1周、1个月和6个月测量的收缩压和舒张压值。本章介绍了摘选的干预性设计,并从发表的护理研究中提供了这些设计的范例。关于其他研究设计的细节可以在各种方法来源中找到(Campbell & Stanley,1963;Creswell,2014;Gray et al,2017;Kerlinger & Lee,2000;Shadish et al,2002)。

图8-1所示的演算法(algorithm)可用于确定研究中采用的设计类型(如描述性设计、相关性设计、类实验性设计、实验性设计)。该演算法包括了对有关设计特定问题的一系列"是"或"否"的回答。演算法从问题开始,"是否有干预?"答案导向下一个问题,演算法中确定了4种类型的设计。例如,如果研究人员进行一项研究,以确定第一次尝试通过或未通过注册护士资格考试的护士的特征,依据图8-1的演算法,研究人员将采用描述性设计。如果研究人员拟检验护士的特征和他们的注册护士资格考试得分之间的关系,将会采用相关性设计。如果研究人员拟检验放松干预对毕业护生的注册护士资格考试成绩的影响,则将实施类实验性或实验性设计。实验性设计具有最大的控制力,因为:①实施严格控制的干预;②研究参与者被随机分配至干预组或对照组(图8-1)。

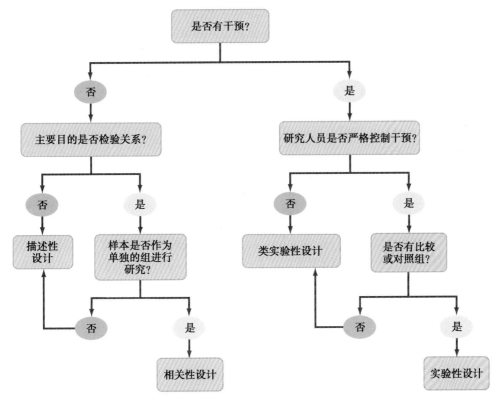

图 8-1　确定量性研究设计类型的演算法

理解量性研究设计的相关概念

　　与量性研究设计相关的概念包括因果关系、多因果关系、概率、偏倚、前瞻性、回顾性、控制和操纵。描述这些概念的目的是为理解非干预性和干预性研究设计奠定基础。

因果关系

　　因果关系(causality)基本上意味着事物有原因,而原因会导致结果。在批判性评价中,你需要确定研究的目的是检验因果关系,变量之间的关系(相关性设计),还是描述变量(描述性设计)。你可以通过阅读研究框架内的目的陈述和命题来确定研究的目的是否是检验因果关系(参见第七章)。例如,因果研究的目的可能是检验手术后早期步行计划对患者住院时间的影响。框架命题可以说明,手术后的早期体力活动能够缩短患者恢复的时间。然而,早期步行计划并不是影响住院时间的唯一因素。影响住院时间的其他重要因素或外变量包括诊断、手术类型、患者年龄、手术前患者的身体状况,以及手术后发生的并发症。研究人员通常设计类实验性和实验性研究来检验因果关系,或干预(自变量)对选定结局(因变量)的影响,采用控制相关外变量的设计。

多因果关系

　　在护理中,很少有现象可以清楚地与单一原因和单一结果联系起来。在产生特定效果时,可以涉及许多相互关联的变量。因此,从多因果角度开发的研究,将包括比那些使用严格因果导向波及更多的变量。结果的多因性被称为多因果关系(multicausality)。例如,患者的诊断、年龄、术前状况和手术后并发症是患者住院时间长的相互关联的原因。由于因果关系的复杂性,理论上不太可能确定导致特定结果的每个因素。然而,在一项研究中,可以明确和检验或控制的因果因素所占比例越大,对整个现象的理解就越清楚。这种更深入的理解有望提高预测和控制研究干预效果的能力。

概率

概率(probability)处理的是相对而不是绝对的因果关系。一种原因可能不会在其他特定的原因每次出现时即产生特定的结果,并且研究人员已认识到特定的原因可能会导致特定的结果。通过采用概率取向,研究人员通过设计研究来检验给定结果在一组确定的情况下发生的概率。情况可能是多种变量的变化。例如,在评估多个变量对住院时间长度的影响时,研究人员可以选择在各种特定情况下检验给定住院时间长度的概率。一组特定的情况可能是患者接受了膝关节置换,没有慢性疾病,并且在手术后没有出现并发症。可以制订抽样标准来控制大多数无关变量。预期住院时间长度的概率会随着研究设计的环境或控制的变化而变化。

偏倚

偏倚(bias)是指偏离真实或预期的倾斜或偏差。研究中的偏倚扭曲了真实的研究结果。由于研究是为了确定实际情况和真实情况,量性研究人员非常重视在他们的研究中识别和消除偏倚的来源,并控制偏倚对研究结果的影响。研究中偏离或引起偏离真实测量的任何组成部分都会导致歪曲的结果。许多与研究相关的因素可能存在偏倚;其中包括研究人员的态度或动机(有意识或无意识),研究开展环境的组成部分,研究参与者的选择,样本的组成,分组方式,测量方法,资料收集过程和统计分析(Gray et al,2017;Grove & Cipher,2017)。例如,一些研究的一些参与者可能来自患者参与另一项涉及优质护理研究的医院病房,或者选择患者的护士可能只纳入了那些对研究感兴趣的患者(Gray et al,2017)。研究人员可以采用具有明确信效度的量表来测量研究变量(Waltz,Strickland,& Lenz,2017)。这些情况中的每一种都会给非干预性和干预性研究带来偏倚。

批判性评价研究的一个重点是确定可能的偏倚来源。这需要仔细检查研究报告中的方法部分,包括选择研究参与者的策略、测量方法、研究干预的实施,以及资料收集过程。然而,并不是所有的偏倚都可以从已发表的研究报告中找到。文献中可能没有提供关于研究方法的充分细节来发现可能存在的偏倚。

前瞻性和回顾性

前瞻性(prospective)是一个术语,意思是向前看,而回顾性(retrospective)则意味着回顾过去,通常与时间有关。在研究中,这些术语最常用于指代资料收集的时间。资料是实时收集的,测量是由研究团队完成的,还是研究的资料是从以前收集的信息中获得的?非干预性研究中的资料收集可以是前瞻性,也可以是回顾性,因为根据定义,它缺乏研究人员的干预。许多非干预性研究在卫生保健中使用从美国电子数据库和医疗机构的临床和行政数据库获得的回顾性资料。对前期研究的资料进行二次分析,以达到新确定的研究目的,也被认为是回顾性的。然而,前瞻性资料收集通常比回顾性资料收集更准确,特别是当研究人员对他们的研究现象充满热情,并且在研究变量的测量和资料收集过程的实施方面非常严格的情况下。

然而,干预性研究中的资料收集必须是前瞻性的,因为研究人员会实时制订干预措施。这并不是说,研究小组不选择从健康记录中获取当前资料进行实时研究。研究人员收集危重婴儿的动脉血压数据时,可能会连续几天收集 24 小时的数据。不同班次的护士至少每小时记录一次动脉血压,这是常见的做法,研究小组将在日常数据收集过程中检索这些信息。虽然婴儿电子海图数据的信息检索确实回顾了过去 24 小时的间期,但这项研究被认为是前瞻性的,因为资料是在婴儿住院的同时生成和记录的。

控制

减少偏倚的一种方法是增加研究设计中的控制量。控制(control)意味着有能力指导或操纵某种因素,以达到期望的结局。例如,在早期步行计划的研究中,可以随机选择研究参与者,然后随机分配至干预组或对照组。研究人员将控制步行计划,或者干预的持续时间和协助方式。与手术相关的步行开始时间也将受到控制,特别是患者步行的环境。通过确保每个参与者的住院天数、小时数和分钟数以完全相同的方式计算,由此控制住院时间的测量。对研究参与者的特征进行限制,如诊断、年龄、手术类型和并发症发生率,这也是一种控制形式。研究人员对研究情况的控制越强,研究发现越可信(或有效)。

操纵

操纵(manipulation)是一种控制形式,通常用于类实验性和实验性研究。控制干预是这些研究中最常见的操纵形式。在描述性和相关性研究中,很少或根本没有操纵与研究环境有关的因素。相反,这类研究的目的是检验在自然环境或情境中存在的现象及其特征。然而,当采用类实验性和实验性设计时,研究人员必须操纵研究中的干预。研究人员需要开发由经过培训的个体以一致的方式实施的优质干预措施(Eymard & Altmiller,2016)。这种对研究干预的控制性操纵降低了偏倚的可能性,并增加了研究发现的有效性。

量性研究的设计效度审查

研究效度(study validity)是对研究发现的真实性或准确性的测量。研究设计的效度是从研究中获得准确可信结果和发现的核心。设计效度(design validity)包括研究设计质量的优势和威胁。研究的批判性评价要求你明确设计优势,并考虑效度的威胁(threats to validity),或者研究设计可能存在的缺陷。与护理研究相关的 4 种设计效度包括结构效度、内部效度、外部效度和统计结论效度(Gray et al,2017;Kerlinger & Lee,2000;Shadish et al,2002)。表 8-1 描述了这 4 种设计效度类型,并总结了每种类型的共同威胁。了解这些设计类型的效度及其可能的威胁,对批判性评价量性研究设计至关重要。

表 8-1　批判性评价研究设计效度的类型

设计效度类型	描述	设计效度的威胁
结构效度	结构效度涉及变量的概念性定义和操作性定义之间的适配性,以及研究工具应测量的内容	**结构定义不明确**:研究检验的结构或概念缺乏明确的概念性定义或操作性定义,因此,测量方法不能准确地反映研究应测量的内容 **单一操作偏倚**:只采用一种方法测量研究变量 **实验者期望(罗森塔尔效应)**:研究人员的期望或偏倚可能会影响研究结局,这可以通过研究人员指定研究助理收集研究资料进行控制。另一种选择是使研究人员和资料收集员不知晓接受研究干预的分组信息
内部效度	内部效度侧重于确定研究发现是否准确,或是否为外变量的影响结果	**研究参与者选择和分组问题**:参与者通过非随机抽样方法选择,并以非随机方式分组 **参与者脱失**:退出研究的参与者比例很高或超过25%,可能会影响量性研究的发现 **历史**:与拟进行的研究无关的事件发生在研究过程中,可能对研究发现产生影响 **发展**:参与者的变化,如变得更聪明、更有经验或更疲倦,可能会影响研究结果
外部效度	外部效度关注研究发现能够外推至研究样本范围以外的程度	**选择和干预的相互作用**:纳入的参与者可能与那些拒绝的参与者不同。如果拒绝的参与者的比例很高,可能会改变研究结果 **环境和干预的相互作用**:研究环境和机构中存在的偏倚,可能会影响研究干预和资料收集过程的实施。例如,一些环境更支持并协助研究,而其他环境则不那么支持,可能会引导患者不参与研究 **历史和干预的相互作用**:类似关闭医院病房、更换领导人或护士大量流失等事件,可能会影响干预的实施和研究结局的测量,这将会降低研究发现的外推性
统计结论效度	统计结论效度关注从统计分析中得出的关于关系或差异的结论是否准确反映了现实情况	**统计把握度低**:这是指实际情况存在差异时,得出样本之间无显著差异的结论(Ⅱ类错误),通常由小样本引起 **不可靠的测量方法**:研究中采用的量表或生理测量并未一致地测量研究变量。采用克朗巴赫 α 系数来确定量表的信度或一致性,在研究中,克朗巴赫 α 系数应大于 0.70(参见第十章) **干预保真度问题**:研究中的干预实施不一致,因为缺乏研究方案或干预实施者的培训 **研究环境中的外变量**:研究环境中的外变量影响因变量的得分,使得难以发现组间差异

结构效度

结构效度（construct validity）用于检验变量的概念性定义和操作性定义之间的契合性。在确定研究框架时，需要在研究框架内定义理论架构或概念。当研究人员没有确定具体的研究框架时，可以根据其他研究对变量的定义方式来定义变量。这些关于变量的抽象陈述属于概念性定义，为变量的操作性定义提供了基础。操作性定义（测量方法）必须准确地反映理论架构或概念。结构效度是概念性定义和操作性定义之间的一致性或一致性程度（参见第五章）。为研究工具确定结构效度的过程往往需要多年的科学工作：研究人员需要讨论他们在研究中使用的研究工具的结构效度（参见第十章；Shadish et al, 2002；Waltz et al, 2017）。结构效度的威胁与前期研究工具开发和作为特定研究方法组成内容之一的测量技术发展有关。结构效度的威胁在此进行了描述，并在表 8-1 进行了总结。

结构定义不明确

结构的测量在逻辑上源于开发结构的理论家或研究人员对结构的概念分析。理想情况下，概念性定义应从概念分析中产生，概念分析是对理论家和研究人员提供的结构或概念意义的深入研究。测量方法（操作性定义）应清楚地反映框架概念和研究变量。概念性定义或操作性定义中的缺陷可导致结构效度偏低。

单一操作偏倚

当只采用一种测量方法来评估结构时，会出现单一操作偏倚。当仅采用一种测量方法时，测量结构的量表较少。如果研究人员采用多种工具，结构效度会大大提高（Waltz et al, 2017）。例如，如果疼痛是因变量，则可以采用多种疼痛测量方法，如疼痛评定量表、疼痛口头报告、身体反应（如脉率增加、血压上升、呼吸加快），以及反映疼痛的行为观察（如哭泣、表情扭曲、保护疼痛区域、回避）。有时，可以在几乎不增加时间、工作量或成本的情况下，对因变量采用多种测量。使用多种测量结构的方法可以提高结构效度（参见第十章）。

实验者期望（罗森塔尔效应）

研究人员的期望值可能会使资料产生偏倚。例如，如果研究人员期望采用一种特殊的干预措施来减轻疼痛，那么就会发生实验者期望（experimenter expectancy）。实验者收集的资料可能会偏向于反映这种期望。如果另一位不相信干预会有效的研究人员收集了资料，结果可能会不同。这种效应对研究的实际影响程度尚不清楚。由于担心实验者期望对研究结局产生的影响，一些研究人员选择不参与资料收集的过程。在其他研究中，资料收集者不知道哪些研究参与者被分配至干预组或对照组，这意味着他们不知晓分组信息。使用无偏倚的资料收集员，或那些不知晓分组信息的资料收集员，可增加研究的结构设计效度。

内部效度

内部效度（internal validity）是指在研究中检测到的影响真实反映现实情况的程度，而不是外变量的影响结果。内部效度是所有研究的关注点，但也是检验因果关系研究的主要焦点。在检验因果关系时，研究人员必须确定因变量是否受到第三个经常无法测量的变量（外变量）的影响。另一种可能的解释有时被称为对立假设（Shadish et al, 2002）。任何研究都可能包含对内部设计效度的威胁,而这些威胁可能会导致假阳性或假阴性结论(表8-1)。研究人员必须问,"除了我提出的结果之外,还有其他合理的(或有效的)解释(或对立假设)吗?"本节讨论了内部效度的常见威胁,如研究参与者的选择和分组、参与者脱失、历史和发展。

参与者选择和分组

选择解决了参与者被纳入研究的过程,以及他们如何在研究中分组。选择威胁更有可能出现在不可能随机化的研究中(Gray et al,2017;Shadish et al,2002)。在一些研究中,被选择进行研究的人可能在某些重要方面与未被选择进行研究的人有所不同。在其他研究中,这种威胁是由于为研究小组选择的参与者的差异造成的。例如,分配至对照组的人可能在某些重要方面与分配至干预组的人不同。这种选择上的差异可能会导致两组参与者对干预的反应不同;在这种情况下,各组的研究结果不是来自干预,而是来自为各组选择的个体的差异。随机选择参与者进行护理研究通常不现实,并且可用于研究的参与者数量有限。参与者随机分组可减少选择对内部效度构成威胁的可能性。

参与者脱失

脱失是指参与者在研究完成之前退出研究。参与者脱失在以下情况中会成为威胁:①退出研究的参与者与保留在研究中的参与者是不同类型的人,或者②退出干预组的人数和类型与退出对照组或对比组的人数和类型不同(参见第九章)。如果研究中的脱失率很高(>25%),可能会影响研究结果的准确性(Cohen,1988;Gray et al,2017)。

历史

历史(history)是与计划的研究无关,但在研究期间发生的事件。历史可能会影响参与者对干预或被测量变量的反应,并改变研究结局。例如,如果研究人员研究了情绪支持干预对参与者完成其心脏康复计划的影响,并且在研究期间,有几名护士辞去了康复中心的工作,这一历史事件将对研究的内部设计效度产生威胁。曾与辞职的护士密切合作的研究参与者可能会决定停止参与研究,或者由不同的护士照护可能会改变研究结局。

发展

在研究中,发展的定义是在学习过程中会长大、更聪明、更强壮、更有求知欲、更易疲劳,或更有经验。这种计划外和未被认可的变化是对研究内部效度的威胁,并可能会影响研究的发现。在对研究变量进行重复测量的纵向研究中,发展更有可能发生。

外部效度

外部效度(external validity)是指研究发现能够外推至研究样本范围以外的程度(Gray et al,2017)。对于最严重的威胁,这些发现只对被研究的群体有意义。在某种程度上,研究的意义取决于可以应用研究发现的人数、类型或情况。有时,影响外部效度的因素很微妙,可能不会在研究报告中说明;然而,研究人员必须对这些因素负责。单项研究发现的外推范围,通常比采用不同样本的多次重复研究发现的外推范围更窄,因为后者的样本可能来自不同环境的不同总体。表8-1描述并总结了在研究设计方面,对外推研究发现(外部效度)能力的威胁。

选择和干预的相互作用

找到愿意参与研究的人可能很困难,特别是在研究需要大量的时间和精力的情况下。

研究人员必须报告已接洽但拒绝参与研究者的人数(拒绝率),以便研究人员可以明确对外部效度的任何威胁。如果研究的拒绝率很高,则外部设计效度受到威胁的可能性更大。例如,如果39%的人拒绝参与研究,那么实际选择的样本将受到限制,这对研究人员来说,从表面可能并不能明显发现这种限制。只有研究人员才能很好地了解参与者。他们可能是志愿者,"做好事的人",或者是无事可做的人。在这种情况下,将研究发现外推至总体中的所有成员,如所有护士、所有住院患者,或所有糖尿病患者,很难证明其合理性。

应该对研究做出计划,以限制对个体的要求,并增加他们参与研究的兴趣。例如,研究人员可能会选择有效和可靠的工具,并且条目少,以此减少参与者的负担。研究干预必须有技巧地开展,并与研究参与者清楚地沟通,以增加他们对研究的参与度。需要收集关于参与者的详细资料,以便研究人员熟悉他们的特征,并尽可能熟悉那些拒绝参与者的特征(参见第九章)。

环境和干预的相互作用

在同意参与研究的环境和组织类型方面存在偏倚。这种偏倚在护理研究中尤为明显。例如,一些医院如那些寻求磁性认证的医院,很欢迎护理研究,并鼓励聘用护士进行研究。其他医院则反对开展护理研究。这两种类型的医院可能在重要方面有所不同;因此,可能存在环境和干预的相互作用,限制了研究发现的外推性。

不同的环境也可能服务于不同类型的患者,或潜在的研究参与者。例如,一家低收费诊所可能有健康素养较低的患者,而一家只接收有保险患者的诊所可能有更多受过大学教育的患者。要实施的干预和测量方法,可能与患者在不同环境下阅读和理解书面材料的能力相互作用,并引起研究结局的变化。研究人员在陈述他们的发现可以外推到的总体时,必须考虑他们所服务的环境和患者的特征。

历史和干预的相互作用

研究进行时发生的情况可能会影响实施的干预措施或测量的结局,这可能会影响研究发现的外推性。例如,如果3名患者在研究期间由于透析设备故障(即历史事件)而突然死亡,则接受支持性干预以促进其透析过程的研究参与者可能已经改变了结局。从逻辑上讲,个体的研究发现永远不能外推到未来;然而,在不同的时间段重复这项研究,会随着时间的推移加强研究发现的有用性。在批判性评价研究时,你需要考虑护理实践的影响和报告研究发现期间发生的社会事件。

统计结论效度

因果推断的第一步是确定自变量和因变量是否相关。你可以通过统计分析来确定这种关系。统计结论效度(statistical conclusion validity)是指从统计分析中得出的关于关系或差异的结论是否准确反映了真实情况(Grove & Cipher,2017)。第二步是确定两组或多组之间的差异。关于关系或差异的存在或不存在会得出错误的结论,这是有原因的。得出错误结论的原因被称为统计结论效度的威胁(表8-1)。本节讨论了你可能在研究中发现的统计结论效度的常见威胁,如统计把握度低、不可靠的测量方法、干预保真度受限,以及研究环境中的外变量。沙迪什(Shadish)等人(2002)对统计结论效度做了更详细的讨论。

统计把握度低

统计把握度低(low statistical power)增加了得出变量之间无显著相关性或组间无显著差

异,但实际上有相关性和差异,即 Ⅱ 类错误结论的概率。当样本量较小或统计检验确定差异的把握度较低时,最有可能发生 Ⅱ 类错误(Cohen,1988;Grove & Cipher,2017)。你需要确定研究有足够的样本量和把握度来检验相关性和差异。第九章和第十一章详细讨论了样本量、统计把握度和 Ⅱ 类错误的概念。

测量方法的可靠性或精确性

测量变量的技术必须可靠,这样才能揭示真正的差异。如果每次测量相同的情况或变量时,都给出相同的结果,那么该测量就是可靠的。如果用于测量抑郁的量表是可靠的,那么在短时间内重复测量抑郁时,它应该给出相似的评分(Waltz et al,2017)。持续测量生理变量的生理测量被认为是精确的。例如,如果温度计在有限的时间内,对同一位患者重复测量时显示相同的读数,则该温度计是精确的(参见第十章)。你需要在研究中检查测量方法并确定其可靠性。

干预实施的保真度

干预保真度(intervention fidelity)确保了研究干预通过研究计划进行标准化,并在每次研究实施时始终如一地应用(Bova et al,2017;Eymard & Altmiller,2016)。如果实施研究干预的方法因人而异,那么发现真正差异的机会就会减少。例如,一名资料收集员可能对前 20 名参与者实施干预,并花费了比干预计划指定时间更多的时间;然后,另一名资料收集员可能完全按照研究计划对另外 20 名参与者实施了干预计划。必须对资料收集员进行培训,以确保研究干预一致或可靠地实施,从而避免对统计结论效度产生威胁。

研究环境中的外变量

复杂环境中的外变量(如临床病房)可以影响因变量得分。这些变量增加了检测实验组和对照组之间差异的难度。请考虑在护理病房可能发生的活动。工作人员、患者、健康危机和工作模式的数量和种类汇聚成了一个复杂的研究实施环境。病房的任何动态都可以影响自变量的操纵或因变量的测量。你可以查看研究方法部分,并确定如何在研究环境中控制外变量。对设计效度的讨论是为了便于在下一节中作为范例,对量性研究的设计进行批判性评价。

描述性设计

描述性研究旨在获得关于特定研究领域中的概念、变量或元素的更多信息。这些研究的目的是提供一幅自然发生情况的图景。描述性设计(descriptive design)可用于发展理论,找出当前实践中的问题,对实践做出判断,或确定所选总体中的疾病、疾病预防和健康促进的趋势。描述性设计不包括对变量的操纵。在描述性设计中,可通过以下方式避免出现偏倚:①变量的概念性定义和操作性定义;②样本选择和大小;③有效和可靠的测量方法;④对环境或资料收集程序进行部分控制。描述性研究的复杂程度不同。有些只包含两个变量;另一些则可能包含随时间推移而研究的多个变量。你可以采用图 8-2 所示的演算法来确定已发表研究中使用的描述性设计类型。本节主要讨论简单描述性设计和比较描述性设计。格雷(Gray)等人(2017)提供了关于其他描述性设计的详细信息。

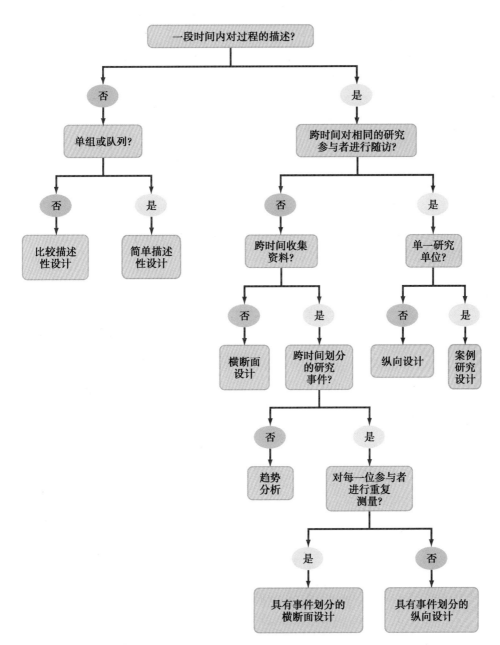

图 8-2　确定描述性设计类型的演算法

❓批判性评价指南

描述性和相关性设计

　　本节提出的批判性评价指南将用于描述性和相关性研究设计实例。在批判性评价描述性和相关性研究设计时,需要解决以下问题:

1. 研究设计是描述性还是相关性? 复习图 8-1 的演算法以确定研究设计类型。
2. 如果是描述性设计,请采用图 8-2 的演算法来明确研究实施描述性设计的具体类型。
3. 如果是相关性设计,则采用图 8-5 的演算法来明确研究实施相关性设计的具体类型。
4. 研究设计是否包括研究目的/目标或问题?
5. 样本是否适合研究?
6. 研究变量是否采用了优质(可靠和有效)的测量方法(参见第十章)?
7. 资料收集过程是否始终如一,没有偏倚?

简单描述性设计

　　简单描述性设计(simple descriptive design)用于检查单个样本中的变量(图 8-3)。这种描述性设计包括明确对现象中感兴趣的变量、测量这些变量并进行描述。对变量的描述可引导对研究发现的理论意义的解释,以及可能指导未来相关性或类实验性研究的潜在关系或假设的建立。

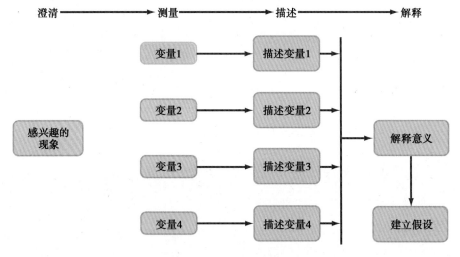

图 8-3　简单描述性设计

　　斯普拉特林(Spratling,2017)进行了一项描述性研究,以加强需要医疗技术的气管造口患者对卫生保健利用的理解。该研究包括一个简单描述性设计;设计的主要方面见研究范例 8-1。

研究范例 8-1

简单描述性设计

研究摘录
方法

在这项研究中,研究人员完成了回顾性电子健康记录(EHR)综述,以确定导致急诊科(ED)就诊和住院的常见健康问题,并创建了资料摘录表……研究人员和两名训练有素的研究助理(GRAs)检查了图表……;所有人都有电子健康记录和医学术语的背景。结构化资料摘录表是为电子健康记录综述创建的,并在使用前由一名技术型儿科专家和一名测量专家审查(Spratling & Powers,2017)……

研究样本包括近 3 年(2010 年 1 月至 2012 年 12 月)171 名在技术型肺病门诊需要医疗技术患者的电子健康记录回顾。纳入标准为门诊患者(新生儿至 21 岁),气管切开术出院后至少有一次门诊随访……

该研究确定了导致急诊科就诊和住院的常见健康问题,使用专家评审将这些急诊和住院归类为专家评审可以避免或无法避免的类别,并检查了影响儿科急诊和住院的社会人口学与临床特征。专家评审包括……一名具有 15 年临床经验的护理从业者(NP)和一位对需要医疗技术的患者具有临床和研究专业知识的研究人员。(Spratling,2017,p.63)

批判性评价

斯普拉特林(2017)准确地确定了他们的研究为描述性研究,采用了涉及电子健康记录综述的回顾性设计。这种简单描述性设计适合于解决该研究的目的和研究问题。抽样标准与减少外变量的影响有关。3 年获得的样本量很大($n=171$),并且没有脱失,这增加了样本的代表性和内部设计效度。然而,研究环境仅限于南方的一家肺病门诊,这降低了外推研究发现的力度。通过培训研究助理促进了资料收集的一致性,研究助理采用了由专家开发和评审的优质资料摘录表。结构化无偏倚的资料收集加强了该研究的结构效度和统计结论效度。确定急诊和住院是否可以避免,是由研究和护理需要医疗技术患者的儿科专家实施的,这加强了结构设计效度(Shadish et al,2002)。

"该研究发现表明,这些患者对卫生保健的利用有所增加,并确定了照顾者可能需要干预的常见症状和医疗技术,在向教育署或医院提交之前,重点是管理症状和医疗技术方面的教育"(Spratling,2017,p.62)。

比较描述性设计

比较描述性设计(comparative descriptive design)用于描述变量,并检验在环境中自然出现的两组或多组变量之间的差异。可采用性别、年龄、民族和种族、文化程度、医疗诊断和/或疾病严重程度进行分组(Gray et al,2017)。图 8-4 展示了比较描述性设计的结构。

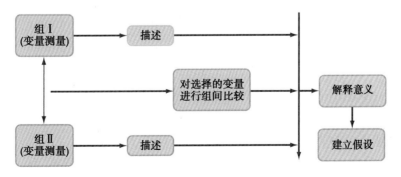

图 8-4　比较描述性设计

莫斯拉哈(Mosleh)、伊莎哈(Eshah)和奥马利克(Almalik)(2017)进行了一项描述性研究,"以确定接受主冠状动脉介入治疗的心脏病患者及其护士在感知学习需求方面的差异"。采用方便抽样选择参与者,包括 365 名接受经皮冠状动脉血管成形术(PTCA)或冠状动脉旁路移植术(CABG)的心脏病患者和 166 名心脏病科护士。研究范例 8-2 介绍了这种比较描述性设计的关键要素。

研究范例 8-2

比较描述性设计

研究摘录

方法

采用比较描述性设计检验接受主冠状动脉介入手术的心脏病患者和护理他们的护士在感知学习需求方面的差异。调查资料主要来自 3 家医院……

研究助理向患者介绍了自我报告问卷的内容和研究目的……为了确保 6 名研究助理之间介绍的准确性和一致性,主要研究人员举办了一次研讨会,对研究进行了全面的解释。与研究助理讨论了资料收集的步骤,并对他们在资料收集过程中如何回答患者的询问做了培训……

《患者学习需求量表》(PLNS)用于确定接受 PTCA 或 CABG 患者的学习需求……PLNS 由 40 个条目组成,按李克特 5 级评定,范围从 1(不重要)到 5(非常重要)。该量表由多个维度组成,与不同类型的学习需求相对应,包括伤口护理、药物治疗、日常体力活动、饮食、干预后并发症、干预后护理和风险因素管理……本研究中,PLNS 的克朗巴赫 α 系数为 0.85,各维度克朗巴赫 α 系数范围为 0.72 ~ 0.94……对 10 名患者和 5 名心脏病科护士进行了预研究,以确认量表条目的稳定性和清晰度。(Mosleh et al,2017,pp. 420-421)

批判性评价

莫斯拉哈等人(2017)清楚地确定了他们的研究设计,这解决了他们的研究目的和问题。患者和护士的样本量充分,并包括了这些人群的相关抽样标准。研究人员选择让研究助理收集资料,这降低了偏倚的可能性,并加强了结构效度(Shadish et al,2002)。研究助理的培训提高了资料收集的一致性,增强了统计结论效度。学习需求采用《患者学习需求量表》测量,根据前期研究报告,该量表是有效的,对该研究人群来说是可靠的,支持统计结论效度(Gray et al,2017)。此外,预研究也支持研究参与者使用该量表。总之,这项比较描述性设计包括了多个提升研究结果和发现可信度的优势。

莫斯拉哈等人(2017)确实发现患者和护士对心脏病干预后的基本学习需求的看法存在差异。研究人员建议护士在患者出院前关注伤口护理、用药和干预后并发症的信息,因为这些是患者的优先需求。关于饮食和体力活动的教育,需要在患者恢复过程的后期进行。

相关性设计

相关性设计(correlational design)的目的是在一项研究中检验单组内两个或多个变量之间的关系。这种检验可以在多个层次中的任何一层发生——描述相关性,研究人员可以寻求描述一种关系;预测相关性,研究人员可以预测变量之间的关系;或者模型检验设计,理论上拟定的关系被同时验证。

在相关性设计中,变量得分的范围大小对于确定关系的存在是必要的。因此,样本量应该很大,以反映被测量变量的全部可能得分范围(Grove & Cipher,2017)。一些研究参与者应该有非常高的得分,而其他参与者的得分非常低,剩余参与者的得分应该分布在可能的范围内。

图 8-5 的演算法可用于明确研究包括的具体相关性设计。有时,研究人员将不同设计的元素组合在一起,以实现他们的研究目的。例如,研究人员可以进行横断面、描述性、相关性研究设计,以检验体重指数(BMI)与青春期早期(13~16 岁)和青春期晚期(17~19 岁)血脂水平的关系。重要的是,研究人员清楚地确定了他们在研究报告中采用的具体设计。关于该演算法中相关性设计的更多细节可从其他研究资源中获得(Gray et al,2017;Kerlinger & Lee,2000)。

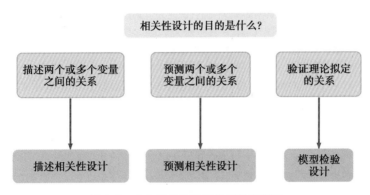

图 8-5　确定相关性设计类型的演算法

描述相关性设计

描述相关性设计(descriptive correlational design)的目的是描述变量,并检验这些变量之间的关系。采用这种设计有助于明确某种情况下的多种相互关系。这种类型的研究可以检验已经发生或正在发生情况中的变量。研究人员没有试图控制或操纵这种情况。与描述性研究一样,描述相关性设计必须在概念上和操作上清楚地明确和定义变量(参见第五章)。如图 8-6 所示,对变量进行测量、描述和关系检验。对描述相关性研究的发现进行解释,并为进一步研究提供基础。

布兰森(Branson)、洛夫廷(Loftin)、哈德利(Hadley)、哈廷(Hartin)和德夫科塔(Devko-ta)(2016)进行了一项相关性研究,以“探索护理预科课程出勤率和课程成绩之间的关系”。

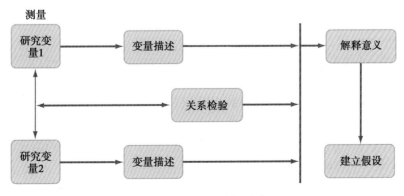

图 8-6　描述相关性设计

样本包括 445 名在得克萨斯州大学注册必修技能和安全课程护理预科学生的记录。研究范例 8-3 介绍了这种描述相关性设计的主要方面。

研究范例 8-3

描述相关性设计

研究摘录

方法

　　本项目采用了描述相关性设计。对 4 年来收集的学生签到表进行了回顾性分析,使我们能够探索最终课程结局与出勤率之间的关系。针对本研究目的,研究人员将期末课程成绩作为课程结局,并将课程出勤率作为呈现课程内容的学期内到课百分比。在这所大学,每个学期包括 15 周,课程内容在其中的 13 周通过各种方式讲授。每个学期的第 1 周通常是没有课程内容的开学周,最后一周专门用于期末课程考试……因此,每学期每个班级都有 13 份课程签到表被分析,并纳入本研究……本课程适用于二年级护理预科生。上课出勤率和参与度都不是本课程的强制性要求,也不作为评分参考。(Branson et al,2016,p.186)

批判性评价

　　布兰森等人(2016)确定了他们的具体研究设计,这与他们的研究目的和研究问题相关。研究采用了便利非随机抽样(护理预科班的学生),这在描述性和相关性研究中很常见(Gray et al,2017)。非随机抽样方法降低了样本对总体的代表性;然而,样本量很大($n = 445$),并产生了显著的结果(无 II 类错误;Grove & Cipher,2017)。期末成绩和课程出勤率变量操作明确,提高了结构效度(Shadish et al,2002)。课程成绩来自学生记录,获得课程出勤率的过程在同一门课程中持续执行了 4 年,支持统计结论效度。这项研究仅限于一种环境,但多年来的资料收集增加了设计的内部效度。通过不强制要求出勤率,或将其作为学生成绩的一部分,减少了潜在偏倚。这项研究的设计力度强,产生的结果和发现对研究总体具有代表性。

　　布兰森等人(2016)发现课程成绩与课堂出勤率之间存在显著正相关($r_{443} = 0.54$;$p < 0.001$;Grove & Cipher,2017)。该研究结果支持教师长期以来的观念,即课堂出勤率对期末课程成绩有积极影响。研究人员建议,护理顾问和教师应强调课堂出勤率对最终课程成绩,以及项目成功进展的重要性。

预测相关性设计

　　预测相关性设计(predictive correlational design)的目的是依据另一个或多个变量值来预测某个拟定变量值。预测是检验变量之间因果关系的一种方法。由于正在检验因果现象,因变量和自变量被用来描述变量。拟预测的变量被归类为因变量,所有其他变量均为自变量或预测变量。预测相关性设计的研究试图根据自变量测量值来预测因变量水平。例如,服药依从性的因变量可以采用年龄、用药量和心力衰竭患者的用药知识等自变量来预测。在预测中,最有效的自变量与因变量显著相关,但与研究中采用的其他自变量相关性不高(Grove & Cipher,2017)。预测相关性设计结构如图 8-7 所示。预测性设计要求建立基于理论的假设,提出预期有效预测因变量的变量。然后,研究人员采用回归分析来检验该假设(参见第十一章)。

　　德桑蒂斯(de Santis)、豪格勒姆(Hauglum)、德利昂(Deleon)、普罗文索-瓦斯克斯(Provencio-Vasquez)和罗德里格斯(Rodriguez)(2017)进行了一项相关性研究,以确定人类免疫缺陷病毒(HIV)风险认知和 HIV 知识是否可以预测女性变性人的危险性行为。研究范例 8-4 介绍了该预测相关性设计的主要内容。

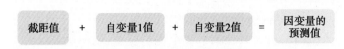

图 8-7　预测相关性设计

研究范例 8-4

预测相关性设计

研究摘录

方法

设计和样本

　　这项预研究采用描述相关性设计来探讨居住在南佛罗里达州（$n = 50$）的男变女（MTF）女性变性人的健康问题,该地区有大量女同性恋、男同性恋、双性恋和变性人（LGBT）……本研究从为女性变性人提供服务的机构中招募参与者,如 HIV 检测和咨询中心,心理健康咨询中心,以及大学附属的变性手术门诊……在获得知情同意后,参与者被给予该研究的自评工具,并完成纸质版问卷……

测量

　　采用 4 条目《HIV 感染风险感知量表》测量 HIV 感染风险感知。虽然该工具以前没有用于女性变性人,但其总体信度系数为 0.78……采用 18 条目的《HIV 知识问卷-18》测量 HIV 知识……虽然该工具以前没有用于女性变性人,但据报道,该问卷信度系数为 0.76 ～ 0.94……采用《行为风险评估工具（BRAT）》测量危险性行为,该工具是一种临床工具,用于评估个体感染 HIV 的风险……该工具尚未用于对女性变性人的研究……

分析策略

　　采用相关系数检验 HIV 风险感知、HIV 知识和危险性行为 3 个连续变量之间的关系。采用回归分析确定与危险性行为相关的变量。（De Santis et al,2017,pp. 211-212）

批判性评价

　　德桑蒂斯等人（2017）并未将他们的研究设计确定为预测相关性研究。然而,这项研究的重点是预测女性变性人的危险性行为,结果通过回归分析产生（Grove & Cipher,2017）。相关性研究的样本量很小,导致统计把握度低,以及研究结果不显著（Ⅱ类错误;Gray et al,2017）。由于预研究的样本量通常较小,因此,需要对这一未充分研究的人群开展进一步研究。测量方法是对结构效度的威胁,因为它们尚未用于变性人群体;同时,对统计结论效度也构成了威胁,并且研究人员没有在本研究中提供量表的信度系数。资料收集一致性未知,因为参与者自行填写了问卷,威胁到了结构效度。德桑蒂斯等人（2017）发现,HIV 风险认知和 HIV 知识与女性变性人的危险性行为既没有显著相关性,也没有明显的预测性风险行为。研究人员建议,应采用更大的样本量开展进一步研究,以明确影响该人群危险性行为的因素。设计效度需要在未来研究中进一步加强。

模型检验设计

　　一些研究设计专门用于检验假设因果模型的准确性（参见第七章）。模型检验设计（model testing design）要求检验与模型相关的所有概念,以及这些概念之间的关系。需要一个大的异质性样本。通过相关分析和结构方程模型来确定模型概念之间的关系,并将结果呈现在研究的框架模型中。这种类型的设计非常复杂;本文仅介绍巴蒂斯特里(Battistelli)、波托盖斯(Portoghese)、盖莱塔(Galletta)和波尔(Pohl)(2013)实施的模型检验设计。

巴蒂斯特里等人(2013)开发并检验了一个理论模型,以明确在医院工作护士的离职意向。工作家庭冲突、工作满意度、社区嵌入性和组织情感承诺等概念被确定为护士离职意向的预测因素。研究人员使用来自公立医院的440名护士样本收集了关于这些概念的资料。对研究资料的分析确定了模型中所有概念之间的重要关系。这项研究的结果如图8-8所示,表明了这些概念在预测护士离职意向中的重要性。

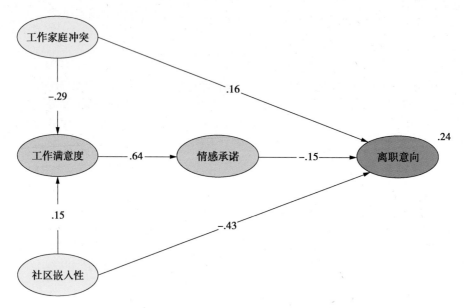

图 8-8　交叉验证样本离职意向假设模型的结构方程模型分析结果(n = 440,标准路径系数;p < 0.05;双尾检验)[摘自 Battistelli A,Portoghese I,Galletta M,et al. Beyond the tradition:Test of an integrative conceptual model on nurse turnover. International Nursing Review,2013,60(1):109]

检验因果关系的设计要素

在研究中采用类实验性和实验性设计,是为了以最有效的方法获得因果关系的准确表示。也就是说,设计应该提供最大的控制量,尽可能减少误差。在一项研究中,可通过采用特定的抽样标准、结构化的自变量或干预,以及高度受控的环境来控制某些外变量的影响。随机对照试验(RCT)是一种实验性设计,通常被认为是检验因果关系的最强大设计之一(Schulz,Altman,& Moher,2010)。RCT 将在本章后面讨论。研究因果关系的基本要素是:

- 对研究参与者进行随机分组
- 准确定义自变量或干预
- 研究人员可控制或可操纵的干预
- 研究人员控制实验情境和环境
- 研究包括对照组或对比组
- 明确规定抽样标准(参见第九章)

- 仔细测量因变量或结局变量(参见第十章;Waltz et al,2017)

护理研究中的干预效果验证

在检验因果关系的研究中,研究人员制订了一种干预(intervention),预期会产生干预组和对照组之间的后测结果差异。干预可以是生理、心理、教育方面,或这些方面的综合。护理研究实施的治疗干预需要仔细设计,明确描述,并与研究结局(因变量)适当关联。干预需要始终如一地提供给所有研究参与者。研究报告应记录干预保真度(intervention fidelity),其中包括对干预的基本要素及其在研究期间持续实施的详细描述(Bova et al,2017;Eymard & Altmiller,2016)。有时,研究人员向每个参与者提供用于实施干预的内容和/或计划表。研究人员应说明干预实施者,以及进行培训的内容,从而确保干预实施的一致性。一些研究记录了在研究进行期间对干预保真度(干预实施的完整性和一致性)的监测(Carpenter et al,2013)。例如,博瓦(Bova)等人(2017)检查了他们对 191 名新诊断为 2 型糖尿病患儿父母的研究干预保真度,如以下引文所示:"通过直接观察、干预实施者自我报告和接受教育信息的患儿父母(参与者)来测量干预和控制条件的保真度。在 50%、75% 和 100% 的参与者被招募,并按组(干预和对照)和研究地点进行比较后,对干预保真度资料进行了分析"。这种干预监测使博瓦等人(2017)在其多中心研究中能够根据需要进行校正。

斯比瓦(Spiva)等人(2017)进行了一项类实验性研究,以检验循证实践护理导师培训计划对临床护士开展循证实践的有效性。研究人员实施了一项综合干预措施,以培训循证实践护理导师,使临床护士能够将研究纳入他们的临床实践中。他们的正式教育计划(干预)的组成部分见研究范例 8-5 的详细说明。

🔳 研究范例 8-5

护理干预

研究摘录

干预

项目章程和教育课程由研究人员、首席护理官(CNO)和首席学习官创建,这些成员均熟悉循证实践和领导力发展的原则。临床护理领导、临床护理专家和教育者接受了培训,准备作为循证实践导师。导师培训包括授课和讨论、面对面培训和在线互动网络研讨会(表 1),以奠定支持和培训循证实践项目的基础。临床护士培训包括 4 组 30 分钟的在线模块,旨在为护士配备工具和资源,从而将证据转化为实践,并实施循证实践项目(表 2)。(Spiva et al,2017,pp. 186-187)

表 1 护理导师培训的教育干预目标

- 循证实践介绍
  - 定义和讨论循证实践、质量促进和研究的起源

- 实施指南
  - 描述约翰·霍普金斯(Johns Hopkins)循证实践模型和 PET(实践问题、证据和转化)
  - 描述制订可回答的循证实践问题的方式

- 检索证据
  - 描述检索证据和可用资源的方式

📋 研究范例 8-5(续)

续表

- 评价证据
  - 批判性评价证据(研究型和非研究型)的评价工具
  - 讨论研究型论文中的必需组成部分
  - 采用批判性工具评价研究型和非研究型论文(独立研究)

- 总结证据和展望
  - 提供开展循证实践、质量促进和研究的框架概述
  - 描述如何创建转化计划、保护资源和常用评价方法

- 评价结局
  - 提供循证实践项目的完整范例,包括传播
  - 描述如何推动项目向实践、抽象和发表形式转化
  - 明确建立海报和讲台演示所需的步骤
  - 列出摘要、海报和讲台演示的组成部分
  - 确定发表的选项

摘自 Spiva L, Hart PL, Patrick S, et al. Effectiveness of an evidence-based practice nurse mentor training program. Worldviews on Evidence-Based Nursing,2017,14(3):185。

表2　临床护士培训的计算机导向学习模块干预目标

计算机导向学习模块 I (2015 年 1 月)
- 循证实践概述
- 如何提出循证实践问题

计算机导向学习模块 II (2015 年 3 月)
- 开展循证实践、质量促进和研究的框架概述
- 可用证据资源概述,如何检索证据,以及如何开展证据评价和转化

计算机导向学习模块 III (2015 年 4 月)
- 开展循证实践、质量促进和研究的框架概述
- 如何创建转化计划,保护资源,以及回顾常用评价结局的方法
- 完成循证实践项目评价

计算机导向学习模块 IV (2015 年 5 月)
- 如何推动循证实践项目向实践、抽象和发表转化

摘自 Spiva L, Hart PL, Patrick S, et al. Effectiveness of an evidence-based practice nurse mentor training program. Worldviews on Evidence-Based Nursing,2017,14(3):185。

批判性评价

　　教育方案由循证实践和领导力领域的专家开发和实施。表 1 和表 2 详细说明了培训护理导师和临床护士的内容和方案。教育方案的实施由专家组织并始终如一地开展。护理导师培训的结构和临床护士的计算机导向学习模块提高了干预的保真度。斯比瓦等人(2017)采用了类实验性设计,这将在本章后面作为范例进行介绍。

实验组和对照组/对比组

　　接受研究干预的群体称为干预组(intervention group)、治疗组(treatment group)或实验组

（experimental group）。未接触干预的群体称为对照组（control group）或对比组（comparison group）。在某些学科中，对照组不接受护理或活动，但在大多数护理研究中是不可能的，因为患者必须接受护理。例如，在一项研究的对照组中，不向患者提供术前教育是不符合伦理要求的。此外，在许多研究中，仅仅花时间与患者在一起，或让他们参与其认为有益的活动可能会导致因变量的变化。因此，护理研究通常包括一个接受标准护理活动的对照组，以便两组（干预组和对照组）均得到时间分配和关注。这种设计结构使研究人员能够区分时间和关注的影响与干预的效果（Gray et al，2017）。

　　标准护理活动是在没有进行研究的情况下，患者所接受的护理。研究人员应详细描述对照组或对比组接受的标准护理内容，以便对研究进行充分评价。由于这种标准护理的质量可能在研究参与者之间有很大差异，因此，对照组或对比组的差异可能很大，需要在讨论研究发现时予以考虑。一些研究人员为实验组同时提供干预和标准护理，以控制标准护理对研究结果的影响。

类实验性设计

　　采用类实验性设计（quasi-experimental design）有助于在无法完全控制的情况下，探索知识和检验因果关系。开发这种类型的设计，是为了在缺乏真正实验设计的某些组成要素的情况下，控制尽可能多的效度威胁（表 8-1）（Shadish et al，2002）。大多数采用类实验性设计的研究样本不是随机选择的，并且对研究干预、外变量和环境的控制较少。大多数类实验性研究包括方便抽样样本，参与者因其在正确的时间出现在正确的地点而被纳入研究（参见第九章）。纳入的参与者通常被随机分配接受实验干预或标准护理。接受标准护理的组通常被称为对比组，而对照组一般不接受治疗或标准护理（Shadish et al，2002）。然而，对照组和对比组这两个术语经常在护理研究中互换使用。

　　将参与者从原始样本随机分配到干预组或对照组，可提高内部设计效度。少数情况下，对比组和干预组可能会自然发展。例如，不同的组可以纳入选择加入干预组的研究参与者，以及选择不接受干预作为对照组的参与者。这些组不能被认为是均衡的，因为选择加入对照组的参与者可能与选择加入干预组的参与者在重要方面有所不同。例如，如果研究人员正在实施结构化锻炼计划的干预以促进减肥，则不应允许参与者自行选择进入接受锻炼计划的干预组，或接受标准护理的对照组。参与者自行选择进入干预组或对照组是对研究内部设计效度的威胁。

　　类实验性设计对抽样过程、分组、干预、环境和外变量具有不同程度的控制。图 8-9 的演算法明确了各种类实验性设计，因此，你可以在研究中明确类实验性设计的类型。关于该演算法中具体设计的更多细节，可从其他文献资源中获得（Gray et al，2017；Shadish et al，2002）。

有对比组的前测-后测设计

　　类实验性研究设计变化很大。社会科学研究中最常用的设计是未经处理的对比组前测和后测设计（图 8-10）。通过这种设计，研究人员有一组接受实验干预的参与者，以及一组接受标准护理的参与者。

　　另一种常用的设计是后测设计，带有一个对比组，如图 8-11 所示。此设计用于无法进

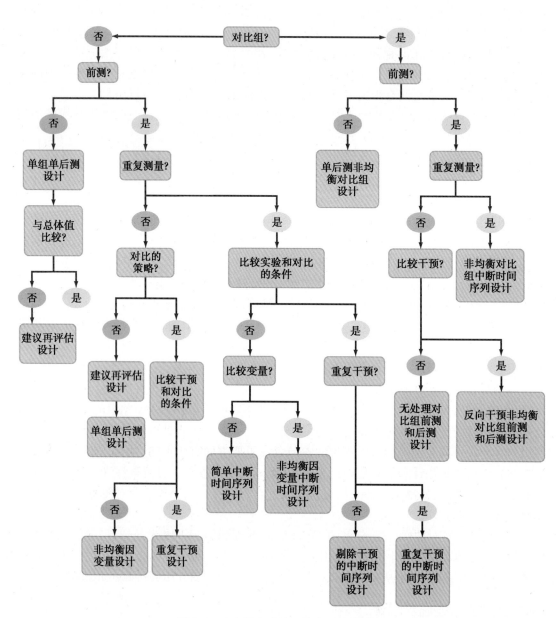

图 8-9　确定类实验性设计类型的演算法

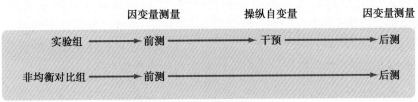

干预-实验组
　　　　未经处理的或未接受标准/常规护理的对比组

非随机选择的对比组

分析方法：• 检验对比组和实验组前测评分差异
　　　　　• 检验前测与后测评分的差异
　　　　　• 检验对比组和实验组后测评分的差异

未控制的效度威胁：• 选择-发展
　　　　　　　　　• 研究工具
　　　　　　　　　• 不同的统计回归方法
　　　　　　　　　• 选择与历史的相互作用

图 8-10　具有对比组的类实验性前测与后测设计

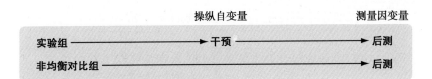

干预-事后通常没有很好的定义

实验组-接受干预和后测的组

从总体中抽出的实验组因变量测量的前测推断常模

非随机选择的对比组倾向于那些在环境中未接受干预的原人群

分析方法：• 比较实验组和对比组的后测评分
　　　　　• 后测评分与常模比较

未控制的效度威胁：• 干预和变化之间无关联
　　　　　　　　　• 无前测
　　　　　　　　　• 选择

图 8-11　具有对比组的类实验性单后测设计

行前测的情况。例如,如果研究人员正在分析研究参与者在痛苦过程中感受到的疼痛程度的差异,并且护理干预用于减少实验组参与者的疼痛,那么在手术之前预先测量疼痛程度可能不可行(或无意义)。由于缺少前测,这种设计对效度有许多威胁(Shadish et al,2002)。

斯比瓦等人(2017)进行了一项类实验性研究,以检验循证实践护理导师培训方案(表1)和临床护士模块干预(表2)对循证实践相关结局的影响。这两种干预在上一节中已经介绍过,我们鼓励你在本书网站上找到这篇文章,并批判性评价这项研究的设计。该研究的批判性评价依据的是"批判性评价类实验性和实验性设计指南"。

❓ 批判性评价指南

类实验性和实验性设计

当批判性评价类实验性或实验性研究的设计时,需要解决以下问题:

1. 研究设计是类实验性,还是实验性?复习图 8-1 的演算法,以确定研究设计的类型。
2. 确定研究中采用的类实验性或实验性设计的具体类型。复习图 8-9 的演算法,以了解类实验性研究设计的类型,并回顾图 8-12 的演算法,以了解实验性设计的类型。
3. 研究中效度(结构效度、内部效度、外部效度和统计结论效度)的优势和威胁是什么(表 8-1)?回顾研究报告的方法部分和讨论部分关于研究局限性的内容,以便理解。
4. 拟控制哪些因素,以及已经控制了哪些因素,以此改善研究设计?审查抽样标准、样本量、参与者分组和研究环境。
5. 研究干预是否有详细的描述?是否制订了研究计划,以确保在整个研究过程中,每个参与者均接受一致或可靠的干预措施?研究报告有没有说明干预实施者?如果干预实施者在 1 人以上,他们如何接受培训以确保干预一致性?研究是否实现了干预保真度(Bova et al,2017;Eymard & Altmiller,2016;Murphy & Gutman,2012)?
6. 是否采用了可靠和有效的方法来测量研究的因变量(Waltz et al,2017)?

斯比瓦等人(2017)的研究设计非常复杂,因此,在研究范例 8-6 中只介绍了该研究方法的部分内容。

🔎 研究范例 8-6

具有对比组的类实验性前测-后测设计

研究摘录

方法

设计

本研究采用两组、前测-后测、类实验性干预设计……

测量

采用《循证护理问卷》测量阻碍或维持循证护理的条件。问卷已经过效度和信度检验。在我们的样本中,使用的分量表包括总量表(克朗巴赫 α 系数:0.87),组织支持(备用情况)维度(0.80),护士对研究证据的信念和态度维度(0.92),循证实践技能维度(0.79),以及护士的研究语言和统计知识维度(0.80)……

采用《信任量表》……测量护士对实施循证实践的知识和能力的自信心。较高的平均分表明对信心的感知较高。内容效度由 5 名在循证实践和员工教育领域具有渊博知识的护理专家确定……内容效度指数为 0.90。在前期的预研究中,该量表的克朗巴赫 α 系数为 0.94,在本研究中为 0.96……

研究范例 8-6（续）

采用 29 条目的《研究应用障碍量表》测量护士对研究应用的感知障碍……该量表已经过广泛测试，被认为是可靠和有效的。在我们的研究中，总量表克朗巴赫 α 系数为 0.96，沟通维度 0.85，采纳维度 0.90，组织维度 0.89，创新维度 0.87。（Spiva et al，2017，p. 184）

样本和招募

招募样本采用方便抽样方法，参与者为东南部由 5 家医院合并组成的非盈利卫生保健系统工作的注册护士和护理导师。招募池纳入了 1 916 名护士……66 名导师参加并完成了调查……最初，793 名（临床护士）完成了前测和模块 Ⅰ。最终样本包括 367 人，他们完成了前测和后测，以及所有模块的干预。（Spiva et al，2017，p. 187）

批判性评价

斯比瓦等人（2017）确定了他们研究中采用的具体类实验设计，这些设计解决了研究目标。然而，如果提出了指导研究的假设，这项研究将会更有力度。方便抽样降低了整体代表性，但研究环境包括 5 家医院，这增加了代表性。研究没有明确的抽样标准，护士也没有被随机分组，导致对内部设计效度的威胁。护理导师组没有发生人员脱失，但 426 名临床护士（54%）在第一个模块干预后退出研究，导致内部效度和统计结论效度可能受到威胁。

本研究采用的工具具有来自前期研究的信度和效度，并且在本研究中具有很高的信度（大多数克朗巴赫 α 系数均>0.8），从而具有良好的结构效度和统计结论效度。针对护理导师和临床护士的结构化干预措施由专家制订，并在研究报告中进行了记录（表 1 和表 2）。在研究期间，实施新的电子病历的历史事件延迟了护理导师的培训，这反过来又推迟了临床护士的培训。斯比瓦等人（2017）认为，这种延误可能导致了临床护士的高脱失率。研究人员指出，对设计效度的威胁可能已经改变了干预的真实效果，需要进一步研究。然而，斯比瓦等人（2017）的结论是："循证实践导师在循证护理方面对护士进行教育和支持是有效的。领导者应采用多种方法来建立和维持循证实践，包括培养足够数量的循证实践导师与护士一起工作"。这种类型的研究促进了护理循证实践，以确保优质和安全的护理 [Quality and Safety Education for Nurses（QSEN，2014）；Sherwood & Barnsteiner，2017]。

实验性设计

为了研究因果关系，研究人员已经开发了各种实验性设计（experimental design），一些相对简单，而另一些则非常复杂。在某些情况下，研究人员可能会结合多个设计的特征来满足他们研究的需要。设计的名称因教材不同而异。在阅读和批判性评价已发表的研究时，需要确定设计的作者姓名（有些作者没有命名采用的具体设计方法），和/或阅读设计说明以确定研究采用的设计类型。采用图 8-12 所示的演算法来确定研究使用的实验性设计类型。关于图 8-12 展示的特定设计的更多细节可从其他资源中获得（Gray et al，2017；Shadish et al，2002）。

有实验组和对照组的经典实验性前测-后测设计

卫生保健研究中采用的常见实验性设计是有实验组和对照组的前测-后测设计（Campbell & Stanley，1963；Shadish et al，2002）。此设计如图 8-13 所示；它类似于图 8-10 的类实验性设计，但实验性研究在干预、环境、测量和/或外变量方面受到了更严格的控制，从而减少

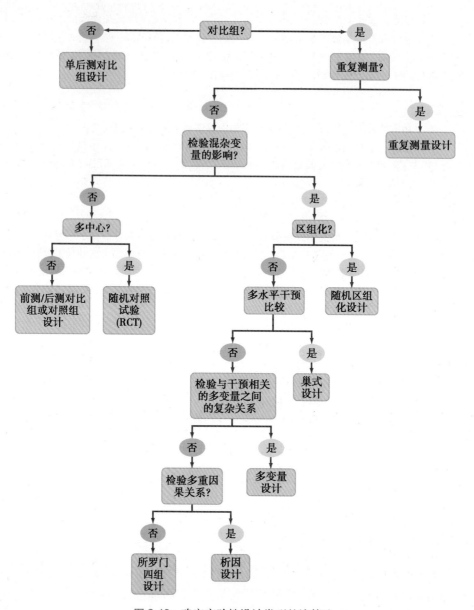

图 8-12　确定实验性设计类型的演算法

设计效度的威胁。如果初始样本是随机选择的,则实验性设计力度更强;然而,大多数卫生保健研究不包括随机样本,而是将参与者随机分配至实验组和对照组。大多数护理研究采用图 8-9 所示的类实验性设计,因为无法控制选定的外变量和环境变量。

　　多组(干预组和对照组)可以在实验设计中发挥很大的优势。例如,一个对照组可能没有接受任何治疗,一个对照组可能接受了标准护理,一个对照组可能接受了没有作用的安慰剂或干预,就像药物研究中的糖丸一样。多个实验组中的每一组都可以接受不同的干预,如不同的频率、强度或护理活动的持续时间。例如,可以在一项研究中实施不同频率、强度或持续时间的按摩治疗,以确定其对患者背痛的影响。当样本代表目标总体,且样本量较大时,这些扩展极大地增加了研究发现的外推性。

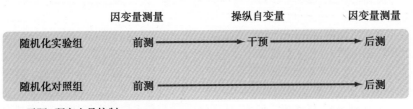

干预：研究人员控制

分析方法：• 比较前测与后测评分
　　　　　• 比较对照组与实验组
　　　　　• 比较不同样本之间的前测/后测差异

未控制的效度威胁：• 检验方法
　　　　　　　　　• 研究工具
　　　　　　　　　• 死亡率
　　　　　　　　　• 随着控制增加的外推性受限

图 8-13　实验性前测-后测对照组设计

单后测对照组设计

当前测不可能或不适合时，实验性单后测对照组设计也经常用于卫生保健研究。此设计类似于图 8-13 的设计，但省略了前测。通常在研究开始时，研究人员检验实验组和对照组的特征，以确保组间均衡。然而，缺乏前测确实增加了影响研究发现的可能性。在外推研究发现之前，建议开展更多的研究。

麦克威廉姆斯（McWilliams）、马利卡（Malecha）、兰福德（Langford）和克拉特（Clutter）（2017）进行了一项实验性研究，以检验"使用触觉静脉模拟器学习静脉导管插入的护生采用合作团队学习或独立学习的效果"。本研究的方便抽样样本来自德克萨斯州东南部一所大学的两个低年级护生（$n=180$），被随机分为 4 组（A、B、C 和 D）。A 组、B 组和 C 组的参与者分别组成合作学习小组，D 组参与者为独立学习者。研究参与者脱失较少（$n=6$；3.3%）。研究范例 8-7 介绍了这种单后测实验性设计。

研究范例 8-7

实验性单后测对照组设计

研究摘录
方法

在使用触觉静脉模拟器时，采用单后测实验性研究设计比较护生独立学习与合作团队学习的效果。采用初始绩效得分和通过触觉静脉模拟器获得合格绩效得分（>85 分）的尝试次数来检验 4 组护生之间的差异。

为了提高研究的可靠性，本研究采用研究人员自行设计的程序检查表，包括脚本。检查表的目的是确保主要研究人员（PI）与护生的所有互动一致，从随机分组和排序到有关程序的说明，使用分配的用户名/密码，重申在模拟器获得的成绩与他们的课程无关，以及描述合作团队学习如何合作所需的语言。

劳尔达尔公司的虚拟静脉模拟器旨在支持静脉导管插入的学习。该模拟器包括一个静脉导管/集线器组件和一个接口，使护生在静脉穿刺期间能够触诊静脉，拉伸皮肤并感受阻力。此外，在模拟插管期间，计算机屏幕可提供与出血、瘀伤和肿胀相关的即时反馈。（McWilliams et al, 2017, p.156）

研究范例 8-7(续)

过程

在护生使用触觉静脉模拟的当天,静脉模拟小组到达护理技能实验室,每个护生都会得到一个信封,上面列出了分组情况(A、B、C 或 D)。独立学习者(D 组)被带到第一个触觉静脉模拟器。登录静脉模拟器后,独立学习者被指示按照信封中的说明进行操作,并查看操作教程。教程告诉护生如何使用静脉模拟器……合作学习团队(A、B、C 组)被带至第二个触觉静脉模拟器。主要研究人员审阅了团队信封中的说明,并提供了团队如何在静脉模拟器上协同工作的信息,直到所有团队成员完成任务……

在这项研究中,每个学习者在触觉静脉模拟器上获得的初始绩效得分和获得通过绩效得分的尝试次数被记录为因变量。初始绩效得分从触觉静脉模拟器的计算机打印输出中获得。通过登录模拟器的计算机系统,并对每个学习者所需的尝试次数进行计数,以此获得达到及格成绩的尝试次数。(McWilliams et al,2017,p. 157)

批判性评价

麦克威廉姆斯等人(2017)确定了他们针对研究目的和假设的特定实验性设计。方便抽样和只将一所大学作为研究环境,降低了样本在护生总体中的代表性。然而,样本量大,脱失率低(3.3%),结果显著,表明了内部效度和统计结论效度的强度。详细介绍了参与者对合作和独立学习小组的随机分配,加强了内部效度和外部设计效度(表 8-1;Shadish et al,2002)。

研究人员通过使用程序检查表和脚本(统计结论效度;Eymard & Altmiller,2016)提高干预保真度,并使用优质静脉模拟器(外部效度)实施干预。麦克威廉姆斯等人(2017)明确说明了他们的研究因变量——成绩得分和尝试达到及格分数的次数——这些变量采用模拟器的计算机进行测量。这些计算机生成的测量结果确保了收集资料的准确性和设计结构效度。干预、环境和资料收集过程的详细控制与实施质量,以及实验性研究设计是一致的(Gray et al,2017;Shadish et al,2002)。

麦克威廉姆斯等人(2017)发现,"在使用静脉模拟器时,合作团队成员的表现比独立学习者更好,尝试次数更少……这项研究提供了实证性证据,支持了模拟作为学习心理测量技能方式的有效性"。

随机对照试验

目前,在护理和医学中,随机对照试验(randomized controlled trial,RCT)被认为是检验干预有效性的最强方法,因为实验性设计的要素限制了潜在偏倚和误差。参与者被随机分为干预组和对照组,以减少选择偏倚(Carpenter et al,2013;Schulz et al,2010)。此外,对资料收集者、参与者和他们的卫生保健提供者采用盲法(blinding)或隐瞒研究信息,可以减少潜在的偏倚。在适当情况下,开展 RCT 被认为是确定卫生保健干预有效性的金标准。RCT 可以在单个环境或在多个地点进行,以增加样本量并获得更具代表性的样本。

最初在医学研究中开展的 RCT 显示了不一致和偏倚。因此,一个由临床试验研究人员、医学期刊编辑、流行病学家和方法学家组成的专家小组,制订了评估 RCT 报告质量的指南。该小组发起了试验报告标准(SORT)报表,并对其进行了修订,成为试验报告标准规范(CONsolidated Standards for Reporting Trials,CONSORT)。当前指南包括一个检查表和流程图,可用于开发、报告和批判性评价已发表的 RCT(CONSORT,2010)。护理研究人员在开展和报告 RCT 时应遵循 CONSORT 2010 声明的建议(Schulz et al,2010)。你可以使用图 8-14 的流程图来批判性评价护理期刊报道的 RCT。一项 RCT 需要包括以下要素:

1. 研究旨在对干预引起并且已明确定义的因变量或结局假设进行确定性检验。

2. 干预表述明确,实施一致,以确保干预的保真度(Bova et al,2017;CONSORT,2010;Schulz et al,2010;Yamada,Stevens,Sidani,Watt-Watson,& De Silva,2010)。

3. 研究在临床环境中进行,而不是在实验室中进行。

4. 设计满足实验性研究的标准(Schulz et al,2010)。

5. 采用明确定义的标准,从参照总体中抽取研究参与者。研究包括的所有组的基线值具有可比性。然后,选定的参与者被随机分配到干预组或对照组(图 8-14),即随机对照试验(CONSORT,2010;Schulz et al,2010)。

6. 研究具有较高的内部效度。设计严谨,涉及对潜在偏倚来源的高水平控制,这将排除其他潜在因素的影响(Shadish et al,2002)。设计可能包括为实现这一目的而采用的盲法。通过采用盲法,患者、为患者提供护理的人员和/或资料收集员不知晓分组情况。

7. 采用优质测量方法,一致地测量因变量或结局变量(Waltz et al,2017)。

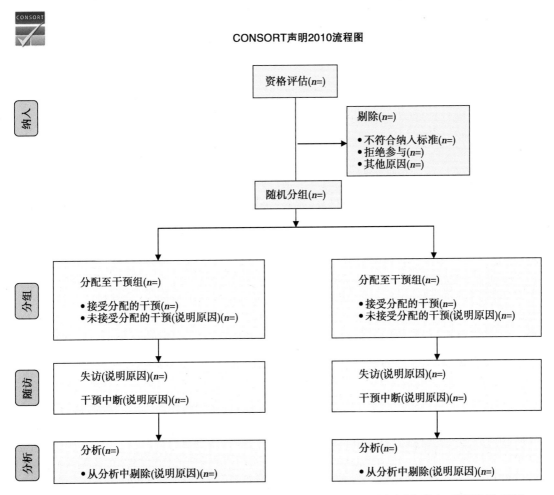

CONSORT声明2010流程图

图 8-14　CONSORT 2010 声明显示了两组平行随机试验各阶段的进展流程图:纳入、干预分组、随访和数据分析[摘自 CONSORT(2010). The CONSORT flow diagram. Retrieved June 26,2017,from http://www.consort-statement.org/consort-statement/flow-diagram; and Schulz KF, Altman DG, & Moher D. CONSORT 2010 statement:Updated guidelines for reporting parallel group randomized trials. Annals of Internal Medicine,2010,152(11):726-733]

8. 详细的干预定义,以便能够实现临床应用(Schulz et al,2010)。

9. 明确失访的参与者未继续参加研究的理由。需要处理来自实验组和对照组的脱失,以及整个样本的脱失。

10. 研究获得了足够的外部资金支持,可以进行严格的设计,样本量足以支撑干预措施的确定性检验。

哈勒斯(Hallas)、科斯拉普-彼得拉科(Koslap-Petraco)和弗莱彻(Fletcher)(2017)进行了一项 RCT,"检验以办公室为主导的教育项目的有效性,以提高母亲的信心和学步幼儿的社交情绪发展"。方便样本包括从纽约 5 个儿科初级卫生保健办公室和诊所获得的母子配对。样本量、随机化分组和脱失的细节见研究范例 8-8 中的图 4。这项研究由纽约大学研究基金资助。研究范例 8-8 简要介绍了该研究的实验性设计。

▶️ 研究范例 8-8

随机对照试验(RCT)

研究摘录
方法
试验设计

采用前测/后测实验性设计的前瞻性、双盲和随机对照试验,被用于检验录像带(DVD)育儿技能干预对幼儿社交情绪发展和照顾幼儿的母亲信心的有效性……研究设计了两种干预 DVD:一种用于青少年母亲,另一种用于其他年龄组的母亲……对照组干预是关于幼儿营养的标准化 DVD……DVD 有英语和西班牙语两种版本。对照组 DVD 包装与干预组 DVD 包装相同,因此,对母亲、注册护士和研究助理隐瞒了 DVD 内容的标志(干预和对照)……

纳入研究后,给予每个母子配对一个文件夹,文件夹已被使用计算机生成的随机数列表随机分为干预组或对照组……所有注册护士和研究助理不知晓文件夹的内容,因为所有文件夹都是相同的,并且所有 DVD 都标有代码……

结局评估

《幼儿照护问卷(TCO)》是对 12~36 个月幼儿母亲的信心进行测量……TCO 工具的信度报告在 0.91~0.96,重测信度为 0.87……布里根斯幼儿屏幕用于 12~33 个月的幼儿……以此测量他们的社交情感技能……所有参与者都完成了相同的学习问卷,因此,注册护士或研究助理不知晓关于分组的信息。由于所有参与者都私下观看 DVD,因此,参与者不知晓他们自己的分组情况(图 4)。(Hallas et al, 2017,pp.35-36)

批判性评价

哈勒斯等人(2017)确定了他们用来解决研究目的和假设的特定 RCT 设计。图 4 详细说明了抽样过程、随机化分组和较少的脱失,表明支持内部、外部和统计结论效度(Shadish et al,2002)。研究人员详细说明了研究干预(育儿技能 DVD),并使用检查表和脚本控制干预实施(Bova et al,2017;Yamada et al, 2010)。通过使幼儿的母亲、注册护士和研究助理不知晓分组信息来提高干预保真度的步骤减少了偏倚的可能性,并增加了内部和外部效度。用于收集资料的量表在前期研究中是可靠的,并且在本研究中得到了一致的管理。然而,在本研究中没有为量表提供信度值,这对统计结论效度造成了威胁。综上所述,哈勒斯等人(2017)在开展和报告其 RCT 时严格遵循 CONSORT(2010)指南,降低了偏倚的可能性,并得到了可信的研究结果。研究人员得出的结论是,DVD 是一种重要而有效的干预方式,可以在办公室和等候室教育学步幼儿的母亲,以促进她们的孩子在社交情绪方面的发展。

研究范例 8-8(续)

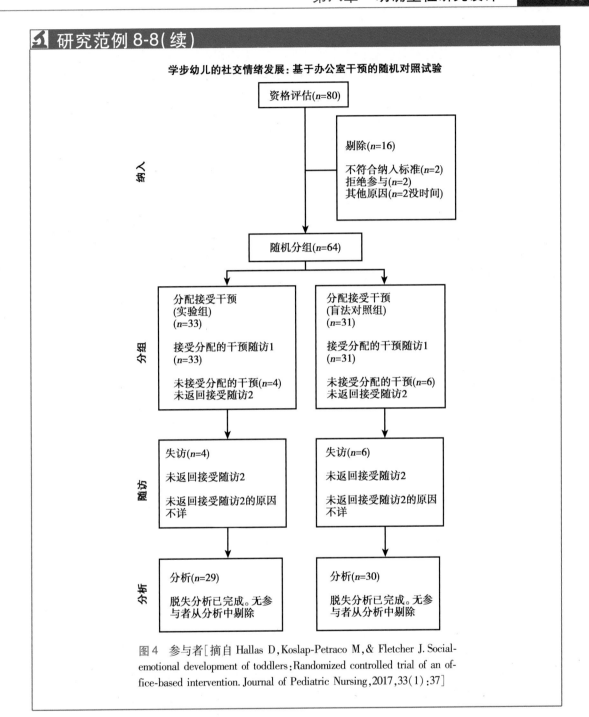

图4 参与者[摘自 Hallas D, Koslap-Petraco M, & Fletcher J. Social-emotional development of toddlers: Randomized controlled trial of an office-based intervention. Journal of Pediatric Nursing, 2017, 33(1):37]

本章要点

- 研究设计是开展量性研究的蓝图,能够最大限度控制可能干扰研究发现有效性的因素。
- 护理采用的4种常见量性研究设计类型包括描述性设计、相关性设计、类实验性设计和实验性设计。

- 对理解量性研究设计重要的概念包括:因果关系、多因果关系、概率、偏倚、前瞻性、回顾性、控制和操纵。

- 研究设计的核心要素包括:是否有干预、抽样方法、样本包括的组数、拟行测量的次数和时间、资料收集的时间框、预期结局比较,以及外变量控制。

- 研究效度是对研究发现真实性或准确性的测量。本章包括 4 种类型的效度:结构效度、内部效度、外部效度和统计结论效度。

- 描述性和相关性设计又称为非实验性或非干预性设计,侧重于描述和检验变量之间的关系。

- 横断面设计包括同时检验一组处于不同发展阶段、文化程度、疾病严重程度或康复阶段的参与者,以描述跨阶段现象的变化。

- 纵向设计包括在不同时间点收集相同参与者的资料,也称为重复测量。

- 相关性设计有 3 种类型:①描述相关性设计,研究人员可以描述变量之间的关系;②预测相关性设计,研究人员可以预测变量之间的关系;③模型检验设计,研究人员可以同时检验理论提出的所有关系。

- 在类实验性和实验性研究中实施干预或治疗,以确定它们对选定因变量的影响。干预可以是生理、心理和教育的,或者这些方面的综合。

- 实验性研究的基本要素包括:①参与者随机分组;②研究人员操纵自变量;③研究人员控制实验情况和环境,包括对照组或对比组。

- 批判性评价研究设计包括审查研究环境、样本、干预、变量测量和资料收集过程。

- 随机对照试验设计被认为是检验干预效果的最有力的方法,因为该设计的要素限制了偏倚的可能性。

参考文献

Battistelli, A., Portoghese, I., Galletta, M., & Pohl, S. (2013). Beyond the tradition: Test of an integrative conceptual model on nurse turnover. *International Nursing Review, 60*(1), 103–111.

Bova, C., Jaffarian, C., Crawford, S., Quintos, J. B., Lee, M., & Sullivan-Bolyal, S. (2017). Intervention fidelity: Monitoring drift, providing feedback, and assessing the control condition. *Nursing Research, 66*(1), 54–59.

Branson, M., Loftin, C., Hadley, L., Hartin, V., & Devkota, S. (2016). Impact of attendance on academic performance in prenursing students. *Nurse Educator, 41*(4), 185–188.

Campbell, D. T., & Stanley, J. C. (1963). *Experimental and quasi-experimental designs for research*. Chicago, IL: Rand McNally.

Carpenter, J. S., Burns, D. S., Wu, J., Yu, M., Ryker, K., Tallman, E., et al. (2013). Methods: Strategies used and data obtained during treatment fidelity monitoring. *Nursing Research, 62*(1), 59–65.

Cohen, J. (1988). *Statistical power analysis for the behavioral sciences* (2nd ed.). New York, NY: Academic Press.

CONSORT. (2010). *The CONSORT statement*. Retrieved June 26, 2017, from http://www.consort-statement.org/consort-2010.

Creswell, J. W. (2014). *Research design: Qualitative, quantitative and mixed methods approaches* (4th ed.). Thousand Oaks, CA: Sage.

De Santis, J. P., Hauglum, S. D., Deleon, D. A., Provencio-Vasquez, E., & Rodriguez, A. E. (2017). HIV risk perception, HIV knowledge, and sexual risk behaviors among transgender women in south Florida. *Public Health Nursing, 34*(3), 210–218.

Eymard, A. S., & Altmiller, G. (2016). Teaching nursing students the importance of treatment fidelity in intervention research: Students as interventionists. *Journal of Nursing Education, 55*(5), 288–291.

Gray, J. R., Grove, S. K., & Sutherland, S. (2017). *The practice of nursing research: Appraisal, synthesis, and generation of evidence* (8th ed.). St. Louis, MO: Elsevier.

Grove, S. K., & Cipher, D. J. (2017). *Statistics for nursing research: A workbook for evidence-based practice* (2nd ed.). St. Louis, MO: Elsevier.

Hallas, D., Koslap-Petraco, M., & Fletcher, J. (2017). Social-emotional development of toddlers: Randomized controlled trial of an office-based intervention. *Journal of Pediatric Nursing, 33*(1), 33–40.

Kerlinger, F. N., & Lee, H. B. (2000). *Foundations of behavioral research* (4th ed.). Fort Worth, TX: Harcourt College Publishers.

McWilliams, L. A., Malecha, A., Langford, R., & Clutter, P. (2017). Comparisons of cooperative-based versus independent learning while using a haptic intravenous simulator. *Clinical Simulation in Nursing, 13*(4), 154–160.

Melnyk, B. M., Gallagher-Ford, E., & Fineout-Overholt, L. E. (2017). *Implementing evidence-based practice competencies in healthcare: A practical guide for improving quality, safety, & outcomes.* Indianapolis, IN: Sigma Theta Tau International.

Mosleh, S. M., Eshah, N. F., & Almalik, M. (2017). Perceived learning needs according to patients who have undergone major coronary interventions and their nurses. *Journal of Clinical Nursing, 26*(3/4), 418–426.

Murphy, S. L., & Gutman, S. A. (2012). Intervention fidelity: A necessary aspect of intervention effectiveness studies. *American Journal of Occupational Therapy, 66*(4), 387–388.

Quality and Safety Education for Nurses (QSEN). (2014). *Pre-licensure knowledge, skills, and attitudes (KSAs).* Retrieved May 15, 2017, from http://qsen.org/competencies/pre-licensure-sas/.

Schulz, K. F., Altman, D. G., & Moher, D. (2010). CONSORT 2010 statement: Updated guidelines for reporting parallel group randomized trials. *Annals of Internal Medicine, 152*(11), 726–733.

Shadish, W. R., Cook, T. D., & Campbell, D. T. (2002). *Experimental and quasi-experimental designs for generalized causal inference.* Chicago, IL: Rand McNally.

Sherwood, G., & Barnsteiner, J. (2017). *Quality and safety in nursing: A competency approach to improving outcomes* (2nd ed.). Ames, IA: Wiley-Blackwell.

Spiva, L., Hart, P. L., Patrick, S., Waggoner, J., Jackson, C., & Threatt, J. L. (2017). Effectiveness of an evidence-based practice nurse mentor training program. *Worldviews on Evidence-Based Nursing, 14*(3), 183–191.

Spratling, R. (2017). Understanding the health care utilization of children who require medical technology: A descriptive study of children who require tracheostomies. *Applied Nursing Research, 34*(1), 62–65.

Spratling, R., & Powers, E. (2017). Development of a data abstraction form: Getting what you need from the electronic health record. *Journal of Pediatric Health Care, 31*(1), 126–130.

Waltz, C. F., Strickland, O. L., & Lenz, E. R. (2017). *Measurement in nursing and health research* (5th ed.). New York, NY: Springer Publishing Company.

Yamada, J., Stevens, B., Sidani, S., Watt-Watson, J., & De Silva, N. (2010). Content validity of a process evaluation checklist to measure intervention implementation fidelity of the EPIC Intervention. *Worldviews of Evidence- Based Nursing, 7*(3), 158–164.

第九章

研究总体和样本审查

Susan K. Grove

本章概览

学习目标

完成本章学习后应能够:

1. 描述抽样理论及其相关概念。
2. 批判性评价已发表研究中的抽样标准。
3. 明确量性研究和质性研究采用的概率和非概率抽样方法的具体类型。
4. 描述用于确定拟行研究样本量的把握度分析的内容。
5. 批判性评价量性研究和质性研究的样本量。
6. 批判性评价量性研究和质性研究采用的抽样过程。
7. 批判性评价量性研究和质性研究的实施环境。

　　许多人对样本和抽样有先入为主的观念,这是我们从电视广告、民意调查、互联网调查和研究发现报告中获得的。广告商吹嘘,4/5 的医生推荐某种特定的药物,新闻播音员预测约翰琼斯将以 5% 的多数票赢得参议院席位,一项在线调查确定了患者对护士的满意度,研究人员得出结论,积极治疗高血压可以显著降低患冠状动脉疾病和卒中的风险。

　　所有这些例子均包括抽样技术或方法。根据所采用的抽样方法和达到的样本量,这些抽样方法的一些结局比其他抽样方法更有效。本章旨在帮助你了解和批判性评价量性研究和质性研究采用的抽样过程。首先,介绍了抽样理论的概念,描述了护理研究常用的非概率和概率抽样方法。其次,详细介绍了量性研究和质性研究的样本量。最后,讨论了在进行研究时,采用的自然、部分控制和高度控制的环境。

理解抽样理论的主要概念

　　抽样(sampling)包括选择一组人、事件、物体或其他用于进行研究的要素。抽样方法或计划定义了选择过程,而样本(sample)定义了所选的一组人(或要素)。在研究中选择的样本应代表确定的总体。总体可能是 2 型糖尿病患者,肺炎住院患者,或注册护士护理的对象。然而,在大多数情况下,研究人员不可能研究整个总体。抽样理论的发展,是为了确定获得能够准确反映研究总体的样本的最有效方法。抽样理论的主要概念将在以下几节中阐述,包括已发表研究的相关范例。

总体和要素

　　总体(population)是一组特定的个体或要素,如心力衰竭患者或静脉置管患者。目标总体(target population)是符合抽样标准(在下一节中定义)的全部个体或要素,如成年男性、18 岁或以上、诊断为 2 型糖尿病并因下肢感染住院。图 9-1 展示了研究总体、目标总体和可获得总体之间的关系。可获得总体(accessible population)是研究人员可以合理接近的目标总体的一部分。可获得总体可能包括州、市、医院或护理病房内的个人,如在得克萨斯州达拉斯急诊护理医院的糖尿病患者。研究人员通过采用特定的抽样方法或计划,如简单随机抽样,从可获得总体中抽样。总体和样本的个体单位称为要素(elements)。要素可以是人、事件、物体或任何其他单个研究单位。当研究的要素是人时,他们被称为参与者(participant)或受试者(subjects)。在护理研究中,常用的术语是参与者。

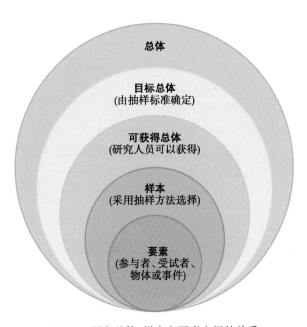

　　外推性(generalization)将研究发现从研究的样本扩展到了更大的总体。在量性研究中,研究人员从可获得总体中抽样,目的是将研究发现从样本推广到可获得总体,然后推广到更抽象的目标总体(图 9-1)。研究质量以及研究发现与前期在同一领域研究发现的一致性可影响外推的程度。如果一项研究的质量高,并且其研究发现与前期研究发现一

图 9-1　研究总体、样本和要素之间的关系

致,那么研究人员可以更有信心地将他们的发现推广到目标总体。例如,对被诊断为 2 型糖尿病,并在达拉斯因感染住院的男性患者进行研究的发现,可以推广到在得克萨斯州城市医院住院的男性 2 型糖尿病患者的目标总体,或者更广泛地说,推广到美国南部城市医院中的同类型患者。有了这些信息,你可以决定是否在自己的实践中采用此证据照顾相同类型的患者,以实现循证实践的目标(EBP;Brown,2018;Melnyk,Gallagher-Ford,& Fineout-Overholt,2017)。

抽样或资格标准

　　抽样(sampling)或资格标准(eligibility criteria)包括对目标总体资格或成员资格至关重要的特征清单。例如,研究人员可以选择研究术前指导早期步行对接受膝关节置换术老年人住院时间的影响。在这项研究中,抽样标准可能包括 60 岁或 60 岁以上,能够使用英语讲话和阅读,并接受了单侧膝关节置换术。那些有关节置换手术史,诊断为痴呆,或诊断患有

使人衰弱的慢性肌肉疾病的患者将被排除。

纳入抽样标准(inclusion sample criteria)是研究参与者或要素必须具备的特征,以此才能成为目标总体的一部分。在前面的例子中,纳入标准是 60 岁或 60 岁以上,能够使用英语讲话和阅读,并且接受了单侧膝关节置换术。排除抽样标准(exclusion sample criteria)是那些可以导致符合纳入标准的人被排除,或从目标总体中被移除的特征。例如,任何有关节置换手术史,诊断为痴呆,并被诊断为使人衰弱的慢性肌肉疾病的研究参与者,均被排除在术前指导研究之外。研究人员应该只陈述一次抽样标准,而不应将其同时包括在纳入和排除标准中。例如,研究人员不应同时列出无痴呆诊断的纳入标准和有痴呆诊断的排除标准。

量性研究完成后,研究发现往往会从样本被推广到符合抽样标准的目标总体(Gray,Grove,& Sutherland,2017)。研究人员可以狭义地定义抽样标准,使样本尽可能具有同质性(homogeneous)(或相似),从而控制外变量。相反,研究人员可以宽泛地定义标准,以确保研究样本的异质性(heterogeneous),使所研究变量的值或评分的分布范围很广。如果抽样标准过于狭窄和局限,研究人员可能难以从可获得总体中抽取足够的样本,这可能会限制研究发现的外推性。

有时,研究人员将其研究发现外推,超出了抽样标准的范围。以早期步行术前指导研究为例,样本可能需要限于使用英语讲话和阅读的参与者,因为术前指导是用英语进行的,并且其中一个测量工具要求参与者能够使用英语阅读。然而,研究人员可能认为,这些发现可以推广到非英语美国的人。在阅读研究报告时,你需要仔细考虑将这些发现用于非英语人群的影响。由于非英语国家的人来自另一种文化,他们对术前指导的反应也许不像在研究总体中观察到的那样。在批判性评价研究时,应审查样本的纳入和排除标准,以确定基于这些标准对研究发现的外推是否合理。

量性研究样本的代表性

代表性(representativeness)意味着样本、可获得总体和目标总体在尽可能多的方面相似(图 9-1)。在量性研究中,需要根据测量变量的环境、参与者的特征和值的分布来评估代表性。在特定环境中寻求护理的人,可能与在另一环境中为同一问题寻求护理的人不同,或者可能与选择使用自我护理来管理健康问题的人不同。在私立医院进行的研究,不太可能招募到低收入的参与者。其他环境可能很少有老年人或文化程度较低的成年人。无法获得护理的人通常被排除在研究之外。研究中心的参与者及其接受的护理与患者不同,他们在社区医院、公立医院、退伍军人医院或乡村卫生院接受的护理也不同。生活在农村环境中的人对健康状况的反应可能与生活在城市环境中的人不同。因此,研究确定的背景确实会影响样本的代表性。从不同环境中的参与者收集资料的研究人员,比那些将研究局限在单一环境的研究人员,具有更能够代表目标总体的样本。

样本必须在年龄、性别、种族、收入和教育等特征方面具有代表性,这些特征通常会影响研究变量。这些是人口统计学或属性变量的例子,研究人员可以在他们的研究中选择这些变量进行检验。研究人员分析收集的人口统计学变量的资料,以产生样本特征——用于提供样本情况的特征。这些样本特征必须适当地代表总体特征。如果研究包括多个组,则各组参与者必须具有可比较的人口统计学特征。第五章介绍了更多关于人口统计学变量和样本特征的细节。

从大型数据库获取资料的研究具有更具代表性的样本。例如,穆雷(Muroi)、沈(Shen)和安戈斯塔(Angosta)(2017)关注了护士与用药有关的差错,并检验了"用药差错与药物分类、临床科室和差错后果的关联"。该样本包括从前期研究期间建立的数据库中提取的医疗差错(ME)发生率报告。研究数据库包括来自"美国西南部地区的 5 家医院在 2011 年 11 月至 2014 年 7 月之间的资料……共收集到 2 336 例观察资料（$n = 1\,276$ 个医疗差错病例组，$n = 1\,060$ 个对照组）。我们的研究集中于病例组中的 1 276 例医疗差错案例，排除了与医疗差错无关的对照组"（Muroi et al, 2017）。

这项研究包括来自美国西南部多家医院的一个非常大的样本（$n = 1\,276$ 个医疗差错观察）。此研究样本代表了可获得总体（来自 5 家医院的医疗差错报告），并且似乎代表了美国西南部地区医疗差错事件报告的目标总体。穆雷等人（2017）发现，医疗差错与药物分类、临床科室和差错后果有关。最大数量的医疗差错发生在抗凝剂中，其次常见的差错来源是抗生素。内外科和重症监护室的医疗差错发生率最高，有 10% 的差错导致了患者的伤害。

研究参与者测量值的随机和系统变异

测量值也需要具有代表性。研究中的测量值在参与者之间经常随机变化。随机变异（random variation）是在检验来自同一样本的不同参与者时，发生的期望值差异。这种差异是随机的，因为一些值将高于或低于平均（均数）总体值。随着样本量的增加，随机变异将减少，会出现更多值趋向接近平均值，提高了代表性。

系统变异（systematic variation）或系统偏倚——抽样中的一个严重问题——是所选研究参与者的测量值在某些特定方面与总体测量值不同造成的后果。这种变异通常表现为样本和总体之间的平均值（或均数）的差异。由于参与者有共同之处，他们的测量值往往与样本中其他人的测量值相近，但在某些方面与整个总体的测量值有所不同。这些值不会在总体平均值周围随机变化。来自平均值的大多数变化都在同一个方向上——它是系统性的。因此，样本均数可以高于或低于目标总体均数。增加样本量对系统变异没有影响。例如，如果一项研究中检查到某种类型知识水平的所有参与者的智商（IQ）均超过 120，那么他们在研究中的所有测试分数都可能高于总体均数，其中包括 IQ 评分差异很大（但平均 IQ 为 100）的人。研究参与者的智商导致了系统偏倚。当类实验性或实验性研究出现系统偏倚时，会导致研究人员得出干预能够产生效果的结论，而实际上即使没有干预，测量值也会不同。

研究中的接受率和拒绝率

当抽样过程不随机时，系统变异的概率增加。然而，即使在随机样本中，大量潜在参与者拒绝参与时，也可能发生系统变异。随着拒绝参与研究的个体数量增加，研究出现系统偏倚的可能性更大。在已发表的研究中，研究人员可能会确定拒绝率（refusal rate），即拒绝参与研究的受试者的百分比，以及他们不参与的原因（Grove & Cipher, 2017）。研究拒绝率的计算公式如下：

$$拒绝率 = （拒绝参加人数 ÷ 纳入的符合抽样标准人数）× 100\%$$

例如，如果纳入 80 名符合抽样标准的潜在参与者，让他们参与有关术前早期活动教育对住院时间影响的假设性研究，但有 4 名患者拒绝，则拒绝率如下：

$$拒绝率 = （4 ÷ 80）× 100\% = 0.05 × 100\% = 5\%$$

其他研究则记录了接受率（acceptance rate），即符合抽样标准的参与者同意参与研究的百分比。然而，研究人员会报告拒绝率或接受率，但不会同时报告两者。研究接受率的计算公式如下：

$$接受率 = (接受参与人数 \div 纳入的符合抽样标准人数) \times 100\%$$

在假设性术前指导研究中，80 名潜在参与者中有 4 名拒绝参与——因此，80-4=76 人参与。将数据插入上述公式中可得出以下结果：

$$接受率 = (76 \div 80) \times 100\% = 0.95 \times 100\% = 95\%$$

也可以按以下方式计算接受率和拒绝率：

$$接受率 = 100\% - 拒绝率$$

或者

$$拒绝率 = 100\% - 接受率$$

在本例中，接受率为 100%-5%（拒绝率）= 95%，这是研究力度。在报告的高接受率或低拒绝率的研究中，系统变异机会较小，并且样本更有可能代表目标总体。研究人员通常报告拒绝率，并且最好说明参与者拒绝的理由。

研究样本的脱失率和保留率

系统变异也可能发生在高脱失样本的研究中。样本脱失（sample attrition）是参与者从研究中退出或流失的情况，可以用参与者退出的人数或百分比表示。这个百分比是样本脱失率，如果研究人员同时包括参与者退出的人数和脱失率，这是最好的。研究样本脱失率的计算公式如下：

$$样本脱失率 = (退出研究的参与者人数 \div 样本量) \times 100\%$$

例如，在术前指导的假设性研究中（$n = 76$），31 名受试者（干预组 12 人，对照组 19 人）由于各种原因退出。失去 31 名受试者意味着 41% 的脱失率：

$$样本脱失率 = (31 \div 76) \times 100\% = 0.408 \times 100\% = 40.8\% = 41\%$$

在这个例子中，整体样本脱失率相当高（41%），并且参与者被分配到的两个组的脱失率不同。因此，还可以计算各组的脱失率。如果两组在研究开始时均衡，且每组包括 38 名受试者，则干预组脱失率为（$12 \div 38$）$\times 100\% = 0.316 \times 100\% = 31.6\% = 32\%$。对照组脱失率为（$19 \div 38$）$\times 100\% = 0.50 \times 100\% = 50\%$。当大量参与者在资料收集完成之前退出研究时，或者当大量参与者退出研究中的一个组而不是其他组时，系统变异最大。在涉及治疗的研究中，未接受治疗的对比组参与者更有可能退出研究。然而，如果干预复杂和/或耗时，治疗组的脱失率有时会更高（Gray et al，2017）。在早期步行的术前指导范例中，由于样本脱失率较高（41%），且对比组脱失率（50%）大于治疗组脱失率（32%），因此，存在很大的潜在系统变异。潜在系统变异增加会导致样本对目标总体的代表性下降。

与样本脱失相反是样本保留（sample retention），指留在研究中并完成研究的参与者人数。你可以通过两种方法计算样本保留率：

$$样本保留率 = (完成研究的参与者人数 \div 样本量) \times 100\%$$

或者

$$样本保留率 = 100\% - 样本脱失率$$

在早期步行术前指导研究的例子中,45 名参与者保留在具有 76 名参与者的原始样本的研究中:

$$样本保留率 = (45 \div 76) \times 100\% = 0.592 \times 100\% = 59.2\% = 59\%$$

或者

$$样本保留率 = 100\% - 41\% = 59\%$$

保留率越高,样本对目标总体的代表性越强,研究结果越有可能准确反映实际情况。通常,研究人员会确定脱失率或保留率,但不是两者同时确定。最好提供一个率,以及退出研究的参与者人数。此外,研究人员需要说明参与者退出的理由,以确定对研究结果的影响。

批判性评价指南

量性研究总体、抽样标准、拒绝率和脱失率的合理性

在对量性研究的抽样过程进行初始批判性评价时,需要解决以下问题:
1. 研究人员是否确定了研究目标和可获得总体?
2. 抽样纳入标准、抽样排除标准或两者是否均做了明确规定并适用于研究?
3. 是否确定了拒绝率或接受率? 样本的脱失率或保留率是否明确? 是否说明了拒绝率和脱失率的原因?

纽南(Newnam)等人(2015)实施了一项随机实验性研究设计,以确定极低出生体重(BW)新生儿接受经鼻持续气道正压(CPAP)治疗时,鼻损伤率和严重程度的差异。这项研究包括 78 名新生儿(样本量),他们在有 70 张病床的Ⅲ级新生儿重症监护室(NICU)接受经鼻 CPAP 治疗,"新生儿被随机分为 3 组:持续鼻塞式,持续面罩式,或每 4 小时交替使用面罩/鼻塞(循环式)"(Newnam et al,2015)。研究人员详细描述了研究抽样标准,并采用流程图形式记录了研究参与者(见研究范例 9-1 中的图 1)。此流程图基于试验报告标准规范(CONSORT)声明,该声明是报告随机对照试验抽样过程的国际标准(RCT; CONSORT Group,2010)。研究范例 9-1 描述了该样本的总体、抽样纳入和排除标准、拒绝率和脱失率,以及代表性。为了清楚起见,在(括号)中注明了样本的具体内容。纽南等人(2015)采用的抽样方法、样本量和研究环境将在本章稍后介绍。

研究范例 9-1

量性研究抽样过程的合理性

研究摘录

2012 年 4 月至 2013 年 1 月期间,新生儿重症监护室(NICU)收入的每个患儿都接受了纳入标准的筛选。纳入标准包括出生体重(BW)500~1 500g 的早产儿,这些早产儿需要经鼻持续气道正压(CPAP)治疗。排除标准包括出生时气道或生理异常,从而影响拔管行经鼻 CPAP 的患儿,在经鼻 CPAP 开始后 8 小时内未得到父母知情同意的患儿,未接受经鼻 CPAP 治疗的患儿,或在入组时鼻部皮肤破损的患儿(目标总体)……

在研究期间,共有 377 名进入环境(NICU)的患儿(可获得总体)进行了资格审查。其中,140 名患儿符合出生体重标准 500~1 500g。两名患儿被诊断为气道畸形,并被排除。获得了 90 名(65%)患儿父母的知情同意。有两位家长拒绝同意他们的孩子参加研究(1%)。14 名(10%)患儿在研究人员获得父母知情同意之前死亡,32 名(23%)患儿失访。通常,这些患儿接受经鼻 CPAP 或快速拔管,但研究人员在 8 小时内获得患儿父母知情同意的能力有限(图 1)。(Newnam et al,2015,p. 37-38)

研究范例 9-1(续)

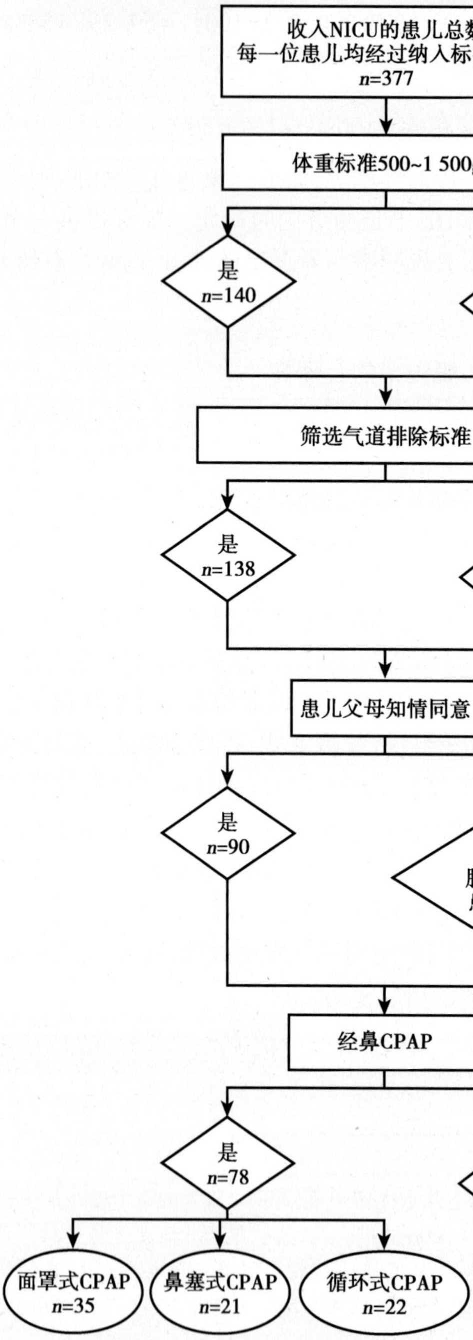

图 1 研究筛查和纳入 CONSORT 表。CPAP:经鼻持续气道正压;NICU:新生儿重症监护室[摘自 Newnam KM, McGrath JM, Salyer J, et al. A comparative effectiveness study of continuous positive airway pressure-related skin breakdown when using different nasal interfaces in the extremely low birth weight neonate. Applied Nursing Research, 2015, 28(1):37]

研究范例 9-1(续)

批判性评价

　　纽南等人(2015)明确提出了用于确定这项研究目标总体的纳入和排除抽样标准。图 1 详细说明了采用这些抽样标准的患儿筛查。对许多患儿($n=377$)进行了筛查,并有足够数量的患儿($n=138$)符合纳入标准。抽样标准适用于本研究目的,从而减少对 CPAP 治疗实施方法(面罩或鼻塞)和因变量测量(鼻损伤的频率和严重程度)产生影响的潜在外变量。抽样标准控制力度的增加强化了研究结果是由治疗而不是外变量或抽样误差引起的可能性。

　　拒绝率很低(1%),研究清楚阐述了未纳入患儿的其他原因,并且原因合理。最终样本包括 78 名患儿,被随机分为面罩组($n=35$)、鼻塞组($n=21$)和面罩/鼻塞循环组($n=22$;图 1)。这项研究没有参与者脱失,因为在整个研究过程中,各组样本量没有改变。严格的抽样标准,以及较低的拒绝率和脱失率增加了该样本的代表性。纽南等人(2015)发现,与仅通过面罩或鼻塞接受 CPAP 的患儿相比,通过面罩/鼻塞交替使用 CPAP 组的患儿皮肤损伤发生率明显降低。

抽样框

　　从抽样理论的角度来看,总体中的每个个体或每个要素都应该有机会被选择作为样本。提供这种机会的一种方法被称为随机抽样(random sampling)。为了使可获得总体中的每个个体在抽样过程中都有机会被选择,必须确定总体中的每个个体。要做到这一点,研究人员必须获得总体中每个成员的清单,采用抽样标准来定义资格标准。此清单则称为抽样框(sampling frame)。在一些研究中,无法确定完整的抽样框,因为不可能列出总体中的所有成员。对许多研究而言,《健康保险携带和责任法案》(HIPAA)也增加了获得完整抽样框的难度,因为它要求保护个人的健康信息(有关 HIPAA 的更多信息,请参阅第四章)。一旦确定了抽样框,研究人员就采用抽样计划或方法为研究选择参与者。

抽样方法或计划

　　抽样方法(sampling method)或抽样计划(sampling plans)概括了用于获取研究样本的策略。如同设计一样,抽样计划并不是针对具体的研究。抽样计划可以包括概率(随机)或非概率(非随机)抽样方法。概率抽样方法旨在增加样本代表性,减少量性研究的系统变异或偏倚。在批判性评价研究时,需要将研究抽样计划确定为概率抽样或非概率抽样,并确定用于选择样本的一种或多种具体方法。下面介绍不同类型的概率和非概率抽样方法。

概率抽样方法

　　在概率抽样(probability sampling)中,总体中的每个个体或要素都有机会被选为样本,这是通过随机抽样实现的。概率或随机抽样方法增加了样本对目标总体的代表性。总体的所有子集之间可能彼此不同,但对总体参数(如均数和标准差)均有贡献,有机会在样本中得到表现。当随机选择参与者时,系统偏倚的机会较小,尽管有可能发生系统偏倚。

　　在没有随机抽样策略的情况下,对研究有既得利益的研究人员可能倾向于(有意识或无意识)选择条件或行为与研究假设一致的个体。例如,研究人员可能会排除潜在参与者,因为他们病情太重、病情不够重、应对太好、应对不够好、不合作,或者不依从。然而,通过采用随机抽样,研究人员将选择留给随机,从而增加了研究发现的有效性。

　　本章介绍了实现概率抽样的 4 种设计方法:简单随机抽样、分层随机抽样、整群抽样和系统抽样。表 9-1 确定了护理研究使用的常见概率和非概率抽样方法、应用及其在研究中的代表性。量性研究采用概率和非概率抽样方法(Kerlinger & Lee,2000),质性研究采用非概率抽样方法(Creswell & Poth,2018)。

表 9-1　概率和非概率抽样方法

抽样方法	常见应用	样本代表性或丰富的研究发现以促进理解
概率性		
简单随机抽样	量性研究	增加样本量可提高样本对目标总体的代表性
分层随机抽样	量性研究	增加对分层变量的控制可提高样本对目标总体的代表性
整群抽样	量性研究	该抽样方法获得的样本对目标总体的代表性低于简单随机抽样和分层随机抽样,但增加样本量后,样本代表性可加强
系统抽样	量性研究	该抽样方法获得的样本对目标总体的代表性低于简单随机抽样和分层随机抽样,但增加样本量后,样本代表性可加强
非概率性		
方便抽样	量性研究和质性研究	该抽样方法获得的样本对目标总体的代表性仍存在争议,增加样本量后,代表性可获得改善;用于质性研究,从而获得足够数量的参与者,以促进对研究领域的理解
定额抽样	量性研究;偶尔用于质性研究	量性研究中针对拟选变量进行分层,使该样本比方便样本更具有代表性 在质性研究中,不同年龄或种族群体的参与者有可能被选择,从而增加研究发现的深度和丰富性
目的或目标抽样	质性研究,有时用于量性研究	侧重于对某种现象、情境、过程或文化元素的洞察力、描述和理解,被选择的参与者具有提供深入丰富资料的潜力
网络或滚雪球抽样	质性研究,有时用于量性研究	在难以获得的总体中,侧重于对某种现象、情境、过程或文化元素的洞察力、描述和理解
理论抽样	质性研究	在拟选择领域侧重于发展某种理论,针对不同的个体观点选择参与者

简单随机抽样

　　简单随机抽样(simple random sampling)是最基本的概率抽样计划,通过从抽样框中随机选择要素来实现。研究人员可以通过各种方式完成随机选择;它仅受研究人员想象力的限制。如果抽样框很小,研究人员可以在纸条上做好标记,把它们放入一个容器,混合均匀,然后一次取出一个,直至达到所需的样本量。计算机程序是随机选择研究参与者的最常用方法。研究人员可以将抽样框(潜在参与者清单)输入计算机,由计算机随机选择参与者,直至达到所需的样本量。

随机选择研究样本的另一种方法是使用随机数字表。表 9-2 展示了随机数字表的一部分。为了使用随机数字表,研究人员闭着眼睛把铅笔或手指放在表上。所指到的数字即起始点。然后,通过向上、向下、向右或向左移动铅笔或手指,按顺序识别数字,直到获得所需的样本大小。例如,如果要从 100 个总体中选择 5 个参与者,并且将最初选择的数字 58 作为起点(左起第 4 列,下第 4 行),则参与者的编号将为 58、25、15、55 和 38。表 9-2 仅在总体数量小于 100 时才可使用。随机数字表也可以通过 QuickCalcs 等程序在线创建,并选择从表中随机抽取样本(见 http://graphpad. com/quickcalcs/Randomn2/)。

表 9-2	随机数字表节选								
06	84	10	22	56	72	25	70	69	43
07	63	10	34	66	39	54	02	33	85
03	19	63	93	72	52	13	30	44	40
77	32	69	58	25	15	55	38	19	62
20	01	94	54	66	88	43	91	34	28

李(Lee)、福西特(Faucett)、吉伦(Gillen)、克劳斯(Krause)和兰迪(Landry)(2013)进行了一项预测相关性研究,以确定重症监护室的护士对肌肉骨骼(MSK)损伤风险的感知。研究人员从 2005 年美国重症监护学会(American Association of Critical Care,AACC)成员名单(抽样框)中随机选择了 1 000 名从事重症护理的护士。研究人员在研究范例 9-2 中描述了他们的抽样方法。

研究范例 9-2

简单随机抽样

研究摘录

共有 412 名护士返回了填写好的问卷(应答率 = 41.5% ,不包括 8 名邮寄地址不正确的护士)。其中,不符合纳入标准的 47 名护士被排除:目前未被聘用($n = 5$);未被医院聘用($n = 1$);未被重症监护室聘用($n = 8$);不是工作人员或护士长($n = 28$);或不执行患者护理任务($n = 5$)。此外,4 名受聘于新生儿重症监护室(NICU)的护士由于其体力工作量的性质不同而被排除。数据分析的最终样本包括 361 名(样本量)从事重症护理的护士。(Lee et al,2013,p. 38)

批判性评价

李等人(2013)明确指出,采用随机抽样方法从重症护理护士的总体中选择了研究参与者。邮寄调查表的回复率为 41.5% ,符合相关标准,因为对调查表的回复率平均为 25% ~ 50%(Gray et al,2017)。不符合抽样标准的 47 名护士和在 NICU 工作的 4 名护士被排除,确保了样本更加均匀,并减少了外变量的潜在影响。这些抽样方法减少了系统变异或偏倚的可能性,并增加了研究样本代表可获得目标总体的可能性。如果研究人员说明了护士从 AACC 成员名单中随机选择的方式,这项研究的力度将会得到加强,但该研究的参与者可能是通过计算机随机选择的。

李等人(2013)的研究发现如下:"改善身体和心理工作环境,可能会使护理工作更安全,降低肌肉骨骼损伤的风险,并改善护士对工作安全性的看法。最终,这些努力将有助于提高护理环境的安全,并保持一支健康的护理队伍。"

分层随机抽样

研究人员采用分层随机抽样(stratified random sampling)来明确总体中一些对获得代表性至关重要的变量的情况。通常用于分层的变量包括年龄、性别、种族和民族、社会经济地位、诊断、地理区域、护理类型和护理地点。分层可以确保变量的所有水平都在样本中得到充分的展现。通过分层,研究人员可以使用较小的样本量来实现相对于分层变量的相同程度的代表性,这是通过采用简单随机抽样获得的较大样本得出的。

如果研究人员采用了分层,他们必须在发表的报告中定义选择用于分层的变量类别(层)。例如,使用种族和民族进行分层,研究人员可以定义 4 个层:白人非西班牙裔,黑人非西班牙裔,西班牙裔和其他。总体可能是 60% 的非西班牙裔白人,20% 的非西班牙裔黑人,15% 的西班牙裔人,以及 5% 其他种族的人。研究人员可以为每个层选择一个随机样本,相当于该层的目标总体比例。因此,100 名参与者的样本将需要包括大约 60 名非西班牙裔白人,20 名非西班牙裔黑人,15 名西班牙裔人和 5 名其他种族的人。或者,可以为每个层随机选择相等数量的研究参与者。例如,如果使用年龄对 100 名成人参与者的样本进行分层,则研究人员可以获得 25 名 18~34 岁的受试者,25 名 35~50 岁的受试者,25 名 51~66 岁的受试者,以及 25 名年龄大于 66 岁的受试者。在每个组的研究参与者数量相等的情况下,较小的组会被过度代表,这可能会产生抽样误差。

李等人(2016)进行了一项预测相关性研究,"以明确快速进餐(EQ)、晚间进餐(LEM)和不吃早餐(SB)与超重的关系"。自变量快速进餐、晚间进餐和不吃早餐用于预测因变量超重。该研究包括研究范例 9-3 描述的分层随机样本。

研究范例 9-3

分层随机抽样

研究摘录

2011 年 10 月进行了一项横断面调查……采用分层随机抽样方法,在 20~80 岁的居民中分别按性别和 5 岁年龄组进行抽样,根据 2010 年 3 月 31 日的基线居民登记册选择了 5 002 名居民(5.0%)……向被选择的居民邮寄了一封介绍信和一份问卷。介绍信中包括对研究及目的的说明,匿名保证,以及鼓励参与,这些内容都包括在介绍信的首页中。2 周后,志愿者走访每家收集密封好的信封,4 570 人(91.4%)返回了问卷。(Lee et al,2016,p.85)

批判性评价

李等人(2016)清楚地将他们的总体确定为来自基线居民登记册的个体,这是一个国家数据库。该研究包括一个大样本($n = 5\,002$),用于测量变量的问卷具有很高的回收率(91.4%)。在这项研究中,按性别和 5 岁年龄组分层很重要,以便控制可能影响个人体重的外变量。然而,研究人员需要提供更多关于分层过程,以及不同性别和年龄分层的参与者人数的细节。横断面调查也增加了样本代表性(参见第八章关于设计的内容)。综上所述,本研究采用分层随机抽样方法,样本量大,问卷回收率高,增加了样本的代表性,降低了系统误差或偏倚的可能性。

李等人(2016)发现只有快速进餐,或快速进餐与晚间进餐组合是超重的预测因素。晚间进餐和不吃早餐本身并没有增加超重的风险。在这方面还需要更多的研究,但患者可能会从减慢进食速度的教育中受益,从而降低他们超重的风险。

整群抽样

在整群抽样(cluster sampling)中,研究人员开发了一个抽样框,其中包括所有州、城市、机构或临床医生的清单,这些州、城市、机构或临床医生可以与确定的总体要素相关联。然后,可以在研究中采用这些州、城市、机构或临床医生的随机样本。在某些情况下,这种随机选择会持续几个阶段,之后被称为多阶段抽样。例如,研究人员可以首先随机选择州,然后随机选择州内的城市。接下来,研究人员可以在随机选择的城市内随机选择医院。在医院内,可以随机选择护理病房。在这个水平上,护理病房中符合研究标准的所有患者都可以包括在内,或者可以随机选择患者。

整群抽样通常用于两种类型的研究情况。第一种情况下,研究人员认为有必要获得地理上分散的样本,但获得简单随机样本将需要太多的通勤时间和费用。第二种情况下,研究人员无法确定构成总体的个体要素,因此无法制订抽样框。例如,美国所有接受过心脏直视手术者的完整名单并不存在。然而,通常可以获得与感兴趣的要素相关的机构或组织清单——在本例中,可能是大型医疗中心、具有心外科的大学医院和大型心脏手术实践中心——然后,研究人员可以从这些随机选择的机构中获得研究参与者。

瑞克(Reinke)等人(2017)在他们的研究中采用了整群抽样,研究"慢性阻塞性肺疾病(COPD)退伍军人临终沟通干预的长期影响"。这些研究人员在研究范例 9-4 中描述了抽样方法,样本的具体方面已在(括号)中注明。

⤒ 研究范例 9-4

整群抽样

研究摘录

我们开展了一项整群随机试验,以检验促进关于终末期护理计划和照护目标讨论的干预措施……随机化单位在临床医生水平,患者由临床医生进行抽样(整群抽样)……这项研究在退伍军人管理局(VA)普吉健全卫生保健系统(环境)进行……受试者包括 COPD 患者(总体)……这些患者参加了终末期沟通试验,并在研究完成后死亡($n=157$)(样本量)……我们检验了沟通干预是否会导致更多的对话和死亡前医疗记录的终末护理计划文件。(Reinke et al,2017,p. 31)

批判性评价

瑞克等人(2017)表示,他们采用随机整群抽样方法来确定研究参与者。COPD 退伍军人的总体适合本研究目的。这项研究在退伍军人管理局(VA)的卫生保健系统中进行,表明研究地点不止一个。样本量可能不够大,因为研究结果并不显著。研究人员发现,干预没有增加额外的终末期沟通记录,"也没有改善终末期指导的记录"(Reinke et al,2017,p. 30)。在这一领域需要更多的研究,用更大、更具代表性的样本来确定这种临终干预的有效性。

系统抽样

当总体中所有成员的有序清单可用时,采用系统抽样(systematic sampling)。该过程包括采用随机选择的起始点来选择清单上每隔 k 个单位的个体。如果初始起点不是随机的,则样本是非概率或非随机样本。要采用这种设计,研究人员必须知道总体要素的数量和所需样本量。总体大小除以所需样本量,得到 k,即从清单中选择要素之间的间隔大小。例如,

如果总体数量为 $n=1\,200$,所需样本量为 $n=100$,则 $k=12$。因此,研究人员将纳入样本清单中每隔 12 人的个体。你可以采用以下公式获得此值:

$$k=总体数量\div预期样本量$$

例如,

$$k=总体\,1\,200\,名参与者\div100\,名预期样本量=12$$

有些人认为,这一过程实际上并没有给总体中的每一个要素被纳入样本中的机会,也没有像简单随机抽样和分层随机抽样那样,提供具有代表性的样本。系统抽样为研究纳入参与者提供了随机但不均等的机会(表 9-1;Kerlinger & Lee,2000)。

德席尔瓦(de Silva)和汉韦勒(Hanwella)(2012)在研究中采用了系统抽样,研究了精神分裂症患者(总体)在精神科三级护理病房产生的直接和间接护理费用。研究范例 9-5 描述了患者的抽样过程。

研究范例 9-5

系统抽样

研究摘录

采用系统抽样(抽样方法)每隔 2 人选择一名发病超过 2 个月并具有临床表现的 ICD-10(国际疾病分类-10)精神分裂症临床诊断(目标总体)患者(抽样框)……样本包括 91 名患者(样本量)。直接成本定义为患者(自费)门诊护理所产生的成本。(De Silva,et al,2012,p. 14)

批判性评价

德席尔瓦等人(2012)认为他们的抽样过程是系统化的。总体和目标总体适合本研究。采用系统抽样增加了样本代表性,91 名精神分裂症患者的样本量适合满足本研究的重点。然而,抽样框仅被确定为发病超过 2 个月的患者,并且在本研究中 k 很小(每隔 2 名患者),这限制了样本的代表性。研究人员可能会提供更多细节,说明他们如何实施系统抽样,以确保抽样过程的起点是随机的(Gray et al,2017)。

德席尔瓦等人(2012)得出结论:"尽管直接护理成本较低,但间接成本和非正式治疗成本对患者及其家庭造成了重大的经济影响。建议为患有精神分裂症等伤残疾病的患者提供经济支持,特别是当患者无法从事全职工作时"。

量性研究常用的非概率抽样方法

在非概率抽样(nonprobability sampling)中,不是总体的每个要素都有机会被选择作为研究样本。虽然这种方法降低了样本对目标总体的代表性,但由于可供研究的患者数量有限,它通常用于护理研究。你需要能够识别护理研究中采用的常见非概率抽样方法,包括方便抽样、定额抽样、目的或目标抽样、网络抽样和理论抽样。方便抽样最常用于量性和质性研究。定额抽样偶尔用于量性研究。质性研究常采用目的抽样、网络抽样和理论抽样,本章稍后有详细讨论。表 9-1 列出了这些抽样方法的常见应用,在量性研究中取得的代表性,以及质性研究中发现的深度和丰富性。

方便抽样

方便抽样(convenience sampling)也称为任意抽样,是一种力度相对较弱的方法,因为它几乎没有提供控制偏倚的机会;参与者被纳入研究,仅仅是因为他们恰好在正确的时间出现在正确的地点(Gray et al,2017)。某个教室的学生、到特定诊所就诊的患者、支持小组中的个体,以及因特定医疗诊断而住院的患者,都是方便样本的例子。研究人员只需将可用的参与者纳入研究,直至达到所需的样本量。样本中可能存在多个偏倚,其中一些可能是细微的和未被识别的。然而,在方便样本中并不总是存在严重的偏倚。根据科林格(Kerlinger)和李(Lee)(2000)的观点,在合理的知识和谨慎的情况下使用方便抽样的样本,那么该样本是可以接受的。

方便样本经济可获得,并且通常比获得其他类型的样本更省时。当研究人员不能采用概率抽样方法时,这种抽样方法为开展护理干预提供了一种途径。当潜在患者数量有限时,概率或随机抽样是不可能的。研究人员通常认为,最好纳入所有符合抽样标准的患者,从而增加样本量。

许多研究人员在护理和医学中进行类实验性研究和随机对照试验,其中包括方便抽样方法。当通过方便抽样获得的参与者被随机分组时,研究设计便得到了加强(参见第八章)。随机分组不是抽样方法,而是一种设计策略,不会改变方便抽样产生偏倚的风险,但确实加强了组间均衡性。为了增强样本代表性,研究人员通常会增加临床试验的样本量(Ruffano,Dinnes,Sitch,Hyde,& Deeks,2017)。

鲁(Rew)、鲍威尔(Powell)、布朗(Brown)、贝克(Becker)和史莱斯尼克(Slesnick)(2017)进行了一项类实验性研究,以确定短期街头干预对无家可归年轻女性的心理资本(自我效能、希望、韧性)和健康结局(危险性行为、物质使用)的影响。研究持续了2个月,干预时间为4周,随访时间为4周。研究范例9-6用(括号)中的关键抽样要素描述了抽样过程。

⚡ 研究范例 9-6

方便抽样

研究摘录

这项研究的背景是得克萨斯州中部的一个街头外展收容中心和一个临时住房设施,供无家可归的孕妇或新妈妈及其婴儿使用(抽样标准)。样本包括80名年龄在18~23岁之间的女性(样本量)……她们通过这些设施获得服务(抽样标准)。临时收容中心和新妈妈住房设施的工作人员向这些年轻女性说明了这项研究。感兴趣的年轻人随后被引导至研究小组的成员那里(方便抽样)。(Rew et al,2017,p. 359)

批判性评价

鲁等人(2017)描述了适合研究目的的抽样标准。80名年轻女性的初始样本量看起来是足够的。研究人员指出,只有40名妇女参加了最后一次干预会议,数据分析表明,根据所分析的变量,干预组有17~27名妇女,而对照组有11~20名妇女。研究人员确实承认样本脱失是一个研究局限性,并注意到在前期研究中,对于这个年轻、怀孕、无家可归的女性群体来说,脱失率很高。研究持续了2个月,这也增加了脱失率。抽样方法没有明确说明,但看起来是方便抽样,因为在指定环境中的妇女被要求参加研究,如果她们同意,她们就参加了研究。如果研究人员清楚地确定了拒绝率和脱失率,以及抽样方法,那么抽样部分就会更强。最终样本量很小(<47名女性),脱失率很高,降低了样本代表性,并增加了潜在偏倚。

鲁等人(2017)发现基于街道的干预是可行和有效的,因为"干预的参与者在拒绝酒精、社交联系和物质使用方面的心理资本、希望、韧性和自我效能方面有了显著改善"。然而,他们确实建议在更长的一段时间内,对更多的青春期女性开展进一步的干预研究。

定额抽样

定额抽样（quota sampling）采用一种具有附加功能的方便抽样技术——一种确保纳入方便样本中代表性不足的参与者类型的策略，如女性、少数民族群体、老年人和穷人、富人，以及文化程度较低的人。定额抽样的目标是复制目标总体中存在亚组的比例。这种技术类似于分层随机抽样中采用的技术。定额抽样要求研究人员能够确定目标总体中的亚组及其比例，以便实现所研究问题的代表性。与方便抽样相比，定额抽样在代表性方面有所改善（表9-1）。

坎贝尔（Campbell）、凯罗（Kero）和坦普林（Templin）（2017）采用定额抽样确定"《呼吸窘迫观察量表（RDOS）》的轻度、中度和重度临界值"。该量表是评估患者呼吸窘迫的一种工具，但需要以轻度、中度和重度窘迫的临界值来指导该量表在临床实践中的应用。研究范例9-7描述了该研究的抽样过程。

研究范例 9-7

定额抽样

研究摘录

……患者由两名姑息护理专家（NP）根据估计的呼吸窘迫程度（分层抽样）进行分层……采用4种呼吸窘迫分级——无、轻度、中度和重度……

成年住院患者从美国中西部的一家城市医院招募（环境）。纳入有以下一种或多种诊断的具有呼吸困难风险的患者：肺癌、心力衰竭、慢性阻塞性肺疾病（COPD）或肺炎（可获得总体），直至达到所需的样本量（方便抽样）……姑息护理专家和护理研究助理同时观察患者；姑息护理专家被隐瞒（或不知道）招募分层和《呼吸窘迫观察量表》得分的信息，使偏倚最小化；研究助理不知晓姑息护理专家的排名……参与者包括84名成人住院患者（样本量），年龄21～102岁。（Campbell et al, 2017, p. 15）

批判性评价

坎贝尔等人（2017）的原始样本通过方便抽样获得，因为住院患者是在达到所需样本量之前招募的。研究人员清楚地确定了患者是如何依据呼吸窘迫程度进行分层的，这对于确定《呼吸窘迫观察量表》的强度临界值至关重要。定额抽样增加了该样本的代表性。研究环境适当，并为研究提供了足够的参与者。研究人员在姑息护理专家和研究助理的特定方面采用了盲法来降低潜在偏倚。如果坎贝尔等人（2017）明确确定其抽样方法为方便抽样和定额抽样，抽样部分会更有力度。

坎贝尔等人（2017）发现，这些成人住院患者呼吸窘迫的姑息护理专家排名与《呼吸窘迫观察量表》值显著相关。《呼吸窘迫观察量表》的轻度、中度和重度临界值明确，增强了其在实践中的实用性。

量性研究中的样本量

在研究的批判性评价过程中，出现的最麻烦的问题之一是样本量是否充足。如果该研究旨在比较并发现了显著差异，则样本量（sample size）或参与研究的个体数量是足够的。只有在未发现显著性差异的情况下，才会出现关于样本量是否足够的问题。对至少一个假设或研究问题未发现显著意义的量性研究进行批判性评价时，一定要评估样本量的充分性。真的没有区别吗？还是由于研究方法的缺陷，如样本量小，而没有发现实际差异？

目前,采用把握度分析(power analysis)来评价量性研究中样本量的充分性(Grove & Cipher,2017)。把握度(power)是研究发现总体实际存在的差异或关系的能力。换一种方式表达,它是正确拒绝零假设的能力(参见第五章)。研究的最低可接受把握度水平是 0.8 或 80%(Aberson,2010;Cohen,1988)。这种把握度水平会导致 20% 的 Ⅱ 类错误,在这种情况下,研究无法检验出现有的影响(差异或关系)。在护理研究中,α 或显著性水平经常被设置为 0.05。把握度分析结果应包括在研究的样本部分。研究人员还需要进行把握度分析,以评估他们的样本量对于所有不显著结果的充分性,这应该包括在研究的讨论部分。

鲁法诺(Ruffano)等人(2017)对 103 项随机对照试验的方法学质量进行了综述。81 项(79%)随机对照试验报告了把握度分析,但其余 24 项(30%)未包括表明所需参与者人数的把握度计算过程。在随机对照试验中,样本量不足尤其令人担忧,因为这些研究旨在检验干预措施的有效性。样本量太小可能会导致研究缺乏把握度来确定变量之间的显著关系或总体之间的差异。把握度低的研究增加了 Ⅱ 类错误的风险——当某件事实际上很重要时,却认为这件事不重要(Grove & Cipher,2017)。

影响样本量充分性的因素(因为它们影响把握度)包括效应量、量性研究类型、研究变量的数量、测量方法的灵敏度和数据分析技术。在批判性评价样本量的充分性时,请考虑下一节中讨论的这些因素的影响。

效应量

效应是研究检验到的现象的存在。效应量(effect size)是零假设或统计假设为假的程度,或者换句话说,是两个变量之间的预期关系的强度,或两组之间的差异。在一项研究中,研究人员比较两个总体,零假设表明,两个总体之间的差异为零。然而,如果零假设为假,则存在可识别的效应——两组之间确实存在差异。如果零假设为假,那么它在某种程度上就是假的;这就是效应量(Cohen,1988)。统计检验可告诉我们,组间是否存在差异,或者变量是否显著相关。效应量则告诉我们,组间差异的大小,或两个变量之间关联的强度(Grove & Cipher,2017)。

当效应量较大时(如组间相当大的差异,或两个变量之间非常强的关系),检验它比较容易,并且可以用较小的样本量来完成。当效应量较小时(如组间只有很小的差异,或两个变量之间的关系较弱),检验它就比较困难,并且需要更大的样本量。有不同类型的效应量度量,并且每个都对应于计算的统计数据类型。根据两个变量之间的关系类型(正或负)或组间差异(因变量增加或减少),效应量可以是正或负。以下是对皮尔森积矩相关系数(r;Grove & Cipher,2017)效应量的质量进行分类的准则:

低效应量<0.30 或<-0.30

中效应量=0.30~0.50 或-0.30~-0.50

高效应量>0.50 或>-0.50

样本量较小时,效应量较小,因此效果更难检验。增加样本量会增加效应量,使其更有可能被检验到,并且研究结果显著。在批判性评价研究时,通过记录是否进行了把握度分析,以及把握度的大小,来确定研究样本量是否足够。检查研究的脱失率,以确定数据分析的最终样本量。最终样本量是否大于把握度分析建议的最小样本量?此外,检查研究人员是否在结果不显著时再次计算了研究把握度水平。当存在把握度的后验计算时,可以更准确地确定样本量是否足够(Grove & Cipher,2017)。

量性研究类型

描述性研究(特别是那些使用调查问卷的研究)和相关性研究通常需要非常大的样本。在这些研究中,研究人员可能会检验多个变量,而额外的变量可能会影响参与者对所研究变量的反应。研究人员经常对样本中的多个亚组进行统计比较,如按照性别、年龄或种族进行的分组,要求每个被分析的亚组都有足够的样本可用。类实验性和实验性研究通常比描述性和相关性研究所需的样本量小。随着研究中控制的增加,样本量可以减少,并且仍然接近目标总体。这些研究中的工具倾向于更加精炼,具有更强的信度和效度。研究设计的类型可以影响样本量,如使用配对的受试者,增加了发现总体差异的能力,并减少了所需的样本量(参见第八章)。

变量数

随着研究中变量数的增加,所需的样本量也可能会增加。例如,在一项研究中,包含多个因变量会增加所需的样本量。当数据分析中包括年龄、性别、种族和文化程度等变量时,为了回答研究问题或检验假设,必须增加样本量以检测总体之间的差异。仅使用人口统计学变量来描述样本,不会导致把握度方面的问题。

敏感性测量

高质量的生理学测评工具以准确度和精确度对现象进行测量。例如,温度计可以精准地测量体温。测量心理社会变量的工具往往不太精准。然而,可靠和有效的工具比开发得不太好的工具测量得更精准。使用开发不完善的工具所产生的测量结果的变异,往往高于开发良好的工具(Waltz,Strickland,& Lenz,2017)。例如,如果正在测量焦虑,并且多名参与者的实际焦虑得分为80,则可以使用不太成熟的工具获得70~90分的测量结果。与使用成熟的量表相比,新的或不太成熟的量表评分与真实得分的差异会很大,后者往往倾向于显示更接近每个参与者实际分数(80)的得分。随着研究工具得分的变异增加,获得显著性所需的样本量也会增加(参见第十章)。

数据分析技术

数据分析技术在检验资料差异的能力上各不相同。统计学家将此称为"统计分析的把握度"。测量灵敏度和数据分析技术的把握度之间也会发生相互作用。随着测量精度的提高,分析技术的能力也随之增强。正因为如此,用于分析定距和定比测量变量的技术在检验关系和差异方面,比那些用于分析定类和定序测量变量的技术更强大(有关测量水平的更多细节,请参见第十章)。当计划的统计分析把握度较弱时,需要更大的样本量。

对于一些统计程序,如 t 检验和方差分析(ANOVA),各组样本量相等将增加把握度,因为各组样本量相等可使效应量最大化。各组样本量越不均衡,效应量越小。因此,在不均衡的总体中,总样本量必须更大(Kraemer & Theimann,1987)。卡方检验是最弱的统计检验,需要较大的样本量才能达到可接受的把握度水平(有关统计分析技术的更多细节,参见第十一章)。

？ 批判性评价指南

量性研究样本量和抽样方法的合理性，以及样本代表性

> 本章前面介绍了量性研究采用的抽样过程的初始批判性评价指南。本节将仅侧重于有关样本量和抽样方法的合理性，以及样本代表性的问题。
>
> 1. 抽样方法是概率性还是非概率性？研究用于获得样本的特定抽样方法是否明确，以及是否适当（Gray et al, 2017）？
> 2. 样本量是否确定？是否报告了把握度分析？如把握度分析所示，样本量是否充分？如果研究包括分组，每个组的样本量是否相等和充足（Grove & Cipher, 2017）？
> 3. 抽样过程是否足以获得有代表性的样本？样本是否代表可获得总体和目标总体？

　　前文对纽南等人（2015）的研究中的抽样标准、拒绝率和脱失率进行了批判性评价，作为讨论样本量、抽样方法和样本代表性的一个例子。这些研究人员进行了一项随机对照试验，以确定接受经鼻持续气道正压（CPAP）治疗的极低体重新生儿鼻损伤的频率和严重程度的差异。研究范例 9-8 描述了为确定样本和各组样本量，以及抽样方法而进行的把握度分析。

⬥ 研究范例 9-8

量性研究的样本

研究摘录

　　采用 80% 把握度计算先验样本量，以 F 检验、$\alpha = 0.05$ 作为使用 G*POWERWORK3.0™ 计算的统计基础。共计算出 72 名受试者，分为 3 组，每组 24 名受试者，该样本量被认为足以检验出组间的显著差异……

　　新生儿（总体）拔管后采用经鼻 CPAP。他们被随机分为 3 组：①持续鼻塞组；②持续面罩组；③每 4 小时交替面罩/鼻塞组。拔管具体时间基于已证实的临床标准……参与者根据体重分为 4 组：<750g；750~1 000g；1 001~1 250g；以及 1 251~1 500g（定额抽样）。皮肤完整性方面的差异已被证明，最低体重的患儿被认为最虚弱；因此，分层用于使各组样本量更均衡，因为预计<750g 的组将包含最少的患儿。（Newnam et al, 2015, pp. 37-38）

批判性评价

　　纽南等人（2015）详细进行了把握度分析，以确定研究样本量。把握度分析的 3 个要素包括：① 80% 的标准把握度；②$\alpha = 0.05$；③统计检验［方差分析（ANOVA）的 F 检验］。然而，研究人员未提供计算使用的效应量。研究重点是通过以下方法确定接受 CPAP 的 3 组新生儿之间的差异：面罩式 CPAP，$n = 35$；鼻塞式 CPAP，$n = 21$；以及交替面罩式和鼻塞式 CPAP，$n = 22$（图 1）。总样本量为 78，大于把握度分析建议的 72 名参与者。然而，如把握度分析所示，如果各组样本量相等，并且每个组至少包括 24 名新生儿，研究将会更有力度。纽南等人（2015）发现，在交替面罩式和鼻塞式 CPAP 组，皮肤损伤明显减少。显著性结果表明，该研究具有足够的样本量，可以采用方差分析明确 3 组之间的差异。对进入该 NICU 的新生儿进行筛查，符合抽样标准的新生儿经父母同意后入院，这是一种方便抽样。定额抽样包括基于出生体重的样本分层，减少了来自外变量误差的可能性。定额抽样、低拒绝率和低脱失率增加了样本对目标总体的代表性。然而，样本仅选自一个 NICU，并且各组样本量较小（$n = 21, 22$ 和 35），这降低了样本代表性，并增加了潜在偏倚。

质性研究的抽样方法

质性研究是为了获得关于特定现象、情境、事件或文化因素的洞察力和意义（Creswell & Poth，2018；Munhall，2012），其目的是从选定的样本中获得深入理解，而不是像量性研究那样，将随机选择样本的研究发现外推至目标总体。质性研究的抽样更多侧重于经验、事件、意外事件和环境，而不单纯是人。在民族志研究中，质性研究人员通常先选择环境和地点，然后选择感兴趣的总体和现象（Marshall & Rossman，2016）。在现象学研究中，研究人员经常选择感兴趣的现象或总体，并为他们的研究确定潜在参与者。被选中的参与者需要具有研究领域的经验和知识，并愿意分享关于正在研究的现象、情境、文化或事件的丰富、深入的信息。例如，如果研究目的是描述伴有慢性疼痛生活的现象，研究人员将选择那些善于表达和反思、有慢性疼痛史，并愿意分享他们的慢性疼痛体验的人（Creswell 2014；Creswell & Poth，2018）。

质性护理研究常用的抽样方法是目的抽样、网络或滚雪球抽样、理论抽样和方便抽样（如前所述）。这些抽样方法在表 9-1 做了总结，使研究人员能够选择信息丰富的案例或参与者，他们认为这些参与者将为研究提供最好的资料。样本选择过程会对研究质量产生深远的影响；研究人员需要对此进行足够深入的描述，以促进对研究发现的解释。

目的抽样

通过目的或目标抽样（purposeful or purposive sampling），有时称为判断抽样或选择抽样，研究人员有意识地选择某些参与者、要素、事件或突发事件纳入研究。研究人员可能会尝试纳入典型或非典型的参与者、类似或不同的情况。质性研究人员可以选择不同年龄段的参与者，那些具有不同诊断或疾病严重程度的参与者，或者那些接受了无效治疗的参与者。例如，研究人员为了描述丧子后的悲痛，可能会纳入过去 6 个月、12 个月和 24 个月内失去孩子的父母，而失去的孩子可能年龄不同（<5 岁，5~10 岁和>10 岁）。目的抽样的最终目标是选择信息丰富的案例，研究人员可以从中获得更深入的研究信息。

有些人批评目的抽样方法，因为很难评估研究人员判断的准确性或相关性。为了消除这种感觉，研究人员必须报告他们预期的研究参与者的特征，并提供选择这些类型的参与者以获得研究必需资料的理由。在质性研究中，目的抽样似乎是洞察一个新的研究领域、发现新的意义和/或获得对复杂经历、情境或事件深入理解的最佳方式（Marshall & Rossman，2016）。

萨德吉（Sadeghi）、哈桑普尔（Hasanpour）、海达萨德哈（Heidarzadeh）、阿拉莫霍达（Alamolhoda）和沃尔德曼（Waldman）（2016）进行了一项探索描述性质性研究，以明确在新生儿重症监护室（NICU）失去新生儿的家庭的精神需求。研究人员在 5 个医疗中心实施了目的抽样，以招募他们的研究参与者，如研究范例 9-9 所述。

研究范例 9-9

目的抽样

研究摘录

研究环境是 5 个教育和非教育医学中心的 NICU……采用目的抽样方法，并考虑最大变异。在这种方法中，研究者为了满足样本的多样性，选择了与研究问题相关的具有最大变异的少量病房或案例。在

研究范例 9-9(续)

最大变异中,案例的异质性很重要……家庭、护士和医生的纳入标准是过去 6 个月在 NICU 经历了至少一名新生儿死亡。研究资料收集于 2013 年 6 月至 2014 年 3 月,采用面对面、半结构化深度访谈……在本研究中,对 24 名符合纳入标准的参与者(母亲、父亲、祖母、护士和医生)进行了访谈。(Sadeghi et al, 2016,pp.36-37)

批判性评价

　　萨德吉等人(2016)采用目的抽样选择了 24 名研究参与者。参与者是来自 5 个教育和非教育医疗中心的不同家庭成员、护士和医生,他们来自多个不同的环境。以年龄、教育和职业的最大变异选择参与者,以获得深入丰富的资料。参与者必须经历过新生儿的死亡,并在很长一段时间内收集了资料。此外,样本量足以为本研究提供丰富的优质资料。

网络抽样

　　网络抽样(network sampling),有时被称为滚雪球抽样、链式抽样或提名抽样,有望找到那些很难或不可能通过其他方式获得的参与者,或者以前没有确定要研究的参与者(Marshall & Rossman,2016;Munhall,2012)。网络抽样利用了社交网络,以及朋友具有共同特征的事实。这一策略对于寻找低社会价值总体中的参与者也特别有用,如那些依赖酒精、虐待儿童、性犯罪、吸毒成瘾或犯罪行为的人。这些人很少愿意让别人知道自己。其他总体如寡妇、悲痛的兄弟姐妹或成功改变生活方式的人,也可以使用网络抽样进行定位。他们通常在现有的医疗系统之外,或者很难找到。当研究人员找到一些符合抽样标准的参与者时,他们会要求这些参与者帮忙找到其他具有相似特征的参与者。

　　研究人员常通过目的或方便抽样方法获得最初几名参与者,并利用网络抽样扩大样本量。在质性研究中,网络抽样是一种有效的策略,用于确定哪些参与者可以提供有关正在研究的经验或事件的最深入理解和基本信息。例如,如果正在进行一项研究来描述滥用物质的青少年的生活,网络抽样将使研究人员能够找到具有长期物质滥用史的参与者,并且能够在访谈中提供有关其生活的丰富信息。

　　奎恩(Quinn,2016)进行了一项扎根理论研究,以探索美国护士如何将怀孕和全职工作结合起来。样本包括 20 名"怀孕并在全职工作 12 小时轮班的情况下,分娩了第一胎的护士"(Quinn,2016)。采用方便和滚雪球(网络)抽样方法招募研究参与者,如研究范例 9-10 所述,关键抽样要素见(括号)的说明。

研究范例 9-10

网络抽样

研究摘录

　　研究设计包括招募研究参与者,他们来自两家急诊护理医院(环境),服务于纽约市周围的三州地区。制订了招募传单,邀请注册护士(方便样本)、全职受聘于内外科、渐进式护理/降级护理或重症监护室、最近分娩了第一胎的护士(抽样标准),通过电子邮件或电话与研究人员联系……第二个招募策略依赖于在三州地区工作的护士网络,这些护士对招募传单做出回应,并可以将符合研究标准的朋友、同事或同伴(网络抽样)推荐给研究人员,以便能纳入研究。因此,采用了方便和网络抽样方法。(Quinn, 2016,p.172)

研究范例 9-10(续)

批判性评价

奎恩(2016)明确指出采用方便和网络抽样方法招募研究参与者。抽样方法适合于获得满足研究目的所需的资料。从两家急诊护理医院的多个病房获得了 20 名护士的充分样本。参与者知识丰富,可以提供有关怀孕和全职工作的深入第一手信息。这项研究展示了一个优质的抽样过程,用于选择提供丰富研究资料的合适的研究参与者。奎恩(2016)将护士的社会过程描述为将怀孕和全职工作结合起来时"成为不同的人"。出现的 4 个主要类别是"(A)'看起来不同,感觉不同',(B)'在期望中的期望',(C)'连接方式不同',(D)'过渡性劳动力'"(Quinn,2016,p. 170)。

理论抽样

理论抽样(theoretical sampling)用于质性研究,通过研究过程发展选定的理论或模型。这种类型的抽样策略最常用于扎根理论研究。研究人员从能够为理论创建提供相关、多样和丰富信息的任何个人或群体中收集资料。如果资料包括了创建、界定和饱和理论产生所需的研究理论代码信息,那么这些资料被认为是相关和丰富的(Charmaz,2014;Creswell & Poth,2018)。如果代码完整,那么代码就是饱和的,研究人员可以看到它与理论的契合方式。当代码或概念不明确时,研究人员会继续寻找参与者,并收集资料。该过程一直持续到代码饱和,理论即是从代码和资料发展而来的。理论抽样鼓励样本的多样性,以便发展的理论能够涵盖各种情况和环境中的普遍行为。

蔡斯(Chase)、麦克马洪(McMahon)和温奇(Winch)(2016)进行了一项扎根理论研究,"以了解在实施创伤性脑损伤系统筛查(TBI)之前,接触过爆炸的退伍军人和服役人员寻求照护的促进和阻碍因素"。研究范例 9-11 描述了用于招募研究参与者的理论和滚雪球抽样方法。

研究范例 9-11

理论抽样

研究摘录

本研究借鉴了扎根理论的研究方法。具体地说,我们使用同步资料收集和分析、恒定比较、理论抽样和延迟文献回顾来了解在高强度战斗部署之后的几年中,对于退伍军人及其家属来说最突出的关于照护的概念和过程……我们为这项研究采用了宽泛的资格标准(即随美国军队被派往伊拉克或阿富汗,并接触到潜在的伤害性战斗)和滚雪球抽样,以获得具有丰富经验的退伍军人的观点,这些经验涉及战斗暴露、部署后调整和寻求潜在与 TBI 相关的照护。(Chase et al,2016,pp. 116-117)

批判性评价

蔡斯等人(2016)的抽样方法适用于以扎根理论方法进行的研究,同时采用了滚雪球和理论抽样方法,因为研究人员希望有足够数量的退伍军人和具有不同经历的家庭成员参与这项研究。抽样方法提供了优质样本,包括 15 名退伍军人和 10 名家庭成员。参与者的数量使人们能够更广泛地了解在军事卫生系统中寻求照护的促进和阻碍因素。关于这项研究的更多细节将在下一节质性研究中的样本量讨论部分介绍。

质性研究中的样本量

在量性研究中,样本量必须足够大,以确定变量之间的关系或确定各组之间的差异。样本量和效应量越大,在量性研究中检验关系和差异的能力就越强。然而,质性研究的重点是从抽样对象、情况或事件中获得的信息的质量,而不是样本的大小(Creswell & Poth,2018;Munhall,2012)。

质性研究的目的是确定抽样方案和初始样本量。为洞察现象、描述文化元素、发展理论或描述重要的卫生保健概念或问题而获得和需要的信息深度,决定了抽样的最终人数、地点和研究工具。研究人员在资料收集和分析期间继续获得更多的参与者,以促进高质量研究发现的进展。当收集的资料缺乏足够的深度或丰富性时,样本量可能太小,而样本量不足会降低研究发现的质量和可信度。

当出现饱和时,质性研究的参与者数量即达到充足。当新收集的资料开始与已经收集的资料相同时,就会出现饱和(saturation)。在这种情况下,概念可以理解并且描述完整,文化细节可用,出现了理论模式或主题。研究人员有足够的资料来回答研究问题,同时适当地实施研究设计(Gray et al,2017)。在确定样本量时需要考虑的重要因素是:①研究范围;②主题特征;③资料质量;④研究设计(Charmaz,2014;Creswell & Poth,2018;Munhall,2012)。

研究范围

如果研究范围很广,研究人员将需要大量资料来解决研究目的,并且可能需要更多的参与者或观察才能达到饱和。范围宽的研究比范围窄的研究需要抽取更多参与者。例如,对老年人的慢性病经历进行质性研究将需要大样本,因为问题的范围很广。具有明确目的并提供集中资料收集的研究通常具有更丰富、更可信的结果。与老年人慢性病经历的研究相比,研究人员探索 60 岁以上患有帕金森病老年人的生活经历,可以用较小的样本获得可信的结果。对质性研究进行批判性评价时,应确定样本量是否足以满足确定的研究范围。

主题特征

如果研究的主题明确,并且容易被研究参与者讨论,则需要较少的参与者来获得必要的资料。如果这个主题很难定义,并且人们讨论起来很尴尬,那么通常需要更多的参与者来实现资料饱和(Creswell & Poth,2018)。曼苏尔(Mansour,2011)对护士用药差错的体验进行了探索描述性质性研究。由于报告用药差错的敏感性和伦理挑战,研究人员发现需要招募更大的样本。类似性别认同、丧子和儿童性虐待史等都是非常敏感和复杂的研究主题。这些类型的主题可能需要更多的参与者和访谈时间来收集必要的资料。在批判性评价已发表的研究时,一定要基于所研究主题的复杂性和敏感性来考虑样本量是否适当。

资料质量

从访谈或观察中获得的资料质量会影响样本量。当资料质量高、内容丰富时,只需要很少的参与者就可以实现研究领域的资料饱和。优质资料最好从口齿清晰、消息灵通和善于沟通的参与者那里获得(Creswell & Poth,2018;Munhall,2012)。这些参与者能够以清晰、简洁的方式分享更丰富的资料。此外,有更多时间接受访谈的参与者,通常能够提供更具深度和广度的资料。研究人员将继续抽样,直至达到资料饱和与验证,以产生最佳的研究结果。

研究设计

一些研究旨在增加每个参与者的访谈次数。当研究人员对同一名参与者进行多次访谈时,他们可能会收集更高质量和更丰富的资料。例如,包括活动前后访谈的研究设计,通常会比单一访谈设计产生更高质量的资料。在对每位参与者进行多次访谈的设计中,参与者可能已经考虑了主题,并在访谈之间有了额外的洞察力,或者在随后的访谈中对研究人员更加开放。针对家庭访谈的设计通常会比单一参与者访谈的设计产生更丰富的资料(Marshall & Rossman,2016)。

批判性评价指南

质性研究抽样过程的合理性

在批判性评价质性研究的抽样过程时,需要解决以下问题:

1. 抽样计划是否足以满足研究目的? 如果采用目的抽样,研究人员是否为样本选择过程提供了理论基础? 如果采用网络或滚雪球抽样,研究人员是否确定了用于获取样本的网络,并提供了选择这些网络的理由? 如果采用理论抽样,研究人员是否指出了如何选择参与者来促进理论的产生?
2. 抽样标准是否已确定并适合研究?
3. 研究人员是否明确了研究环境,并描述了如何进入该环境?
4. 研究人员是否讨论了研究参与者提供资料的质量? 参与者是否口齿清晰,消息灵通,并愿意分享与研究主题相关的信息?
5. 抽样过程是否在研究领域完成了资料的饱和与验证?
6. 根据研究范围、主题特征、资料质量和研究设计要求,样本量是否足够?

前文在理论抽样的讨论中介绍了蔡斯等人(2016)进行的一项扎根理论研究。这项研究的重点是了解美国退伍军人及其家庭成员在卫生保健系统中的经历。该研究采用理论抽样和滚雪球抽样方法招募了25名参与者。研究范例9-12为这项研究的最终样本量确定提供了理论依据。

研究范例 9-12

质性研究样本

研究摘录

最终,样本包括具备或不具备创伤性脑损伤系统筛查(TBI)诊断的退伍军人,那些寻求或不寻求照护者,以及那些在战斗中经历过类似脑震荡和爆炸震荡的暴露者。退伍军人的家庭成员也有资格参加,如果他们被参与者引述为在与研究相关的经历中发挥了作用。共有15名退伍军人和10名家庭成员参加了研究……参与者特征包括军衔(入伍和军级)、年龄(退伍军人:20~50岁,家庭成员:20~70岁)和性别(男性和女性退伍军人及家庭成员)……为这项研究联系的3名合格退伍军人未参加研究……

所有访谈均由半结构化问卷作为引导……然后是有关战斗经验、征兆和症状,以及寻求照护的开放式问题。大多数访谈问题都探讨了之前的回答(如'你能告诉我更多关于……的信息吗?')和新出现的主题……对信息丰富的记录单进行开放式编码,为未来访谈提供信息……我们试图在最后4次访谈中找到变化,以挑战我们对主题的理解,但这些与之前的发现一致。一旦达到资料饱和,本研究的资料收

研究范例 9-12(续)

集就结束了。在资料收集接近尾声时,作者进行了文献回顾,将本研究发现与其他研究发现进行了比较,并根据现有的发现和框架重新评估了不同代码之间的关系。(Chase et al,2016,p. 117)

批判性评价

　　蔡斯等人(2016)的研究在抽样方面有许多优势,包括合理的抽样方法(理论和滚雪球抽样);认真和信息丰富的参与者;以及充足的样本量($n = 25$),使退伍军人和家庭成员对退伍军人卫生保健系统的促进和阻碍因素有多个深入的观点。该研究的拒绝率低($[3÷25] = 0.12×100\% = 12\%$),并且没有显示参与者脱失。研究人员提供了为确保达到资料饱和而进行理论抽样的大量细节。蔡斯等人(2016)为最终样本量提供了明确的依据,因为他们进行了 4 次最终访谈,以挑战他们对理论主题的理解,在他们的结果中发现了一致性,并得出结论,25 名参与者实现了资料饱和。如果知道每种抽样方法(理论和滚雪球)获得的研究参与者人数,这项研究会得到进一步加强。此外,本研究的环境未明确指定。研究人员报告,访谈通过面对面或电话进行,因此,研究环境可能是参与者的家。了解研究环境会为研究发现增加力度。

　　蔡斯等人(2016)发现,研究参与者详细描述了退伍军人和军队卫生保健系统不足以满足他们的需求。大多数卫生保健提供者通常对退伍军人的许多健康需求不屑一顾或麻木不仁,但其他人在提供照护方面例外。作者希望,这项研究将为重建而苦苦斗争的退伍军人与他们的卫生保健系统之间的信任提供方向。

研究环境

　　研究环境(research setting)是用于开展研究的地点或场所。进行护理研究的 3 种常见环境是自然环境、部分控制环境和高控制环境(Gray et al,2017)。第二章首先介绍了量性研究的环境类型。一些研究通过多种环境得到加强,使样本更能代表目标总体。在量性和质性研究中,对环境的选择基于研究目的、环境或地点可及性,以及环境中可用参与者的数量和类型。需要在研究报告中清楚地描述环境,并提供选择它的理由。如果环境是半控制或高控制的,研究人员应讨论他们是如何控制环境的。以下内容描述了 3 种类型的研究环境,并提供了来自前文讨论的研究范例。

自然环境

　　自然或实地环境(natural or field setting)是一种不受控制、真实的情况或情境。在自然环境中进行研究,意味着研究人员不会操纵或改变研究环境。描述性和相关性量性研究,以及质性研究通常在自然环境中进行。

　　奎恩(2016)进行了一项扎根理论研究,以促进对注册护士如何将怀孕和全职工作相结合的理解。前文在滚雪球抽样一节介绍了这项研究,描述了从纽约市周围地区的两家急诊护理医院招募 20 名注册护士。奎恩在自然环境——参与者的家——开展研究,见研究范例 9-13 的描述。

研究范例 9-13

自然环境

研究摘录

　　研究人员试图对最近分娩了第一胎、目前正在休产假的护士进行个体化、半结构化访谈……潜在参与者向调查者提供了联系信息后,关于研究和知情同意文件的信息会被邮寄到参与者的家中,或通过电子方式发送——这取决于每位参与者的偏好……采用个体化、半结构化、面对面访谈收集资料……所有参与者都被给予一个只有研究人员知道的化名,并且未收集或使用关于工作地点的可识别资料。(Quinn,2016,p.172)

批判性评价

　　奎恩(2016)在参与者休产假期间,选择了参与者方便的地方进行了研究访谈。这是一个自然研究环境,因为在研究实施过程中,研究环境没有被研究人员控制或改变。参与者的隐私受到了保护,方法是采用分配给他们的化名,以及不收集关于参与者工作地点的可识别资料。由于这个话题的敏感性特点,在研究过程中让参与者在一个方便、自然的环境中尽可能舒适很重要。

部分控制环境

　　部分控制环境(partially controlled setting)是由研究人员以某种方式操纵或改变的环境。越来越多的护理研究,通常是相关性研究、类实验性和实验性研究,在部分控制环境中进行。质性研究对环境的控制非常少见;然而,质性研究人员可能会调整一种环境,以形成最有效的环境来获得他们需要的信息。例如,质性研究人员可能会在诊所的私人会议室收集资料,但将访谈安排在周末或诊所工作完成后,以最大限度减少干扰和噪音。

　　坎贝尔等人(2017)进行了一项描述性研究,以确定《呼吸窘迫观察量表》(RDOS)的轻度、中度和重度呼吸窘迫临界值。这项研究在前文关于定额抽样的讨论中已经介绍过。这项研究包括84名参与者,在城市医院的部分控制环境中开展,如研究范例9-14所述。

研究范例 9-14

部分控制环境

研究摘录

　　成年住院患者从美国中西部的一家城市医院招募……采用《姑息行为量表》从住院患者中识别出生命最后2周内的患者……符合条件的患者由研究助理在审查姑息护理从业者转诊患者的工作量和医院查房时确定。(Campbell et al,2017,p.15)

批判性评价

　　这种部分控制的医院环境使研究助理和姑息护理专家能够同时观察和评估研究中每位患者的呼吸困难。采用《姑息行为量表》评估患者的病情严重程度,以确定患者在最后2周的生命状态。这所城市医院为开展这项研究提供了一个可行及合适的环境。

高控制环境

　　高控制环境(highly controlled setting)是为进行研究而构建的环境。医院或其他医疗机构中的实验室、研究或实验中心和实验病房均为高控制环境,通常在这些环境中开展实验性研究。这种类型的环境减少了外变量的影响,使研究人员能够准确地检验自变量对因变量的影响。

纽南等人(2015)进行了一项实验性研究,以确定持续气道正压(CPAP)在极低体重新生儿使用不同鼻腔接口时,对相关皮肤损伤的影响。之前介绍的这项研究具有严格的纳入和排除抽样标准,以确保选择同质样本。该研究样本量大(78 名新生儿),拒绝率低(1%),而且没有脱失(图 1)。所采用的高控制环境见研究范例 9-15 的描述。

📑 研究范例 9-15

高控制环境

研究摘录

　　一项 3 组前瞻性随机实验性研究在美国东南部的一个具有 70 张床位的 Ⅲ 级新生儿重症监护室(NICU)中进行……一个被称为核心研究小组(CRT)的皮肤专家团队,由首席研究员和 3 名高级实践护士组成。CRT 负责在常规护理期间,获得新生儿父母的同意,并对登记的受试者进行一系列皮肤护理评估,以努力保护新生儿的安静环境。初始皮肤评估在拔管后 8 小时内完成,并且在接受经鼻 CPAP 治疗时,每隔 10~12 小时完成一次皮肤评估。(Newnam et al,2015,pp. 37-38)

批判性评价

　　纽南等人(2015)研究的环境受到高度控制,是因为 NICU 的结构设置,以及在这种情况下提供护理的组织和类型。研究人员还确保了 CPAP 治疗持续采用选定的鼻部装置(面罩、鼻塞或面罩/鼻塞)。鼻部皮肤评估由 CRT 专家以精准方式进行。这种受控环境适合于这项研究,以减少外变量的影响,并增加了研究发现的可信度。

▌本章要点

- 抽样包括选择一组人、事件、行为或其他因素进行研究。
- 建立抽样理论是为了确定获取准确反映研究对象总体的样本的最有效方法。
- 重要的抽样理论概念包括:总体、抽样标准、目标总体、可获得总体、研究要素、代表性、随机化、抽样框、抽样方法或计划。
- 在量性研究中制订抽样计划,以增加样本对目标总体的代表性,并减少系统偏倚和抽样误差。
- 在质性研究中制订抽样计划,以增加与正在研究的现象、情境、过程或文化因素相关发现的深度和丰富性。
- 抽样计划的两种主要类型是概率抽样和非概率抽样。
- 护理研究常用的概率抽样方法包括简单随机抽样、分层随机抽样、整群抽样和系统抽样。
- 本章讨论的 5 种非概率抽样方法是方便抽样、定额抽样、目的抽样、网络抽样和理论抽样。
- 在量性研究中,经常采用方便抽样和定额抽样。
- 目的抽样、网络抽样和理论抽样更常用于质性研究。
- 在量性研究中,确定样本量需要考虑的因素包括研究类型、研究变量的数量、测量方法的敏感性、数据分析技术和预期效应量。

- 把握度分析是确定量性研究和结局研究所需最小样本量的有效方法。在把握度分析中，效应量、显著性水平（$\alpha = 0.05$）和标准把握度（0.8 或 80%）用于确定前瞻性研究的样本量，以及评估已完成研究的样本量。
- 当研究主题的资料达到饱和并得到验证时，质性研究的参与者人数即达到充足。
- 确定质性研究的样本量时，需要考虑的重要因素包括：①研究范围；②主题特征；③资料质量；④研究设计。
- 开展护理研究的 3 种常见环境是自然环境、部分控制环境和高控制环境。

参考文献

Aberson, C. L. (2010). *Applied power analysis for the behavioral sciences*. New York, NY: Routledge Taylor & Francis Group.

Brown, S. J. (2018). *Evidence-based nursing: The research-practice connection* (4th ed.). Sudbury, MA: Jones & Bartlett.

Campbell, M. L., Kero, K. K., & Templin, T. N. (2017). Mild, moderate, and severe intensity cut-points for the Respiratory Distress Observation Scale. *Heart & Lung, 46*(1), 14–17.

Charmaz, K. (2014). *Constructing grounded theory* (2nd ed.). Los Angeles, CA: Sage.

Chase, R. P., McMahon, S. A., & Winch, P. J. (2016). "Tell me what you don't remember"; Care-seeking facilitators and barriers in the decade following repetitive blast exposure among army combat veterans. *Military Medicine, 181*(2), 116–122.

Cohen, J. (1988). *Statistical power analysis for the behavioral sciences* (2nd ed.). New York, NY: Academic Press.

CONSORT Group. (2010). *Welcome to the CONSORT Website*. Retrieved March 20, 2017, from http://www.consort-statement.org.

Creswell, J. W. (2014). *Research design: Qualitative, quantitative and mixed methods approaches* (4th ed.). Thousand Oaks, CA: Sage.

Creswell, J. W., & Poth, C. N. (2018). *Qualitative inquiry & research design: Choosing among five approaches* (4th ed.). Thousand Oaks, CA: Sage.

De Silva, J., Hanwella, R., & de Silva, V. A. (2012). Direct and indirect cost of schizophrenia in outpatients treated in a tertiary care psychiatry unit. *Ceylon Medical Journal, 57*(1), 14–18.

Gray, J. R., Grove, S. K., & Sutherland, S. (2017). *The practice of nursing research: Appraisal, synthesis, and generation of evidence* (8th ed.). St. Louis, MO: Elsevier Saunders.

Grove, S. K., & Cipher, D. J. (2017). *Statistics for nursing research: A workbook for evidence-based practice* (2nd ed.). St. Louis: MO: Elsevier.

Kerlinger, F. N., & Lee, H. B. (2000). *Foundations of behavioral research*. New York, NY: Harcourt Brace.

Kraemer, H. C., & Theimann, S. (1987). *How many subjects? Statistical power analysis in research*.

Newbury Park, CA: Sage.

Lee, J. S., Mishra, G., Hayashi, K., Watanabe, E., Mori, K., & Kawakubo, K. (2016). Combined eating behaviors and overweight: Eating quickly, late evening meals, and skipping breakfast. *Eating Behaviors, 21*(1), 84–88.

Lee, S., Faucett, J., Gillen, M., Krause, N., & Landry, L. (2013). Risk perception of musculoskeletal injury among critical care nurses. *Nursing Research, 62*(1), 36–44.

Mansour, M. (2011). Methodological and ethical challenges in investigating the safety of medication administration. *Nurse Researcher, 18*(4), 28–32.

Marshall, C., & Rossman, G. B. (2016). *Designing qualitative research* (6th ed.). Thousand Oaks, CA: Sage.

Melnyk, B. M., Gallagher-Ford, E., Fineout-Overholt. (2017). *Implementing evidence-based practice competencies in healthcare: A practical guide for improving quality, safety, & outcomes*. Indianapolis, IN: Sigma Theta Tau International.

Munhall, P. L. (2012). *Nursing research: A qualitative perspective* (5th ed.). Sudbury, MA: Jones & Bartlett Learning.

Muroi, M., Shen, J. J., & Angosta, A. (2017). Association of medication errors with drug classifications, clinical units, and consequence of errors: Are they related? *Applied Nursing Research, 33*(1), 180–185.

Newnam, K. M., McGrath, J. M., Salyer, J., Estes, T., Jallo, N., & Bass, T. (2015). A comparative effectiveness study of continuous positive airway pressure-related skin breakdown when using different nasal interfaces in the extremely low birth weight neonate. *Applied Nursing Research, 28*(1), 36–41.

Quinn, P. (2016). A grounded theory study of how nurses integrate pregnancy and full-time employment. *Nursing Research, 65*(3), 170–178.

Reinke, L. F., Feemster, L. C., McDowell, J., Gunnink, E., Tartaglione, E. V., Udris, E., et al. (2017). The long term impact of an end-of-life communication intervention among veterans with COPD. *Heart & Lung, 46*(1), 30–34.

Rew, L., Powell, T., Brown, A., Becker, H., & Slesnick, N. (2017). An intervention to enhance psychological capital and health outcomes in homeless female youths. *Western Journal of Nursing Research*, *39*(3), 356–373.

Ruffano, L. F., Dinnes, J., Sitch, A. J., Hyde, C., & Deeks, J. H. (2017). Test-treatment RCTs are susceptible to bias: A review of the methodological quality of randomized trials that evaluate diagnostic tests. *BMC Medical Research Methodology*, *17*(1), 1–12.

Sadeghi, N., Hasanpour, M., Heidarzadeh, M.,

Alamolhoda, A., & Waldman, E. (2016). Spiritual needs of families with bereavement and loss of an infant in the neonatal intensive care unit: A qualitative study. *Journal of Pain and Symptom Management*, *52*(1), 35–42.

Waltz, C. F., Strickland, O. L., & Lenz, E. R. (2017). *Measurement in nursing and health research* (5th ed.). New York, NY: Springer Publishing Company.

第十章

明确量性研究中的测量和资料收集方法

Susan K. Grove

学习目标

完成本章学习后应能够：

1. 描述测量理论及其相关的直接测量、测量水平、测量误差、信度和效度的概念。

2. 确定研究采用的测量方法所实现的测量水平——定类、定序、定距和定比。

3. 批判性评价研究采用的测量方法的信度和效度。

4. 批判性评价研究采用的生理测量的准确性、精确性和误差。

5. 批判性评价研究和临床实践中实施的诊断试验的灵敏度、特异度、阴性预测值和似然比。

6. 批判性评价量性研究采用的测量方法——生理测量、观察、访谈、问卷和量表。

7. 在量性研究中，批判性评价资料收集部分的质量。

　　对人体功能和情绪的优质测量在研究和临床实践中必不可少。测量（measurement）是采用一组规则将数字或值分配给概念、对象、事件或情况的过程（Kaplan，1963）。为研究建立的测量规则与护理实践使用的规则相似。例如，患者的血压（BP）通过使用生理仪器（如听诊器、袖带、血压计）进行测量。测量血压需要让患者休息 5 分钟，然后坐下，双腿无交叉，手臂放松并置于平心脏水平的桌面上。血压计袖带必须具有标准的尺寸，并正确置于没有限制性衣物的上臂。此外，听诊器必须正确放置在肘部的肱动脉上方（Weber et al，2014）。遵循这些规则可确保精准地测量患者的血压，并确保血压读数的任何变化都可归因于血压本身的变化，而不是测量技术的疏忽或错误。在研究中，变量应采用最高质量的测量方法进行测量，以产生可靠的数据用于统计分析。如果一项研究要产生可信的发现来指导护理实践，那么可信的数据必不可少（Waltz，Strickland，& Lenz，2017）。

　　理解测量的逻辑对于批判性评价护理研究测量方法的合理性很重要。本章包括对测量理论关键概念的讨论，以及相关护理研究范例。对生理测量的准确性和精确性，以及诊断试验的灵敏度和特异度进行了批判性评价。简要描述了护理研究采用的最常见测量方法或策略。最后介绍了研究资料收集过程的批判性评价指南。

测量理论的概念

测量理论是多年前由数学家、统计学家和其他学者发展起来的,用以指导如何测量事物(Kaplan,1963)。测量规则可促进个体测量方式的一致性,因此,一个人使用的测量方法在另一个人使用时,将始终产生相似的结果。本节讨论了测量理论的一些基本概念和规则,包括直接测量、测量水平、测量误差、信度和效度。

直接测量

研究人员必须首先确定研究拟测量的对象、特征、要素、事件或情况。在某些情况下,明确拟测量的对象和确定测量方式非常简单,如测量一个人的体重和身高。这些被称为直接测量。直接测量(direct measurement)包括确定具体因素的值,如体重、腰围、体温、心率和血压。许多技术可用于测量身体功能、生物学指标和化学特征(Stone & Frazier,2017)。在这些情况下,测量的重点是测量方法的准确性和测量过程的精确性。如果患者的血压准确,它必须用高质量的听诊器、袖带和血压计测量,并且必须精确或一致地测量,如前所述。在研究中,通常会进行 3 次血压测量,并将测量结果进行平均,以确定最准确和精确的血压值(Weber et al,2014)。护理研究人员在收集人口统计学变量的直接测量方面也很有经验,如年龄、文化程度、手术次数和住院天数。

在护理中,通常要测量的不是一个具体的对象,而是一个抽象的观点、特征或概念,如疼痛、应对、抑郁或依从性。研究人员不能直接测量一个抽象的概念,但他们可以在测量中捕获其中的一些要素,这些要素被称为概念的间接测量(indirect measurement)或指标(indicators)。很少有单一的测量策略可以测量一个抽象概念的所有方面。因此,需要多种测量方法或指标,即使这样,也不能期望它们能够测量一个抽象概念的所有要素。例如,在一项研究中,可以采用多种测量方法来描述疼痛,这减少了测量误差,并增加了对疼痛的理解。疼痛的测量方法可能包括 FACES® 疼痛评定量表(稍后展示)、观察(摩擦和/或保护受伤区域、面部扭曲和哭泣),以及生理测量,如脉搏、血压和呼吸。

图 10-1 展示了多种疼痛测量方法如何增加对疼痛概念的理解。粗体的黑边最大圆圈代表痛苦的概念,彩色较小的圆圈代表测量方法。更大的圆圈代表生理测量(脉搏、血压和呼吸),它们提供了更客观的疼痛测量。即使采用 3 种不同类型的测量方法,整个疼痛概念也不能被完整的测量,如黑框圆圈内的白色区域所示。

测量水平

不同研究工具和量表产生的数据处于不同的测量水平。传统的测量水平(levels of measurement)由史蒂文斯(Stevens,1946)开发,他制订了将数字分配给

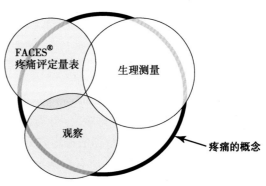

图 10-1　疼痛概念的多种测量方法

对象的规则,从而建立了测量的层次结构。测量水平从低到高依次为定类测量、定序测量、定距测量和定比测量。

定类测量

定类测量(nominal-level measurement)是 4 种测量类别中最低水平的测量。当可以将数据归纳到已定义属性的类别中,但类别不能按等级排序时,可以使用定类测量。例如,研究人员有时根据医学诊断对研究参与者进行分类。然而,肾结石的分类不能高于胃溃疡的分类;同样,在不同的分类中,卵巢囊肿并不比胃溃疡更接近肾结石。这两个类别在质量上不同,而非数量差异。因此,不可能说研究参与者 A 比参与者 B 拥有更多被归类的属性。(**规则**:类别不可排序)必须以这样的方式建立类别,即每个基准仅适合其中一个类别。(**规则**:类别必须具有排他性)例如,研究参与者可能在过去曾经丧偶,但已经再婚。如果人口统计学问卷包括"婚姻状况",以及"丧偶"和"已婚"两个类别,这个人会选择哪一种?在这种情况下,研究人员需要将变量重新定义为"当前婚姻状况",以便使类别具有唯一性。所有数据必须符合既定的类别。(**规则**:类别必须详尽)人口统计学调查问卷可以包括"心脏病医学诊断"的变量,具有"高血压""心力衰竭"和"心肌梗死"选项。这些选项并不详尽,因为患有心肌病的人不知道在哪一项做标记。研究人员可能会添加"其他"类别,使"心脏病医学诊断"的选项包罗万象,但这些数据很难分析和解释。性别、种族和民族、婚姻状况和诊断等资料都是定类数据的例子。图 10-2(Grove & Cipher,2017)总结了 4个测量水平的规则。

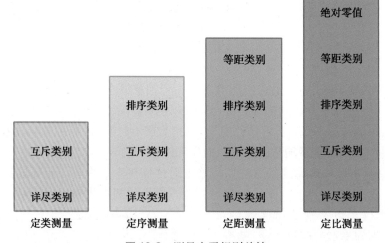

图 10-2　测量水平规则总结

定序测量

对于定序测量(ordinal-level measurement),数据被分配到可以排序的类别。(**规则**:类别可进行排序)为了对数据进行排序,一个类别被判断为比另一个类别更高或更低,或者更好或更差。采用相关规则控制数据的排序方式。与定类数据一样,类别必须具有排他性(每个数据只适合一个类别)和详尽(所有数据至少适合一个类别;图 10-2)。利用定序数据,数量可被识别(Stevens,1946)。例如,如果你正在测量疼痛的强度,那么你可以确定不同程度的疼痛。你可能会制订针对这些不同程度的疼痛进行排序的类别,如痛苦、重度、中度、轻度和无痛。然而,在使用定序测量的类别时,你无法肯定排序类别之间的间隔是否相等。例如,在轻度疼痛和中度疼痛之间的差异,可能比剧烈疼痛和重度疼痛之间的差异更大。因此,定序数据被认为具有不相等的间隔。

护理研究使用的许多量表都是定序测量。例如,可以按顺序对行动能力、自我护理能力或呼吸困难程度进行排序。对于有日常生活活动(ADL)的呼吸困难,量表条目选项的排序可以是:

　　0＝ADL 无气短

　　1＝ADL 轻微气短

　　2＝ADL 中度气短

　　3＝ADL 重度气短

　　4＝极重度气短,在无协助的情况下无法完成 ADL

测量是有序的,但无法说明排序之间是否存在相等的距离。1 和 2 等级之间的差异,可能小于 3 和 4 等级之间的差异。

定距测量

定距测量(interval-level measurement)使用刻度,刻度的间隔具有相等的距离。这种类型的测量遵循互斥、详尽和排序类别的规则,并被假定为连续值。(**规则**:类别之间的间隔必须相等)因此,可以更精确地定义属性的大小。但是,定距测量因刻度间隔缺少零值而无法提供属性的绝对数量。例如,最常用的定距测量是温度。70℃ 和 80℃ 之间的温差为 10℃,与 30℃ 和 40℃ 之间的温差相同,可以精确测量温度的变化。但是,0℃ 并不表示没有温度。

定比测量

定比测量(ratio-level measurement)是最高形式的测量,符合其他测量形式的所有规则:互斥类别、详尽类别、有序排序、等距和连续值。定距和定比水平的数据可以相加、相减、相乘和相除,因为这些数据的值具有相等的间隔和连续值。因此,定距和定比数据可以采用更强大的统计技术进行分析,以明确研究的重要关系和差异(Grove & Cipher,2017)。此外,定比测量具有绝对零值(**规则**:数据必须具有绝对零值,图 10-2)。重量、长度和体积通常用作定比测量。这 3 个值都有绝对零值,零值表示没有被测量的属性;零权重表示没有权重。由于绝对零值,类似"参与者 A 的体重比参与者 B 多 25kg"或"药物容器 A 的容量是容器 B 的两倍"这样的说法是合理的(Stevens,1946)。在批判性评价研究时,需要确定每种测量方法所达到的测量水平。

测量误差

理想的完美测量被称为真实测量(true measure)或评分(score)。然而,在任何测量方法中,总是存在一些误差。测量误差(measurement error)是真实测量与实际测量之间的差值(Gray,Grove,& Sutherland,2017)。测量中的误差量从一种测量的极大误差到另一种测量的极小误差不等。直接测量通常被认为高度准确,但会受到误差的影响。例如,体重秤可能有 0.5kg 不准确,精确校准的血压计设备可能会随着使用频率增加而出现准确性降低,或者在测量每位患者的腰围时,卷尺可能不会保持完全相同的张力。研究参与者可能是 65 岁,但在人口统计学表格上写得模糊不清,导致年龄被错误地输入研究数据库中。

在间接测量中,不能直接看到被测量的要素。例如,你看不到疼痛。你可能会观察行为或倾听你认为代表疼痛的语言表达,但疼痛是一种感觉,并不总是被经历它的人清楚地识别或表达。疼痛的测量通常采用量表,但也可以采用观察和生理测量。有时,测量可以明确概念的某些方面,但也可能包括不属于概念的其他要素。在图 10-1 中,量表、观察和生理测量方法包括了疼痛以外的因素,如在疼痛概念的黑边圆圈之外,有色圆圈部分所表示的内容。例如,疼痛的测量方法可能是测量除了疼痛之外的焦虑和恐惧方面。然而,采用多种方法测量同一个概念,通常会减少测量误差,并增加对被测量概念的理解。

测量中存在两种类型的误差:随机误差和系统误差。随机误差和系统误差之间的差异在于误差的方向。在随机测量误差(random measurement error)中,测量值与真实值之间的差异无型态或方向(随机的)。在一次测量中,获得的实际值可能低于真实值,而在下一次测量中,获得的实际值可能高于真实值。在测量过程中,可能会出现许多导致随机误差的偶然情况或因素(Waltz et al,2017)。例如,测量人员可能不是每次都采用相同的程序,研究参与者在完成纸质版量表的过程中,可能会意外地在错误的一列做标记,或者将数据输入计算机的人员可能会敲击错误的键。测量的目的是估计真实值,通常是通过整合多个值,并计算平均值。平均值(如均数)是对真实测量结果更接近的估计。随着随机误差数目的增加,估计的精确性会降低。

非随机测量误差称为系统误差。在系统测量误差(systematic measurement error)中,测量值与计算平均值的变化主要表现在同一方向,如大多数变化可能高于或低于所计算的平均值。发生系统误差是因为除了概念之外,还测量了其他内容。例如,用来测量希望的纸质版评定量表,实际上也可能用于测量感知的支持度。当测量参与者的体重时,显示测量的重量比真实重量多 1kg,将给出带有系统误差的测量结果。所有测量的体重值都将偏高,因此,平均值将高于使用精确的体重秤所测量的平均值。

在批判性评价一项研究时,不能直接判断测量误差的程度。但是,评价者可能会在发表的报告中找到有关测量误差大小的线索。例如,如果研究人员非常详细地描述了测量方法,并提供了测量准确性和精确性的证据,那么误差的概率通常会降低。通过检查血压计的准确性,并在数据收集期间定期对其进行重新校准,对同一位参与者的 3 个血压测量值进行平均,从而确定每个参与者的血压值,并让经过培训的护士依据研究计划测量血压值,可以最大限度减少血压值的测量误差。如果为观察制订了疼痛行为检查表,则发生的误差比非结构化疼痛观察更少。如果研究人员使用完善、可靠和有效的量表(如 FACES® 疼痛评定量表),而不是为他们的研究开发一个新的疼痛评定量表,那么测量也将更加精准。你需要批判性评价研究人员为减少研究中的测量误差而采取的步骤。

信度

信度(reliability)侧重于测量方法的一致性。例如,如果你正在使用一个多条目量表来测量抑郁,则个体每次在短时间内完成该量表时,都应显示相似的抑郁评分。对该个体进行重复测量,而不能产生相似评分的量表被认为是不可靠的,会导致测量误差增加(Waltz et al,2017)。例如,《流行病学研究中心抑郁量表(CES-D)》通过研究而开发,用于诊断精神健康患者的抑郁症状(Radloff,1977)。CES-D 在过去 40 年一直被广泛应用,并在临床实践和研究中被证明是抑郁的合格测量标准。图 10-3 展示了这个包含 20 个条目的李克特量表。如果这个量表的条目始终如一地测量了其所测量的内容,即抑郁,那么该量表被认为是可靠

流行病学研究中心抑郁量表

这些问题是关于你近期的感受
在阅读以下陈述时,请告诉我最近一周你所出现的下述感受或行为的频率。对每一种陈述,你是否有以下感受:
(访谈者:你可以帮助应答者关注任意一种易于回答的"类型")
　0 = 偶尔或无(或 < 1天)R
　1 = 少数或有时(或1~2天)S
　2 = 时常或大部分时间(或3~4天)O
　3 = 一直或经常(或5~7天)M

	R	S	O	M	NR
1. 我因一些小事儿烦恼	0	1	2	3	—
2. 我不大想吃东西,我的胃口不好	0	1	2	3	—
3. 即使家属和朋友帮助我,我仍然无法摆脱心中的苦闷	0	1	2	3	—
4. 我感觉自己和其他人一样好	0	1	2	3	—
5. 我在做事时无法集中自己的注意力	0	1	2	3	—
6. 我感觉情绪低沉	0	1	2	3	—
7. 我感到做任何事情都很费力	0	1	2	3	—
8. 我觉得未来是有希望的	0	1	2	3	—
9. 我觉得自己的生活是失败的	0	1	2	3	—
10. 我感到害怕	0	1	2	3	—
11. 我睡眠不好	0	1	2	3	—
12. 我感到高兴	0	1	2	3	—
13. 我比平时说话要少	0	1	2	3	—
14. 我感到孤单	0	1	2	3	—
15. 我觉得人们对我不太友好	0	1	2	3	—
16. 我觉得生活很有意思	0	1	2	3	—
17. 我曾哭泣	0	1	2	3	—
18. 我感到忧愁	0	1	2	3	—
19. 我觉得人们不喜欢我	0	1	2	3	—
20. 我觉得无法继续我的日常工作	0	1	2	3	—

图 10-3　流行病学研究中心抑郁量表(CES-D)〔摘自 Radloff LS. The CES-D scale:A self-report depression scale for research in the general population. Applied Psychological Measures,1977,1(3):385-394〕。

和有效的。表 10-1 列出的不同类型信度和效度检验将在下一节中讨论。

信度检验

　　信度检验(reliability testing)可以确定研究采用的工具或量表的测量误差(Waltz et al,2017)。由于所有的测量方法都包含一定的误差,因此,信度以一定程度的形式存在,并且通常以相关系数来表示。信度的估计针对所检验的具体样本。已知某种工具的高信度值,不能保证该工具在另一个样本或不同总体也具有同样满意的信度。研究人员需要对研究采用的每个工具进行信度检验,以确保其对于该研究是可靠的(Bialocerkowski,Klupp,& Bragge,2010;DeVon et al,2007)。

　　信度检验侧重于可靠性的以下方面:稳定性、等效性和内部一致性(表 10-1)。稳定信度(stability reliability)是指相同概念或属性的评分随着时间的推移,采用量表或工具重复测量的可重复性。研究工具的稳定性通常采用重测信度(test-retest reliability)来确定。这种信度测量通常与生理测量、技术测量和量表一同使用。重测信度的假设是待测量的属性在两个测试时间保持相同,并且测量值或分数的任何变化都是随机误差的结果。例如,可以检验类

表 10-1   确定测量方法的质量

质量指标	描述
信度	**稳定信度**——涉及同一概念或属性的重复测量评分随时间的重复性,以及工具或量表的可重复性。稳定性通常采用**重测信度**进行检验 **等值信度** 　**评分者间信度**——在一项研究中比较两名观察者或判断者,以确定他们在进行观察或判断事件时的等效性 　**复本信度**——比较两个纸质版工具,以确定它们在测量同一个概念时的等效性 **内部一致性**——也称为同质信度检验;主要用于多条目量表,其中量表的每个条目与所有其他条目相关,从而确定量表在测量概念时的一致性
效度	**内容效度**——检验测量方法包含与被测量结构相关的所有关键要素的程度 **结构效度**——侧重于确定工具是否实际测量了其所要测量的理论结构,这涉及检验变量的概念性定义和操作性定义之间的适配程度 　**对比(已知)组效度**——给予两组预期具有相反或对比评分的工具或量表,因此一组量表得分较高,而另一组得分较低 　**聚合效度**——测量同一概念的两个量表同时应用于同一组,并且参与者的量表得分应正相关。例如,完成两个量表来测量抑郁的参与者应有正相关得分 　**分歧效度**——两个测量相反概念的量表,如希望和绝望,同时被给予参与者,并应产生负相关的量表评分 **效标效度**——当研究参与者的工具得分可以用来推断被测者在另一个变量或标准的表现时,这种效度会得到加强 　**预测效度**——个人在量表或工具上的得分,可用于根据标准来预测未来表现或行为的程度 　**同时效度**——关注个人在工具或量表上的得分,在多大程度上可以用来估计被测者在另一个变量或标准的当前或同时的表现
可读性	**可读水平**——确定参与者阅读和理解量表条目的能力。研究人员应报告阅读量表所需的文化程度。可读性必须适当,以提高量表的信度和效度
精确性	**生理测量的精确性**——用生理仪器或设备进行测量的一致性或重复性程度;相当于多条目量表的信度
准确性	**生理测量的准确性**——明确生理仪器或设备在研究中测量其应测量内容的程度;相当于多条目量表的效度

似血压计设备的生理测量,然后立即重新测量,或者可以使用设备一段时间,然后重新测量,以确定必要的重新校准频率。研究人员需要在他们发表的研究中报告重测信度结果,以记录他们测量方法的可靠性。例如,CES-D(图 10-3)已在护理研究中广泛应用,并在 2~8 周的间隔内显示了从 $r = 0.51$ 到 $r = 0.67$ 的重测信度值。这对于 CES-D 来说是非常可靠的重测信度,表明它一直在通过重复测量来评估抑郁,并认识到受试者的抑郁水平会随着时间的推移而有所变化(Armenta,Hartshorn,Whitbeck,Crawford,& Hoyt,2014;Sharp & Lipsky,2002)。

　　信度检验还包括等效性(equivalence),即对同一纸质版工具的两个版本或测量同一事件的两个观察者进行比较。在一项研究中,两名观察者或判断者的比较被称为评分者间信度(interrater reliability)(Polit & Yang,2016)。涉及收集观察数据,或由两个或两个以上资料收集员做出判断的研究,需要报告评分者间信度。目前还没有确定低于评分者间信度不可接受的绝对值。但是,任何低于 0.80 的值都应引起对数据和/或资料收集员可靠性的密切关注。评分者间信度值在>0.90 或>90% 时最好,这意味着资料收集员在研究期间是等效的。

两种纸质版工具或量表的比较称为复本信度(alternate forms reliability),或等值信度(Waltz et al,2017)。复本形式的工具在标准化知识测试的发展中受到关注,如用作大学入学要求的学术能力测试(SAT)。SAT 考试已经使用了几十年,而且这种考试有很多种形式,每种考试都包括各种不同的题目。SAT 的这些复本形式是为了始终如一地测量学生的知识,并保护考试的完整性而开发。

内部一致性(internal consistency)也称为同质信度检验,主要用于多条目量表,其中量表的每个条目与量表的所有其他条目相关,以此确定一致性(表 10-1)。原则是每个条目都应始终如一地测量同一个概念(如抑郁),因此,量表中的每个条目应与其他条目高度相关。克朗巴赫 α 系数是测量具有多条目量表内部信度最常用的方法。该系数只能用于定距和定比数据的计算。系数 1.00 表示完全可靠,系数 0.00 表示无可靠性(Waltz et al,2017)。信度 0.80 通常被认为是在多项研究中使用量表的高信度系数。例如,CES-D 具有很高的内部一致性信度,实地研究中的克朗巴赫 α 值在 0.84~0.90 之间(Armenta et al,2014;Locke & Putnam,2002;Sharp & Lipsky,2002)。对于相对较新的量表,信度 0.70 被认为是可以接受的,因为量表正在被完善,并用于各种样本。相关系数越强,越接近 1.0,表明随机误差越小,量表越可靠。如果是二分类(回答"是"或"否")数据,则采用库德-理查森公式(Kuder-Richardson formula)(K-R 20)估计内部一致性信度(Waltz et al,2017)。研究报告应包括对前期研究和当前研究的测量方法所进行的稳定性、等效性和/或同质性信度检验的结果(Gray et al,2017)。

效度

研究工具的效度(validity)是确定工具测量所检验的抽象概念的程度。效度和信度一样,不是全有或全无的现象;它是在一个连续带上进行测量的。没有工具是完全有效的,因此,研究人员确定的是工具效度水平,而不是效度是否存在(DeVon et al,2007;Waltz et al,2017)。效度因样本和情况而异;因此,效度检验评估工具用于特定总体或目的,而不是工具本身。一种工具可能在一种情况下有效,但在另一种情况下无效。例如,CES-D 是为了测量心理健康环境中患者的抑郁程度而开发。同样的量表作为测量癌症患者抑郁程度的标准是否有效? 研究人员通过预检验量表来确定这一点,以检验该工具在新总体中的效度。最初的 CES-D(图 10-3)是为成人开发的,但不同版本的量表已经在幼儿(4~6 岁)、学龄儿童、青少年和老年人群体进行了测试。已发现这些版本的 CES-D 在不同年龄组中具有良好的效度(Armenta et al,2014;Locke & Putnam,2002;Sharp & Lipsky,2002)。

效度具有多种类型,但本章将侧重于护理研究中最常报告的类型,包括内容效度、结构效度和效标效度(表 10-1;Bannigan & Watson,2009;Polit & Yang,2016)。内容效度(content validity)检验测量方法或量表包含与被测量结构相关的所有主要元素或条目的程度。量表内容效度的证据包括以下几个方面:①量表的条目在多大程度上反映了文献概念的描述(或表面效度);②专家对可能被报告为指标的量表条目相关性的评估内容;③研究参与者对量表条目的应答(Gray et al,2017)。

结构效度(construct validity)侧重于明确工具是否实际测量了它所要测量的理论结构，这涉及检验变量的概念性定义和操作性定义之间的适配程度(参见第五章)。在已发表的研究中，提出的 3 种常见结构效度类型包括来自:①对比组;②聚合性;③分歧性证据。工具的来自对比组效度的证据(evidence of validity from contrasting group)可以通过识别预期(或已知)在工具上具有对比分数的组来测试。例如，研究人员从一组被诊断为抑郁症的个体和一组没有抑郁症的个体中选择样本。你会认为这两组人 CES-D 的得分不同。具有抑郁症诊断的组会被期望得到比没有抑郁症诊断的组更高的分数，支持了该量表的结构效度。

将相对较新的工具与测量相同结构的成熟工具进行比较时，可确定来自聚合效度的证据(evidence of validity from convergence)。新开发的工具和成熟工具在同一时间用于同一个样本，并采用相关分析对结果进行评估。如果这些测量结果具有强正相关，那么每个工具的效度就会得到加强。例如，CES-D 与汉密尔顿抑郁评定量表之间显示出从 0.40 到 0.80 的正相关，支持两个量表的聚合效度(Locke & Putnam,2002;Sharp & Lipsky,2002)。

有时，工具可以定位为测量与新开发工具所测量概念相反的概念。例如，如果新开发的工具测量希望，你可以检索一种测量无望或绝望的工具。让研究参与者完成这些测量相反概念的量表，同时也是检验来自分歧效度的证据(evidence of validity from divergence)的一种方式。用这两个概念的测量执行相关过程。如果分歧测量(无望量表)与另一个工具(希望量表)负相关(如-0.4~-0.8)，则支持工具的结构效度(Waltz et al,2017)。

当研究参与者的工具评分可以用来推断参与者在另一个变量或标准上的表现时，效标效度(criterion-related validity)便得到了加强。效标效度的两种类型是预测效度和同时效度。预测效度(predictive validity)是指个体的量表或工具得分在多大程度上可以用来根据标准预测未来的表现或行为(Waltz et al,2017)。例如，护理研究人员可能希望确定为测量健康促进行为而开发的量表功能，从而预测未来的血压、体重指数和个体每天运动的分钟数。

同时效度(concurrent validity)关注个体的工具或量表得分可以用来估计该个体在另一个变量或标准上的当前或同时表现的程度。例如，如果你测量一个人的自尊，并采用评分来估计该个体在应对疾病量表上的评分，则可以检验同时效度。自尊评分高的个体，也会被期望有高的应对评分。同时效度和预测效度之间的区别是另一个标准的测量时间。在短时间内检验同时效度，并根据未来的表现检验预测效度。

来自前期研究和当前研究的工具效度的证据应包括在已发表的报告中。在批判性评价一项研究时，你需要判断所采用测量方法的效度。但是，不能将效度与信度分开考虑(表 10-1)。如果测量方法不具有可接受的信度，则它是无效的。

测量方法的可读水平

可读水平(readability level)侧重于研究参与者阅读和理解工具或量表内容的能力。如果一个工具对于样本来说有效和可靠，那么可读性必不可少(表 10-1)。评估工具的可读水平相对简单，大约需要 10~15 分钟。有 30 多个可用的可读性公式。这些公式使用语言元素的计数来提供理解量表条目的潜在难度指数(Gray et al,2017)。可读性公式目前是文字处理软件的标准部分。研究人员应报告研究参与者完成工具或量表所需的阅读水平或文化程度。

生理测量的准确性、精确性和误差

生理测量(physiological measurement)是用于量化人体功能水平的测量方法(Ryan-Wenger,2017)。在研究和实践中,实验室监测和生物医学设备用于测量生物物理结构,如心脏状态。生理和生化测量的精确性、准确性和误差往往未报道,或在已发表的研究中偶尔提及。这些常规生理测量被认为是准确和精确的,但这一假设并不总是正确的。护理研究使用的一些最常见的生理测量包括血压、心率、体重、体重指数和实验室数值。有时,研究人员从患者记录中获得这些测量结果,而没有考虑这些结果的准确性。例如,你有多少次听到护士询问患者的身高或体重,而不是对患者进行身高和体重的测量?使用生理测量的研究人员应提供测量准确性、精确性和潜在误差的证据(表10-1;Gift & Soeken,1988;Ryan-Wenger,2017)。

准确性

准确性(accuracy)相当于效度,因为它解决了工具在研究中测量它应测量内容的程度(Ryan-Wenger,2017)。例如,脉搏血氧仪测量血氧饱和度被认为可以与动脉血气氧饱和度测量相比较。因为脉搏血氧仪是一种准确的血氧饱和度测量方法,所以它被用于研究中,对研究参与者来说更容易、更实惠,痛苦和侵入性更少。研究人员需要表明前期已经进行过研究,以确定脉搏血氧仪在研究中测量个体血氧饱和度水平的准确性。

精确性

精确性(precision)是用生理仪器进行测量的一致性或重复性程度。精确性相当于信度。大多数生理仪器的精确性取决于遵循制造商对仪器的维护和常规测试说明。重测信度适用于波动最小的生理变量,如血脂水平、骨密度或成人体重(Ryan-Wenger,2017)。如果变量值经常随各种活动(如脉搏、呼吸和血压)而波动,则重测信度可能不合适。然而,如果测量以快速连续的方式进行,则重测信度是一种很好的精确性测量方法。例如,美国血压测量指南鼓励每隔1~2分钟采集3个血压值读数,然后对读数进行平均,以获得最精确和准确的血压测量值(Weber et al,2014)。

误差

生理测量误差(error in physiological measurement)的来源可分为5类——环境、使用者、被测者、设备和解释。环境影响设备和研究参与者。环境因素可能包括温度、气压和静电。使用者误差由使用设备的人引起,并且可能与同一使用者、不同使用者的变化,或用于操作设备的供应或程序变化有关。当参与者更换设备或设备更换参与者时,会发生被测者误差。在某些情况下,设备可能未适当使用。设备误差可能与校准或设备的稳定性有关。从设备传输的信号也是误差的来源,并可能导致误解。研究人员需要在他们发表的研究中报告为防止生理和生化测量中的误差而遵循的规程或采取的步骤(Ryan-Wenger,2017;Stone & Frazier,2017)。

❓ 批判性评价指南

量表的信度和效度,以及生理测量的准确性、精确性和误差

在批判性评价研究时,需要确定测量的直接性和水平,量表的信度和效度,生理测量的准确性和精确性,以及研究采用的不同测量方法的潜在测量误差。在大多数研究中,方法部分包括测量方法的讨论,可以通过以下问题进行评价:

1. 采用什么测量方法来测量每个研究变量?
2. 测量类型是直接还是间接?
3. 每个研究变量达到了什么测量水平?
4. 前期研究和当前研究是否提供了信度信息?
5. 每种测量方法的效度是否得到了适当描述? 在一些研究中,研究人员可能会简单地陈述:"基于前期研究,测量方法具有可接受的效度"。此陈述提供的信息不足,无法判断工具的效度。
6. 研究人员是否明确了生理测量的准确性、精确性和潜在误差?
7. 是否描述了获得、计算和/或记录数据的过程?
8. 研究人员是否详细陈述了测量方法,以此来判断测量误差的程度?

施密特(Schmitt)等人(2017)研究了 430 名成人糖尿病患者(1 型 57.7%,2 型 42.3%)的抑郁、自我管理和高血糖概念之间的关系。研究范例 10-1 描述了该研究采用的测量方法。

📋 研究范例 10-1

量表的信度和效度,以及生理测量的准确性、精确性和误差

研究摘录

抑郁症状

采用流行病学研究中心抑郁量表(CES-D)测量抑郁症状。CES-D 评估前一周 20 种常见抑郁症状的频率。量表为李克特 4 级评分,范围从 0 = '很少或从未'到 3 = '大部分时间'。总分 0~60 分,得分越高表示抑郁症状越多。CES-D 对抑郁测评有很好的信度和效度……这也被证实适用于糖尿病患者……在本研究中,克朗巴赫 α(alpha)达到了 0.88,表明信度良好……

血糖控制

通过检测患者的糖化血红蛋白(HbA1c)评估血糖控制情况。进行心理测评的同时,所有血液样本均在同一个中心实验室进行分析。采用高效液相色谱法测定 HbA1c 值,使用 Bio-ad Variant Ⅱ Turbo 分析仪(符合当前 HbA1c 测量标准;DCCT 标准)进行测定。实验室检测正常范围为 4.3%~6.1%(24~43mmol/mol)。(Schmitt et al,2017,pp. 18-19)

批判性评价

施密特等人(2017)描述了 CES-D 的结构和评分过程。该量表是产生定距数据的抑郁间接测量工具。CES-D 评分>16 分表明存在抑郁。CES-D 已被广泛用于各种类型的研究和糖尿病患者,提高了量表的结构效度。研究人员还确定了测量抑郁症状的 20 条目量表,解决了量表的内容效度问题。据报道,该量表"在评估抑郁方面具有非常好的信度和效度",但未提供具体信息来支持这一观点。CES-D 在本研究中的克朗巴赫 α 系数为 0.88,表明量表内部一致性可接受。研究人员讨论了来自前期研究的 CES-D 信度和效度信息,以支持在本研究采用 CES-D(Gray et al,2017)。

研究范例 10-1(续)

　　参与者的血糖控制通过 HbA1c 实验室检测直接测量,该检测反映了个体在过去 90 天的平均血糖水平。在研究同一时间点收集了所有参与者的血液样本,并在同一个中心实验室进行了分析。在血液分析中遵循现行标准,并鉴定 HbA1c 的正常结果。这些措施提高了 HbA1c 测量的精确性和准确性。然而,研究人员应提供更多关于血液样本的收集、储存和转运到实验室的细节。他们还需要讨论实验室的鉴定,以及向研究人员提供结果的过程。需要此信息来确定该研究潜在的测量误差(Ryan-Wenger,2017)。

　　施密特等人(2017)发现,对于同时患有 1 型和 2 型糖尿病的人来说,抑郁与高血糖有关。研究人员得出结论,抑郁症的治疗可能会降低高血糖,并促进糖尿病患者改善自我管理。

灵敏度、特异度和似然比在确定诊断试验质量中的应用

诊断试验的灵敏度、特异度和预测值

　　循证实践的一个重要部分是使用高质量诊断试验或筛检工具来确定是否存在疾病(Straus,Glasziou,Richardson,Rosenberg,& Haynes,2011)。护士需要知道哪种实验室检测或影像学研究最适合诊断特定疾病。在进行检测时,结果是否准确? 筛检试验准确性(accuracy of a screening test)或用于确诊试验的准确性是根据其与效标相比,正确评估疾病或状况存在或不存在的能力。效标(criterion standard)是当前诊断特定疾病或当前最佳实践的最准确方法(Umberger,Hatfield,& Speck,2017)。该标准可作为与新开发诊断或筛检试验进行比较的基础。如果检测结果是阳性,出现这种疾病的概率是多少? 如果检测结果是阴性,疾病不存在的概率是多少? 当护士和医生与患者讨论检测结果时,他们如何确定患者是否患有这种疾病? 灵敏度和特异度是通常用于描述诊断试验准确性的术语(Grove & Cipher,2017)。你将看到这些术语在研究和其他卫生保健文献中的使用。我们希望你能够理解这些术语,以及对实践和研究的用处。

　　疾病筛检试验的可能结果包括:①真阳性(true-positive),这是对疾病存在的准确识别;②假阳性(false-positive),表示疾病不存在时,认为疾病存在;③假阴性(false-negative),表示疾病存在时,认为疾病不存在;④真阴性(true-negative),准确地表示疾病不存在。表 10-2 通常用于展示这 4 种结果(Grove & Cipher,2017;Straus et al,2011)。

表 10-2　诊断或筛检试验的可能结果

诊断试验结果	患病	未患病	合计
阳性试验	a(真阳性)	b(假阳性)	a+b
阴性试验	c(假阴性)	d(真阴性)	c+d
合计	a+c	b+d	a+b+c+d

a,患病且试验结果阳性(真阳性)的人数。
b,未患病且试验结果阳性(假阳性)的人数。
c,患病且试验结果阴性(假阴性)的人数。
d,未患病且试验结果阴性(真阴性)的人数。
摘自 Grove SK, Cipher DJ. Statistics for nursing research: A workbook for evidence-based practice. 2nd ed. St. Louis, MO: Elsevier,2017。

　　你可以根据研究结果和临床实践结局计算敏感度和特异度,以确定在明确患者群体是否患病时使用的最准确的诊断或筛检工具。昂伯格(Umberger)等人(2017)建议计算用于"预防、检测和排除疾病的阴性预测值(NPV),而阳性预测值(PPV)可能与此目的无关"。高 NPV 试验意味着患者可能未患病,减少了患者必须接受的不舒适和昂贵治疗的数量。灵敏度、特异度、NPV 和 PPV 的计算公式如下:

$$\text{灵敏度计算} = \text{患病可能性} = a/(a+c) \times 100\% = \text{真阳性率}$$
$$\text{特异度计算} = \text{未患病可能性} = d/(b+d) \times 100\% = \text{真阴性率}$$
$$\text{阴性预测值(NPV)} = \text{试验结果阴性总人数中真阴性百分比} = d/(c+d) \times 100\%$$
$$\text{阳性预测值(PPV)} = \text{试验结果阳性总人数中真阳性百分比} = a/(a+b) \times 100\%$$

　　灵敏度(sensitivity)指某种疾病患者试验结果阳性的比例,或真阳性率。CES-D(图 10-3)得分>15 分,对诊断成人抑郁的灵敏度为 89%,诊断老年人抑郁的灵敏度为 92%。研究人员或临床医生可通过以下方式参考试验的灵敏度:

- 高灵敏度试验(highly sensitive test)非常有助于识别患者的疾病。
- 如果一项试验灵敏度高,其假阴性率则低,这取决于试验的重点和参与者在试验中的得分。

　　特异度(specificity)指未患病的患者试验结果为阴性的比例,或真阴性率。你需要知道,随着试验灵敏度的增加,特异度会下降(Umberger et al,2017)。CES-D 评分>15 分,对诊断成人抑郁有 70% 的特异度,对诊断老年人抑郁有 87% 的特异度。研究人员或临床医生可通过以下方式参考试验的特异度:

- 高特异度试验(highly specific test)非常有助于识别未患病的患者。
- 如果一项试验特异度高,其假阳性率则低。

❓ 批判性评价指南

诊断试验的灵敏度、特异度和预测值

> 　　当批判性评价研究时,需要判断研究使用的诊断试验的灵敏度、特异度和阳性预测值。
> 1. 研究是否使用了诊断试验?
> 2. 是否为前期研究的诊断试验和本研究的总体提供了灵敏度和特异度值(Grove & Cipher,2017)?
> 3. 研究人员是否讨论了阴性预测值及其对试验准确性的意义(Umberger et al,2017)?

　　巴拉德(Ballard)等人(2017)进行了一项研究,以确定儿科急诊(ED)中《询问自杀筛查问题(ASQ)》的灵敏度和特异度。自杀目前是 10～19 岁儿童和青少年的第二大死亡原因。研究范例 10-2 描述了 ASQ 在研究中的准确性。

研究范例 10-2(续)

灵敏度、特异度和阴性预测值

研究摘录

《询问自杀筛查问题(ASQ)》是一种 4 条目普适自杀筛查工具,可由护士针对 10~21 岁患者进行精神病或非精神原因的筛查,而不考虑测评者是否接受过精神科培训(Horowitz et al,2012)。询问患者 ASQ 的所有问题,其中任何一题回答"是"即考虑筛查结果阳性。这 4 个条目如下:在过去几周,你有没有希望自己死去? 在过去几周,你有没有觉得如果自己死了,你的家人会过得更好? 在过去一周,你有没有想过自杀? 你有没有尝试过自杀? ASQ 是对 3 个儿科急诊的 524 名患者的研究中开发出来的,采用《自杀意念问卷(SIQ)》作为效标……在问卷初步编制中,对于精神病患者,ASQ 与 SIQ 相比的灵敏度为 97.6%,特异度为 65.6%,阴性预测值为 96.9%。

ASQ 的实施依从率为 79%。在筛查阳性(237/448)的患者中,53% 未向教育署提出与自杀有关的主诉。这些确诊的患者更有可能是男性,非洲裔美国人,并且有外化行为诊断。ASQ 显示,在 6 个月的随访筛查结果中,预测有自杀相关主诉的急诊复诊患者的测评灵敏度为 93%,特异度为 43%。(Ballard et al,2017,pp. 174-176)

巴拉德等人(2017)的研究结果见表 10-3,由此你可以了解该研究的灵敏度、特异度和阴性预测值的计算。

表 10-3　6 个月随访急诊复诊的 ASQ 结果

诊断试验结果	复诊主诉自杀	非复诊主诉自杀	合计
ASQ 阳性	28(a)	250(b)	278(a+b)
ASQ 阴性	2(c)	194(d)	196(c+d)
合计	30(a+c)	444(b+d)	474(a+b+c+d)

a,ED 复诊患者中,ASQ 阳性(真阳性)且有自杀主诉的人数。
b,ED 非复诊患者中,ASQ 阳性(假阳性)且有自杀主诉的人数。
c,ED 复诊患者中,ASQ 阴性(假阴性)且有自杀主诉的人数。
d,ED 非复诊患者中,ASQ 阴性(真阴性)且有自杀主诉的人数。
ASQ:询问自杀筛查问题;ED:急诊科。
数据来自 Ballard ED,Cwik M,Van Eck K,et al. Identification of at-risk youth by suicide screening in a pediatric emergency department. Prevention Science,2017,18(2):174-182。

灵敏度计算=患病可能性=a/(a+c)×100%=真阳性率
灵敏度=主诉自杀可能性=28/(28+2)×100%=28/30×100%=0.933×100%=93.3%
特异度计算=未患病可能性=d/(b+d)×100%=真阴性率
特异度=无主诉自杀可能性=194/(250+194)×100%=194/444×100%=0.437×100%=43.7%
阴性预测值(NPV)=试验结果阴性总人数中真阴性百分比=d/(c+d)×100%
NPV=194/(2+194)×100%=0.989 8×100%=98.98%

93.3% 的灵敏度表示 ASQ 阳性患者在 6 个月内向急诊科提出自杀主诉的百分比(真阳性率)。43.3% 的特异度表示 ASQ 阴性患者在 6 个月内未向急诊科提出自杀主诉的百分比(真阴性率)。NPV 在识别 ASQ 阴性的儿童和青少年方面非常强(98.98%),这些儿童和青少年可能没有自杀主诉,不需要对自杀意图进行额外的评估或治疗。

批判性评价

巴拉德等人(2017)描述了从 SIQ 开发 ASQ 的过程,SIQ 被作为效标。ASQ 评分是描述性的,很容易由护士完成。在编制过程中,ASQ 比 SIQ 具有较高的灵敏度(97.6%)、特异度(65.6%)和 NPV(96.9%)。在这项研究中,ASQ 也表现出很高的灵敏度(93.3%)和特异度(43.7%),如表 10-3 数据的计算所示。NPV 在研究中没有被注意到,但计算结果为 98.98%,这在确定没有自杀意图的儿童和青少年方面非常有力。

巴拉德等人(2017)鼓励护士将 ASQ 纳入儿科急诊环境的标准护理。这种简短的筛查工具"可以识别那些在分诊时没有直接报告与自杀相关主诉的患者,以及那些未来可能存在自杀行为风险的患者"(Ballard et al,2017,p. 174)。

似然比

似然比(likelihood ratios,LR)是另一种计算方式,可以帮助研究人员确定诊断或筛检试验准确性,这基于灵敏度和特异度的结果。计算 LR 可以确定阳性试验结果是真阳性的可能性,以及阴性试验结果是真阴性的可能性。真阳性结果与假阳性结果的比率被称为阳性 LR(positive LR)(Campo,Shiyko,& Lichtman,2010;Straus et al,2011)。阳性 LR 计算公式如下,使用巴拉德等人(2017)的研究数据:

$$阳性 LR = 灵敏度 \div (100\% - 特异度)$$
$$主诉自杀阳性 LR = 93.3\% \div (100\% - 43.7\%) = 93.3\% \div 56.3\% = 1.657 = 1.66$$

阴性 LR(negative LR)是真阴性结果与假阴性结果的比率,计算公式如下:

$$阴性 LR = (100\% - 灵敏度) \div 特异度$$
$$主诉自杀阴性 LR = (100\% - 93.3\%) \div 43.7\% = 6.7\% \div 43.7\% = 0.153 = 0.15$$

非常高(或那些>10)的 LR 在疾病中占主导地位,或表明患者患有该疾病。极低(或那些<0.1)的 LR 几乎排除了患者患有该病的可能性(Campo et al,2010;Straus et al,2011)。了解灵敏度、特异度、NPV 和 LR 可提高你阅读临床研究报告并确定在临床实践中使用最准确的诊断试验的能力(Straus et al,2011;Umberger et al,2017)。

护理研究中的测量方法

由于护理研究探索各种各样的现象,因此需要多种测量方法来开展这些研究。一些护理现象未得到明确,因为还没有人发现测量它们的方法,这对临床实践和研究有影响。本节描述了护理研究中使用的一些最常用的测量方法,包括生理测量、观察性测量、访谈、问卷和量表。

生理测量

完成生理测量有多种方法。有些测量方法相对容易获得,并且是护理实践中使用的测量方法的扩展,如用于评估体重和血压的测量方法。其他测量方法更复杂,更昂贵,有时还需要富有想象力的方法。例如,一些生理测量是通过使用带有日记、量表或观察检查表的自我报告获得,而其他生理测量是使用实验室检测和电子监测获得。

电子监测设备的可用性大大增加了护理研究中生理测量的可能性,特别是在危重护理环境中(Stone & Frazier,2017)。电子监测需要在研究参与者体表或体内放置传感器,如心电图导联和动脉导管。传感器可测量身体功能作为电能的变化。一些电子设备提供了显示在监视器上的多个生理测量的同时记录,如记录脉搏、心率和动脉压的设备。该设备通常与计算机相连,计算机可检索、回顾和分析复杂的数据。

陆(Lu)、林(Lin)、陈(Chen)、桑(Tsang)和苏(Su)(2013)进行了一项类实验性研究,以确定穴位按压对精神科老年住院患者睡眠质量的影响。在精神病院的检查室对每个研究参与者进行了穴位按压。通过患者的睡眠自我报告和使用活动记录仪(一种使用电子设备检测和记录运动的方法)来测量睡眠质量。研究范例 10-3 描述了这两种生理测量,对这两种测量的批判性评价采用了之前提出的指南。

研究范例 10-3

生理测量

研究摘录

对睡眠质量进行了主观和客观评价。主观资料由伯伊斯（Buysse）、雷诺兹（Reynolds）、蒙克（Monk）、伯曼（Berman）和库普弗（Kupfer）（1989）开发的匹兹堡睡眠质量指数（PSQI）进行测量。PSQI是一个由 19 个条目组成的调查问卷，用于测量治疗前 4 周的睡眠质量和干扰情况。该量表可产生 7 个维度的评分（睡眠潜伏期、睡眠持续时间、习惯性睡眠效率、睡眠障碍、睡眠药物的使用、日间功能障碍和感知睡眠质量），并将其合计为一个总分。得分越高，睡眠质量越差。总分超过 5 分（表示睡眠不良）的灵敏度和特异度分别为 90% 和 87%（Buysse et al，1989）。

客观资料采用活动记录仪（Lenience No. 019678）进行测量，这是一种标准化、非侵入性移动设备，配备了传感器（压电加速计），参与者佩戴该传感器可在较长一段时间内连续监测和记录粗大运动活动。活动记录仪有助于评估睡眠-觉醒周期和昼夜节律，并提供平均准确度超过 90% 的可靠结果，这相当于多导睡眠记录仪的结果……参与者全天佩戴该设备，连续 4 周，洗澡时除外。参与者选择将该装置佩戴在非优势侧的手腕或脚踝上。为了提高数据准确性并防止设备意外移位，在佩戴过程中使用了外部包装。采用 ActiWeb 软件读取、传输、存储和分析数据……活动记录仪数据被转换成有意义的信息，用于评估参与者的睡眠潜伏期、总睡眠时间、睡眠效率、睡眠中断次数（觉醒期），以及睡眠开始后的唤醒分钟数。（Lu et al，2013，pp. 132-133）

批判性评价

陆等人（2013）使用自我报告（PSQI）和电子监测（活动记录仪）两种强大的生理测量方法来测量睡眠质量（因变量）。PSQI 在确定睡眠问题方面有很高的灵敏度（90%）和特异度（87%），并且在这个样本中具有良好的信度（Cronbach α = 0. 87）。通过提供前期研究的信度和效度信息，对这一量表的讨论将得到加强（Waltz et al，2017）。该研究详细描述了用于电子监测睡眠活动的活动记录仪。研究人员将该设备与多导睡眠图进行了比较，表明其准确率为 90%。当佩戴该设备时，参与者进行活动，以提高数据的准确性和精确性。传输和分析数据的过程也很详细，表明结果在描述睡眠质量方面很可靠，测量误差的可能性较小。

陆等人（2013）发现，患者的睡眠质量在穴位按压后得到了显著改善，这是通过 PSQI 和活动记录仪进行测量的。因为穴位按压是一种非侵入性、低风险和低成本的方式，研究人员建议它可作为治疗该人群失眠的有效干预方式。

观察性测量

观察性测量（observational measurement）包括研究参与者和观察者之间的互动，其中观察者有机会观察参与者在特定环境中的表现（Waltz et al，2017）。非结构化观察经常用于收集质性研究资料（参见第三章）。非结构化观察（unstructured observation）包括自发观察和以文字形式记录观察到的内容。对这些资料的分析可能会导致更有结构性的观察，并制订观察记录表（Creswell，2014；Creswell & Poth，2018；Marshall & Rossman，2016）。

在结构化观察性测量（structured observational measurement）中，研究人员会仔细定义拟观察的内容，以及如何实施观察、记录观察结果，并将结果进行数字编码（Waltz et al，2017）。对于拟结构化的观察，研究人员将制订一个分类系统，用于组织和分类所观察到的行为或事件。检查表通常用于表示是否发生了某种行为。分级标准允许观察者对行为或事件进行分级。这为分析提供了比二分法数据更多的信息，后者仅表示行为是否发生。因为观察往往比其他类型的测量更主观,它通常被认为不太可信。在许多情况下,观察可能是获得护理知识体系重要资料的唯一途径。与其他测量方法相同,一致性非常重要。因此,报告评分者间信度至关重要。

❓ 批判性评价指南

观察性测量

> 在批判性评价观察性测量时,请考虑以下问题:
> 1. 观察对象是否有明确的标志和定义?
> 2. 是否描述了记录观察的技术?
> 3. 是否描述了观察者的评分者间信度?

麦克莱伦(McLellan)、高夫里奥(Gauvreau)和康纳(Connor)(2017)进行了一项研究,以验证新开发的儿童医院早期预警评分(CHEWS)与先前验证的布莱顿儿科早期预警评分(PEWS)相比的有效性。PEWS 最初是为早期检测所有非心脏病患儿的病情恶化程度而开发的。CHEWS 是 PEWS 观察工具的修订版,开发该工具是为了识别有严重恶化风险的心脏病患儿,使临床医生能够及早干预,并防止进一步恶化。研究范例 10-4 介绍了研究人员对其观察工具的信度和效度的部分描述。

📋 研究范例 10-4

观察性测量

研究摘录

最终修订的工具图 2 为心脏病儿童医院厄尔警戒评分(C-CHEWS)……已成功试用,全面实施,然后正式验证。在前期研究中,该量表的灵敏度为 95.3%,特异度为 76.2%……(McLellan,Gauvreau,& Connor,2014)。在本研究中,该量表在识别心脏病患儿的病情恶化程度方面表现出极好的辨别力,并且在识别严重恶化方面的表现明显优于 PEWS(McLellan et al,2014)。为了优化安全性和提高清晰度,医院领导层决定在所有住院患者区域应用心脏病筛查工具,而不是在同一机构中使用相似但不同的工具。C-CHEWS 更名为儿童医院早期预警评分(CHEWS),并纳入电子健康记录……

……在最初的验证研究中,先前已经为 CHEWS 工具(100% 评分 ≥3,kappa 统计 1.00)建立了所有级别护士的评分者间信度,并且不再重复。(McLellan et al,2017,pp.53-54)

CHEWS≥3 分的灵敏度为 91.4%,特异度为 67.8%;PEWS≥3 分的灵敏度为 73.6%,特异度为 88.5%。CHEWS≥5 分的灵敏度为 75.6%,特异度为 88.5%;PEWS≥5 分的灵敏度为 38.9%,特异度为 93.9%。从临界评分(≥5)到临界恶化的早期预警时间,CHEWS 组为 3.8 小时,而 PEWS 组为 0.6 小时($p<0.001$)……CHEWS 系统显示出比 PEWS 更高的辨别力、更高的灵敏度和更长的预警时间,可用于识别处于严重恶化风险的心脏病患儿。(McLellan et al,2017,p.52)

批判性评价

麦克莱伦等人(2017)提供了有关基于 PEWS 开发 CHEWS 的详细信息。图 2 详细说明了拟观察的行为、评分过程和表示潜在恶化的临界分数。来自前期研究(McLellan et al,2014)的 CHEWS 的效度和评价者间信度很强。然而,这项研究需要提供评价者间信度,因为许多不同级别的护士都参与了资料收集过程。

CHEWS 被发现是一种比 PEWS 在临床实践中更强大的工具,证明了聚合效度。CHEWS 也提供了比 PEWS 更早的儿童心脏病严重恶化的预警时间,这表明良好的预测标准效度。CHEWS 对于识别有心脏病严重恶化风险的儿童具有非常高的灵敏度,在确定没有恶化风险的儿童方面具有可接受的特异度(Grove & Cipher,2017)。

研究范例 10-4(续)

儿童医院早期预警评分					
	0	1	2	3	评分
行为/神经	•适当玩耍/睡眠 •警戒,在患者基线水平	•嗜睡,在无干扰时昏昏欲睡	•激惹,难以平静 •患者基线的癫痫样活动增加	•没精打采,困乏,懒散 •对疼痛的反应减少 •癫痫发作时间延长或频繁发作 •双侧瞳孔不对称或行动迟缓	
心血管	•患者肤色正常 •毛细血管再充盈≤2秒	•肤色苍白 •毛细血管再充盈3~4秒 •轻度*心动过速 •间歇性异位心律或心律不齐(非新发)	•肤色晦暗 •毛细血管再充盈4~5秒 •中度*心动过速	•肤色晦暗,有瘀斑 •毛细血管再充盈>5秒 •重度*心动过速 •新发心动过缓 •间歇性异位心律或心律不齐(非新发)、传导阻滞新发或增加	
呼吸	•在正常参数范围内 •呼吸道无痉挛	•轻度*呼吸急促/呼吸功增加(鼻孔张大、呼吸道痉挛) •40%以上吸氧 •鼻导管氧流量1L以上>患者基础需求 •轻度血氧饱和度下降<患者基线水平 •间歇性呼吸暂停,自我缓解	•中度*呼吸急促/呼吸功增加(鼻孔张大、呼吸道痉挛、打呼噜、使用辅助呼吸肌) •40%~60%面罩吸氧 •鼻导管氧流量1~2L>患者基线需求 •Nebs q1~2小时 •中度氧饱和度下降<患者基线水平 •呼吸暂停,需要改变体位或刺激	•重度*呼吸急促 •心率<年龄常模范围 •呼吸功严重程度增加(即头部快速摆动、矛盾呼吸) •>60%面罩吸氧 •鼻导管氧流量>2L>患者的基线需求 •Nebs q30分钟~1小时 •重度血氧饱和度下降<患者基线水平 •呼吸暂停,除了改变体位或刺激,还需要干预	
工作人员关注		关注			
家属关注		关注或忽视			
					总分

	轻度*	中度*	重度*	
婴儿	≥10%↑同龄	≥15%↑同龄	≥25%↑同龄	
学步儿童及以上	≥10%↑同龄	≥25%↑同龄	≥50%↑同龄	

图2　儿童医院早期预警评分[摘自 McLellan MC,Gauvreau K,& Connor JA. Validation of the Children Hospital Early Warning System for critical deterioration recognition. Journal of Pediatric Nursing, 2017,32(1)]

访谈

访谈(interview)包括研究人员和研究参与者之间的口头交流,在此期间向研究人员提供信息。虽然这种资料收集策略在质性和描述性研究中最常用,但它也可以用于其他类型的量性研究。你可以使用多种方法进行访谈,范围从完全非结构化访谈(unstructured interview)(参见第三章),其中的内容由研究参与者控制(Creswell & Poth,2018),到结构化访谈(structured interview),其中的内容类似于调查问卷,以及对研究人员精心设计问题的可能回答(Waltz et al,2017)。在结构化访谈中,研究人员采用方法来控制访谈内容。通常,研究人员会提出具体问题,并在访谈过程中将参与者的回答记录在评分量表或纸质版工具上。例如,研究人员可以通过面对面或电话访谈获得对量表的应答。研究人员也可以将答案输入电子数据库。

由于护士在护理评估中经常使用访谈技巧,所以对访谈的动态过程很熟悉。然而,在研究中使用测量技术需要更高的复杂性,并在研究的方法部分进行讨论。访谈的回应率高于问卷,这通常可以获得更具代表性的样本。访谈还可以从不能或不可能完成调查问卷的参与者那里收集资料,如那些病得很重或可能具有有限的阅读、写作和表达能力的参与者。访谈是自我报告的一种形式,必须假设所提供的信息是准确的。由于时间和成本原因,访谈的样本量通常较少。参与者偏倚常对研究发现的有效性构成威胁,如同从一个参与者收集到的资料与另一个参与者的资料不一致(Waltz et al,2017)。

❓ 批判性评价指南

结构化访谈

在批判性评价研究中进行的访谈时,需要考虑以下问题:

1. 对于结构化访谈,访谈过程的指南是什么?
2. 访谈问题是否与研究目的相关?
3. 方法部分是否说明了访谈实施的过程?
4. 如果有多名访谈者收集资料,这些访谈者如何接受培训,培训程度如何,以及访谈过程是否达到了一致?
5. 访谈的问题是否倾向于研究参与者的回答?

迪克森(Dickson)、巴克(Buck)和里格尔(Riegel)(2013)采用结构化访谈来确定心力衰竭(HF)患者的共病情况。这项研究的重点是明确多种共病情况如何挑战心力衰竭患者的自我护理。研究范例 10-5 描述了该研究使用的结构化访谈过程。

📑 研究范例 10-5

结构化访谈

研究摘录

查尔森共病指数(CCI)的访谈格式被用于收集关于共病情况的资料(Charlson, Pompei, Ales, & MacKenzie,1987)。参与者被问及先前存在的疾病(如糖尿病),其中大部分得分为 1 分,但也有一些(如肝硬化)得分超过 1 分。CCI 的得分范围从 0 到 34 分,由于心力衰竭,每个研究参与者的得分≥1 分。根据已发表的方法,将应答结果进行汇总、加权和分为 3 种类型:0~1 分=低,2~3 分=中,≥4 分=高⋯⋯CCI 可预测死亡率、并发症、急诊护理资源使用、住院时间、出院处置和成本的能力(Charlson et al,1987)为效标效度提供了证据。(Dickson et al,2013,p. 4)

批判性评价

迪克森等人(2013)确定 CCI 作为他们访谈的结构,并详细介绍了心力衰竭患者的评分过程。CCI 收集了与研究目的相关的资料。研究人员需要提供更多关于测评 CCI 过程的细节,以表明是否一致地进行了访谈。CCI 具有效标效度,包括无偏倚的问题,但应提供更多关于 CCI 的内容效度和结构效度的信息。

迪克森等人(2013)发现多种共病条件降低了心力衰竭患者的自我效能,从而降低了患者提供自我护理的能力。研究人员强调了提供自我护理教育的重要性,这种教育结合了患者的共病条件。此外,还需进一步研究来开发和验证干预措施,培养自我效能,并重点关注患者在多种慢性病中的自我护理。

问卷

问卷(questionnaire)是一种自我报告的形式,旨在通过研究参与者的书面、口头或电子应答获取信息。问卷可以亲自打印和发放、邮寄、通过计算机提供,或在线访问。问卷有时被称为调查,而使用问卷的研究被称为调查性研究。从问卷中获得的信息与通过访谈获得的信息相似,但问题的深度往往不够。问卷不允许研究参与者对应答做详细阐述,或不要求参与者澄清评论,资料收集员也不能使用询问的策略。然而,问卷中的问题是以一致的方式呈现给每位参与者,并且产生偏倚的机会比访谈少。

问卷通常用于描述性研究,从参与者那里收集广泛的信息,如参与者的实际情况或参与者所知道的人、事件或情况的事实。问卷还用于收集关于研究参与者的信念、态度、意见、知识或意图的信息。问卷通常为特定研究制订,以使研究人员能够从新的研究领域中选择总体并收集资料。与访谈一样,问卷可以有多种结构。一些问卷有开放式的问题,需要参与者书面答复(质性资料)。其他调查问卷有封闭式问题,参与者可以从中选择答案的选项有限。

虽然你可以通过面对面、邮件或互联网向非常大的样本发放问卷,但问卷的回复率通常低于其他形式的自我报告,特别是在邮寄问卷的情况下。如果应答率低于50%,则样本的代表性存在问题。邮寄问卷的应答率通常很小(25%~40%),因此,研究人员经常无法获得具有代表性的样本,即使采用了随机抽样方法。通过互联网发放的问卷对研究参与者来说更方便,但这可能会导致比邮寄问卷的应答率更高。如果研究人员可以访问潜在参与者的电子邮件地址,他们会更倾向于选择互联网形式发放问卷(Waltz et al,2017)。

一些受访者未能应答所有问题,特别是较长的问卷。数据不完整可能会威胁问卷的效度。因此,研究人员需要在他们的研究报告中描述缺失数据的管理方法。在大多数问卷中,研究人员在单个条目的水平上分析数据,而不是将条目加在一起分析总分。对条目的应答通常在定类或定序水平进行测量。

🔲 批判性评价指南

问卷

在对已发表研究中的调查问卷进行批判性评价时,请考虑以下问题:
1. 问卷是否涉及研究目的和/或目标、问题或假设中概述的研究重点?
2. 在研究的测量部分检查问卷内容的描述。研究是否提供了问卷内容相关效度的信息?
3. 问卷是预测试,还是已在前期研究中使用?问卷提供了哪些类型的效度和信度信息?
4. 从一名研究参与者到另一名研究参与者,问卷的发放方式是否一致?

缪斯罗(Musiello)等人(2017)进行了一项描述相关性研究,以明确在门诊肿瘤科工作的护士的痛苦。采用美国综合癌症网(NCCN)的痛苦温度计(DT)和问题列表(PL)问卷收集数据,并在研究范例10-6中做了描述。

研究范例 10-6

问卷

研究摘录

　　2005 年美国综合癌症网（NCCN）的痛苦温度计（DT）和问题列表（PL）问卷被用于筛选患者自我报告的痛苦程度和目前遇到的问题。DT 在 0（无痛苦）到 10（严重痛苦）之间的分数上测量痛苦。根据环境和筛选目标，推荐用于识别临床意义上的痛苦，或者 DT 的"痛苦"临界值会有所不同……博伊斯（Boyes）等人（2013）建议 DT 值≥2 分最好用于临床，≥3 分用于检测焦虑、抑郁和共病焦虑/抑郁的病例，≥4 分最好用于研究。在适当情况下，选择≥4 分来识别显著痛苦的患者。≤3 分被认为是本研究的"正常"减压水平（Boyes et al，2013）。PL 包括身体（如便秘、疼痛、疲劳）、情感（如担心、悲伤）、实际生活（如儿童保育、交通）、家庭（如照顾家庭/儿童）和精神/生存问题。在每个问题领域都有一个列表，患者可以在列表上打勾，以确定哪些问题导致了他们的痛苦。（Musiello et al，2017，p. 16）

批判性评价

　　缪斯罗等人（2017）指出，DT 是一种用于在临床和研究环境中筛选痛苦的普适量表。临床实践和研究的 DT 临界值根据前期研究确定（Boyes et al，2013）。PL 的内容效度通过列出患者可以识别为导致他们痛苦的问题来确定。研究人员需要描述 PL 的结构和在前期研究中的应用。总之，需要更多信息来确定本研究中使用的 DT 和 PL 问卷的信度和效度。

量表

　　量表（scale）是自我报告的一种形式，是一种比问卷更精确测量现象的方法。大多数量表为测量心理社会变量而开发，但研究人员也使用评分技术来获得关于生理变量如疼痛、恶心或功能能力的自我报告。大多数量表采用各条目评分相加，以获得量表总分。这些被称为总和量表（summated scale）。当使用量表总分时，出现的随机误差和系统误差较少（Nunnally & BeRNtein，1994）。量表各条目增加了测量概念的维度。护理研究中常用的量表包括评级量表、李克特量表和视觉模拟量表。

评级量表

　　评级量表（rating scale）是涉及等级评定技术的最原始的测量形式。评级量表列出了变量的分类等级有序系列，该序列被假设以潜在连续值为基础。每个类别被赋予一个数值，并且类别之间的区别度随比例而变化。评级量表常用于一般人群。在谈话中，人们可以听到这样的陈述："从 1 到 10，我会对……进行排序"。评级量表很容易制订，但研究人员需要小心避免极端的末尾陈述，导致没有研究参与者会选择它们。你可以使用评级量表对患者的合作程度，或者研究参与者对护患互动的评价进行评分。评级量表也可用于观察性测量，从而指导资料的收集［图 2 麦克莱伦等人（2017）开发的儿童医院早期预警评分］。

　　有些评级量表比其他评级量表更有效，因为它们以结构化方式进行构建，并用于不同人群的各种研究。例如，脸谱法 FACES® 疼痛评定量表通过研究记录了信度和效度，通常用于临床实践中评估儿童的疼痛（图 10-4；Wong-Baker FACES Foundation，2017）。护士经常采用数字评级量表（NRS）评估成人的疼痛，类似于图 10-5。采用 NRS 比要求患者在 1~10 的范围内对其疼痛进行评分更有效和可靠。

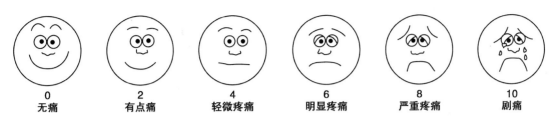

图 10-4　脸谱法 FACES® 疼痛评定量表。指着每一张脸谱，用这些词来描述疼痛的强度。让孩子选择最能反映自己痛苦的脸谱，并记录适当的数字（摘自 Wong-Baker FACES Foundation. 2017, Wong-Baker FAC-ES® Pain Rating Scale. Retrieved April 25, 2017, from http://www.wongbakerfaces.org）

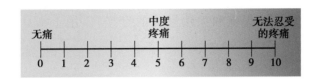

图 10-5　数字评级量表

李克特量表

　　李克特量表（Likert scale）旨在确定研究受试者的意见或态度。这种量表包含许多说明性陈述，每个陈述后都有一个评分等级。李克特量表是最常用的评分技术。原始版本的量表包括 5 个回答类别。每个类别都被赋予一个数值，最消极的应答被赋值 0 或 1，而最积极的应答被赋值 4 或 5（Ho, 2017；Nunnally & BeRNtein, 1994）。李克特量表中的应答选择通常涉及同意、评价或频率。同意型选项可能包括类似强烈不同意、不同意、中立、同意和强烈同意之类的表达。评价型应答要求被调查者提供一个从坏到好的评价等级，如从负面到正面，或从糟糕到优秀。频率型应答可能包括以下陈述，如从不、很少、有时、经常和始终。使用的术语是通用的，并根据量表中问题或条目的内容进行选择。例如，"请描述您在住院期间接受的护理"之类的条目可能具有不满意、低于平均水平、平均水平、高于平均水平和优秀的应答等级。

　　有时在应答量表上给出 7 个选项，有时只有 4 个。当答应量表具有奇数选项时，中间选项通常是不确定或中性类别。使用带有奇数选项的应答量表存在争议，因为它允许研究参与者避免对正面或负面陈述做出明确的选择。为了避免这种情况，研究人员可以选择只提供 4 个或 6 个选项，没有中间点或不确定的类别。这种类型的量表被称为强迫选择版本（Nunnally & BeRNtein, 1994）。霍（Ho）（2017）很好地描述了李克特量表的优势和局限性。

　　一个李克特量表通常由 10~20 个条目组成，每个条目都涉及被测量概念的一个要素。通常，从量表中的每个条目测量的值被相加，以获得每个参与者的个体得分。虽然每个条目的值在技术上是定序数据，但总分通常被分析为定距数据。《流行病学研究中心抑郁量表（CES-D）》属于李克特量表，前文已做了介绍，并在图 10-3 中展示，用于在临床实践和研究中评估患者的抑郁水平。施密特等人（2017）在之前提出的研究中采用了 CES-D。研究参与者会得到以下使用量表的说明："下面是你可能感觉到或表现出来的方式的列表。请告诉我在过去的一周里，你有多少次这样的感觉"（图 10-3；Radloff, 1977）。此量表有 4 个应答选项:偶尔或无(<1 天)= 0 分;少数或有时(1~2 天)= 1 分;时常或大部分时间(3~4 天)= 2 分;以及一直或经常(5~7 天)= 3 分。如前所述,量表的评分范围为 0~60 分,得分越高表示抑郁症状越多。>16 分已被广泛用作确定抑郁的临界点。该量表具有较高的信度、效度、灵敏度和特异度(Armenta et al,2014;Locke & Putnam,2002;Sharp & Lipsky,2002)。

视觉模拟量表

　　视觉模拟量表(visual analog scale,VAS)通常用于测量个人对症状或情况的主观感受、感觉或态度的强度、大小或程度。VAS 通常是一条 100mm 的直线,两端都有直角"止动"。研究人员可以水平或垂直地呈现一条直线,在直线两端以外的两极设置锚点或描述符(Waltz et al,2017)。这些末端锚点必须包括被测量现象的所有可能的感觉范围(如有和无、最好和最差、无痛和无法忍受的疼痛)。用于测量疼痛的 VAS 示例如图 10-6。

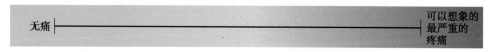

图 10-6　视觉模拟量表示例

　　参与者被要求在直线上做一个标记,来表示感觉或感受的强度。然后,研究人员用尺子测量线的左端(在水平尺度上)和参与者所做标记之间的距离。这个测量结果就是感觉值。VAS 已被用于测量疼痛、情绪、焦虑、警觉性、对烟草的渴求、睡眠质量、对环境条件的态度、功能能力和临床症状的严重程度。

　　VAS 的信度常通过重测方法确定。为了支持量表的信度,量表两次填写之间的相关性需要达到中等程度或以上(Wewers & Lowe,1990)。由于这些量表用于测量动态或随时间变化的现象,所以,重测信度有时并不合适,因为低相关是由感觉的变化与量表的问题导致的。由于 VAS 是单条目,因此,不能使用其他确定信度的方法,如同质性。VAS 效度常通过 VAS 评分与其他量表(如评级量表或李克特量表)测量相同现象(如疼痛)评分的相关性来确定(Waltz et al,2017)。

💡 批判性评价指南

量表

　　在研究中批判性评价评级量表、李克特量表或视觉模拟量表时,请思考以下问题:
1. 研究报告是否清楚地描述了评级量表、李克特量表或视觉模拟量表?
2. 是否提供了用于管理和评分的技术?
3. 关于量表的信度和效度信息是否来自前期研究和当前研究?

　　威廉姆斯(Williams)、特纳-汉森(Turner-Henson)、郎尹里森-罗琳(Langhinrichsen-Rohling)和阿苏艾罗(Azuero)(2017)进行了一项预测相关性研究,以确定应激性生活事件、感知压力和欺凌是否可以预测九年级学生的抑郁症状。研究范例 10-7 介绍了抑郁症状和欺凌的测量方法。

研究范例 10-7

量表

研究摘录

采用《流行病学研究中心抑郁量表（CESD-10）》测量抑郁症状，该量表被用来测量与抑郁症状相关的 4 个因素，包括：积极/消极情感、躯体症状、迟缓的活动，以及人际关系问题。CESD-10 得分范围从 0 到 30 分，但条目得分从 0 到 3 分，即 0 分（很少），1 分（有时），2 分（偶尔或中等数量），3 分（一直如此）。得分>10 分表示需要转诊（具有临床意义）。选择 CESD-10 是因为适用于青少年群体和适当的测量长度（10 个问题）。在一项对 156 名青少年的研究中，发现 CESD-10 的信度为 $\alpha = 0.85$（Bradley, Bagnell, & Brannen, 2010）。该量表在当前研究中的信度为 $\alpha = 0.86$……

采用个人经历检查表（PECK）测量欺凌行为，该检查表是一种包含 32 个条目的李克特量表，以前在 8～15 岁的青少年中应用（Hunt, Peters, & Rapee, 2012）。该自我报告工具的单条目评分范围为 0～4 分，即 0 分（从不）、1 分（很少）、2 分（有时）、3 分（大多数时间）和 4 分（每天）。欺凌行为包括以下条目数、内部一致性和重测信度系数：言语/关系欺凌（11 个条目，$\alpha = 0.90$，$r = 0.75$）；身体欺凌（9 个条目，$\alpha = 0.91$，$r = 0.61$）；网络欺凌（8 个条目，$\alpha = 0.90$，$r = 0.86$）；文化欺凌（4 个条目，$\alpha = 0.78$，$r = 0.77$）。高分表明更多的欺凌。在本研究中，总量表信度为 $\alpha = 0.94$。（Williams et al, 2017, p. 25）

批判性评价

威廉姆斯等人（2017）选择了李克特量表（CESD-10 和 PECK），这些量表为青少年人群而开发，在前期研究中可靠。讨论了 CESD-10 和 PECK 的内容效度和结构效度，说明了两个量表的维度。两个量表的条目和评分过程都有清楚的描述。明确了临床有意义的临界评分（10 分），以此确定青少年抑郁。然而，没有记录 PECK 的临界评分，只有高分表明更多的欺凌行为。量表在本研究中具有较强的信度（CESD-10 $\alpha = 0.86$，PECK $\alpha = 0.94$）。PECK 维度的内部一致性 α 值和重测信度值也很高。研究人员记录了 CESD-10 和 PECK 在前期研究和本次研究中的信度，但关于量表效度的信息非常有限。

威廉姆斯等人（2017）发现，在 143 名青少年样本中，"九年级学生对压力、欺凌和性取向的感知解释了 59% 的抑郁症状变异"。39.2% 的青少年自我报告了临床上明显的抑郁症状（CESD-10>9 分）。在这个样本中，欺凌的自我报告很少（20%），而美国青少年欺凌的比率为 26%～28%。鼓励护士筛查青少年的抑郁症状，并将其作为必要的治疗。

资料收集过程

资料收集（data collection）是获取研究参与者并为研究收集资料的过程。收集资料的实际步骤依据具体的研究，并取决于研究设计、样本和测量技术。在资料收集过程中，研究人员首先培训资料收集员，招募研究参与者，实施研究干预（如果有），以一致的方式收集资料，并保护研究的完整性（或有效性）。

研究人员需要在他们的研究报告中清楚地描述资料收集过程。通常，资料收集过程在报告的方法部分陈述，采用"过程"作为小标题。需要描述用于获得符合抽样标准的潜在参与者的方法（参见第九章）。研究人员还应详细说明拒绝参与研究个体的数量和特征。如果研究包括干预措施，则应描述有关干预措施的细节及其实施方式（参见第八章）。方法部分还应说明用于实施测量的方法，以及测量的时间和环境。预期结果是对研究人员如何、在哪里以及以什么顺序收集研究资料的确切描述。以下内容讨论了研究报告描述的一些常见资料收集任务，包括研究参与者的招募、资料收集的一致性，以及实施研究设计中的控制。护理研究人员也在使用现有数据库资料的过程中进行研究,批判性评价从这些数据库中获得的资料也很重要。

招募研究参与者

研究报告需要描述研究参与者的招募过程。研究参与者只能在资料收集开始或整个资料收集期间招募。研究设计决定了参与者的选择方法。招募最初计划的参与者数量很重要,因为数据分析和对研究发现的解释取决于是否有足够的样本量。

资料收集的一致性

在任何研究中,准确收集资料的关键是一致性。一致性涉及维护每个事件的资料收集模式,因为它在研究计划中制订。一个好的计划将有助于保持研究的一致性和有效性。研究人员应注意偏倚,即使它们是轻微的,并在最终的研究报告中,报告这些偏倚对解释研究发现的影响。如果研究使用资料收集员,研究人员需要报告资料收集员的培训过程,以及在培训和资料收集过程中获得的评分者间信度。

研究设计中的控制

研究人员在研究计划中制订了控制措施,以最大限度减少干预力量对研究发现的影响。控制在类实验性和实验性研究中非常重要,以确保干预措施得到一致的实施(Shadish,Cook,& Campbell,2002)。研究报告需要反映研究中实施的控制措施,以及研究期间需要管理的任何问题。除了维持计划中确定的控制外,研究人员还应不断寻找可能对收集的资料产生影响的先前未确定的无关变量。外变量通常是研究特有的,往往在资料收集期间变得更加明显,需要在研究报告中进行讨论。例如,陆等人(2013)检验了穴位按压对睡眠质量的影响,并控制了实施干预的环境,以减少任何可能影响研究发现的外变量,如噪音、温度或照明。在这项研究中,参与者未服用安眠药,以防止这一无关变量的影响。研究人员需要考虑在资料收集、分析和解释过程中确定的外变量。他们还应在研究报告中注意这些变量,以便未来的研究人员能够意识到并尝试控制它们。

从现有数据库中获得资料的研究

护理研究人员正在使用现有数据库来解决研究问题和研究目的。为一项研究从现有数据库中获得资料的原因各不相同。随着医疗信息的计算机化,在国际、国内、地区、州和临床机构内建立了更多的数据库。这些数据库包括了大量与发展实践所需研究证据相关的信息(Brown,2018;Melnyk,Gallagher-Ford,& Fineout-Overholt,2017)。过去10年来,数据存储的成本和技术得到了改善,使这些数据库更加可靠和可访问。使用现有数据库可以进行复杂的分析,以扩展研究人员对健康结局的理解。另一个原因是研究中的原始数据收集受到研究参与者的可用性和数据收集过程费用的限制。通过使用现有数据库,研究人员能够获得更大的样本,进行更多的纵向研究,在资料收集过程中降低成本,并减少研究参与者的负担(Johantgen,2010)。

研究中常用的现有医疗数据包括:二级数据和行政数据。为特定研究收集的数据被视为原始数据(primary data)。从前期研究中收集并存储在数据库中的数据,在被其他研究人员用于解决他们的研究目的时,被视为二级数据(secondary data)。由于这些数据被作为研究的一部分进行收集,因此,可以获得有关数据收集和存储过程的详细信息,包括以前基于这些数据的出版物。在研究报告的方法部分,研究人员通常会说明他们在研究中何时使用了二级数据进行分析(Johantgen,2010)。

出于研究以外的原因收集的数据被视为行政数据。行政数据(administrative data)在临床机构内收集,由美国、州和地方专业组织获得,并由联邦、州和地方机构收集。行政数据的收集和存储过程比用于研究的数据收集过程更复杂,往往也更不明确(Johantgen,2010)。行政数据库中的数据由不同地点的不同人员,使用不同方法进行收集。然而,为大多数行政数据库收集的数据要素包括人口统计学特征、组织特征、临床诊断和治疗,以及地理信息。这些数据库要素已由《健康保险携带和责任法案》(HIPAA)标准化,该法案提高了数据库的质量(参见第四章)。

需要清楚地描述研究中使用的数据库类型。数据库中的资料应解决研究人员的研究目的及目标、问题或假设。研究报告应说明现有数据库中资料的有效性和可靠性。

❓ 批判性评价指南

资料收集

在批判性评价数据收集的过程时,请考虑以下问题:
1. 研究参与者的招募和选择是否有明确和适当的描述?
2. 收集资料的方式是否一致?
3. 研究控制是否如设计所示保持一致? 设计是否包括实施一致的干预措施?
4. 研究完整性是否受到保护,问题如何解决?
5. 研究人员是否从现有数据库中获得数据? 如果是,获得的数据是否涉及研究目的和目标、问题或假设? 研究报告中是否提到了数据库的可靠性和有效性?

威廉姆斯等人(2017)的研究(之前已做介绍)检验了压力和欺凌行为作为青少年抑郁症状的预测因素。该研究的资料收集过程的要素见研究范例10-8。

📑 研究范例 10-8

资料收集

研究摘录

采用非概率方便抽样方法;样本包括从美国东南部两所公立郊区高中招募的143名九年级学生。资格要求包括:①年龄14~16岁的九年级学生……⑤经父母同意。排除标准包括:①非英语交流……⑤躯体疾病,以及由此产生的体温升高……

这项研究得到了大学机构审查委员会(IRB),以及两个学校的院长、校长和学校护士的审查和批准。主要研究人员向所有九年级学生解释了这项研究,并提供了一封写给家长的信,一份拒绝表格,以及知情同意书,用于签署和回复。有资格参与的青少年在研究开始前签署了知情同意书。研究参与者被安排在上午8点~11点,在学校计算机实验室的50分钟选修课期间,完成4份自我报告问卷(包括人口统计学特征、感知压力、欺凌和抑郁症状)……研究结束时,每位参与者都获得了一张价值5.00元的当地食品店礼品卡,以及以低成本或免费获得的心理健康咨询信息。根据概念框架、信度、效度和可行性选择了研究测量方法……

> **研究范例 10-8（续）**
>
> 社会科学统计软件包（SPSS），2011，v20.0 for Windows，用于所有指标的统计分析。（Williams et al, 2017, p.25）
>
> **批判性评价**
>
> 　　威廉姆斯等人（2017）实施了详细的抽样标准，以提高样本同质性，并减少外变量的影响。样本量很大（$n=143$），结果显著，表明没有 II 类错误。研究人员在学生的选修课上安排了资料收集，这样他们的必修课就不会中断。提供了一张小礼品卡以增加参与度，但不会影响学生对测量的应答。这项研究的伦理得到了大学 IRB 的批准，学校的批准，家长的同意和青少年本人的同意。使用的量表信度高，但研究人员已经扩展了对量表效度的描述（见前文对研究工具的讨论）。统计分析适用于研究数据，结果表明，青少年抑郁症状变异的 59% 是通过对压力、欺凌和性取向的感知来预测的。强有力的抽样标准和样本量，纳入两种环境，采用适合青少年的测量方法，以及结构化数据收集过程，增加了研究发现准确反映现实的可能性。

本章要点

- 测量的目的是获得可用于解决量性研究目的和目标、问题或假设的可信资料。
- 如果发现测量策略从一个研究到另一个研究均有意义，测量规则最终会确保从一个研究参与者（或情况）到另一个研究参与者（或情况）一致地分配数值或类别。
- 测量水平从低到高依次为定类、定序、定距和定比。
- 测量信度与测量技术的一致性有关；信度检验侧重于稳定性、等效性和内部一致性。
- 研究工具的效度是对工具反映正在评估的抽象概念程度的确定。本章描述的效度类型包括内容效度、结构效度和效标效度。
- 可读性水平侧重于研究参与者阅读和理解研究工具内容的能力，这增加了工具的信度和效度。
- 研究报告中，应审查生理测量的精确性、准确性和误差。
- 诊断试验和筛检试验的审查包括灵敏度、特异度、阴性预测值和似然比。
- 护理研究中的常用测量方法包括生理测量、观察、访谈、问卷和量表。
- 描述了评级量表、李克特量表和视觉模拟量表，以用于研究和实践。
- 如果在进行研究时使用现有数据库，则应在研究报告中说明数据库的质量问题。
- 应在研究中进行批判性评价的资料收集任务包括：①招募研究参与者；②资料收集的一致性；③在研究设计中保持控制。

参考文献

Armenta, B. E., Hartshorn, K. J., Whitbeck, L. B., Crawford, D. M., & Hoyt, D. R. (2014). A longitudinal examination of the measurement properties and predictive utility of the Center for Epidemiologic Studies Depression Scale among North American indigenous adolescents. *Psychological Assessment, 26*(4), 1347–1355.

Ballard, E. D., Cwik, M., Van Eck, K., Goldstein, M.,

Alfes, C., Wilson, M. E., et al. (2017). Identification of at-risk youth by suicide screening in a pediatric emergency department. *Prevention Science, 18*(2), 174–182.

Bannigan, K., & Watson, R. (2009). Reliability and validity in a nutshell. *Journal of Clinical Nursing, 18*(23), 3237–3243.

Bialocerkowski, A., Klupp, N., & Bragge, P. (2010).

Research methodology series: How to read and critically appraise a reliability article. *International Journal of Therapy and Rehabilitation, 17*(3), 114–120.

Boyes, A. D., Carey, M., Lecathelinais, C., & Girgis, A. (2013). How does the Distress Thermometer compare to the Hospital Anxiety and Depression Scale for detecting possible cases of psychological morbidity among cancer survivors? *Supportive Care in Cancer, 21*(1), 119–127. https://www.ncbi.nlm.nih.gov/pubmed/22618735.

Bradley, K. L., Bagnell, A. L., & Brannen, C. L. (2010). Factorial validity of the Center for Epidemiological Studies Depression-10 in adolescents. *Issues in Mental Health Nursing, 31*(6), 408–412.

Brown, S. J. (2018). *Evidence-based nursing: The research-practice connection* (4th ed.). Sudbury, MA: Jones & Bartlett.

Buysse, D. L., Reynolds, C. F., 3rd., Monk, T. H., Berman, S. R., & Kupfer, D. J. (1989). The Pittsburgh Sleep Quality Index: A new instrument for psychiatric practice and research. *Psychiatry Research, 28*(2), 193–213.

Campo, M., Shiyko, M. P., & Lichtman, S. W. (2010). Sensitivity and specificity: A review of related statistics and controversies in the context of physical therapist education. *Journal of Physical Therapy Education, 24*(3), 69–78.

Charlson, M. E., Pompei, P., Ales, K. L., & MacKenzie, C. R. (1987). A new method of classifying prognostic comorbidity in longitudinal studies: Development and validation. *Journal of Chronic Diseases, 40*(5), 373–383.

Creswell, J. W. (2014). *Research design: Qualitative, quantitative and mixed methods approaches* (4th ed.). Thousand Oaks, CA: Sage.

Creswell, J. W., & Poth, C. N. (2018). *Qualitative inquiry & research design: Choosing among five approaches* (4th ed.). Thousand Oaks, CA: Sage.

DeVon, H. A., Block, M. E., Moyle-Wright, P., Ernst, D. M., Hayden, S. J., Lazzara, D. J., et al. (2007). A psychometric toolbox for testing validity and reliability. *Journal of Nursing Scholarship, 39*(2), 155–164.

Dickson, V. V., Buck, H., & Riegel, B. (2013). Multiple comorbid conditions challenge heart failure self-care by decreasing self-efficacy. *Nursing Research, 62*(1), 2–9.

Gift, A. G., & Soeken, K. L. (1988). Assessment of physiologic instruments. *Heart & Lung, 17*(2), 128–133.

Gray, J. R., Grove, S. K., & Sutherland, S. (2017). *The practice of nursing research: Appraisal, synthesis, and generation of evidence* (8th ed.). St. Louis, MO: Elsevier Saunders.

Grove, S. K., & Cipher, D. J. (2017). *Statistics for nursing research: A workbook for evidence-based practice* (2nd ed.). St. Louis, MO: Elsevier.

Ho, G. W. K. (2017). Examining perceptions and attitudes: A review of Likert-type scales versus Q-methodology. *Western Journal of Nursing Research, 39*(5), 674–689.

Horowitz, L. M., Bridge, J. A., Teach, S. J., Ballard, E., Klima, J., Rosenstein, D. L., et al. (2012). Ask Suicide-Screening Questions (ASQ); A brief instrument for the pediatric emergency department. *Achieves of Pediatric and Adolescent Medicine, 166*(12), 1170–1176.

Hunt, C., Peters, L., & Rapee, R. M. (2012). Development of a measure of being bullied in youth. *Psychological Assessment, 24*(1), 156–165.

Johantgen, M. (2010). Using existing administrative and national databases. In C. F. Waltz, O. L. Strickland, & E. R. Lenz (Eds.), *Measurement in nursing and health research*. (4th ed.) (pp. 241–250). New York, NY: Springer.

Kaplan, A. (1963). *The conduct of inquiry: Methodology for behavioral science*. New York, NY: Harper & Row.

Locke, B. Z., & Putnam, P. (2002). *Center for Epidemiologic Studies Depression Scale (CES-D Scale)*. Bethesda, MD: National Institute of Mental Health.

Lu, M., Lin, S., Chen, K., Tsang, H., & Su, S. (2013). Acupressure improves sleep quality of psychogeriatric inpatients. *Nursing Research, 62*(2), 130–137.

Marshall, C., & Rossman, G. B. (2016). *Designing qualitative research* (6th ed.). Thousand Oaks, CA: Sage.

McLellan, M. C., Gauvreau, K., & Connor, J. A. (2014). Validation of the Cardiac Children's Hospital Early Warning Score: An early warning scoring tool to prevent cardiopulmonary arrests in children with heart disease. *Congenital Heart Disease, 9*(3), 194–202.

McLellan, M. C., Gauvreau, K., & Connor, J. A. (2017). Validation of the Children's Hospital Early Warning System for critical deterioration recognition. *Journal of Pediatric Nursing, 32*(1), 52–58.

Melnyk, B. M., Gallagher-Ford, E., & Fineout-Overholt. (2017). *Implementing evidence-based practice competencies in healthcare: A practical guide for improving quality, safety, & outcomes*. Indianapolis, IN: Sigma Theta Tau International.

Musiello, T., Dixon, G., O'Connor, M., Cook, D., Miller, L., Petterson, A., et al. (2017). A pilot study of routine screening for distress by a nurse and psychologist in an outpatient hematological oncology clinic. *Applied Nursing Research, 33*(1), 15–18.

Nunnally, J. C., & Bernstein, I. H. (1994). *Psychometric theory* (3rd ed.). New York, NY: McGraw-Hill.

Polit, D. F., & Yang, F. M. (2016). *Measurement and the measurement of change*. Philadelphia, PA: Wolters Kluwer.

Radloff, L. S. (1977). The CES-D scale: A self-report depression scale for research in the general population. *Applied Psychological Measurement, 1*, 385–394.

Ryan-Wenger, N. A. (2017). Precision, accuracy, and uncertainty of biophysical measurements for research and practice. In C. F. Waltz, O. L. Strickland, & E. R. Lenz (Eds.), *Measurement in nursing and health research*. (5th ed.) (pp. 427–445). New York, NY: Springer.

Schmitt, A., Reimer, A., Hermanns, N., Kulzer, B., Ehrmann, D., Krichbaum, M., et al. (2017). Depression is linked to hyperglycemia via suboptimal diabetes self-management: A cross-sectional mediation analysis.

Journal of Psychosomatic Research, *94*(1), 17–23.

Shadish, W. R., Cook, T. D., & Campbell, D. T. (2002). *Experimental and quasi-experimental designs for generalized causal inference*. Chicago, IL: Rand McNally.

Sharp, L. K., & Lipsky, M. S. (2002). Screening for depression across the lifespan: A review of measures for use in primary care settings. *American Family Physician*, *66*(6), 1001–1008.

Stevens, S. S. (1946). On the theory of scales of measurement. *Science*, *103*(2684), 677–680.

Stone, K. S., & Frazier, S. K. (2017). Measurement of physiological variables using biomedical instrumentation. In C. F. Waltz, O. L. Strickland, & E. R. Lenz (Eds.), *Measurement in nursing and health research*. (5th ed.) (pp. 379–425). New York, NY: Springer.

Straus, S. E., Glasziou, P., Richardson, W. S., Rosenberg, W., & Haynes, R. B. (2011). *Evidence-based medicine: How to practice and teach EBM* (5th ed.). Edinburgh: Churchill Livingstone Elsevier.

Umberger, R. A., Hatfield, L. A., & Speck, P. M. (2017). Understanding negative predictive value of diagnostic tests used in clinical practice. *Dimensions of Critical*

care Nursing, *36*(1), 22–29.

Waltz, C. F., Strickland, O. L., & Lenz, E. R. (2017). *Measurement in nursing and health research* (5th ed.). New York, NY: Springer Publishing Company.

Weber, M. A., Schiffrin, E. L., White, W. B., Mann, S., Lindholm, L. H., Kenerson, J. G., et al. (2014). Clinical practice guidelines for the management of hypertension in the community: A statement by the American Society of Hypertension and the International Society of Hypertension. *Journal of Hypertension*, *32*(1), 3–15.

Wewers, M. E., & Lowe, N. K. (1990). A critical review of visual analogue scales in the measurement of clinical phenomena. *Research in Nursing & Health*, *13*(4), 227–236.

Williams, S. G., Turner-Henson, A., Langhinrichsen-Rohling, J., & Azuero, A. (2017). Depressive symptoms in 9th graders: Stress and physiological contributors. *Applied Nursing Research*, *34*(1), 24–28.

Wong-Baker FACES Foundation. (2017). *Wong-Baker FACES® Pain Rating Scale*. Retrieved April 25, 2017, from http://www.wongbakerfaces.org/.

第十一章

理解研究中的统计

Susan K. Grove

学习目标

完成本章学习后应能够：

1. 描述概率论和决策论，以指导数据的统计分析。

2. 描述从样本到总体的推断过程。

3. 比较和对比研究中可能出现的Ⅰ类错误和Ⅱ类错误。

4. 确定数据分析过程的步骤：①缺失数据的管理；②样本的描述；③测量方法的可靠性；④数据的探索性分析；⑤以研究目标、问题或假设为指导的推断性统计分析的使用。

5. 确定描述性分析，如频率分布、百分比、集中趋势和离散性测量，这些分析用于描述研究报告中的样本和研究变量。

6. 描述从推断性统计分析中获得的结果，这些统计分析用于检验关系（皮尔森积矩相关和因子分析）和做出预测（线性回归分析和多元回归分析）。

7. 描述为检验差异而进行的推断性统计分析所获得的结果，如卡方检验、t 检验、方差分析和协方差分析。

8. 描述在决策论框架内解释的从类实验性和实验性研究中获得的 5 种类型结果：①显著和可预测结果；②不显著结果；③显著和不可预测结果；④混合结果；⑤非预期结果。

9. 比较和对比结果的统计学意义和临床意义。

10. 在已发表的研究中批判性评价统计结果、研究发现、局限性、结论、研究发现的外推性、对护理实践的意义，以及对进一步研究的建议。

护理实践应以研究证据为基础的期望，使获得阅读和评价统计分析结果的技能对于护生和临床护士而言至关重要（Gray，Grove，& Sutherland，2017）。与研究过程的任何其他方面相比，护士可能对数据分析和统计结果有更多的焦虑。我们希望本章将消除一些焦虑，并提升你对研究报告结果部分的批判性评价能力。本章介绍的统计分析内容侧重于阅读、理解和批判性评价量性研究的结果部分，而不是如何选择用于数据分析或执行统计分析的统计

程序。

本章描述了统计分析的相关理论和概念,为理解研究报告的结果奠定了基础。简要介绍了数据分析的步骤;讨论了描述变量、检验变量之间的关系、预测结果和检验因果假设的一些常用统计程序;提供了为获得研究结果而进行的统计分析的适当策略,以及批判性评价研究结果的指南。本章最后提出了批判性评价以下研究结局的指南:研究发现、局限性、结论、外推性、对护理实践的意义,以及对进一步研究的建议。本章以最新研究作为范例,以促进你对统计分析内容的理解。

理解统计分析过程的理论和概念

护士倾向于避免统计的一个原因是,许多人只学到了计算统计方程的数学程序,很少或根本没有解释这些程序背后的逻辑意义或结果的意义。计算是通常由计算机执行的机械过程,并且关于计算过程的信息不是理解统计结果所必需的。我们提出了一种数据分析的方法,这将增强你对统计分析过程的理解。你可以通过这种理解来批判性评价研究报告中的分析技术和结果。

本节介绍了对理解统计分析过程中,重要的一些理论和概念的简要说明。讨论了概率论和决策论,并描述了假设检验、显著性水平、推断、外推性、正态曲线、尾性、Ⅰ类错误和Ⅱ类错误、把握度和自由度的概念。对这些主题的更详细的讨论可以在其他资源中找到;我们推荐本教材(Gray et al,2017;Grove & Cipher,2017)和其他高质量的统计学教材(Plichta & Kelvin,2013;Polit,2010)。

概率论

概率论(probability theory)用于解释关系的程度,事件在给定情况下发生的概率,或事件可以被准确预测的概率。研究人员可能想知道护理干预将导致特定结局的概率。例如,研究人员想知道住院期间导尿在导致出院后尿路感染(UTI)的可能性有多大。研究人员还想知道,实验组的研究参与者与对比组或对照组的研究参与者来自相同的更大总体的概率。概率的表示为小写字母 p,值表示为百分比或十进制值,范围 0~1。例如,如果概率为 0.23,则表示为 $p = 0.23$。这意味着有 23% 的可能性会发生特定的结果(如 UTI)。概率值也可以表示为小于特定值,如 0.05,表示为 $p < 0.05$。一项研究可能表明,实验组参与者与对照组参与者来自相同的更大总体的概率小于 5%($p < 0.05$)。换句话说,对比组和实验组不太可能来自相同的总体。换个方式,你可能会说,这两个组有 5% 的可能性来自相同的总体,而 95% 的可能性不是来自相同的总体。由于研究中干预的影响,实验组与对照组的推论会存在差异。概率值通常与推断性统计分析的结果一同陈述。

决策论、假设检验和显著性水平

决策论(decision theory)假设研究中用于检验特定假设的所有组(如实验组和对照组)都是相对于所研究的变量而言的同一总体的组成部分。传统上,这种期望(或假设)表示为零假设,即在假设中包括的变量方面,研究中的两组之间(或多组之间)没有差异(有关假设的更多细节见第五章)。这取决于研究人员是否为两组之间的真正差异提供了证据。例如,研究人员可能会假设,住院期间导尿的患者在出院后发生尿路感染的频率与未导尿患者发生尿路感染的频率之间没有差异。为了检验这个零假设,在数据收集之前需要选择一个临界点。临界点称为 α,或统计显著性水平(level of statistical significance),是统计分析结果被判断为表明组间在统计上有显著差异的概率水平。大多数护理研究选择的显著性水平为 0.05。如果统计分析中发现的 p 值为 <0.05,则认为实验组和对照组有显著差异(即来自不同的总体)。

决策论要求为研究选择的临界点是绝对的。绝对意味着即使获得的值仅比临界点高出一小部分,样本也被认为来自同一总体,并且不能表明差异具有统计学意义。当使用决策论声明,如果 α 水平设置为 0.05 时,发现在 $p = 0.051$ 处接近显著性是不合适的。依据决策论的规则,该结果表明所检验的组间没有显著差异,并且接受了零假设。另一方面,一旦研究人员将显著性水平设定为 0.05 时,如果分析显示有 0.001 的显著差异,该结果就不会被认为比最初提出的 0.05 更显著(Slakter, Wu, & Suzaki-Slakter, 1991)。显著性水平是二分法,这意味着差异是显著还是不显著;显著性无"程度"。然而,有些人没有意识到,他们的推理已经从决策论转向了概率论,在他们的研究报告中表示,如果已经获得了 $p = 0.001$ 的值,那么该结果将会使研究发现更有意义。

从概率论的角度来看,当概率在 0.05 和 0.001 之间时,发生 Ⅰ 类错误的风险存在相当大的差异;也就是说,当概率在 0.05 和 0.001 之间时,会将无意义的事件误认为有意义。如果 $p = 0.001$,则两组来自相同总体的概率为千分之一;如果 $p = 0.05$,则两组来自相同总体的概率为二十分之一。换句话说,如果 $p = 0.05$,则在 100 次统计分析中有 5 次会发现,那些统计值所对应的组实际上来自相同的总体,但认为这些组之间存在差异的结论却是错误的。

在计算机分析中,从每个数据分析获得的概率值(如 $p = 0.03$ 或 $p = 0.07$)经常通过打印输出显示,并且通常由研究人员在发表的研究中报告,以及在进行数据分析之前设置显著性水平。总之,概率(p)值揭示了特定研究中 Ⅰ 类错误的风险。α 值在研究之前设置,通常为 α = 0.05,显示研究中特定分析的概率值是否达到了组间的显著差异或变量之间显著关系的临界点。

推断和外推

推断(inference)是基于证据的结论或判断。做出统计推断需要非常谨慎。用于解释统计过程结果的决策论规则增加了准确推断的概率。外推(generalize)是将从特定实例获得的信息应用于一般情况。外推需要进行推断;两者均需要采用归纳推理。推断是从一个具体的案例引申到一般真理,从局部到整体,从具体到抽象,从已知道未知。在研究中,使用来自统计分析的结果(results),依据特定样本获得的研究发现(findings)做出推断,并应用于更广泛的目标总体。例如,研究人员可以在一份研究报告中得出结论,发现两个样本之间尿路感染的数量存在显著差异,其中一组样本的参与者在住院期间进行了导尿,而另一组样本的参与者没有。研究人员还可以得出结论,所有在医院接受护理的患者中,这种差异都是可以预期的。该研究结果从研究中的样本被外推至所有前期住院的患者。统计学家和研究人员永远不能用推断来证明某件事;他们永远不能确定他们的推断和外推是正确的。研究人员对尿路感染发病率的外推可能没有经过仔细考虑——这些研究发现可能被外推到了一个过于宽泛的总体。在更广泛的总体中,尿路感染的发生率可能不会因患者是否导尿而有所不同。

外推研究发现是本章后面将要介绍的研究报告讨论部分的内容。

正态曲线

正态曲线(normal curve)是总体中所有可能值的理论频数分布;然而,没有真正符合正态曲线的实际分布(图11-1)。正态曲线的观点由18岁的数学家约翰·高斯在1795年提出。他发现,来自同一总体的多个样本中重复确定的变量(如每个样本的平均值)的数据分析结果可以组合成一个大样本。从这个大样本中,可以开发出比只有一个样本能更准确地表示该总体曲线的模式。令人惊讶的是,在大多数情况下,无论检验的具体变量或研究的总体如何,曲线都是相似的。

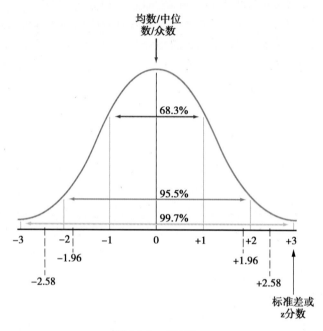

图 11-1   正态曲线

显著性和概率水平基于正态曲线逻辑。图11-1的正态曲线显示了单个总体值的分布。请注意,95.5%的值在平均值的两个标准差(SD)内,范围从−2SD到+2SD。给定的测量值(如单组均数)大约有95%的概率落在总体均数的大约2SD内,并且有5%的概率落在正态曲线的尾部(图11-2)。尾部是正态曲线的末端,包括低于−2(确切地说是−1.96)SD(2.5%)或高于+2(确切地说是+1.96)SD(2.5%)。如果拟比较的组来自相同的总体(没有显著差异),你会期望每个组的值(如均数)落在正态曲线值的95%范围内。如果这些组来自(显著)不同的总体,你可能会期望其中一个组的值在正态曲线值的95%范围之外。显著性水平(α)设置为0.05时,执行推断性统计分析以确定组间差异,将能够对该预期进行检验。如果统计检验表明有显著差异(一个组的值不在正态曲线值的95%范围内),则认为该组来自不同的总体。然而,在5%的统计检验中,可以预期其中一个组的值落在正态曲线值的95%范围之外,但实际上仍然属于相同的总体(Ⅰ类错误)。

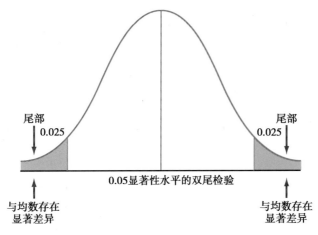

图 11-2　双尾显著性检验

尾性

在非定向假设中,研究人员假设极端得分(因为具有极端得分的群体不属于同一总体)可能会出现在正态曲线的任何一个尾部(图 11-2)。对非定向假设的分析称为双尾显著性检验(two-tailed test of significance)。在单尾显著性检验(one-tailed test of significance)中,假设具有方向性,并且出现在曲线单个尾部的极端统计值具有意义(有关定向和非定向假设的讨论见第五章)。该假设表明,极端得分高于或低于95%的总体,表明具有极端得分的样本来自不同的总体。在这种情况下,被认为有意义的5%的统计值将位于单尾,而不是双尾。出现在曲线另一个尾部的极端统计值不会被认为有显著差异。

图 11-3 显示了单尾显著性检验,其中考虑显著性的统计值在右尾。建立单尾假设要求研究人员对变量有足够的了解,以预测差异是尾部高于均数,还是尾部低于均数。例如,麦基(McKee)、郎(Long)、索思沃德(Southward)、沃克(Walker)和麦考恩(McCown)(2016)"假设父母超重或肥胖的孩子更有可能肥胖"。这个定向假设预测有意义的区域在正态曲线的右尾,如图 11-3 所示。研究人员发现,父母肥胖是儿童肥胖的重要预测因素。单尾统计检验比双尾检验更有效,从而减少了Ⅱ类错误的可能性。

Ⅰ类错误和Ⅱ类错误

根据决策论,当研究人员决定统计检验结果的意义时,可能会发生两种类型的错误,Ⅰ类错误和Ⅱ类错误(表 11-1)。当零假设为真时(如实际上没有差异,但结果表明存在显著差异),零假设被拒绝,会发生Ⅰ类错误(type Ⅰ error)。Ⅰ类错误的风险由显著性水平表示。显著性水平为 0.05(100 次中出现错误的概率为 5 次)的Ⅰ类错误风险

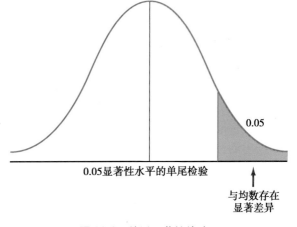

图 11-3　单尾显著性检验

表 11-1　Ⅰ类错误和Ⅱ类错误

	决策	
	拒绝零假设[a]	接受零假设[a]
零假设[a] 为真	Ⅰ类错误:α	正确决策:1-α(把握度)
零假设[a] 为假	正确决策:1-β	Ⅱ类错误:β

[a] 零假设陈述为研究样本中无差异或关系存在。

比显著性水平为 0.01(100 次中出现错误的机会为 1 次)的风险更大。

当零假设实际为假,但被认为是真时,会发生Ⅱ类错误(type Ⅱ error),或 beta(β)。例如,统计分析可能表明变量之间没有显著关系或组间差异,但实际情况存在显著关系或差异(表 11-1)。当显著性水平为 0.01 时,发生Ⅱ类错误的风险比显著性水平为 0.05 时更大。然而,Ⅱ类错误往往由于研究方法的缺陷造成。在护理研究中,许多研究是用小样本和不能精确测量研究变量的工具进行的(Gray et al,2017;Polit & Yang,2016;Waltz, Strickland, & Lenz,2017)。在许多护理情况下,多个变量相互作用也会导致总体内部的差异。当只检验几个相互作用的变量时,可能会忽略组间的微小差异。这导致了不显著的研究结果,使研究人员得出错误结论,即样本之间无差异,但实际上存在差异。因此,在护理研究中,Ⅱ类错误的风险往往很高。

把握度:控制Ⅱ类错误的风险

把握度(power)是统计检验将检测到存在的显著差异的概率(表 11-1)。可以采用把握度分析(power analysis)来确定Ⅱ类错误的风险。科恩(1988)确定了把握度分析的 4 个参数:①把握度;②显著性水平;③效应量;④样本量。如果 4 个参数中的 3 个已知,则可以使用把握度分析公式计算第 4 个参数,这些公式因拟进行的分析类型而异。最小可接受把握度水平为 0.80(80%)。由研究人员设置显著性水平(通常设置为 α = 0.05;见第九章)。效应量(effect size)是"现象在总体中存在的程度,或者零假设为假的程度"(Cohen,1988)。效应量可以从前期研究结果中计算出来。例如,如果在手术前测量一组患者的焦虑水平变化,如果手术前后这组患者的焦虑发生了很大变化,那么效应量就会很大。如果测量术前教学计划对焦虑水平的影响,则影响的大小将是实验组与对照组在后测焦虑水平上的差异。如果预期焦虑水平只有很小的变化,那么效应量就会很小。在许多护理研究中,只有很小的效应量是可以预期的。在这样的研究中,经常需要 200 或更多的样本来检验显著性差异(Cohen,1988)。在小样本、研究设计差和采用仅能检测到明显变化的工具的护理研究中,会出现低效应量。研究人员可以采用把握度(80%)、显著性水平(α = 0.05)和效应量计算研究所需的样本量(Cohen,1988;见第九章)。把握度水平应在未能拒绝零假设(无显著性发现)的研究中进行讨论。如果把握度水平低于 0.80,则需要质疑无显著性结果的有效性。

自由度

自由度(*df*)的概念对于计算统计分析和解释结果很重要。自由度(degrees of freedom)是指在给定其他现有评分值和这些评分的既定总和情况下,评分值可以变化的自由(Gray et al,2017)。自由度通常与统计结果一起报告。

明确数据分析过程的步骤

量性研究中的数据分析过程(data analysis process)包括对数值型资料的管理和对这些数据的统计分析,以产生研究结果。统计分析(statistical analysis)是对研究中收集的数据型资料进行检查、清洗和赋予意义的技术或程序。在本书中,统计分为两大类,即描述性统计和推断性统计。描述性统计(descriptive statistics)是概括性统计,使研究人员能够以赋予意义和促进理解的方式组织数据。描述性统计用来描述样本和关键的研究变量。推断性统计(inferential statistics)旨在解决研究目标、问题和假设,使推断结果能够从研究样本外推至目标总体。进行推断分析是为了确定研究中的关系、检验预测,并确定组间差异。

在批判性评价一项研究时,了解研究人员在数据分析过程中实施的以下步骤具有帮助作用:①缺失数据管理;②样本描述;③测量方法的可靠性检查;④对研究数据进行探索性分析;⑤执行由研究假设、问题或目标指导的推断性分析(框 11-1)。虽然不是所有步骤都出现在研究的最终报告中,但它们均有助于从研究数据的分析中获得充分的理解。

框 11-1　数据分析过程的步骤

1. 缺失数据管理
2. 样本描述
3. 检查测量方法的可靠性
4. 执行资料的探索性分析
5. 执行由研究假设、问题或目标指导的推断性分析

缺失数据管理

除了非常小的研究,研究人员几乎总是使用计算机进行数据分析。该过程的第一步是通过有系统的计划将数据输入计算机,从而减少误差。在数据输入期间,注意识别丢失的数据点。如果某些变量缺乏足够的数据,研究人员则必须确定这些数据是否足以用于这些变量的分析。在某些情况下,必须将这些研究参与者排除在分析之外,因为他们缺失了对分析至关重要的数据。在回顾已发表的研究结果时,你可能会注意到,最终分析包含的参与者数量少于原始样本量;这可能是脱失和/或缺失数据的参与者未被纳入分析的结果。研究人员在研究报告中讨论缺失数据及其管理很重要。

样本描述

研究人员应在他们的研究报告中尽可能完整地呈现样本的整体情况。与样本相关的变量称为人口统计学变量,可能包括年龄、性别、种族、文化程度和诊断。对人口统计学变量的分析产生了研究参与者的样本特征(参见第五章)。当一项研究包括一个以上的组(如治疗组和对照/对比组)时,研究人员经常比较这些组与人口统计学变量的关系。例如,了解这些群体的年龄和文化程度分布是否相似可能很重要。当治疗(干预)组和对比组的人口统计学

变量相似时,研究会更有力,因为结果更有可能是由干预引起,而不是由研究开始时的组间差异造成的。

测量方法的可靠性

研究人员需要报告他们研究中使用的测量方法的可靠性。观察或生理测量的可靠性通常在数据收集阶段确定,并在研究报告中注明。如果在一项研究中使用多条目量表来收集数据,则研究报告中应包括克朗巴赫 α 值(Waltz et al,2017)。0.70 被认为可接受,特别是对于新开发的量表。前期研究的克朗巴赫 α 系数为 0.80~0.90,表明量表足够可靠,可以在研究中使用。t 检验或皮尔森相关统计量可用于确定重测信度。在批判性评价一项研究时,你需要检查测量方法和用于确定这些值的统计程序的可靠性。有时,研究人员检验了他们研究中采用的测量方法的效度,该内容也需要纳入研究报告中(参见第十章)。

探索性分析

下一步为探索性分析(exploratory analysis),用于描述性检查所有数据。本章后面将更详细地讨论这一步骤。使用集中趋势和离散性测量来检查每个研究变量的数据,以确定数据中的变异性质,并识别离群值。离群值(outlier)是研究参与者或具有极端值(位于远离图表上的其他绘制点的值)的数据点,这些值看起来不同于样本的其余部分。研究人员通常会说明在数据分析过程中是否发现了离群值,以及这些离群值是如何管理的。在批判性评价一项研究的结果时,要注意对离群值的讨论,并明确它们的管理方式,以及对研究结果的潜在影响。

推断性统计分析

数据分析的最后步骤为推断性统计分析,目的是将研究样本的发现外推至适当的可获得总体和目标总体。为了证明推断性分析结果的外推性是合理的,需要有严格的研究方法,包括强有力的研究设计(Shadish,Cook,& Campbell,2002),可靠有效的测量方法(Polit & Yang,2016;Waltz et al,2017),以及大样本(Cohen,1988)。

大多数研究人员在他们的研究报告中包括了对研究数据进行统计分析的技术,以及用于计算数据的程序部分。这种讨论包括研究中进行的推断性分析技术(如侧重于关系、预测和差异的技术),有时还包括描述性分析技术(如频率、百分比,以及集中趋势和离散性测量)。研究中进行的数据分析技术通常在研究结果部分之前阐述。

描述变量的统计方法

前文介绍的描述性统计使研究人员能够以赋予意义和促进理解的方式组织数据型资料。在任何数据型资料的研究中,数据分析均从描述性统计开始。对于一些描述性研究,研究人员将数据分析限制为描述性统计。对于其他研究,研究人员主要使用描述性统计来描述样本的特征,以及从因变量或研究变量的测量中获得的值。本书介绍的描述性统计包括频数分布、百分比、集中趋势测量、离散性测量和标准化分数。

频数分布

频数分布(frequency distribution)描述了研究中得分或类别的出现情况。例如,在一项研究中,性别的频数分布可能是42名男性和58名女性。频数分布通常是用于检查数据的第一种方法。有两种类型的频数分布,即未分组和分组。

未分组频数分布

大多数研究都有一些分类数据,这些数据以未分组频数分布(ungrouped frequency distribution)形式呈现,其中制订了一个表格来展示特定变量获得的所有数值。这种方法通常用于离散型数据,而不是连续型数据。通常以这种方式组织数据的例子有性别、种族、婚姻状况、研究参与者的诊断,以及从所选研究和因变量的测量中获得的值。表11-2是为本教材制订的示例表;它包括由50名参与者获得的9个不同的得分。这是未分组频数的一个示例,因为每个得分都采用得到此分数的参与者的数量来表示。

表 11-2　未分组频数表示例(n=50)

得分	频数	百分比/%	累计频数(f)	累计百分比/%
1	4	8	4	8
3	6	12	10	20
4	8	16	18	36
5	14	28	32	64
7	8	16	40	80
8	6	12	46	92
9	4	8	50	100

分组频数分布

当检查连续变量时,采用分组频数分布(grouped frequency distribution)。在数据收集期间采用的许多测量,包括体温、肺活量、体重、年龄、量表得分和时间,均采用连续性评分进行测量。任何分组方法都会导致信息的丢失。例如,如果对年龄进行分组,则分成两组,即65岁以下和65岁以上,这种分组方式所提供的有关数据的信息比10岁年龄跨度的分组提供的信息更少。与测量水平一样,分组方法也已经建立了指导分类系统的规则。最少应有5组,但不能超过20组。所建立的类别必须详尽;每个数据必须符合所确定的类别之一。类别必须具有互斥性;每个数据必须只适合一种类别(Grove & Cipher, 2017)。当分组范围包含允许一个数据适合多个类别的重叠时,就会出现常见的错误。例如,研究人员可以将年龄范围分为20~30岁,30~40岁,40~50岁,等等。根据这个定义,30岁、40岁等的参与者可以分入多个类别。每个类别的范围必须相等。例如,如果年龄范围为10岁,则每个年龄组必须包括10岁。在某些情况下,这一规则被违反,允许第一个和最后一个类别是开放式的,并在措辞上包括高于或低于指定得分的所有分数。表11-3提供了注册护士收入的分组频数分布示例,其中的类别详尽且相互排斥。

收入		频数/%	累计百分比/%
美元	人民币/元		
<60 000	<420 000	5(5)	5
60 000~69 999	420 000~489 999	20(20)	25
70 000~79 999	490 000~559 999	35(35)	60
80 000~90 000	560 000~630 000	25(25)	85
>90 000	>630 000	15(15)	100

表 11-3 美国全职注册护士的收入($n=100$)

百分比分布

百分比分布(percentage distribution)表示样本得分落入特定组的研究参与者的百分比,以及该组中的得分数量。百分比分布对于将当前数据与具有不同样本量的其他研究结果进行比较特别有用。累计分布是一种百分比分布类型,其中得分的百分比和频率在从表的顶部移动到底部时求和。因此,底部类别将具有等于样本大小的累计频率,累计百分比为100(表 11-2)。频数分布也使用表格或图表(如饼图、条图、折线图)来展示。图 11-4 显示了表11-2 中数据频数分布的图形。你可能会注意到,在条图和折线图中,数据分布形成了一条正态曲线。

集中趋势测量

集中趋势测量(measurement of central tendency)通常被称为数据的中点或数据的均数。这些测量是对研究中数据性质的最简明陈述。统计分析中常用的 3 种集中趋势测量是众数、中位数和均数。对于具有完美正态分布的数据集,这些值是相等的(图 11-1);然而,对于从实际样本获得的数据,它们通常略有不同。

众数

众数(mode)是出现频率最高的数值或得分;它不一定表示数据集的中心。可以通过检查数据的未分组频数分布来确定众数。在表 11-2 中,众数是得分 5,它在数据集中出现了 14次。众数可用于描述典型的研究参与者,或确定量表条目中出现频率最高的值(图 11-4)。众数适用于定类数据的集中趋势测量。一个数据集可以有多个众数。如果存在两个众数,则该数据集称为双峰分布(bimodal distribution)(图 11-5)。具有两个以上众数的数据集称为多众数。

中位数

中位数(median)是指未分组频数分布的确切中心处的中点或分数,即第 50 个百分位数。中位数通过对得分进行排序而获得。如果得分个数是奇数,恰好有 50% 的分数高于中位数,50% 低于中位数。如果得分个数是偶数,则中位数是两个中间得分的平均值;因此,中位数可能不是数据集中的得分之一。与均数不同,中位数不受数据极端得分或离群值的影响。中位数是衡量定序数据的集中趋势的最适当方法。表 11-2 中数据的中位数是 5。

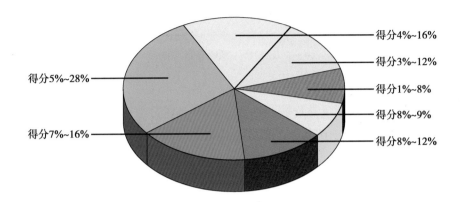

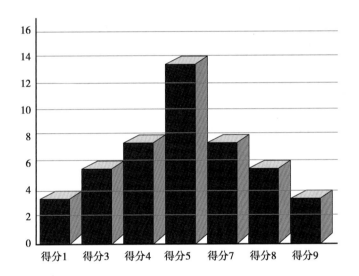

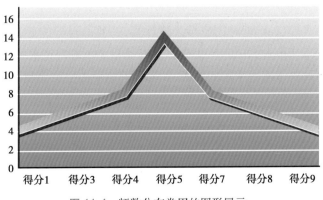

图 11-4 频数分布常用的图形展示

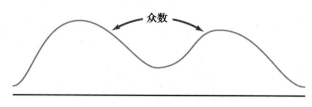

图 11-5　双峰分布

均数

对集中趋势最常用的测量是均数。均数（mean）是得分总和除以得分个数。与中位数一样，均数可能不是数据集中的某一个得分。均数是定距和定比数据的集中趋势的适当测量。然而，如果研究有离群值，均数受这些离群值的影响最大，而中位数则可能是研究报告中包含的集中趋势的测量标准。表 11-2 中数据的均数为 5.28。

离散性测量

离散性测量（measurement of dispersion），或变异性测量，是对样本成员个体差异的测量。它们给出了样本得分是如何分散或分布在均数附近的一些信息。这些指标提供了集中趋势指标所不能提供的有关数据的信息。离散性测量表明了得分的差异程度，或个体得分彼此偏离的程度。如果个体得分相似，则变异性测量较小，并且样本在这些得分方面相对同质或相似。不同类型的样本在得分上有很大的差异。通常使用的离散测量是全距、方差和标准差。标准化评分可以用来表示离散性测量。散点图（稍后讨论）经常用于说明数据中的离散性。

全距

离散性的最简单测量是全距（range），它是最高分减去最低分得到的值。表 11-2 中得分的全距计算为 9-1=8。该全距为差异得分，仅使用两个极端得分进行比较。它是一种非常粗糙的离散性测量，但对离群值很敏感。全距也可以表示为从最低到最高的得分。对于表 11-2 中的数据，全距也可以表示为从 1 到 9 的得分（即 1~9）。

方差

研究中得分的方差（variance）用数学公式计算，并显示得分的分布或离散性（有关公式和计算，请见 Grove & Cipher，2017）。方差只能在测量定距或定比水平的数据进行计算。通过计算获得的数值取决于测量采用的量表，如实验室测量的空腹血糖值或体重的测量尺度。计算的方差值没有绝对值，只能与使用类似测量方法获得的数据进行比较。然而，一般来说，方差值越大，得分的离散度越大。表 11-2 中数据的方差为 4.94。

标准差

标准差（SD）是方差的平方根。正如均数是平均值一样，标准差是平均差（偏差）值。标准差提供了特定样本中来自均数值的平均偏差测量。它表示仅使用均数来解释数据将导致的误差程度。在正态曲线中，68% 的值将在均数之上或之下的 1 个标准差内，95% 的值将在均数之上或之下的 1.96 个标准差内，99% 的值将在均数之上或之下的 2.58 个标准差内（图

11-1;Grove & Cipher,2017)。

表 11-2 示例数据的标准差为 2.22,均数为 5.28,因此,研究参与者低于均数 1 个标准差的值为 5.28−2.22(或 3.06);高于均数 1 个标准差的值为 5.28+2.22(或 7.50)。因此,大约 68% 的样本(可能还有从中衍生出来的总体)可以预期具有 3.06~7.50 范围内的值,其表示为(3.06,7.50)。进一步扩展此计算,参与者低于均数 2 个标准差的值为 5.28−2.22−2.22 = 0.84,高于均数 2 个标准差的值为 5.28+2.22+2.22 = 9.72。均数以下和以上 2 个标准差的值将表示为(0.84,9.72)。使用这一策略可以估计整个值的分布(Grove & Cipher,2017)。可以将单个个体的值与整个样本计算的值(如均数、中位数、众数)进行比较。标准差是一种重要的度量,既可用于了解分布的离散性,也可用于解释特定值与分布之间的关系。在已发表的研究中,均数和标准差通常写为平均值±SD,如 5.28±2.22。

可信区间

将已知的总体值包含在区间估计的概率范围内时,它被称为可信区间(confidence interval,CI)。计算 CI 涉及使用两个公式来标志区间的上限和下限(有关公式和计算见 Grove & Cipher,2017)。例如,某项研究结果的 CI 可能包括下限值 15.34 和上限值 20.56,并表示为(15.34,20.56)。CI 通常计算 95% 和 99% 的间距。95% CI 表明,总体均数有 95% 的可能性落在此区间内。理论上,我们可以为分布的任何总体值或参数产生 CI。这是一个通用的统计过程。例如,也可以围绕相关系数和 t 检验值建立 CI。区间估计可用于单个总体或多个总体。在阅读研究的结果部分时,你将看到 CI 的使用。

标准化评分

由于各种分布的特征不同,很难将一个分布的值与另一个分布的值进行比较。例如,你可能想要比较两门课程的考试成绩。一门课程测试的最高可能分数是 100,而另一门课程测试的最高可能分数是 70;这两个分数很难进行比较。为了方便这种比较,研究人员开发了一种将原始分数转换为标准化评分(standardized score)的机制。只有在特定研究中使用的测量框架内有意义的数字,才能被转换为具有更广泛意义的数字(即标准化评分)。转换为标准化评分可以很容易地从概念上把握分数的含义。一个常见的标准化评分是 z 分数(z-score)。它用标准差单位表示与均数(得分差值)的偏差(图 11-1)。高于均数的得分将有正 z 分数,而低于均数的得分将有负 z 分数。以 z 分数表示的均数为零。标准差等于 z 分数。因此,z 分数为 2 表示从中获得的得分高于均数 2 个标准差。z 分数为−0.5 时,表示得分低于均数 0.5 个标准差。

散点图

散点图(scatterplot)有两个比例尺,即水平比例尺和垂直比例尺。每个比例尺都被称为一个轴。垂直比例尺称为 Y 轴;水平比例尺称为 X 轴。散点图可以用来说明变量值的离散性。在这种情况下,X 轴(X-axis)表示变量的可能值。Y 轴(Y-axis)表示变量的每个值在样本中出现的次数。散点图也可以用来说明一个变量值与另一个变量值之间的关系。那么每个轴将代表一个变量。例如,如果制订一个图表来说明研究参与者的焦虑和用李克特量表测量的抑郁评分之间的关系,则水平轴可以表示焦虑,垂直轴可以表示抑郁。对于每个单位或参与者,都有一个 X 值和一个 Y 值。将单个参与者的 X 值和 Y 值相交的点绘制在图表上

（图 11-6）。当样本中每个参与者的值被绘制出来时,变量之间的关系程度就会显示出来（图 11-7）。如果图 11-7 的散点图是焦虑和抑郁之间关系的一个例子,那么这个图是正向的,表明随着焦虑的增加,研究参与者的抑郁也会增加。正向关系的绘图点从散点图的左下角延伸至右上角,如图 11-7 所示。在负向关系中,绘制点从散点图的左上角延伸至右下角。绘制点越接近直线,两个变量之间的关系就会越强。

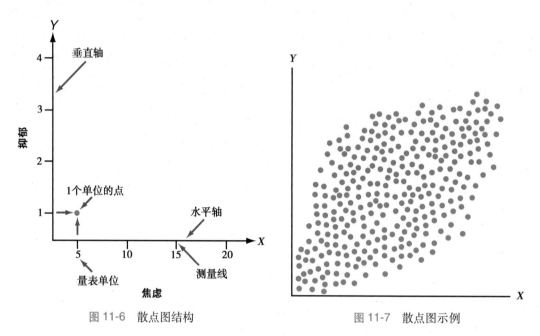

图 11-6　散点图结构　　　　　　　　　　图 11-7　散点图示例

理解描述性统计结果

研究人员在表格和研究结果部分的叙述中报告描述性统计。描述性统计用于描述样本和研究变量。通常计算集中趋势测量(众数、中位数和均数)和离散性测量(全距和标准差)来描述研究变量。此外,描述性和推断性统计可能会在研究开始时一同提出,以描述组间差异或相似之处。当一项研究的重点是确定给予某一组的干预是否产生了效果时,重要的是要知道这些组与研究开始时是否有所不同。如果各组与开始时不同,干预对结果的影响可能会被夸大或减弱。经常用于此目的的推断性统计程序包括用于定类数据的卡方检验和用于定距和定比数据的 t 检验(稍后讨论)。从描述性分析的角度来看,目的不是检验因果关系,而是描述研究中两组或多组之间的差异或相似之处。

维力(Valiee)、拉扎维(Razavi)、阿加贾尼(Aghajani)和巴希里(Bashiri)(2017)进行了一项随机对照试验(RCT),以检验心理教育计划(PEP)对冠心病(CHD)患者生活质量(QOL)的有效性。研究包括干预组和对照组,70 名参与者被随机分为两组。干预(PEP)由文章中描述的 8 次会议组成。采用《MacNew 生活质量问卷》测量心脏病患者的生活质量。该量表为研究参与者提供了总体生活质量评分,并对 3 个维度——情绪健康、躯体健康和社会功能——进行了评分。干预组和对照组的人口统计学特征及因变量(基线或前测)进行了描述和差异检查,如研究范例 11-1 所示。

研究范例 11-1

研究变量描述

研究摘录

采用社会科学统计软件包(SPSS)13.0 版本(SPSS Inc., Chicago, IL, USA)进行数据分析,并计算描述性统计指标。Kolmogorov-Smirnov 检验用于检查变量的正态分布,卡方检验用于比较两组社会人口统计学变量的分布。采用独立样本 t 检验分析两组平均年龄的差异。在研究开始时,采用独立样本 t 检验分析总体生活质量平均得分和两组间各维度平均得分之间的差异⋯⋯ $p < 0.05$ 被认为对所有检验有意义。

结果

在 70 名参与者中,干预组有 3 名因不定期参与而被排除在分析之外。此外,对照组有两名参与者在研究过程中死亡,另一名由于后测问卷回答不完整而被排除在分析之外。总共对 64 例患者的资料进行了分析。

两组的临床人口统计学变量之间未发现显著差异(表1)。采用独立样本 t 检验比较两组患者生活质量平均得分(干预组 96.34±19.01,对照组 94.75±17.61)之间的差异,以及研究开始时生活质量各维度的平均得分,两组评分无显著性差异($p > 0.05$)(表2)。(Valiee et al, 2017, p.39)

表1 干预组和对照组的社会人口统计学特征

变量	干预组($n=32$)	对照组($n=32$)	p
年龄(均值±SD)	50.12±8.76	53.56±8.41	0.35[a]
性别			0.39[b]
女	21(65.6%)	19(59.4%)	
男	11(34.4%)	13(40.6%)	
住院史			0.10[b]
有	12(37.5%)	18(56.2%)	
无	20(62.5%)	14(43.8%)	
潜在疾病			0.39[c]
无	13(40.6%)	9(28.1%)	
糖尿病	4(12.5%)	6(18.8%)	
高血压	5(15.6%)	2(6.2%)	
高血脂	3(9.4%)	7(21.9%)	
以上3种均有	7(21.9%)	8(25%)	
手术史			0.14[b]
有	8(25%)	13(40.6%)	
无	24(75%)	19(59.4%)	
吸烟			1.00[b]
是	4(12.5%)	3(9.4%)	
否	28(87.5%)	29(90.6%)	

[a] t 检验

[b] Fisher 检验

[c] 卡方检验

SD:标准差

摘自 Valiee S, Razavi NS, Aghajani M, et al. Effectiveness of apsychoeducation program on the quality of life in patients with coronary heart disease: A clinical trial. Applied Nursing Research, 2017, 33(1):40。

研究范例 11-1(续)

表2   组间基线生活质量比较

分组	干预组		对照组		t	p
变量	均数	SD	均数	SD		
情绪	35.94	6.61	33.84	7.19	1.21	0.23
躯体	34.78	6.79	34.12	8.33	0.34	0.73
社会	25.62	11.30	26.78	7.73	-0.47	0.63
生活质量	96.34	19.01	94.75	17.61	0.34	0.72

SD:标准差。

摘自 Valiee S, Razavi NS, Aghajani M, et al. Effectiveness of apsychoeducation program on the quality of life in patients with coronary heart disease:A clinical trial. Applied Nursing Research, 2017, 33(1):40。

批判性评价

维力等人(2017)对他们的数据分析过程和结果做了清晰简明的介绍。提供了研究脱失的基本原因，并对64名参与者(每组32名参与者)的数据进行了最终分析。大多数人口统计学变量在定类测量，并用频数和百分比进行了适当的描述(见研究中的表1)。数据符合正态分布(如 Kolmogorov-Smirnov 检验所示)，因此，采用均数和标准差描述年龄是合适的。采用李克特量表测量生活质量，这些量表和维度总和被认为是定距数据(Grove & Cipher, 2017; Waltz et al, 2017)。描述性结果适当地在表格中列出，并在结果部分的叙述中进行了讨论。然而，纳入这些变量的全距来检查离群值会很有帮助。

根据变量的测量水平，适合采用卡方检验或独立样本 *t* 检验分析各组之间的差异。因为在研究开始时，干预组和对照组在人口统计学或因变量上没有显著差异，所以这些组被认为在这些变量上具有同质性或相似性。这些结果加强了这项研究，因为在研究开始时，各组需要尽可能在这些变量上相似。因此，在研究结束时发现的显著差异更有可能是研究干预的结果，而不是误差的结果。这项研究的更多结果将在 *t* 检验一节介绍。

明确研究中推断性统计的合理性

在确定一项研究中进行的推断统计技术的合理性或适宜性时涉及多个因素。进行推断性统计是为了检验研究中变量之间的关系，做出预测，并确定因果关系或差异。评价统计程序要求对数据的性质和研究人员想知道的内容做出许多判断。你需要确定：①研究问题或假设的性质；②用于分析的数据是否为定类、定序、定距或定比资料(参见第十章的图 10-2)；③研究中有几个组；④这些组是配对(依赖)的，还是独立的。

你可能会看到基于研究变量测量水平的参数或非参数分析技术。如果变量是在定类和定序测量，则进行非参数分析(nonparametric analysis)。如果变量处于定距或定比测量水平，并且变量的值为正态分布，则进行参数分析(parametric analysis)(Grove & Cipher, 2017)。研究人员通过运行计算机程序来确定变量的数据是否为正态分布，并将结果包括在他们的研究中，如 Kolmogorov-Smirnov 检验的结果包含在维力等人(2017)研究的摘录中。数据的定距水平和定比水平通常包括在一起，因为无论数据处于测量的定距水平还是定比水平，分析技术都是相同的。

在独立组(independent group)中，一个研究参与者的选择与其他参与者的选择无关。例

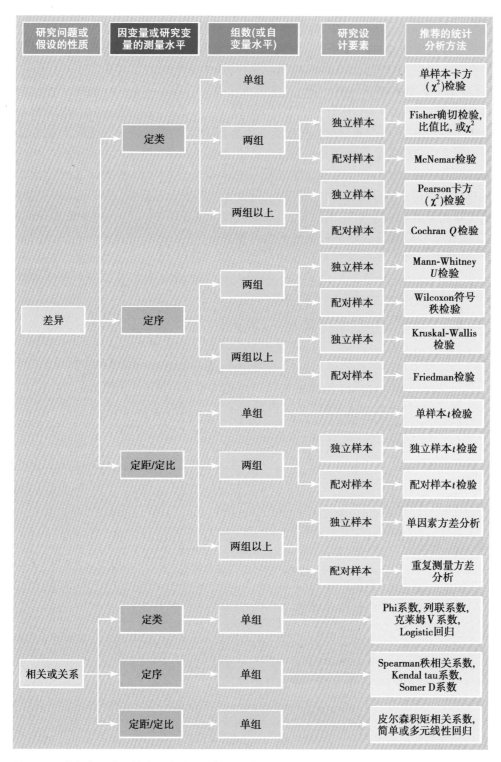

图 11-8 确定合理分析技术的统计决策树或演算法(摘自 Gray JR, Grove SK, & Sutherland S. The practice of nursing research: Appraisal, synthesis, and generation of evidence. 8th ed. St. Louis, MO: Elsevier, 2017, p. 532)

如,如果参与者被随机分配至治疗组和对照组,则组是独立的。在配对组(paired group)[也称为依赖组(dependent group)]中,为数据收集而选择的参与者或观察结果在某种程度上与其他参与者或观察结果的选择有关。例如,如果研究参与者通过使用前测作为对照组来充当他们自己的对照,则测量(组)是配对的。此外,如果将配对的参与者用于对比组和干预组,则观察结果是配对的(参见第八章)。研究人员有时会根据年龄和疾病的严重程度进行分组,以控制研究中这些人口统计学变量的影响。例如,在双胞胎的研究中,双胞胎之一可能被分配至对照组,另一个被分配至实验组。因为他们是双胞胎,在多个变量上是匹配的。

判断研究中分析技术合理性的一种方法是使用决策树或演算法。当你对研究和数据的性质做出判断时,该演算法会通过逐渐缩小备选的合理分析技术的数量来进行指导。图11-8的演算法确定了与分析技术合理性相关的4个因素,即研究问题或假设的性质、因变量或研究变量的测量水平、研究中的组数,以及研究设计。要使用图11-8的决策树或演算法,你将:①确定研究问题或假设是否侧重于差异或关联(关系);②确定研究变量的测量水平(定类、定序、定距或定比);③选择研究中包括的组的数量;④明确是否使用了独立或配对(依赖)样本,以此确定最符合正在进行批判性评价的研究的设计。演算法的线路将贯穿每个选择,以确定在图最右边列出的合理分析技术。

研究中数据分析和结果展示的批判性评价指南

要批判性评价量性研究的结果部分,你需要能够:①确定进行的统计程序;②判断这些程序是否适合研究目的和假设、问题或目标,以及收集的数据;③确定研究人员对结果的陈述和解释是否准确。在批判性评价研究中采用的分析技术时,不仅需要熟悉所进行的分析,而且需要能够将这些技术与其他本来可以采用的技术做比较,可能会获得更大的优势。

❓ 批判性评价指南

研究中展示的数据分析和结果

以下批判性评价指南将帮助你确定研究中展示的数据分析和结果的质量。本章后面介绍的对分析技术的批判性评价,以下述问题为指南:

1. 是否进行了适当的分析以解决研究目的和/或目标、问题或假设? 研究的重点是检验关系、做出预测和/或确定组间差异吗?

2. 分析技术是否适合数据的测量水平(定类、定序或定距/定比)和研究设计? 依据图11-8,确定是否采用了合理的分析技术。

3. 分析结果是否有清晰的表述和适当的解释? 美国心理学会(APA,2010)、格罗夫(Grove)与斯菲尔(Cipher)(2017)在表、图和叙述中均提供了报告研究结果的指南。

4. 研究人员是否确定了研究中采用的显著性水平或 α? 结果有统计学意义吗?

5. 对于任何不显著的结果,是否展示了效应量和把握度? 研究的把握度是否足够,至少0.80或更强,或者有可能出现Ⅱ类错误?(见前文对Ⅰ类错误和Ⅱ类错误的讨论以及表11-1)。

6. 是否还应进行其他分析? 为你的答案提供理由(Grove & Cipher, 2017; Hoare & Hoe, 2013; Hoe & Hoare, 2012; Plichta & Kelvin, 2013; Polit, 2010)。

检验关系的统计方法

研究人员通过相关分析明确变量之间的关系。这些分析的目的可能是描述变量之间的关系,澄清理论概念之间的关系,或者通过分析组间差异帮助明确可能的因果关系。用于分析的所有数据需来自单一总体,其中的值可用于相关分析拟检验的所有变量。定距或定比测量的数据提供了关于关系性质的最佳信息。然而,相关分析程序可用于不同水平的测量。相关分析的数据还需要跨越分析中包含的每个变量值的完整范围。例如,如果特定变量值的范围从最低的 1 到最高的 9,则可能会在数据集中找到从 1 到 9 的每个值。如果所有或大多数值都在该评分范围(4、5 和 6)内,并且很少或没有一个值是极端值,则无法从分析中获得对这种关系的全面理解。因此,相关分析需要具有不同得分的大样本(Grove & Cipher,2017)。

皮尔森积矩相关

皮尔森积矩相关(Pearson product-moment correlation,r)是一种推断性分析技术,用于检验研究中的双变量相关性。双变量相关性(bivariate correlation)测量的是两个变量之间的关联程度。数据从单个样本收集,并且数据集中的每个研究参与者都必须有拟检验的两个变量的测量结果。不常见的是,数据从两个相关的参与者那里获得,如母亲和女儿的乳腺癌发病率。相关分析提供了关于数据的两条信息,即两个变量之间关联的性质(正或负),以及关联的大小(或强度)。有时,展示散点图是为了通过图形说明这种关系(图 11-7)。相关分析的结果是对称的。对称(symmetrical)意味着分析不会给出关联的方向。不可能从相关分析中确定变量 A 是否导致或引起变量 B,或者 B 导致 A。相关分析技术的重点是检验相关关系,而不是确定因果关系。

解释皮尔森积矩相关分析结果

皮尔森相关分析的结果是一个相关系数(r),其值在 -1 和 +1 之间。这个 r 值表示两个变量之间的相关程度。0 表示无相关。$r = -1$ 表示完全负(反)相关。在负向关系(negative relationship)中,一个变量的高分与另一个变量的低分相关。$r = 1$ 表示完全正相关。在正向关系(positive relationship)中,一个变量的高分与另一个变量的高分相关。当一个变量的低分与另一个变量的低分相关时,也存在正相关。变量在同一方向上变化或改变,或者一同增加或减少。当 r 的负值或正值接近 0 时,关联的强度会降低(Grove & Cipher,2017)。

传统上,r 值小于 0.3 或大于 -0.3 被认为是弱相关,介于 0.3~0.5 或 -0.5~-0.3 表示中相关;如果 r 值大于 0.5 或小于 -0.5,则被认为是强相关(Gray et al,2017)。然而,对 r 值的这种解释在很大程度上取决于被检验的变量和测量它们的情况。因此,研究人员对 r 值的解释需要做出一些判断。

当皮尔森相关系数被平方(r^2)时,得到的数字表示由这种关系解释的方差百分比。即使两个变量相关,两个变量的值也不会完全匹配。例如,如果两个变量显示出强烈的正相关关系,则可以预期一个变量的高分与另一个变量的高分相关。然而,在一个变量得分最高的研究参与者不一定在另一个变量得分最高。r^2 表示通过将两个变量关联起来而得到的方差(Grove & Cipher,2017)。

对于参与者个体而言,两个变量值之间的关系将会有一些变化。值的一些变化由两个变量之间的关系来解释,称为可解释方差(explained variance),由 r^2 表示,并表示为百分比。例如,研究人员可能会说,在他们的研究中,焦虑和抑郁这两个变量的相关性是 $r = 0.6$,$r^2 = 0.36 \times 100\% = 36\%$。变量焦虑和抑郁的可解释方差为 36%,这意味着患者的焦虑得分可以解释抑郁得分 36% 的方差(图 11-9)。然而,变异的一部分是由所研究的关系以外的其他因素造成的,称为不可解释方差(unexplained variance)。在所提供的例子中,

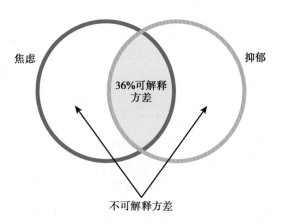

图 11-9   焦虑和抑郁之间可解释方差和不可解释方差的百分比

100% -36%(可解释方差)= 64%(不可解释方差;图 11-9)。因此,64% 的分数变化是由所研究的关系以外的其他因素造成,可能是研究中未检验的变量。强相关比弱相关的不可解释方差更少。

护理研究中有忽视弱相关的倾向。如果在其他变量的背景下检验这种关系,该方法可能会导致忽略实际上在护理知识体系中具有某些意义的关系。这种情况的 3 个常见原因(类似于Ⅱ类错误的原因)已得到确认。首先,许多护理措施不够有力,无法检测出细微的差别。一些工具可能检测不到极端得分,并且变量之间的关系可能比可用的粗略测量所指示的关系更强。其次,相关性研究必须有广泛的得分范围才能检测到关系。如果研究的分数相同或样本量较小,则总体中存在的关系可能不会在样本中显示得很清楚。第三,在许多情况下,双变量分析不能提供相应情况下的动态清晰图像。许多变量可以通过弱相关联系在一起,但它们一同提供了对感兴趣情况的更多理解。统计程序[如回归分析(见下文)]可用于同时检验多个变量之间的关系(Plichta & Kelvin,2013)。

检验相关系数的显著性

在推断样本相关系数适用于样本选择的总体之前,必须先进行统计分析,以确定该系数是否与零(无相关)显著不同。对于小样本,强相关系数可能不显著。对于非常大的样本,当关联性太小而不具有临床意义时,相关系数在统计上也是显著的。因此,在判断相关系数的显著性时,需要同时考虑系数的大小及其统计显著性。

沃克(Walker)(2017)进行了一项相关性研究,以检验在有关学龄儿童哮喘情绪反应的文献中,已明确的变量之间的关系。研究变量包括儿童问题行为总数、儿童问题行为内化子集、儿童问题行为外化子集、照顾者情感功能生活质量、哮喘严重程度和儿童情感功能生活质量。哮喘严重程度采用《慢性哮喘严重程度(SCA)量表》测量,儿童问题行为采用《行为问题指数(BPI)量表》测量,照顾者和儿童情感功能生活质量采用朱尼珀(Juniper)等人(1996)开发的量表测量。所有这些都是文章中详细描述的李克特量表。该研究的数据分析和结果见研究范例 11-2。

研究范例 11-2

皮尔森积矩相关结果

研究摘录

数据分析

采用社会科学统计软件包(SPSS Statistic 20)对本研究收集的数据进行分析。为这项研究选择的显著性水平是 $\alpha=0.05$。在执行统计分析之前,采用数据筛选步骤检查数据的输入错误、缺失值和具有不适当影响的离群值。如果有存在问题的条目,则通过返回原始调查工具来检查和纠正条目中的错误。数据筛选检查包括检查线性假设、正态分布假设……采用克朗巴赫 α 对所有调查工具进行信度检验……采用皮尔森 r 对所有变量进行相关分析,除了二分类变量缺课天数,该变量采用斯皮尔曼 rho 分析相关性(表4)……

表3报告了研究测量的描述性统计。与哮喘相关的儿童情感功能生活质量与哮喘严重程度、外化儿童问题行为和内化儿童问题行为显著负相关。哮喘严重程度越高,哮喘相关儿童情感功能越差,$r=-0.30$,$p<0.01$。当儿童报告对他们的哮喘有更多负面感受时,报告的儿童问题行为就越倾向外化和内化,分别为 $r=-0.43$,$p<0.001$ 和 $r=-0.26$,$p<0.05$(表4)……

表3 变量的描述性统计

变量	n	全距	最小值	最大值	均数	*SD*	α
儿童问题行为总分 (24个条目)	85	29.00	24.00	53.00	31.36	6.407	0.889
儿童问题行为内化子 集(7个条目)	85	6.00	7.00	13.00	8.40	1.575	0.529
儿童问题行为外化子 集(17个条目)	85	25.00	17.00	42.00	22.96	5.384	0.889
QOL儿童情感功能 (8个条目)	84	20.00	20.00	40.00	34.15	5.861	0.790
QOL照顾者情感功能 (9个条目)	85	45.00	18.00	63.00	55.61	9.456	0.896

QOL:生活质量;*SD*:标准差。

摘自 Walker VG. Exploration of the influence of factors identified in the literature on school-aged children emotional responses to asthma. Journal of Pediatric Nursing,2017,33(1):58。

表4 学龄儿童情感功能生活质量

变量	2	3	4	5	6
1. 儿童情感功能 QOL	0.15	−0.30[b]	−0.43[c]	−0.26[a]	0.071
2. 照顾者情感功能 QOL		−0.39[c]	−0.25[a]	−0.22[a]	0.105
3. 哮喘严重程度			0.06	0.13	−0.17
4. 儿童问题行为外化				0.57[c]	−0.102
5. 儿童问题行为内化					0.004
6. 缺课天数(是/否)[d]					

注:皮尔森 r 用于表示所有变量的相关性,除了缺课天数。*QOL*:生活质量。

[a] <0.05。

[b] <0.01。

[c] <0.001。

[d] Spearman rho。

摘自 Walker VG. Exploration of the influence of factors identified in the literature on school-aged children emotional responses to asthma. Journal of Pediatric Nursing,2017,33(1):59。

⚡ 研究范例 11-2(续)

哮喘严重程度越高,与儿童哮喘相关的照顾者负面情绪越多,$r = -0.39$,$p < 0.001$。儿童较多的外化和内化问题行为分别与照顾者情感功能生活质量下降相关,$r = -0.25$;$r = -0.22$,$p < 0.05$(表4)。(Walker,2017,pp.57-58)

批判性评价

沃克(2017)详细介绍了数据分析过程的步骤:①管理缺失数据和数据输入错误;②探索数据中的离群值;③将显著性水平设置为 $\alpha = 0.05$;④检查数据的线性和正态分布;⑤检查用于数据收集的李克特量表的信度(克朗巴赫 α)。李克特量表总分属于定距数据,采用均数和标准差进行描述。每个变量的全距以及最小值和最大值使研究人员能够检查离群值。变量的全距表示分数的分布范围,这在检查变量之间的关系时很重要。皮尔森 r 是将李克特量表测量的变量关联起来的合理统计量,而变量"缺课天数"属于定序数据,采用斯皮尔曼 rho(一种非参数统计检验)表示相关性是正确的(图11-8)。研究变量的双变量相关值清楚地显示在相关矩阵表中(见研究中的表4)。重要的相关值在研究叙述中进行了讨论,并在表4中用星号做了适当标志(表下的关键字)。

因子分析

当你在研究报告中看到因子分析时,我们想为你提供一些关于因子分析意义的概念。因子分析(factor analysis)常用于检查量表中多个条目之间的相互关系,并理清这些关系,以确定关联最紧密的条目群集。从理智角度来看,你可以通过确定类别,并根据你对最适合类别的判断对条目进行排序来实现这一点。因子分析根据条目与其他变量的密切关系将条目进行分类。密切相关的条目组合在一起形成一个因子(factor)。可以在数据集中识别多个因子。一旦从数学上确定了这些因子,研究人员必须通过解释为什么分析,并以特定的方式对条目进行分组来解释结果。统计结果将表明数据集内可由特定因子解释的方差量,以及可由特定项解释的因子中的方差量。

在开发测量工具的过程中经常会采用因子分析,特别是那些与心理变量有关的变量,如态度、信念、价值观和观念(Gray et al,2017)。因子分析有助于识别理论结构;也可以用于确定理论发展结构的准确性。例如,一位理论家可能会说,"希望"的概念由以下要素组成:①对未来的预期;②相信事情会朝着最好的方向发展;③乐观。可以开发测量这3个要素的方法,通常采用多条目量表。该量表将理论概念(如希望)付诸实施,其条目与测量希望的3个要素(维度)中的一个相关联。可以对数据进行因子分析,以确定参与者的反应是否可以聚类到为希望这个概念确定的3个因子(维度)中。通过这种方式,因子分析被用于检验所研究总体量表的结构效度(参见第十章)。

预测结局的统计方法

预测未来事件的能力在世界范围内变得越来越重要。人们感兴趣的是预测谁将赢得这场足球比赛,下周的天气如何,或者哪些股票可能在不久的将来升值。在护理实践中,就像在社会的其他方面一样,预测能力至关重要。例如,护理研究人员希望能够预测患有不同严重程度疾病患者的住院时间,以及具有各种特征(如年龄、性别、文化程度)的患者对护理干预的反应。护士需要知道哪些变量在预测患者和家庭的健康结局中起重要作用。例如,每晚睡眠小时数、每周运动分钟数、每天消耗的卡路里和体重指数等变量,可用于预测个人在生活质量量表的躯体健康得分。预测分析基于概率论,而不是决策论(见前文)。预测是检验变量之间因果关系的一种方法。

回归分析

回归分析(regression analysis)用于在已知一个或多个其他变量值的情况下,预测一个变量的值。回归分析拟预测的变量称为因变量或结局变量。因变量通常在定距或定比测量。分析的目标是尽可能多地解释因变量的方差。在回归分析中,用于预测因变量值的变量称为自变量。当一个自变量用于预测因变量时,所进行的分析技术称为简单线性回归(simple linear regression)。例如,研究人员可以通过检验每周平均睡眠时间(自变量)的影响,进行简单线性回归预测抑郁症(因变量)。

多元回归(multiple regression)用于分析包含两个或两个以上自变量的研究数据。通过采用多元回归分析,研究人员可以测量每周平均睡眠时间、感知社会支持和抑郁症家族史(自变量)对抑郁症(因变量)的影响。在回归分析中,因变量的符号是 Y,自变量的符号是 X。在进行回归分析以检验变量之间存在的关系之前,通常先绘制散点图和双变量相关矩阵。回归分析的目的是绘制一条最佳拟合线(line of best fit),以最好地反映散点图上的值。最佳拟合线通常表示为散点图的叠加(图 11-10)。有多种回归分析技术用来分析各种类型的数据。一种类型为 Logistic 回归,用来预测在定类测量的因变量值。Logistic 回归在护理研究中的使用频率越来越高。这种回归类型可以检验患者对干预是否有反应(Grove & Cipher,2017;Plichta & Kelvin,2013;Polit,2010)。

解释回归分析结果

回归分析结果是回归系数 R。当 R 是平方(R^2)时,它表示由回归方程解释的数据中的变异量(Grove & Cipher,2017)。当使用一个以上自变量来预测因变量值时,R^2 有时被称为复决定系数(coefficient of multiple determination)。用于确定回归系数显著性的检验统计量可以是 t(来自 t 检验)或 F[来自方差分析(ANOVA)]。小样本量降低了获得统计显著性的可能性。R^2 和 t 值或 F 值与回归分析的结果一同报告。许多采用回归分析的研究是复杂的,包括多个自变量和涉及一个以上的回归过程。理解对复杂结果的讨论,需要仔细阅读每个句子以便于理解,查找不熟悉的术语,并确定结果的统计显著性。

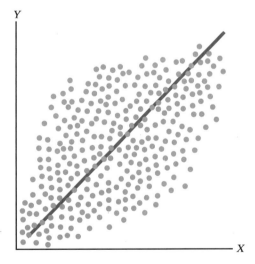

图 11-10　散点图重叠和最佳拟合线

沃克(2017)的研究在前文的相关分析讨论中已做了介绍。我们建议你查看研究范例 11-2 中表 4 显示的相关性结果。这些结果为回归分析纳入的变量提供了方向。自变量(照顾者情感功能生活质量、哮喘严重程度、儿童问题行为外化、儿童问题行为内化)用于预测因变量(儿童情感功能生活质量)。沃克(2017)采用多元回归对研究数据进行了分析,结果见研究范例 11-3。

研究范例 11-3

回归分析

研究摘录

为了解决第二个研究问题,采用多元回归分析了哮喘严重程度、照顾者情感功能生活质量、儿童内化行为和儿童外化行为对哮喘相关儿童情感功能生活质量的影响程度。由于缺课天数与模型中其他变量的关系不显著,因此从模型中删除了该变量。这个回归模型解释了哮喘相关儿童情感功能变化的26%。模型拟合良好[$F(4,79) = 7.051, p<0.001$]。与儿童情感功能生活质量相关的哮喘显著预测因子如下:哮喘严重程度,$\beta = -0.31, p<0.001$;儿童问题行为外化,$\beta = -0.43, p<0.001$。回归分析结果如表5所示。(Walker,2017)

表5　学龄儿童的情感功能生活质量

变量	B	SE	β	p	R^2
常数项	55.603	6.774		<0.001	
哮喘严重程度	-2.462	0.84	-0.31	0.004	
照顾者情感功能 QOL	-0.048	0.07	-0.08	0.48	
儿童问题行为外化	-0.470	0.13	-0.43	<0.001	
儿童问题行为内化	0.034	0.44	0.01	0.94	
					0.26

B:非标准化系数;β:标准化系数;QOL:生活质量;R^2:复决定系数;SE:标准误。

摘自 Walker VG. Exploration of the influence of factors identified in the literature on school-aged children emotional responses to asthma. Journal of Pediatric Nursing,2017,33(1):59。

批判性评价

沃克(2017)适当地进行了多元回归分析来回答研究问题。由于相关值低,并且与其他变量的相关性无统计学意义,斯皮尔曼 rho(前文在研究范例 11-2 的表4中给出)支持从回归分析中删除变量缺课天数。皮尔森 r 相关值支持在分析中纳入4个自变量,以预测因变量儿童情感功能生活质量。多元回归分析结果简明扼要地呈现在表5中,并在文章叙述中进行了讨论。这项研究确定了两个自变量,哮喘严重程度和儿童问题行为外化(表5中的 p 值)是因变量儿童情感功能生活质量的重要预测因子。沃克(2017)在叙述中给出了正确但 p 值不一致的哮喘严重程度($p<0.01$),与表5的 p 值($p=0.004$)相比,可能会让读者感到困惑。沃克进行了方差分析[$F(4,79) = 7.051, p<0.001$],以确定回归模型的显著性。回归结果解释了哮喘儿童情感功能生活质量变异量的26%($R^2 \times 100\% = 0.26 \times 100\%$)。沃克(2017,p.54)"建议哮喘研究在解决与哮喘相关的情感功能生活质量时,应考虑学龄儿童的问题行为"。

检验差异的统计方法

推断性统计用于检验组间差异,如干预组和对照组在所选人口统计学变量上的差异(见研究范例 11-1 中的表1);还可检验其他类型群体之间的差异,如男性和女性之间血脂值的差异,或白人、黑人、美洲土著人和西班牙裔种族群体之间空腹血糖(FBS)和糖化血红蛋白(HbA1c)水平的差异。为了检验差异而进行的统计技术也被用来确定自变量与因变量的因果关系。因果关系(causality)是一种用来明确一个事件导致或引起另一个事件的方式。为检验因果关系而进行的分析技术,对于确定干预措施对患者和家庭结局的影响至关重要。这些统计数据通过检验干预组和对照组之间结局的显著差异来明确因果关系。本教材介绍的用于检验差异的统计方法包括独立卡方检验、t 检验、方差分析(ANOVA)和协方差分析(analysis of covariance,ANCOVA)。t 检验用于明确两组之间的差异,卡方检验、ANOVA 和 ANCOVA 可用于明确 3 组或多组之间的差异。卡方检验用于分析定类或定序水平的数据,t 检验、ANOVA 和 ANCOVA 用来分析定距和定比水平的数据(Grove & Cipher,2017;Plichta & Kelvin,2013)。

当检验 3 组之间的差异时,会进行事后分析(post hoc analysis),以确定哪些组之间有显著差异。卡方检验和方差分析可表明各组之间存在显著差异,但没有具体说明哪些组不同。例如,一项研究调查了 4 组饮酒工人的职业群体,并确定他们在饮酒量方面存在显著差异。此时,需要进行事后分析,以确定 4 组中哪一组有显著差异。当在一项研究中进行事后分析时,研究人员通常会确定事后分析的类型和结果。

独立卡方检验

独立卡方检验(chi-square test of independence)用于确定两个变量是否独立或相关;该检验可用于定类数据或定序数据(图 11-8)。该过程检验观测值的频数,并将它们与数据类别彼此独立时的预期频数进行比较。该方法不是非常强大;因此,Ⅱ 类错误的风险很高——当实际存在显著差异时,研究结果却不显著。需要增大样本量来降低 Ⅱ 类错误的风险(Plichta & Kelvin,2013)。大多数采用此方法的研究不太重视未发现差异的结果。研究人员经常在一个样本中进行多次卡方检验。然而,通常只有当卡方分析显示显著差异时,才会给出结果。

解释卡方检验结果

通常,那些不熟悉阅读统计结果的人对有关"显著差异"表述的第一反应是恐慌。然而,一个看起来密密麻麻的陈述却在很小的篇幅内提供了大量的信息。例如,在结果 $\chi^2(1)=18.10,p=0.001$ 中,作者正在使用卡方(χ^2)检验比较两组在所选变量上的差异,如有无慢性病。作者提供了自由度($df=1$),以便读者可以使用卡方统计表验证结果的准确性(有关 χ^2 统计表,请参见 Grove & Cipher,2017)。数值 18.10 是通过计算 χ^2 方程(可能使用计算机)获得的 χ^2 值。SPSS 和其他数据分析程序可以自动计算并报告 χ^2 检验结果的显著性水平,也可以使用 χ^2 统计表进行验证。如前所述,符号 p 是概率的缩写。两组间有显著差异,因为 $p=0.001$,低于 $\alpha=0.05$ 的显著性水平。该结果还表明,这些组来自同一总体的概率为千分之一。这两组被报道为显著不同,因为研究结果出错的概率只有千分之一。

如果一个研究变量只有两个类别,如慢性病的有或无,研究人员就知道什么是显著不同的。然而,仅采用卡方检验不能确定两类以上变量之间的具体差异。卡方检验可以确定是否存在显著差异,但需要进行事后分析,以确定出现显著差异的具体类别。

帕克(Park)等人(2016)检验了静脉(IV)渗出管理方案对住院儿童的影响。对比组给予常规护理,预防静脉渗出,实验组应用静脉渗出管理程序。样本包括对比组的 2 894 例静脉导管插管和实验组的 3 651 例静脉导管插管。该研究设计是类实验性设计,因为对比组数据是在静脉渗出管理计划实施之前获得的历史数据。静脉渗出的测量范围从0到4,0表示没有静脉渗出,1~4表示液体渗出的程度。该研究的数据分析和结果见研究范例11-4。

研究范例 11-4

卡方检验

研究摘录

数据分析

采用 SPSS Win(version 18.0)进行数据分析,并进行显著性水平(α)为0.05的双尾检验。1)静脉渗出率按美国输液护士学会(2006)的标准方法计算。采用卡方或 Fisher 确切检验来评估两组之间静脉渗出率的差异。静脉渗出率%=(静脉渗出发生次数/静脉插管总数)×100%……

结果

静脉渗出率

对比组总静脉插管次数为2 894次,静脉渗出发生次数为127次,静脉渗出率为4.4%。实验组总静脉插管3 651次,发生静脉渗出34次,静脉渗出率为0.9%。两组在静脉渗出率方面存在显著统计学差异($\chi^2=80.42$, $p<0.001$;表6)(Park et al,2016,pp. 174-175)

表6　对比组和实验组静脉渗出发生率比较

变量	对比组	实验组	χ^2	p
静脉插管次数	2 894	3 651	80.42	<0.001
渗出次数	127	34		
渗出发生率/%	4.4	0.9		

摘自 Park SM,Jeong IS,Kim KL,et al. The effect of intravenous infiltration management program for hospitalized children. Journal of Pediatric Nursing,2016,31(2):174。

批判性评价

卡方检验适合分析本研究对比组和实验组之间的差异。Fisher 确切检验是护理研究常用的卡方检验(Grove & Cipher,2017)。对静脉渗出的定类数据进行了分析,0表示没有渗出,1~4表示已定标准的渗出。两组静脉插管的次数非常多,减少了Ⅱ类错误的可能性。表6清楚地展示了两组的频数和渗出率,以及卡方检验结果。因为这项研究只包括两组,所以不需要进行事后分析。由于大样本和显著性结果,帕克等人(2016)建议在临床环境中广泛采用这种静脉渗出管理方案。

t 检验

为了检验两个样本之间的显著差异而进行的最常见分析之一是 t 检验(t-test)。t 检验用于检查在定距或定比测量变量时的组间差异。研究人员已经为各种类型的样本开发了各种 t 检验。例如,当比较独立组时,对独立样本进行 t 检验。对于配对或依赖组,可进行配对样本 t 检验(图 11-8)。

有时,研究人员通过进行多个 t 检验来确定在研究中收集数据的各个方面的差异,从而误用 t 检验。这种误用将导致显著性升级,从而增加Ⅰ类错误的风险——认为某事件重要,但实际上并不重要。当必须对同一数据集的不同方面执行多个 t 检验时，可以使用控制显著性升级的邦费罗尼（Bonferroni）法。此程序根据进行比较的次数，使显著性水平控制更加严格。例如，如果进行了 5 次 t 检验，则需要将显著性水平设置为 0.01（0.05÷5 = 0.01）。

解释 t 检验结果

t 检验的分析结果为 t 统计量，研究报告了这一结果的价值和意义。已发表研究的 t 检验结果可以通过将它们与统计表中的 t 值进行比较来验证（见 Grove & Cipher, 2017）。该表用于确定 t 临界值。如果计算的统计量大于或等于表中的临界值，则各组有显著性差异。

前文介绍了维力等人（2017）的研究，目的是确定心理教育计划（PEP）对冠心病患者的情绪健康、躯体健康、社会功能和生活质量的影响。研究人员在他们的研究中进行了 t 检验，以确定干预组和对照组之间的差异。这项研究是一项随机对照试验，包括一个实验性前测-后测设计（参见第八章）。研究参与者被随机分配至干预组或对照组，形成独立组。两组在前测无显著差异，表明两组在研究开始时因变量相似（见研究范例 11-1 中的表 2）。干预组进行了 8 次 PEP 小组会议，然后进行后测。如研究范例 11-5 所示，t 检验结果以表格和文字叙述形式呈现。

研究范例 11-5

t 检验结果

研究摘录

采用独立样本 t 检验明确两组患者的生活质量平均分（干预组 96.34±19.01，对照组 94.75±17.61）与研究开始时的生活质量维度平均分之间的差异，这些评分均无显著性差异（$p>0.05$）[表 2（见研究范例 11-1）]。然而，干预组总体生活质量平均分（干预组 157.97±25.51，对照组 105.03±8.38）和生活质量维度平均分在干预后均有显著提高。两组之间的差异在总体生活质量评分和所有维度均有统计学意义（$p<0.05$）（表 7）。

……采用配对 t 检验，干预组在干预前后的总体生活质量评分有显著性差异（96.34±19.01 vs 157.97±25.51）（$p<0.000\,1$）。然而，在研究前后比较时，对照组得分无明显变化（94.75±17.61 vs 105.03±8.38）（$p=0.07$）（表 8）。（Valiee et al, 2017, p.39）

表 7　两组患者研究结束时的生活质量比较

分组	干预组		对照组		t	p
变量	均数	SD	均数	SD		
情绪	54.09	8.16	39.41	4.26	9.01	0.000 1
躯体	54.22	8.16	33.78	3.79	12.84	0.000 1
社会	49.39	10.08	31.84	2.91	9.44	0.000 1
生活质量	157.97	25.51	105.03	8.38	11.14	0.000 1

SD：标准差。

摘自 Valiee S, Razavi NS, Aghajani M, et al. Effectiveness of apsychoeducation program on the quality of life in patients with coronary heart disease: A clinical trial. Applied Nursing Research, 2017, 33(1): 40.

研究范例 11-5(续)

表8   两组患者生活质量前后测比较

QOL 分组	均数±SD		
	基线	干预后	配对 t 检验
干预组	96.34±19.01	157.97±25.51	p=0.001
对照组	94.75±17.61	105.03±8.38	p=0.07
独立样本 t 检验	p=0.72	p=0.0001	

QOL:生活质量;SD:标准差。

摘自 Valiee S, Razavi NS, Aghajani M, et al. Effectiveness of apsychoeducation program on the quality of life in patients with coronary heart disease: A clinical trial. Applied Nursing Research, 2017, 33(1):40。

批判性评价

维力等人(2017)对独立样本进行了 t 检验,以确定干预组和对照组在因变量(情绪健康、躯体健康、社交功能和生活质量;见表7)方面的后测差异。独立样本 t 检验分析技术合适,因为研究重点是确定在定距或定比测量因变量的随机分配干预组和对照组之间的差异(Grove & Cipher, 2017)。两组在所有因变量上均有显著性差异,$p<0.0001$,均小于 $\alpha=0.05$。显著的结果表明有足够的把握度来检验组间差异——没有 Ⅱ 类错误。这些有意义的结果支持了 PEP 对改善冠心病患者生活质量的有效性。然而,在没有邦费罗尼法或其他特殊检验的情况下,进行多次 t 检验会引起 Ⅰ 类错误风险增加的问题。通过纳入多次 t 检验的邦费罗尼校正,研究结果将会得到加强。

维力等人(2017)还检验了干预组和对照组从前测到后测的生活质量差异。配对或依赖 t 检验是合适的,因为使用前测和后测评分(作为自身对照)检验了组内差异。干预组从前测到后测有显著差异,表明 PEP 显著改变了参与者的生活质量评分。正如预期,接受标准护理的对照组从前测到后测都没有产生显著结果。维力等人(2017)的结论是:"基于研究发现,PEP 可通过减少紧张、缓解负面情绪和改善社会关系来帮助冠心病患者提高生活质量"。

方差分析

方差分析(analysis of variance, ANOVA)是一种参数统计技术,用于检验 3 组或更多组之间的差异。因为这是一种参数分析,所以必须在定距或定比测量变量。ANOVA 有很多种类型;有些是为了分析复杂实验设计的数据而开发(Grove & Cipher, 2017; Plichta & Kelvin, 2013)。ANOVA 不是只关注均数之间的差异,而是检验方差中的差异。方差的一个来源是每个组内的变异,因为组内个体得分将与组均数不同。这种方差称为组内方差(within-group variance)。方差的另一个来源是围绕总体均数的组均数的变化,称为组间方差(between-group variance)。假设所有样本均取自相同的总体,这两个方差来源将表现出很小的变异。当这两种类型的方差组合在一起时,它们被称为总方差(total variance)。

解释方差分析结果

方差分析的结果报告为 F 统计量。F 分布表可用于验证研究中报告 F 值的显著性(Grove & Cipher, 2017)。如果 F 值等于或大于相应的表值,则各组之间存在统计学显著差异。如果只检验了两组,那么显著差异的位置就很清楚了。然而,如果研究设计超过两组,就不可能从 ANOVA 中确定出现显著差异的地方。因此,需进行事后分析以确定组间差异的位置。常用的事后检验包括邦费罗尼校正(Bonferroni correction)和纽曼-基尔斯(Newman-

Keuls），图基真实显著差异（Tukey honestly significantly difference，HSD），舍菲（Scheffé）和杜内特检验（Dunnett tests）（Grove & Cipher，2017；Plichta & Kelvin，2013）。

叶卡塔塔拉布（Yektatalab）、奥斯库伊（Oskouee）和苏达尼（Sodani）（2017）进行了一项随机对照试验，以确定基于家庭护理实践中夫妻婚姻冲突的伯恩系统理论咨询干预的有效性。该研究采用 42 条目李克特量表测量婚姻冲突，该量表的克朗巴赫 $\alpha = 0.95$。采用随机数字表将夫妇分为干预组或对照组。干预组接受 8 次家庭咨询，对照组接受标准护理。设计包括在前测和两次后测中测量婚姻冲突，一次在干预后立即进行，另一次在干预结束 1 个月后进行。把握度分析表明，需要 24 对夫妇样本，但研究人员纳入了 42 对夫妇，因为在研究过程中可能会出现高脱失。干预组和对照组都脱失了一对夫妇，结果产生了 40 对夫妇（80 名参与者）的样本。数据和结果分析见研究范例 11-6。

研究范例 11-6

ANOVA

研究摘录

数据分析

研究数据由研究人员的助理收集，他们在干预前、干预后即刻和干预结束后 1 个月没有被告知干预信息。在研究助理的配合下，还完成了人口统计学信息和《婚姻冲突问卷》。人口统计学信息包括年龄、性别和文化程度……将数据输入 SPSS 统计软件……分别采用独立和配对样本 t 检验、卡方检验、皮尔森相关分析、重复测量方差分析等方法分析数据。此外，$p<0.05$ 被认为具有统计学意义……

结果

冲突

研究结果显示，在婚姻冲突总分（$t = 2.8$，$p = 0.93$）方面，两组之间在干预前没有显著统计学差异（$p>0.05$）（表 9）……然而，在干预后即刻和干预后 1 个月，两组之间在这方面存在显著差异（$p<0.05$）（表 9）。

采用重复测量（ANOVA）检验，分析夫妻冲突平均得分在连续 3 个阶段的变化。结果显示，在冲突得分方面，干预组和对照组之间在 3 个阶段存在显著的组间差异（$p<0.001$）（表 9）……因此，研究结果支持了研究假设。（Yektatalab et al，2017，p. 257）

表 9　夫妻婚姻冲突平均得分比较[a]

婚姻冲突	均数±SD			RM-ANOVA，F，p		
	前测	后测	随访	时间	分组	时间-分组
干预	126.40（5.79）	106.55（11.12）	103.17（12.48）	F=45.78	F=45.03	F=79.43
对照	126.55（5.75）	128.45（7.68）	130.25（7.40）	$p<0.001$	$p<0.001$	$p<0.001$
p	$p = 0.930$	$p<0.001$	$p<0.001$			
t 检验[b]	$t = 2.80$	$t = 0.86$	$t = 0.75$			

RM-ANOVA：重复测量方差分析；SD：标准差。

[a] 干预前、干预后即刻及干预后 1 个月，两组内及组间检验。

[b] 独立样本 t 检验。

摘自 Yektatalab S，Oskouee S，& Sodani M. Efficacy of Bowen theory on marital conflict in the family nursing practice：A randomized controlled trial. Issues in Mental Health Nursing，2017，38（3）：258。

研究范例 11-6(续)

批判性评价

叶卡塔塔拉布等人(2017)进行了一项纵向研究,以确定在 3 个时间点(前测、后测、1 个月随访),干预组和对照组之间的差异。婚姻冲突采用李克特量表测量,该量表在本研究中具有很高的信度。根据把握度分析结果,40 对夫妇的最终样本充足。脱失率仅为 5%,每组各脱失一对夫妇,组间均衡,便于分析。数据由研究助理收集,助理不知晓干预信息。重复测量方差分析是适用于两个或更多研究组的分析技术,至少在定距测量变量,以及重复的后测测量。研究人员采用表格形式清楚地展示了方差分析结果,并在文章中讨论了结果。综上所述,这项研究具有完善的设计、充足的样本量和严谨的数据收集过程,其显著结果支持了婚姻冲突咨询干预的有效性。研究人员建议,用更大的样本和更长的随访期进行更多的研究。对实践的影响包括确保存在婚姻冲突的夫妇获得家庭咨询。

协方差分析

协方差分析(analysis of covariance,ANCOVA)可以使研究人员检验干预效果,而不仅仅是一个或多个潜在混杂变量的影响(参见第五章)。通常令人担忧的潜在混杂变量包括考试前成绩、年龄、文化程度、社会阶层和焦虑水平。如果测量了混杂变量,则可以通过在 ANOVA 之前进行回归分析,通过统计方法消除混杂变量对研究变量的影响。一旦消除了这种影响,就可以更精确地检验干预效果。当无法通过研究设计来控制潜在混杂变量时,这种技术有时被用作统计控制的方法。然而,通过仔细规划设计来控制混杂因素,比单纯的统计控制更有效。

ANCOVA 可用于组间前测存在差异的前测-后测设计。例如,在前测得分较低的人,在后测得分往往低于前测得分较高的人,即使干预对后测得分有显著影响。反之,如果一个人达到了较高的前测分数,那么后测是否会因为干预影响而显示出显著变化则值得怀疑。ANCOVA 最大限度提高了在这种情况下检验差异的能力(Plichta & Kelvin,2013)。这些信息将帮助你理解为什么进行 ANCOVA,并有助于识别研究中的混杂变量。

解释研究结局

解释研究结局(interpretation of research outcome)涉及检查整个研究过程的优势和劣势,使结果的意义条理化,并预测研究发现对循证护理实践的有用性(Gray et al,2017;Melnyk,Gallagher-Ford,& Fineout-Overholt,2017)。研究结局包括以下要素:研究发现、发现的意义、局限性、结论、研究发现的外推性、对护理实践的意义,以及对进一步研究的建议。这些要素包含在研究的最后一部分,标题为"讨论"。

结果的类型

对类实验性和实验性研究结果的解释,在传统上基于决策论,有 5 种可能的结果:①与研究人员预测结果一致的显著结果;②不显著的结果;③与研究人员预测结果相反的显著结果;④混合结果;⑤非预期结果(Gray et al,2017;Shadish et al,2002)。在批判性评价一项研究时,需要确定研究展示了哪些类型的结果。

显著的预期结果

显著结果(significant results)与研究人员预测的结果一致,并支持研究人员在框架、目的、研究问题、假设、变量和测量工具之间建立的逻辑联系。然而,在检查结果时,必须考虑对阳性结果有不同解释的可能性。还有哪些因素可能会导致这一显著结果?

非显著的结果

非显著(或无效)的结果(nonsignificant or inconclusive results),通常被称为"阴性"结果,可能是对现实的真实反映。在这种情况下,研究人员的推理或用来建立假设的理论是错误的。但是,如果理论正确,阴性结果将是对知识体系的重要补充。然而,阴性结果也可能源于不适当的方法、偏倚或小样本、设计效度的威胁(参见第八章)、测量方法不合适、统计技术薄弱或分析错误所导致的Ⅱ类错误。在这种情况下,报告的结果可能会将错误信息引入知识体系(Angell,1989)。阴性结果并不意味着变量之间没有关系。阴性结果只表明研究没有任何发现。非显著结果并没有提供任何证据来证明这个假设的真假。

显著的非预期结果

显著的非预期结果(significant and unpredicted results)与研究人员预测的结果相反,表明研究人员正在验证的理论逻辑存在缺陷。然而,如果结果有效,它们就构成了对知识体系的重要补充。例如,研究人员可能认为社会支持和自我效能正相关。如果研究表明,高社会支持与低自我效能相关,则该结果与预测相反。

混合结果

混合结果(mixed results)可能是最常见的研究结局。在这种情况下,一个变量可能支持某种预测特征,而另一个变量不支持,或者同一变量的两种测量方法可能显示了不同的结果。这些差异可能由方法学问题引起,如两种测量变量方法的不同信度或敏感度。混合结果也可能表明现有的理论需要修正。

非预期结果

非预期结果(unexpected results)通常是在变量之间发现的关系,这些变量不是假设的,也不是从研究框架中预测的。大多数研究人员检查了尽可能多的数据元素,除了那些由问题引导的元素。这些结果对现有理论的修正和新理论的发展,以及未来研究都有用。此外,非预期或偶然结果是扩展研究意义的重要证据。然而,偶然结果必须仔细解释,因为这项研究不是为了检验这些结果而设计的。

发现

研究结果被翻译和解释,从而成为研究发现(findings)。虽然大部分从结果中得出研究发现的过程发生在研究人员的头脑中,但这些思维过程的证据可以在已发表的研究报告中找到。

探索发现的意义

研究发现的意义与其对护理知识体系的贡献重要性有关。研究发现的重要性不是一个二分法特征(即重要或不重要),因为研究在不同程度上对知识体系做出了相应的贡献。研究发现的意义可能与所解释的方差量、研究设计中消除不可解释方差的控制程度,以及检测统计显著差异或关系的能力有关。可能情况下,在报告研究时,希望研究人员澄清研究发现的意义。

一项特定研究的真正重要性在发表后的最初几年内可能不明显。然而,某些特征与研究意义有关;有意义的研究会对人们的生活产生重要影响。有可能将研究发现外推至远远超出研究样本的范围,这样研究发现就有可能影响到广泛的总体。重大研究的意义因超越了具体事实而抽象化,导致新理论的产生或现有理论的修正(Chinn & Kramer,2015)。一项非常有意义的研究对护理之外的一个或多个学科均有影响。这项研究被该学科中的其他人所接受,并在文献中经常被引用。随着时间的推移,一项研究的重要性是通过它衍生的其他研究的数量来衡量。例如,预测压力性溃疡风险的布雷登量表一直是许多研究的焦点,目前许多护士在临床实践中应用该量表,以预防和管理压力性溃疡。

发现的临床意义

研究中最有力的发现既具有统计学意义,也具有临床意义。临床意义(clinical importance)与研究发现的实际相关性有关。在护理研究中,对于如何评估研究发现的临床意义尚未达成一致意见,但在确定临床意义时,效应量是相关的。例如,一组患者的体温可能比另一组患者的体温高 $0.1°F$。数据分析可能表明两组在统计学上有显著差异,但研究发现没有临床意义。两组之间的影响大小或差异的重要性不够,不足以保证改变患者的护理。然而,在许多研究中,很难判断有多少变化能够达到临床意义(Straus, Glasziou, Richardson, & Haynes,2011)。在检验干预有效性的研究中,临床意义可以通过研究参与者表现出改善的比例,或研究参与者恢复正常功能的程度来证明。但是,他们必须证明这些发现有多大的改善才能被认为具有临床意义? 另外,还出现了关于谁应该判断临床意义的问题——患者及其家属、临床医生、研究人员或整个社会。在护理知识发展的这一点上,临床意义或相关性最终是一种价值判断(Gray et al,2017;LeFort,1993)。

局限性

局限性(limitations)是研究中存在的缺陷或问题,可能会限制研究发现的外推性。研究的局限性通常包括理论和方法上的缺陷。研究中的理论缺陷可能包括研究框架发展不良或相互关联,以及变量的概念性定义不清楚。变量的概念性定义的局限性可能会降低研究变量的可操作性或测量有效性。方法学上的局限性由以下因素造成:不具代表性的样本,设计薄弱,环境单一,对治疗(干预)实施的控制不足,工具的信度和效度不足,对数据收集的控制不足,以及统计分析方法应用不当。研究局限性会限制研究发现和结论的可信度,并限制研究发现可以外推的总体范围。大多数研究人员明确了他们研究的局限性,并指出这些局限性可能如何影响研究发现和结论。确定研究局限性是必要的,但是,如果这些局限性严重和复杂,那么研究发现的可信度就需要受到置疑。

结论

结论(conclusion)是对研究发现的综合。在形成结论时,研究人员使用逻辑推理,从通过数据分析和先前研究的结果获得的信息片段中,创建一个有意义的整体,并考虑对数据的不同解释。得出结论的风险之一是超出了研究发现所支持的范围,或形成了不为研究发现所支持的结论。

发现的外推性

外推性将研究样本的发现的含义扩展到了更大的总体(见前文关于推断和外推性部分)。例如,如果研究的对象是骨关节炎患者,那么就有可能将样本的发现推广到更大的骨关节炎或其他类型关节炎患者的目标总体。

对护理的意义

对护理的意义(implications for nursing)是科学研究得出的结论对护理知识、理论和实践的影响(Chinn & Kramer,2015;Melnyk et al,2017)。影响基于结论,但比结论更具体;这些影响为在护理中应用研究发现提供了具体建议。例如,研究人员可能会建议如何完善护理实践。如果一项研究表明,一种特定的解决方案在减少住院老年患者的压力性溃疡方面有效,那么其意义将说明如何完善老年患者的护理措施以预防压力性溃疡。具有广泛研究支持的干预措施为制订循证实践指南和确保高质量安全的护理实践提供了基础(参见第十三章)。

进一步研究建议

在每一项研究中,研究人员都会获得知识和经验,这些知识和经验可以用来设计下一次更深入的研究。因此,研究人员经常对进一步研究提出建议,这些建议在当前研究中以合乎逻辑的方式出现。进一步研究建议(recommendations for further study)可能包括采用不同或更大的样本复制或重复设计,采用不同的测量方法,验证修改的或新的干预措施。建议还可能包括形成假设,以进一步验证正在应用的框架。本节为其他研究人员提供了进一步研究的想法,以发展循证实践所需的知识(Brown,2018;Melnyk et al,2017)。

❓ 批判性评价指南

研究结局

在批判性评价研究结局时,需要检查研究报告的讨论部分,并解决以下问题:

1. 思考统计结果,研究发现是什么? 它们是否合适?
2. 当前研究发现是否与前期研究发现相关联? 结果的显著性是否得到了解决?
3. 研究发现是否具有临床意义?
4. 研究人员确定了哪些研究局限性? 还可能存在哪些其他的局限性? 研究局限性可能对研究结论产生了怎样的影响?
5. 根据研究结果、发现和局限性得出的结论是否恰当?
6. 研究人员将研究发现外推至哪些总体? 外推是否恰当?
7. 明确了对护理知识、理论和实践的哪些意义?
8. 基于研究发现和结论,对护理实践的意义是否适当?
9. 研究人员是否提出了进一步研究建议? 这些建议是否基于研究结果、发现、局限性和结论?

前文对维力等人(2017)的研究做了介绍,研究结局及其批判性评价见研究范例11-7。该研究目的是确定心理教育计划(PEP)对冠心病患者生活质量的有效性。以下研究摘录包括该研究讨论部分的信息;这一部分的关键要素在括号中做了注明。

研究范例 11-7

研究结局

研究摘录

讨论

这项研究发现显示,PEP 改善了冠心病患者生活质量的各个方面,包括情感健康、躯体健康和社会功能(研究发现)。这些发现与玛蒂娜-卡拉斯科(Martina-Carrasco)等人的研究发现一致,他们报道 PEP 训练提高了阿尔茨海默病患者及其家属的生活质量(Martina-Carrasco et al,2009)……奥姆兰尼法德(Omranifard)、伊思梅兰贾德(Esmailinejad)、玛瑞希(Maracy)和贾齐(Jazi)(2009)也发现 PEP 训练是双相障碍患者生活质量评分中一个有效的促进因素……一些研究,包括德苏扎(D'Souza)等人(2010)也采用了心理训练,并指出这种方法不仅在缓解焦虑和抑郁症状的严重程度方面有效,而且在降低疾病复发率方面也有效……另一项研究也报道了 PEP 在控制和减少心脏病、心绞痛方面改善了躯体功能,一般健康和自我护理(关联前期研究发现、发现的意义、临床意义)……

然而,一些采用 PEP 的研究未发现任何积极的显著影响(Lenz & Perkins,2000;Tofighian et al,2009)。这些结果可归因于所采用的内容和技术差异,或干预方法和时间安排差异。例如,不同的研究通过电话联系、电子邮件或 CD 实施心理训练方法……PEP 对患者的生活质量有显著的积极影响,特别是 PEP 以面对面方式实施,并且根据个人文化和生活方式而设计。

总体而言,PEP 改变了患者的心理框架,提高了他们对当下时刻的意识,并改善了他们的认知和信息处理系统。此外,小组会议在促进干预过程方面显示了额外的益处,因为它们允许患者聚集在一起讨论自己的问题,并相互支持……因此,PEP 项目结合团体干预效果最好(结论)。

局限性和建议

这项研究有一些局限性,包括非盲法设计和较短的随访期。此外,患者在回答问卷时的心理状态,以及他们从调查人员以外的来源获得的信息或支持水平,可能会影响研究结果,这些情况不在研究人员的控制范围内(局限性)。建议开展进一步研究,在不同的时间间隔采用更大的样本量和更长或不同的随访期。研究还建议探索实施 PEP 的阻碍和在实践中应用 PEP 的促进因素(进一步研究建议)……

结论

基于这些发现,PEP 改善了冠心病患者的生活质量(结论)。心脏病科护士应将这种认知教育方法作为冠心病患者的常规支持和随访护理,重点是提高患者的生活质量。此外,考虑到冠心病患者对改善生活质量辅助的需求,PEP 干预应添加到护理教育课程中,并常规纳入心脏病护理计划(对护理的意义)。(Valiee et al,2017,pp.39-40)

批判性评价

维力等人(2017)简明扼要地介绍了重要发现,这与他们的研究结果一致。这一发现也与其他几项研究的发现一致,这些研究包括了不同的慢性病患者群体。有两项研究未发现 PEP 对患者生活质量有显著影响,但维力等人(2017)为这些研究发现为什么不显著提供了解释。这一发现具有重要的临床意义,因为 PEP 干预在改善冠心病患者生活质量方面有效,并且最好以小组会议形式进行。

维力等人(2017)确定了他们的研究局限性,这些局限性可能会限制研究发现的推广。然而,他们并没有限制研究发现的外推性,并建议在护理教育课程中应用,这似乎超出了该研究的发现所支持的范围。将 PEP 整合到心脏病护理计划中是适当的,并对这种干预在不同实践环境下的有效性开展了进一步研究。研究人员建议开展进一步研究,以加强关于 PEP 干预的知识。

维力等人(2017)在研究报告结尾提供了与该研究结果、发现和局限性一致的具体结论。研究人员的结论为护理实践的意义提供了基础,并为进一步研究提供了建议。然而,研究人员确实将他们的发现推广到护理教育课程,这超出了该研究的重点。

本章要点

- 理解统计理论和相关概念有助于评价量性研究的结果。
- 概率论用于解释关系,在给定情况下发生某事件的概率,或准确预测某事件的概率。
- 决策论假设用于检验特定假设的研究中,所有的组均是与研究变量相关的相同总体的组成部分。
- 当零假设为真却被拒绝时,会发生Ⅰ类错误。研究人员得出结论,在一项研究中存在显著结果,但实际上并无显著性。Ⅰ类错误的风险由显著性水平(α)表示。
- 当零假设为假却被接受时,会发生Ⅱ类错误。研究人员得出的结论是研究结果不显著,但实际上研究结果是显著的。Ⅱ类错误经常由于研究方法的缺陷而发生,其风险可以采用把握度分析进行检查。
- 量性数据分析包括以下步骤:①管理缺失数据;②描述研究样本;③检查测量方法的可靠性;④对数据进行探索性分析;⑤在假设、问题或目标指导下进行推断性分析。
- 本章涵盖的描述性或总结性统计包括频数分布、百分比、集中趋势测量、离散性测量和散点图。
- 为检验变量之间的关系而进行的统计分析包括皮尔森积矩相关分析和因子分析。
- 回归分析采用一个或多个自变量预测一个因变量的值。
- 为检验组间差异并确定因果关系而进行的统计分析包括卡方检验、t检验、方差分析和协方差分析。
- 对类实验性和实验性研究结果的解释,在传统上基于决策论,有5种可能的结果:①研究人员预测的显著结果;②不显著的结果;③与研究人员预测结果相反的显著结果;④混合结果;⑤非预期结果。
- 研究结局通常包括研究发现、发现的意义、局限性、结论、发现的外推性、对护理的意义,以及进一步研究建议。
- 在批判性评价一项研究时,应评价结果和讨论部分的适当性和完整性。

参考文献

American Psychological Association (APA). (2010). *Publication manual of the American Psychological Association* (6th ed.). Washington, D.C.: Author.

Angell, M. (1989). Negative studies. *New England Journal of Medicine, 321*(7), 464–466.

Brown, S. J. (2018). *Evidence-based nursing: The research-practice connection* (4th ed.). Sudbury, MA: Jones & Bartlett.

Chinn, P. L., & Kramer, M. K. (2015). *Integrated theory and knowledge development in nursing* (9th ed.). St. Louis, MO: Elsevier Mosby.

Cohen, J. (1988). *Statistical power analysis for the behavioral sciences* (2nd ed.). New York, NY: Academic Press.

D'Souza, R., Piskulic, D., & Sundram, S. (2010). A brief dyadic group based on psychoeducation program: A pilot randomized controlled trial. *Journal of Affective Disorders, 120*(1-3), 272–276.

Gray, J. R., Grove, S. K., & Sutherland, S. (2017). *The practice of nursing research: Appraisal, synthesis, and generation of evidence* (8th ed.). St. Louis, MO: Elsevier Saunders.

Grove, S. K., & Cipher, D. J. (2017). *Statistics for nursing research: A workbook for evidence-based practice* (2nd ed.). St. Louis, MO: Elsevier.

Hoare, Z., & Hoe, J. (2013). Understanding quantitative research: Part 2. *Nursing Standard (Royal College of Nursing [Great Britain]), 27*(18), 48–55.

Hoe, J., & Hoare, Z. (2012). Understanding quantitative research: Part 1. *Nursing Standard (Royal College of Nursing [Great Britain]), 27*(15–17), 52–57.

Infusion Nurses Society. (2006). Infusion nursing standards of practice. *Journal of Infusion Nursing*, *29*(supp), S1–S92.

Juniper, E. F., Guyatt, G. H., Feeny, D. H., Ferrie, P. J., Griffith, L. E., & Townsend, M. (1996). Measuring quality of life in children with asthma. *Quality of Life Research*, *5*(1), 35–46.

Lenz, E. R., & Perkins, S. (2000). Coronary artery bypass graft surgery patients and their family member caregivers: Outcomes of a family-focused staged psychoeducation intervention. *Applied Nursing Research*, *13*(3), 142–150.

LeFort, S. M. (1993). The statistical versus clinical significance debate. *Image—The Journal of Nursing Scholarship*, *25*(1), 57–62.

Martina-Carrasco, M., Martin, M. F., Valero, C. P., Millan, P. R., Garcia, C. I., Montalban, S. R., et al. (2009). Effectiveness of a psychoeducational intervention program in the reduction of caregiver burden in Alzheimer's disease patients' caregivers. *International Journal of Geriatric Psychiatry*, *24*(5), 489–499.

McKee, C., Long, L., Southward, L. H., Walker, B., & McCown, J. (2016). The role of parental misperception of child's body weight in childhood obesity. *Journal of Pediatric Nursing*, *31*(2), 196–203.

Melnyk, B. M., Gallagher-Ford, E., & Fineout-Overholt, E. (2017). *Implementing evidence-based practice competencies in healthcare: A practical guide for improving quality, safety, & outcomes*. Indianapolis, IN: Sigma Theta Tau International.

Omranifard, V., Esmailinejad, Y., Maracy, M. R., & Jazi, A. H. D. (2009). The effects of modified family psychoeducation on the relative's quality of life and family burden in patients with bipolar type 1 disorder. *Journal of Isfahan Medical School*, *27*(100), 563–574.

Park, S. M., Jeong, I. S., Kim, K. L., Park, K. J., Jung, M. J., & Jun, S. S. (2016). The effect of intravenous infiltration management program for hospitalized children.

Journal of Pediatric Nursing, *31*(2), 172–178.

Plichta, S. B., & Kelvin, E. (2013). *Munro's statistical methods for health care research* (6th ed.). Philadelphia, PA: Lippincott Williams & Wilkins.

Polit, D. F. (2010). *Statistics and data analysis for nursing research* (2nd ed.). Boston, MA: Pearson.

Polit, D. F., & Yang, F. M. (2016). *Measurement and the measurement of change*. Philadelphia, PA: Wolters Kluwer.

Shadish, W. R., Cook, T. D., & Campbell, D. T. (2002). *Experimental and quasi-experimental designs for generalized causal inference*. Chicago, IL: Rand McNally.

Slakter, M. J., Wu, Y. B., & Suzaki-Slakter, N. S. (1991). *, **, and ***: Statistical nonsense at the .00000 level. *Nursing Research*, *40*(4), 248–249.

Straus, S. E., Glasziou, P., Richardson, W. S., & Haynes, R. B. (2011). *Evidence-based medicine: How to practice and teach it*. Edinburgh: Churchill Livingstone Elsevier.

Tofighian, T., Najjar, L., Akabery, A., & Nakhaee, M. R. S. (2009). Effect of individual counseling on quality of life in patients with myocardial infarction. *Journal of Sabzevar University of Medical Sciences*, *16*(4), 206–212.

Valiee, S., Razavi, N. S., Aghajani, M., & Bashiri, Z. (2017). Effectiveness of a psychoeducation program on the quality of life in patients with coronary heart disease: A clinical trial. *Applied Nursing Research*, *33*(1), 36–42.

Walker, V. G. (2017). Exploration of the influence of factors identified in the literature on school-aged children's emotional responses to asthma. *Journal of Pediatric Nursing*, *33*(1), 54–62.

Waltz, C. F., Strickland, O. L., & Lenz, E. R. (2017). *Measurement in nursing and health research* (5th ed.). New York, NY: Springer Publishing Company.

Yektatalab, S., Oskouee, S., & Sodani, M. (2017). Efficacy of Bowen theory on marital conflict in the family nursing practice: A randomized controlled trial. *Issues in Mental Health Nursing*, *38*(3), 253–260.

学习目标

完成本章学习后应能够：

1. 描述护理研究理智批判性评价的目的。
2. 描述批判性评价研究的 3 个步骤：①确定研究过程的步骤或要素；②确定研究

的优势和劣势；③评价研究发现的可信度和意义。

3. 对量性研究报告和质性研究报告进行批判性评价。

　　护理专业不断致力于循证实践，包括批判性评价研究，整合研究发现，在实践中应用科学证据，并确定实践结局（Brown，2018；Melnyk，Gallagher-Ford，& Fineout-Overholt，2017；Moorhead，Johnson，Maas，& Swanson，2013）。批判性评价研究是将实践建立在当前研究发现基础上的重要步骤。批判性评价（critical appraisal）或评判是对研究质量的检查，以确定研究发现的可信度和对护理的意义。评判经常与批评联系在一起，这是一个经常被视为负面的词。然而，在艺术和科学中，评判与批判性思维和评价有关——这些任务需要精心培养理智的能力。这种类型的评判被称为理智批判性评价。理智批判性评价针对被创造的产品，如一项研究，而不是创作者，并且包括对产品质量的评价。

　　对研究进行理智批判性评价的想法在前文已做了介绍，并且贯穿了整个章节。在介绍研究过程的每一步时，都提供了对研究报告进行批判性评价的指南。本章总结并建立在先前介绍的批判性评价内容的基础上，为开展量性和质性研究的批判性评价提供指导。本章提供的背景将作为第十三章阐述的研究综述（系统综述、荟萃分析、meta 整合以及混合方法系统综述）批判性评价的基础。

　　本章讨论了护生、实习护士、护理教育者和研究人员在护理中实施的批判性评价。描述了实施量性和质性研究的理智批判性评价的主要原则，以概述批判性评价的过程。详细阐述了量性和质性研究批判性评价的步骤,重点是研究发现的严谨性、质量和意义。提供了已发表量性和质性研究的批判性评价范例。

实施护理研究批判性评价的目的

研究的理智批判性评价(intellectual critical appraisal of a study)包括对研究进行仔细和全面的检查,以判断其优势、劣势、可信度、含义和实践意义。高质量的研究侧重于一个重要的问题,展示了可靠的方法,产生了可信的结果,表明了对实践的影响,并为其他研究奠定了基础(Gray,Grove,& Sutherland,2017;Hoare & Hoe,2013;Hoe & Hoare,2012)。最终,可以整合多项优质研究的结果,为实践应用提供实证证据(O'Mathúna & Fineout-Overholt,2015)。对研究进行批判性评价包括以下3个步骤,本章详细介绍了这3个步骤:①确定研究的步骤或要素;②确定研究的优势和局限性;③评价研究发现的可信度和意义。通过对研究进行批判性评价,可以扩展你的分析技能,强化知识基础,并在实践中增加对研究证据的应用。

一般来说,对研究进行批判性评价是为了加强理解,总结实践知识,为未来的研究提供知识基础,并确定可用于实践的研究证据。此外,批判性评价通常针对经典项目开展,在研究的口头报告之后开展,在研究报告正式发表之后开展,为学术会议遴选研究报告的摘要时开展,为遴选拟发表的论文时开展,以及为实施或给予经费资助而对项目计划书进行评估时开展。因此,护生、实习护士、护理教育者和护理研究人员都会参与到研究的批判性评价中来。

护生对研究的批判性评价

学习研究过程的一个方面是能够阅读和理解已发表的研究报告。然而,由于对研究进行批判性评价不是一项简单的基本技能,因此,前几章介绍的内容对于实施这一过程必不可少。护生通常在他们的学士学位课程中获得研究过程和批判性评价过程的基本知识。致力于循证实践是护理质量和安全教育(QSEN,2018)项目为专科和本科护生确定的能力之一,循证实践需要对研究发现进行批判性评价和整合(Sherwood & BaRNteiner,2017)。更高级的分析技能通常在硕士和博士水平讲授。因此,对研究的批判性评价是护理教育和实践的重要组成部分。

实践护士、护理教育者和研究人员对研究的批判性评价

执业护士需要对研究进行批判性评价,以便他们的实践是基于当前的研究证据,而不是基于传统经验或试错(Brown,2018;Craig & Smyth,2012)。当前的证据是通过研究和理论发展而建立的,护理活动需要在应用证据的过程中不断更新。这对实践护士制订策略,以保持在其实践领域中处于前沿水平非常重要。在工作中阅读研究期刊、展示壁报或通过电子邮件发送最新的研究报告,可以促进护士对研究发现的认识,但还不足以进行批判性评价。护士需要质疑研究的质量,研究发现的可信度,以及研究发现对实践的意义。例如,护士可能会组成一个研究期刊俱乐部,对不同类型的研究进行展示,并由小组成员进行批判性评价(Gloeckner & Robinson,2010)。对研究进行批判性评价的技能使执业护士能够整合出最可信、最有意义和最合理的证据,用于他们的实践。循证实践在寻求或保持磁性地位的机构中必不可少[American Nurses Credentialing Center(ANCC),2017]。

临床环境中的教员和护理教育者对研究进行批判性评价,从而扩展他们的临床知识基

础,并发展和完善护理教育过程。对当前护理研究的仔细分析,为更新课程内容以用于临床和课程设置奠定了基础。护理教师作为护生的榜样,应通过检索新的研究来评价从研究中获得的信息,并指出在实践中应用哪些研究证据。例如,护理教师可能在课堂上批判性评价并展示关于照顾高血压患者的最新证据,并在临床环境中为高血压患者的管理树立了榜样(James et al,2013)。

护理研究人员通过对前期研究进行批判性评价,从而计划和实施他们的下一项研究。许多研究人员都有一个特定领域的研究计划,他们通过批判性评价特定领域的最新研究来更新他们的知识库。例如,一些护理研究人员可能有一个研究计划,以确定有效的干预措施,帮助患者管理他们的高血压和减少心血管危险因素。随着关于高血压预防和管理最新研究的发表,研究人员对这些研究进行评价,并考虑这些研究发现对他们拟开展研究的影响。

研究报告和发表后的批判性评价

当护士参加学术会议时,他们会注意到在研究报告之后,经常会有批判性评价和问题。这些批判性评价有助于研究人员确定他们研究的优势和劣势,并为进一步的研究提供思路。聆听关于研究评判的参会者可能会对这项研究的开展有更深入的了解。此外,经历批判性评价过程也会提高参会者评价研究和判断研究证据对实践有用性的能力。

在研究期刊发表了一些研究之后,也会发表相关的批判性评价。例如,研究期刊《护理实践的学术调查:国际期刊》(*Scholarly Inquiry for Nursing Practice:An International Journal*)和《西方护理研究杂志》(*Western Journal of Nursing Research*)在研究文章后都有评论。在这些评论中,其他研究人员对这项研究做了批判性评价,并且论文的作者也有机会对这些评论做出回应。已发表的研究批判性评价,通常会提高读者对研究和研究发现的质量的理解[American Psychological Association(APA),2010]。对已发表研究的非正式批判性评价,可能会通过给编辑的信(a letter to the editor)的形式出现,其中读者通过写信给期刊编辑来评论已发表研究的优势和劣势。

拟报告和发表研究的批判性评价

专业会议的策划者经常会邀请研究人员提交他们正在进行或已完成研究的摘要,以便在会议上进行报告。摘要可用的信息量通常很有限,因为许多摘要被限制在 100~250 字。然而,评价者必须选择设计好、有重要发现的研究在护理会议上报告。这个过程需要一位经验丰富的研究人员,他只需要很少的线索就能确定研究的质量。对摘要的批判性评价通常包括以下标准:①研究内容和会议主题的契合性;②研究项目的完整性;③研究问题、目的、方法和结果的整体质量;④研究对护理知识体系的贡献;⑤研究对护理理论的贡献;⑥研究工作的原创性(无已发表的同类研究);⑦研究发现对实践的意义;⑧摘要的清晰性、简洁性和完整性(APA,2010;Gray et al,2017)。

一些护理研究人员担任了专业期刊的同行评议专家,以评价提交发表的研究论文质量。这些科学家的作用是确保接受发表的研究设计良好,并为护理知识体系做出了贡献。由专家同行评议对文章进行批判性评价的期刊称为同行评议期刊或同行评审期刊(refereed journal)(Pyrczak,2008)。审稿人的评阅意见或评论的摘要被发送给研究人员,以指导他们对论文手稿进行修改和完善,以便发表。同行评议期刊通常有较高质量的研究和文章,并为你针对实践开展文献回顾提供了高质量的研究。

研究计划的批判性评价

对研究计划进行批判性评价是为了批准护生的研究项目；允许在机构中收集数据；选择最好的研究项目，由地方、州、美国和国际组织以及机构提供资金。如果你参与收集数据是研究项目的一部分，或在你的临床机构完成研究的一部分，可能会参与研究计划的评价。

评价研究计划是为了获得拟定的政府机构、公司和基金会的资助。公司和基金会制订了自己的评价和资助研究项目格式（Gray et al, 2017）。联邦资助机构的同行评议过程包括极其复杂的批判性评价。护士通过美国资助机构参与这一级别的研究评审，如美国国家护理研究院（NINR, 2017）及卫生保健研究和质量机构（AHRQ, 2017）。

实施量性和质性研究理智批判性评价的主要原则

由于本章的主要重点是对量性和质性研究进行批判性评价，因此，对这些研究进行理智批判性评价的主要原则在框 12-1 中列出。所有研究都有缺点或缺陷；如果每一项有缺陷的研究都被摒弃，那么就没有科学证据可供实践应用。事实上，科学本身就是有缺陷的。科学不能全面或完美地描述、解释、预测或控制现实。然而，更好的理解和更强的预测及控制现象的能力，有赖于对研究和科学中的缺陷的认识。然后，研究人员可以计划更多的研究，以最大限度减少前期研究的不足。研究人员还需要认识到研究的优点，以确定研究的质量和研究发现的可信度。当确定研究的优势和劣势时，研究人员需要为自己的判断提供当前文献所记录的范例和理由。

框 12-1　量性和质性研究批判性评价的主要原则

1. **阅读并批判性评价整个研究。**研究的批判性评价包括检查研究报告各个方面的质量。
2. **检查研究报告的组织和编排。**一份精心准备的报告应完整、简洁、清晰地呈现，并具有逻辑性。它不包括过多的专业术语，让你难以阅读。参考文献需要最新和完整，并以一致的格式呈现。
3. **探讨所研究的问题对护理实践的意义。**如果要为循证护理实践建立一个完整的知识库，护理研究的重点应放在重要的实践问题上。
4. **说明所开展研究的类型，并确定研究的步骤或要素。**这可以作为对研究的初步批判性评价；表明你对不同类型的量性和质性研究，以及这些研究包含的步骤或要素的了解。
5. **明确研究的优势和劣势。**每一项研究都有优势和劣势，因此，必须注意研究的各个方面。
6. **客观实际地找出研究的优势和劣势。**在你对一项研究的批判性评价中保持中立。尽量不要在确定一项研究的缺点时过于挑剔，或者在确定优点时过于奉承。
7. **提供研究的优势和劣势的具体范例。**范例为你批判性评价一项研究的优势和劣势提供了证据。
8. **为批判性评价意见提供依据。**包括批判性评价的依据，并以当前文献来源作为评价的支持。这增强了批判性评价的质量，并记录了批判性思维技能的应用。
9. **评价研究质量。**描述研究发现的可信度，研究发现与其他研究的一致性，以及研究结论的质量。
10. **讨论研究发现对实践的有用性。**当前研究的发现需要与前期研究的发现联系起来，并对该发现在临床实践中的应用进行验证。

除了框 12-1 提供的 10 个原则外，还应遵循 3 个步骤对量性和质性研究进行批判性评价，并作为本章后文框中的更详细指南的大纲。这些指南强调了审查作者的专业知识、评价整个研究、明确研究的优势和劣势，以及评价研究发现的可信度的重要性（Fawcett & Garity, 2009；O' Mathúna & Fineout-Overholt, 2015；Powers, 2015）。框中的详细问题针对具体的研究类型，并提供了最终评价的标准，以确定研究发现的可信度、对实践的意义，以及进一步研究

的建议。将多项研究的优点慢慢累加在一起,为实践奠定坚实的证据基础。这些指南为下一节讨论的量性研究的批判性评价过程和后文讨论的质性研究提供了基础。

理解量性研究的批判性评价过程

量性研究的批判性评价过程(quantitative research critical appraisal process)包括 3 个基本步骤:①明确研究过程的步骤;②明确研究的优势和劣势;③评价研究发现的可信度及意义。框 12-2 展示了量性研究批判性评价的 3 个步骤及细节问题。对于研究批判性评价的新手,可能会专注于明确研究过程步骤的第一步。随着重要评价经验的获得,评价者可能会同时执行此过程的 2 个或 3 个步骤。

❓ 框 12-2　批判性评价指南

量性研究

步骤 1:明确研究过程的步骤
步骤 2:明确研究的优势和局限性
1. 写作质量
   a. 报告的写作风格是否清晰简洁,并对相关术语做了定义?
2. 标题
   a. 标题是否有明确的重点?
   b. 标题是否包括关键的研究变量和总体?
   c. 标题是否说明了所开展的研究类型(描述性、相关性、类实验性或实验性),以及变量(Gray et al,2017;Shadish,Cook,& Campbell,2002)?
3. 作者
   a. 作者是否具有哲学博士(PhD)学位,使他们有资格开展所计划的研究?
   b. 作者是否有前期研究或临床经验,使他们有资格进行所计划的研究?
   c. 是否有作者与研究相关的利益冲突,如在研究中实施干预措施的机构的经济利益?
4. 摘要
   a. 摘要表述是否清晰?
   b. 摘要是否包括目的、设计要点、样本、干预(如果有)和主要结果(APA,2010)。
5. 研究问题(参见第五章)
   a. 是否提供了问题陈述? 如果没有提供问题陈述,你能推断出文献中的问题或分歧吗?
   b. 该问题对护理和临床实践有意义吗(Brown,2018)?
6. 目的
   a. 说明研究目的。
   b. 目的是否范围明确,并清楚地阐明了研究重点(Fawcett & Garity,2009;O'Mathúna & Fineout-Overholt,2015)?
7. 文献综述(参见第六章)
   a. 检查文献综述。
   b. 大多数参考文献是否经过了同行评议? 作者是否证明了那些非同行评议来源的参考文献的合理性?
   c. 大多数参考文献是最新的吗(最近 5 年和 10 年发表文献的数量和百分比)? 参考文献是否在 10 年前发表,是否属于测量或理论型文献、里程碑式研究文献、种子研究文献,或复制性研究文献?
   d. 文献内容是否与研究性概念或变量直接相关? 文献来源的类型和文献作者的学科类型是否适合研究性概念或变量?
   e. 这些研究是否经过了批判性评价和整合(Gray et al,2017;Hart,2009)? 是否对研究领域当前的经验和理论知识提出了简明扼要的总结,包括确定哪些是已知的,哪些是未知的(O'Mathúna & Fineout-Overholt,2015)? 研究是否解决了文献综述中发现的知识空缺?

框 12-2　批判性评价指南(续)

8. 框架或理论观点(参见第七章)

　　a. 是否明确表达了框架,或者必须从引言、文献综述或研究的其他部分提取框架?

　　b. 框架是否识别、定义和描述了感兴趣的概念之间的关系? 如果存在框架模型或概念图,是否足以解释令人关注的现象(Gray et al,2017)?

　　c. 框架与护理知识体系的关系如何(Alligood,2014;Smith & Liehr,2014)?

　　d. 如果要检验理论中的一个命题,这个命题是否被明确识别,并与研究假设相关联(Fawcett & Garity,2009;Smith & Liehr,2014)?

9. 研究目标、问题或假设(参见第五章)

　　a. 列出所有研究目标、问题或假设。

　　b. 目标、问题或假设是否表达清楚,并与研究目的有逻辑联系?

　　c. 目标、问题或假设是否与框架中的概念和关系(命题)有逻辑联系(Chinn & Kramer,2015;O' Mathúna & Fineout-Overholt,2015;Smith & Liehr,2014)?

　　d. 提出假设是否为了指导开展类实验性和实验性研究(Shadish et al,2002)?

10. 变量(参见第五章)

　　a. 确定研究变量或概念。应提供变量属性或人口统计学变量。一项研究通常包括自变量和因变量(或研究变量),但不是包括所有类型的变量。

　　　ⅰ. 人口统计学变量

　　　ⅱ. 自变量

　　　ⅲ. 因变量

　　　ⅳ. 研究变量或概念

　　b. 确定自变量和因变量的概念性定义和操作性定义。

　　c. 变量的定义是否明确(概念性和操作性),并以前期研究或理论为基础(Chinn & Kramer,2015;Gray et al,2017;Smith & Liehr,2014)?

　　d. 变量是否反映了框架确定的概念?

11. 研究设计(参见第八章)

　　a. 确定研究的具体设计。

　　b. 设计是否提供了检验所有目标、问题和假设的方法?

　　c. 研究采用的设计是否是获得所需资料的最佳设计(Gray et al,2017)?

　　d. 治疗

　　　ⅰ. 研究是否包括治疗或干预?

　　　ⅱ. 治疗是否描述清楚(Eymard & Altmiller,2016)?

　　　ⅲ. 治疗是否适合检验研究目的和假设?

　　　ⅳ. 是否制订了研究计划,从而保证治疗实施的一致性,确保干预保真度(Eymard & Altmiller,2016)?

　　　ⅴ. 研究人员是否监督治疗的实施以确保一致性?

　　　ⅵ. 如果治疗没有始终如一地实施,可能会对研究发现产生什么影响?

　　e. 分组

　　　ⅰ. 研究是否有多个组?

　　　ⅱ. 如果研究有多个组,研究参与者是如何分组的?

　　　ⅲ. 如果一种治疗在不止一个组实施,参与者是随机分配到治疗组,还是治疗组和对比组相匹配? 治疗组和对比组的分配是否适合研究目的?

　　　ⅳ. 如果采用了多个组,这些组看起来是否均衡?

　　f. 预研究的发现是否用于研究的设计? 如果是,简要讨论预研究,以及基于预研究对正式研究所做的改变(Gray et al,2017;Shadish et al,2002)。

　　g. 研究人员是否明确了设计效度(统计结论效度、内部效度、结构效度和外部效度)的威胁,并尽可能将威胁最小化(Gray et al,2017;Shadish et al,2002)?

？框 12-2　批判性评价指南（续）

12. 样本（参见第九章）
    a. 抽样方法是概率抽样，还是非概率抽样？研究中用来获取样本的具体抽样方法是否确定和适当（Gray et al, 2017）？
    b. 抽样纳入标准和抽样排除标准是什么？是否均明确确定并适用于研究（O'Mathúna & Fineout-Overholt, 2015）？
    c. 是否确定了样本量（Aberson, 2010）？
    d. 是否确定了拒绝率或接受率？是否解决了样本脱失率或保留率问题？是否提供了拒绝和脱失的原因？
    e. 是否报告了把握度分析？样本大小是否合适，如把握度分析所示？如果研究包括多个组，每组的样本量是否相等和适当（Grove & Cipher, 2017）？
    f. 抽样过程是否足以获得有代表性的样本？样本是否代表可获得总体和目标总体？
    g. 研究人员是否确定了研究目标总体和可获得总体？
    h. 如何获得知情同意？
    i. 用于知情同意的过程是否适合研究总体？
13. 环境（参见第九章）
    a. 研究环境是什么？
    b. 环境是否适合研究目的？
14. 测量（参见第十章）
    a. 完成表 12-1，以涵盖研究的主要测量内容（Waltz, Strickland, & Lenz, 2017）。
        i. 确定测量的每个研究变量
        ii. 确定每种测量方法的名称和作者
        iii. 确定每种测量方法的类型（如李克特量表、视觉模拟量表、生理测量或现有数据库）
        iv. 确定研究采用的每种测量方法所达到的测量水平（如定类、定序、定距和定比）（Grove & Cipher, 2017）
        v. 描述每个量表在前期研究和当前研究中的信度。确定每个生理测量的精确性（Bialocerkowski, Klupp, & Bragge, 2010; DeVon et al, 2007）
        vi. 确定每个量表的效度和生理测量的准确性（DeVon et al, 2007; Ryan-Wenger, 2017）

表 12-1　测量策略

测量的变量	测量方法的名称（作者）	测量方法的类型	测量水平	信度或精确性	效度或准确性

    b. 量表和问卷
        i. 是否清楚描述了研究工具？
        ii. 是否提供了完成研究工具和评分的技术？
        iii. 研究人员是否重新检验了研究工具在当前样本中的信度和效度？
        iv. 如果工具是为当前研究而开发，是否描述了工具开发的过程（Gray et al, 2017; Waltz et al, 2017）？
    c. 观察
        i. 所要观察的内容是否有明确的标志和定义？
        ii. 是否描述了记录观察内容的方法（Waltz et al, 2017）？
        iii. 是否描述了评分者间信度？
    d. 访谈
        i. 访谈问题是否解决了研究问题所表达的关注点？
        ii. 访谈问题是否与研究目的和目标、问题或假设相关（Gray et al, 2017; Waltz et al, 2017）？
    e. 生理测量
        i. 是否清楚地描述了生理测量或测量工具（Ryan-Wenger, 2017）？如果合适，是否明确了测量工具的品牌名称？

框 12-2   批判性评价指南(续)

ⅱ. 是否讨论了生理测量工具的准确性、精确性和误差(Ryan-Wenger,2017)?

ⅲ. 生理测量是否适合研究目的和目标、问题或假设?

ⅳ. 是否清楚描述了生理测量数据的记录方法?数据记录是否一致?

f. 为研究选择的测量方法是否充分测量了研究变量?是否应采用其他测量方法来提高研究结局的质量(Waltz et al,2017)?

g. 研究采用的测量方法是否具有足够的效度和信度?需要哪些其他信度和效度检验来提高测量方法的质量(Bialocerkowski et al,2010;DeVon et al,2007;Waltz et al,2017)?

15. 资料收集(参见第十章)

a. 是否清楚描述了资料收集过程(Fawcett & Garity,2009;Gray et al,2017)?

b. 收集的资料是否针对研究目标、问题或假设?

c. 研究如何确保资料收集过程以准确和一致的方式进行?

ⅰ. 研究资料的收集人员是谁?

ⅱ. 对资料收集员的培训是否有明确的描述和足够的培训?

ⅲ. 是否采用了标准化方法,如标准化表格或计算机化数据?

d. 资料收集前是否获得了机构审查委员会(IRB)批准?

e. 资料收集方法是否合乎伦理?

f. 在资料收集过程中是否发生了不良事件,这些事件是否得到了适当的管理?

16. 数据分析(参见第十一章)

a. 采用研究中的分析技术完成表 12-2(Gray et al,2017;Grove & Cipher,2017;Hoare & Hoe,2013;Plichta & Kelvin,2013)

ⅰ. 确定每种分析技术的目的(描述、关系或差异)

ⅱ. 列出所执行的统计分析技术

ⅲ. 列出统计数据

ⅳ. 提供具体结果

ⅴ. 确定结果达到统计显著性的概率(p)

表 12-2   统计分析和结果

分析目的	分析技术	统计量	结果	概率(p)

b. 是否清楚描述了数据分析过程?

c. 数据分析技术是否解决了研究目的和研究目标、问题或假设(Gray et al,2017;Grove & Cipher,2017)?

d. 数据分析过程是否适合所收集的资料类型(Grove & Cipher,2017;Plichta & Kelvin,2013)?

e. 研究人员是否解决了缺失数据的问题,并解释了这个问题是如何管理的?

f. 统计显著性

ⅰ. 是否确定了显著性水平或 α?如果是,显著性水平是什么(0.05,0.01 或 0.001)?

ⅱ. 如果存在显著差异,现有样本量是否足以检测出这些差异?

ⅲ. 是否对不显著的结果进行了把握度分析(Aberson,2010)?

g. 结果是否通过叙述、表格、数字或与方法的组合,以可理解的方式呈现(APA,2010;Grove & Cipher,2017)?

h. 是否对结果进行了合理解释?

步骤 3:评价研究发现的可信度及意义

17. 解释研究发现

a. 当前研究发现是否与前期研究发现一致(Gray et al,2017;O' Mathúna & Fineout-Overholt,2015)?

框 12-2　批判性评价指南（续）

b. 是否针对每个目标、问题或假设对研究发现进行了讨论？
c. 是否对有统计学显著性和无统计学显著性的发现进行了解释？
d. 研究发现是否具有临床意义（O'Mathúna & Fineout-Overholt,2015）？
e. 研究发现是否与研究框架有关（Smith & Liehr,2014）？如果是,研究发现是否支持研究框架？
f. 从研究发现中产生了什么问题,研究人员有没有发现这些问题？

18. 局限性
　　a. 研究人员确定了哪些研究局限性？
　　b. 是否有研究人员未发现的局限性？
　　c. 研究人员是否可以避免或控制研究的局限性？

19. 结论
　　a. 研究人员根据他们对研究发现的解释确定了什么结论？
　　b. 结论是否符合当前研究发现和前期研究发现？
　　c. 研究人员如何外推这些研究发现？研究人员是否适当地外推了研究发现？

20. 对护理的意义
　　a. 研究发现对护理实践有什么意义（Melnyk et al,2017;O'Mathúna & Fineout-Overholt,2015）？
　　b. 根据当前研究发现和前期研究发现确定的实践意义是否适当（Melnyk & Fineout-Overholt,2015）？

21. 未来研究
　　a. 确定了哪些进一步研究的建议？
　　b. 是否为未来研究提出了优质建议（O'Mathúna & Fineout-Overholt,2015）？
　　c. 研究的描述是否足够清晰,便于重复？
　　d. 资金、承诺、研究人员的专业知识、受试者的可用性、设施、设备和/或伦理是否降低了研究的可行性（Gray et al,2017）？

22. 评判性总结
　　a. 回顾刚刚进行评判的组成部分。考虑以下几点来制订评判性总结。
　　　i. 是否所有相关内容都有足够的细节和清晰度？
　　　ii. 研究最大的优势和劣势是什么？
　　　iii. 人类受试者的权利是否得到了保护（Creswell,2014;Gray et al,2017）？
　　　iv. 你认为研究发现有效吗？你对研究发现有多大的信心？
　　　v. 对研究报告的评价还应包括对报告质量的最终讨论。这种讨论应包括对研究质量和对护理知识及实践贡献的专家意见（Melnyk et al,2017;O'Mathúna & Fineout-Overholt,2015）。

步骤 1：明确研究过程的步骤

　　初次尝试理解研究文章的内容常常令人沮丧,因为报告中的术语和程式化的方式很陌生。在量性研究中,明确研究过程的步骤（identifying the steps of the research process）是批判性评价的第一步。它包括理解报告中的术语和概念,以及确定研究要素,并掌握这些要素的性质、重要性和意义。

　　首先回顾摘要,通读研究内容,并对先前确定的量性研究步骤做突出标注或下划线标注。第二章概述了这些步骤。重读这一章,在不理解的术语下划线,并从本书末尾的词汇表中查阅其含义。在阅读和理解了研究内容之后,你就可以撰写自己对研究的初始批判性评价了。要撰写批判性评价,你需要简明扼要地指出研究过程的每一步,并对框 12-2 中的指南和问题做出简短的回答。

步骤 2：明确研究的优势和劣势

　　批判性评价研究的第二步需要明确研究的优势和劣势（determining strengths and weaknesses in the studies）。要做到这一点,必须通过本教材及其他相关专业资源和研究资源

（Creswell，2014；Gray et al，2017；Grove & Cipher，2017；Hoare & Hoe，2013；Hoe & Hoare，2012；O'Mathúna & Fineout-Overholt，2015；Waltz，Strickland，& Lenz，2017）了解研究过程每一步的详细内容。然后，将研究步骤的理想过程与实际过程进行比较。在比较过程中，注意检查研究人员遵循理想的研究规则的程度，并检查研究要素的优势和劣势。

你还需要检查正在评价的研究中，各个步骤的逻辑链接或流程。例如，研究问题需要为研究目的陈述提供背景和方向。研究目的确定的变量，需要与研究目标、问题或假设中确定的变量一致。研究目标、问题或假设中确定的变量，需要根据研究框架进行概念性定义。概念性定义应为操作性定义的确定提供基础。研究设计和分析需要适合调查的研究目的，以及特定的目标、问题或假设。检查研究步骤之间的质量和逻辑联系，有助于明确哪些步骤是优势，哪些步骤是劣势。

框 12-2 的问题有助于明确研究步骤的优势和劣势，以及这些步骤之间的逻辑联系，特别是对文章的摘要、问题、目的、文献综述、框架、方法、结果和讨论要素都进行了批判性评价。阅读问题，然后对研究步骤做出判断（框 12-2）。你需要为自己的决定提供依据，并从相关研究资源（如本节前面和本章末尾参考资料列出的文献）中选择支持信息。例如，你可能认为研究目的是一个优势，因为它明确了研究问题，澄清了研究重点，并且调查也是可行的（Fawcett & Garity，2009；Gray et al，2017；O'Mathúna & Fineout-Overholt，2015）。

步骤 3：评价研究发现的可信度及意义

评价研究发现的可信度和意义（evaluating the credibility and meaning of the study findings）是指通过检查研究步骤、研究发现和前期研究之间的关系来确定研究的有效性、重要性和意义。当前研究的步骤根据前期研究进行评价，如基于前期假设对当前假设的评价，基于前期设计的当前设计，以及基于前期测量方法的当前变量测量方法（Waltz et al，2017）。当前研究的发现也参照前期研究发现进行了检验。本阶段的评价建立在批判性评价前两个阶段得出的结论之上，因此，可以确定研究发现的可信度、有效性和意义。

你需要重新检查研究发现、结论和意义部分，以及研究人员对进一步研究的建议。采用框 12-2 提出的批判性评价指南中研究部分的可信度和意义作为总结批判性评价的指南。

量性研究批判性评价举例

本节对惠特克-布朗（Whitaker-Brown）、伍兹（Woods）、科尼利厄斯（Cornelius）、索瑟德（Southard）和古拉蒂（Gulati）（2017）的类实验性研究进行了批判性评价，并作为范例。这部分包括的内容是该研究报告的"改善从多学科管理过渡到护理门诊的心力衰竭患者的生活质量并减少再入院"。该研究之后是批判性评价量性研究的 3 个步骤：

- 步骤 1：明确研究过程的步骤
- 步骤 2：明确研究的优势和劣势
- 步骤 3：评价研究发现的可信度及意义

护生和实习护士通常开展批判性评价，重点在于明确研究过程的步骤。这种类型的批判性评价可以用大纲格式书写，并对研究步骤的标题进行标注。更深入的批判性评价不仅包括这一步，还包括明确研究的优势和劣势，以及评价研究发现的可信度和意义。我们鼓励你阅读研究范例 12-1 惠特克-布朗等人（2017）的研究论文，并采用框 12-2 提出的指南进行全面批判性评价。将你的想法与本节提出的批判性评价进行比较。评判范例中采用的数字与批判性评价指南中的数字相对应（框 12-2）。

研究范例 12-1

量性研究

Heart & Lung 46 (2017) 79—84

Contents lists available at ScienceDirect

Heart & Lung

journal homepage: www.heartandlung.org

Improving quality of life and decreasing readmissions in heart failure patients in a multidisciplinary transition-to-care clinic

CrossMark

Charlene D. Whitaker-Brown, DNP, MSN, FNP-C [a,b,*], Stephanie J. Woods, PhD, RN [a], Judith B. Cornelius, PhD, MS, RN [a], Erik Southard, DNP, FNP-BC [c], Sanjeev K. Gulati, MD, FACC [b]

[a] University of North Carolina at Charlotte, School of Nursing, College of Health and Human Services, 9201 University City Blvd., Charlotte, NC 28223, USA
[b] Sanger Heart & Vascular Institute's Heart Success Clinic, Carolinas Medical Center-Main, 1000 Blythe Blvd., Charlotte, NC 28203, USA
[c] Indiana State University, College of Nursing, Health, & Human Services, Landsbaum Center 217, 200 North Seventh Street, Terre Haute, IN 47809, USA

A R T I C L E   I N F O

Article history:
Received 20 November 2015
Received in revised form
1 November 2016
Accepted 11 November 2016
Available online 27 December 2016

Keywords:
Heart failure
Transition-to-care
Quality of life
Readmissions
Hospitalization

A B S T R A C T

Objectives: The purpose was to pilot the feasibility and impact of a 4-week transition-to-care program on quality of life for heart failure patients.
Background: The transition from the acute care to the outpatient setting has been shown to be a critical time with heart failure patients.
Methods: A pre- and post-test design was used. Quality of Life, measured by the Minnesota Living with Heart Failure Questionnaire, and hospital readmissions were the outcomes. A convenience sample of 50 persons was recruited into a multidisciplinary transition-to-care program for heart failure patients following hospitalization. Thirty-six (72%) completed the study.
Results: There was a significant improvement in quality of life. Men reported greater improvement in physical symptoms and less emotional distress when compared to women. Only 2 participants were readmitted within 30 days.
Conclusions: Study findings support improved quality of life and decreased readmission rates following a multidisciplinary transition-to care program for heart failure patients.

© 2016 Elsevier Inc. All rights reserved.

Introduction

The incidence and prevalence of heart failure (HF) has increased dramatically in the past three decades. HF now affects approximately 5.7 million people in the United States and is the cause of more than 55,000 deaths a year; one in five people die within one year of diagnosis from HF syndrome.[1–3] It has been estimated that HF affects 10 per 1000 individuals after 65 years of age, and 1 in 5 will develop it after 40 years of age.[4–6] The most common risk factor of HF is coronary heart disease which is also considered the most costly medical condition in the United States.[1,2,7] Common symptoms of HF are: shortness of breath during daily activities; trouble breathing when lying down; weight gain with swelling in the legs, ankles, or lower back; and general fatigue and weakness.[1,2,8] The Heart Failure Society of America defines HF as a syndrome characterized by high mortality, frequent hospitalization, reduced quality of life (QOL), and a complex therapeutic regimen.[1,2,8,9]

Approximately, 20% of patients hospitalized nationally with HF are readmitted within 30 days.[10–13] All hospital readmissions are expensive with HF considered one of the most expensive diagnosis costing approximately \$32 billion annually.[6,10,11,14,15] Further it is the leading cause of hospital admissions and readmissions in persons older than 65 years.[6,16,17] More than 2.5 million Medicare beneficiaries were hospitalized for HF from 2001 to 2005, and 1 in 10 died within 30 days of hospitalization.[6,7] Since HF is one of the most costly diagnosis for Medicare, the Centers for Medicare and Medicaid Services (CMS) began tracking 30-day readmission rates in 2009 as part of the Hospital Readmission Reduction Program of the Affordable Care Act.[6,18,19] The data for readmissions has been utilized to assess penalties to underperforming hospitals through the reduction of Medicare-based reimbursements by 1% in 2013, 2% in 2014 and up to 3% in 2015.[6,19]

Previous literature has shown that HF patients often lack support from healthcare teams especially when transitioning from hospital to home.[6,20] The transition from the acute care to the

* Corresponding author. University of North Carolina at Charlotte, School of Nursing, College of Health and Human Services 444-A, 9201 University City Blvd, Charlotte, NC 28223, USA.
E-mail address: cdwhitak@uncc.edu (C.D. Whitaker-Brown).

0147-9563/$ – see front matter © 2016 Elsevier Inc. All rights reserved.
http://dx.doi.org/10.1016/j.hrtlng.2016.11.003

Continued

研究范例 12-1（续）

80　　　　　　　　　　　　*C.D. Whitaker-Brown et al. / Heart & Lung 46 (2017) 79–84*

outpatient setting has been shown to be a critical time; patients are at high risk during this phase and are prone to exacerbations. Patients with chronic diseases such as HF and multiple comorbidities are particularly at risk for readmission.[20–22] To address this problem for patients with HF, a variety of outpatient HF management and transitional care programs of varying lengths have been implemented nationally.[1–3,6,9,11–13,17–31] The American Geriatrics Society[23] identifies transitional care as the "actions designed to ensure coordination and continuity of healthcare as patients transfer between different locations." CMS has addressed this vital area of care management by adding Transition Care Management Codes (TCMs). These TCMs CPT 99495 and 99496 are intended to both reimburse for, and assist in, tracking follow-up care provided for patients following discharge from an acute care facility to their community setting.[32]

It is recommended that transitional care begin during admission and continued through discharge. Transitional care programs have been designed to ensure continuity of care, contribute to clinical stability, improve patient outcomes, and reduce rates of hospital readmissions and related health care costs.[20,23] Most transitional programs include the nurses' role in coordinating multidisciplinary referrals based on patients' needs, communication among the inpatient team, communication with homecare providers and developing and implementing care plans to include patient and family education, medication management/titration, and increasing patient's physical activity levels and functional capacity.[20,24,33]

The hallmark of transitional care is that it is a time limited patient-oriented service. It helps to ensure continuity of care, reduces the risk of poor outcomes, and facilitates safety when transferring between healthcare settings.[25,31] The transitional care goal is to complement, not to replace primary care, disease management, discharge planning or case management, by educating patients with chronic disease and their caregivers.[25,31] Much research on transition-to-care programs focus on reducing medication errors, decreasing re-hospitalizations and length of stay, cutting overall costs, and lowering mortality.[22,24,26–28,33]

In addition to hospital readmissions, quality of life and symptom management are important outcomes associated with transitional care programs.[6,20,25,29,31] Despite optimal medical management, patients with HF experience a myriad of physical symptoms, emotional concerns, and may still have major impairment of functioning upon discharge.[6,34–37] Transitional care programs have generally focused exclusively on hospital readmission. However, little research has examined the impact of these programs on managing the physical and emotional symptoms of patients with HF or on their quality of life.

There is some evidence to support the value of transitional care programs on quality of life in HF patients.[6,20,25,29,31] Moreover, those who participated in transitional care had a better understanding of their illness, increased knowledge of medications[20,29,33] and a reduction in the number of readmissions.[6,20,25,27,29,31] Conversely, several studies of transitional care programs failed to document a significant impact on quality of life.[30] Seto and colleagues[37] identified from their research that some persons needed more time to master the complexities of HF self-management than was offered in the transitional care program, that is, patients, as with all people, learn at their own pace and at times need additional follow-up to understand what is needed for self-care.

Learning from these studies, and guided by the Stetler Model of research utilization to facilitate evidence-base practice,[38] we anticipate that an intensive, individualized, time-limited intervention has the potential to improve the quality of life in patients with HF. Stetler posits that linking research use and research-related actions forms a foundation for evidence-informed practice. The purpose of this study was to examine the feasibility and effects of a 4-week transition-to-care program on quality of life in patients with HF.

Material and methods

Design

A prospective one group pre- and post-test design was used to address the study purposes. In this study participants completed the pre-test prior to beginning the 4-week transition-to-care intervention. The post-test was administered at the end of the transition program.

Sample

A convenience sample of 50 participants was recruited from a major Southern Healthcare System which had initiated a 4-week pilot transition-to-care program for HF patients following inpatient hospitalization. Inclusion criteria were 45 years of age and older, male or female, not pregnant, and with a primary diagnosis of HF. Exclusion criteria were 44 years of age and younger, pregnant, and a primary diagnosis other than HF.

Intervention

This 4-week, multidisciplinary, transitional program was specifically designed to provide weekly education and support to HF patients (see Fig. 1). The HF inpatient coordinator/navigator initiated the discharge protocol and collected data relevant to the appropriate HF measures. The patient was discharged to the outpatient transition clinic within 1–3 days where they began receiving comprehensive and individualized HF management. This program included weekly clinic visits with a multidisciplinary team consisting of a nurse practitioner or physician assistant, nurse navigator, pharmacist, social worker and dietician. At the first visit, the transition clinic personnel initiated a risk assessment, confirmed guideline management, determined if the patient was compensated or decompensated (managed this according to guidelines), and contacted the primary care doctor with a patient update.

The patient attended weekly sessions for 4 weeks. Each visit consisted of a physical assessment and evaluation which included vital signs, weight, assessment of volume overload by checking for lower leg edema, abdominal distention, and jugular venous distention, and assessment of heart and lung sounds by a nurse practitioner. Additionally, medication reconciliation was performed collaboratively between the nurse practitioner, pharmacist, and clinic nurse. The nurse practitioner had the patient provide a 24–48 h recall of their oral intake including food and liquids and reviewed logs of daily weights and blood pressure. The initial visit was 1 h and follow-up visits were 30 min. The clinic provider also initiated the following referrals as needed: rehabilitation, home care, hospice and/or palliative care.

All visits were grounded in evidence-based interventions aimed at HF management and focused on patient education, medication management (e.g. titration of beta blockers and diuretics), and assistance with coordination and delivery of care as needed per living arrangements. Patients also had access to phone triage Monday through Friday during office hours. The telehealth connection consisted of ongoing phone call follow-up for 3 weeks post transition clinic. After attending 4 weeks in the transition clinic the patient's care was coordinated and they were scheduled for follow-up with their primary care provider and or referred to cardiology or the HF Clinic for longitudinal care. This study was

C.D. Whitaker-Brown et al. / Heart & Lung 46 (2017) 79—84   81

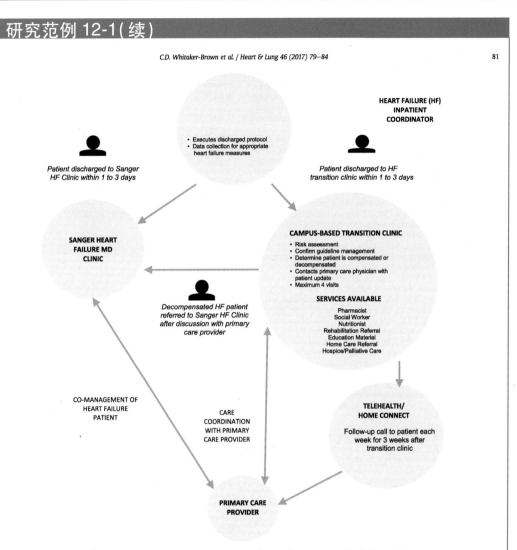

Fig. 1. Heart success transition model. http://www.carolinashealthcare.org/heart-success; re-printed with permission.

approved by the Institutional Review Board of the clinical agency and informed consent was obtained by the principal investigator.

Measures

Demographic data were collected through chart review and using the nurse navigator's patient assessment notes. This included age, gender, race/ethnicity and ejection fraction. Health-related quality of life (QOL) was assessed using the Minnesota Living with Heart Failure Questionnaire (MLHFQ), a 21 item, 6-point Likert scale that reflected the most frequent and important ways heart HF failure affects patient's lives.[39,40] Using this Likert scale, answers were given by choosing a score between 0 (no impairment) and 5 (very much impaired), resulting in a total score variation from 0 to 105, with lower scores indicating improved quality of life. There is a summed overall QOL score as well as two dimension subscale scores that assess physical symptoms and emotional distress. Internal consistency of the MLHFQ has been demonstrated in research with chronically ill persons with a Cronbach's alpha of .92, and test-retest/reproducibility of $r = .87$.[39,40] In this study, the Cronbach alpha for the overall MLHFQ, physical symptoms dimension, and emotional distress dimension were .92, .96, and .93, respectively. Hospital readmissions at 30 days were based on data obtained from the hospital records of the participants. Additionally, retrospective chart review was conducted to examine admission data 6 months and 12 months prior to the current hospitalization. Feasibility was measured by the number of HF patients recruited and the number who completed the transition clinic intervention in 4 weeks and MLHFQ instrument.

Feasibility/treatment fidelity

The fidelity of this intervention was examined following the best practice recommendations from the Behavior Change Consortium.[41] The concept of fidelity refers to the consistency with

Continued

研究范例 12-1(续)

which the investigators applied the intervention to all patients. Several treatment fidelity strategies to monitor and enhance behavioral interventions were used in this study. The overall design of the treatment plan was the same for all the patients; however, the plan was tailored to meet the individual needs of the patients. Each weekly clinic visit consisted of all patients receiving expert consultations by the nurse practitioner, pharmacist and the clinic nurse (See Fig. 1). Moreover, clinical notes/dictations were completed by the nurse practitioner and pharmacist for each patient encounter. To ensure equivalency the same level of information and content was used for every patient.[41] The nurse practitioner and pharmacist relied on an evidenced-based algorithm recommended by the American Heart Association and the Heart Failure Society of America to guide them in making treatment recommendations for each patient. This helped to ensure standardized care while allowing for each patients individual differences, thereby facilitating individualized patient care planning.

Standardized training was important in maintaining treatment fidelity. All study providers attended an in-service training to review research materials including the Minnesota Living with Heart Failure Questionnaire (MLHFQ) measure each study participant completed. Moreover, the providers had a background in cardiology and used a standardized algorithm for HF management, including managing medications. Drift in provider skills was minimized by weekly meetings to update providers.

Even though the 4-week program was standardized, each person was treated as an individual with his or her own unique needs. For example, the medication titrations conducted at each visit were different per patient. When a medication dose was adjusted the patient was asked to verbalize understanding of the medication adjustments and the reason for the change. Furthermore, ensuring participant ability to perform behavioral skills was achieved by the participants verbally confirming competence. Treatment fidelity strategies for monitoring and improving the receipt of treatment included ensuring participant comprehension as demonstrated by the patient's weekly homework of daily weight and blood pressure logs, verbalization of disease process and symptoms, and articulation of understanding of treatment regimen.

Finally, strategies for monitoring and improving enactment of treatment skills were achieved by the use of self-report regarding goal achievement and completion of the MLHFQ during week 1 and week 4 of the intervention. Printed materials on living with HF and low sodium recipes as well as an optional monthly support group were available for patients and families in addition to the 4-week intervention. Additionally, patients were encouraged to call the providers with questions anytime.

Analysis

Statistical analysis was performed using Statistical Package for Social Sciences (SPSS), Windows Version, SPSS Inc. Los Angeles, USA. A comparison between the pre- and post-test measure of the MLHFQ and subscales were completed using t-tests analysis. Descriptive statistics were used to assess for readmissions.

Results

A total of 50 patients who met eligibility were admitted during the study period; all individuals approached consented to participate (see Table 1 for demographic data). However, only 36 persons (72%) completed the 4-week program, including the pre- and post-test, attendance at all clinic visits, and maintaining a log of daily weights and blood pressure. Attrition was related to voluntary withdrawal (n = 1 or 2%) and 13 participants not completing the post-test. Of these 13 people, 7 missed or rescheduled their clinic

Table 1
Demographic data.

Demographic	Frequency	Percent
Gender		
Male	15	42%
Female	21	58%
Race		
Caucasian	30	83%
African American	6	17%
Marital status		
Single	3	8%
Married	18	50%
Divorce	2	6%[a]
Separated	1	3%[a]
Widowed	12	33%
Systolic heart failure (Reduced ejection fraction) HFrEF		
Moderate 30–40%	7	19%
Moderate Severe 20–30%	3	8%
Severe < 20	4	11%
Diastolic heart failure (Preserved ejection fraction) HFpEF		
Normal 55–65%	15	42%[a]
Mild 40–55%	7	19%

[a] The denotes that this number is a result of rounding.

appointment outside of the 4-week timeframe and 6 patients did not complete the exit questionnaire. The high attrition rate in large part was due to the patient's need for an intervention lasting longer than 4 weeks. The final sample consisted of 21 women and 15 men. The mean age of the sample was 70.1 years (SD 11.7). Six persons (16.7%) were African-American and 30 (83.3%) were Caucasian. Hospital readmissions 6 months prior to the intervention had a mean of 1.83 (SD 1.16). Compared to the mean 12 months prior to the intervention of .5 (SD 1.16). Systolic and diastolic HF ejection fractions for the sample are noted in Table 1. Six percent had both systolic and diastolic HF. The overall numbers of readmissions were greater 6 months prior to the intervention when compared to 12 months prior.

The mean baseline QOL score on the MLHFQ was 55.03 (SD = 26.07) and the post's test score was 37.28 (SD = 26.51). This decrease in the mean MLHFQ indicated a significant improvement in overall quality of life, ($t = 4.50$, $p < .05$). There was a significant improvement in physical symptoms over time ($t = 5.80$, $p < .001$). The participants also experienced less emotional distress from baseline to the end of the program ($t = 3.66$, $p < .001$) (See Table 2). Although emotional distress was statistically significant, on close inspection of the data, 28% of the participants experienced increased emotional distress, and another 16% had no change following completion of the intervention. Men reported greater improvement in physical symptoms ($t = 2.35$, $p = .03$) and less emotional distress ($t = 2.22$, $p = .03$) when compared to women. There were no differences based on age ($t = 1.56$, $p = .15$) and race ($t = .94$, $p = .35$).

Only 2 participants were readmitted within 30 days of hospital discharge. Neither of these readmissions was related to HF. One

Table 2
Quality of life status as Assessed by the disease specific questionnaire "The Minnesota Living with Heart Failure Questionnaire" (MLHFQ) with scores ranging from 0 to 105. Baseline values and changes between baseline and week 4 of the transition-to-care clinic (N = 36).

	Baseline mean (SD)	Week 4 follow-up mean (SD)	t (df), p
Total minnesota living with heart failure questionnaire score	55.03 (26.07)	37.28 (26.51)	4.50 (35), p < .05
Physical dimension	25.33 (12.01)	16.17 (11.84)	5.80 (35), p < .0001
Emotional dimension	23.35 (26.35)	8.61 (7.0)	3.66 (35), p < .0001

研究范例 12-1(续)

C.D. Whitaker-Brown et al. / Heart & Lung 46 (2017) 79–84　　　　83

person was admitted as a result of metabolic encephalopathy and the other was readmitted because of complete heart block which transitioned into the patient needing a pacemaker.

Discussion

This study examined quality of life and readmission in persons with HF who participated in a multidisciplinary 4-week transition-to-care program following hospitalization. Findings from this study suggest that successful completion of a transitional care program may enhance quality of life and help decrease hospital readmissions for HF patients. These findings are consistent with other research.[6,42] Dunderdale and colleagues[42] reported that the management of chronic HF led to improved life expectancy, functioning, and health-related quality of life. The current study findings are also consistent with Stamp et al's[6] integrative review which reported improvement in a HF patient's quality of life with transitions of care programs.

Transitional care programs ensure coordination and continuity of care as well as meeting specific needs of the HF patient while transitioning from hospital to home.[23] Patients have the opportunity to learn and practice self-management of their care under close supervision and begin a new way of conducting daily activities. It has been observed that patients with increased understanding about their disease processes and medication regimen, and with adequate social support, generally sustain lifestyle changes, and have an enhanced sense of worth and wellbeing and improved quality of life.[3,20,25,33] In this study some of the patients needed the intervention longer than the 4-week period; therefore, they scheduled outside of the study parameters. One could argue that the root cause of the scheduling was related to problems within the clinic structure which could then be viewed as lack of fidelity to the intervention versus person issues with the patient. However, as a new clinic patients had access to available appointments daily. While treatment fidelity was shown in this study by enactment of the HF patients, fidelity can be increased by providing more consistent follow-up once the patient begins the transitional care program, assessing health literacy upon entry into the program, and checking to ensure adequate transportation.

Emotions can influence a person's ability to manage their care and symptoms, their recovery, and possibly future illness events. The scores on the quality of life instrument indicated that there was a general decrease in emotional distress for the entire group from entry to completion of the 4-week transition-to-care program, yet 28% of the participants experienced increased emotional distress. HF patients often experience a wide array of emotions including feeling alone, anxious/scared, and or depressed. Prevalence of depression in patients with HF has been reported as ranging from 15 to 36%, which is above the lifetime prevalence of 13% for major depression in the general population.[43–48] Yet, depressive symptoms are often under-diagnosed in HF patients.[47] Depression has been associated with the risk of hospital readmissions in persons with HF at 3 months and at 1 year, with a 1 year mortality rate independent of age, the New York Heart Association classification, baseline ejection fraction, or ischemic origin of HF.[47,48] In addition to a 4-week transition-to-care program for patients with HF, individuals may benefit from continued monthly support groups meetings to ensure adequate emotional support, protocol modification to include a depression screening to identify the patients earlier and in a future study consider ongoing assessment of emotional status.

Further, in addition to their own emotions, HF patients often worry about their long-term prognosis, finances, ability to independently meet their own daily living needs, transportation to future appointments, and burdening their loved ones. Family caregivers also have their own fears, anxieties, and fatigue. As a result, more effective collaboration is needed between family caregivers and healthcare providers to enhance transition-to-care. Family caregivers, with the support of nurse practitioners, can play an integral role in helping to increase quality of life and decrease hospital readmissions by making important contributions to ensure quality care.[49]

This study was limited to short-term follow-up (4 weeks) and lacked a control group, therefore we were unable to examine longer-term outcomes or definitively say that the positive changes were caused by the intervention. Also, our sample consisted of a small group from one geographic location, and the results cannot be generalized to other geographic areas. The small sample size of this feasibility study may have prevented detection of longitudinal changes and associations with interactive effects. Thus, the results of this study have to be interpreted with caution. Cost data are important facts related to the feasibility of this intervention. Though not addressed in this study, the cost of the clinician's time should be considered for a larger study. Future research is suggested to address both cost of care, down-stream revenue from referrals to the laboratory and other testing as well as the impact on expensive resources such as hospitalizations, emergency room visits. It is noted in this study that some patients had multiple hospitalizations prior to the project. It is a strength of this study that there were only 2 all cause readmissions within 30 days non HF related. Despite its limitations this feasibility study adds to an emerging body of literature on transitional care programs for HF patients.

Conclusions

Findings from this study provide support for the feasibility of a 4-week multidisciplinary, transition-to-care program for HF patients in enhancing quality of life and decreasing 30-day readmissions. Future research is needed using a larger sample size, a randomized design and controlling for the effect of comorbidities and chronic disease like diabetes and COPD, functional class, length of time with HF (e.g., first episode vs. one of many), and depression on study outcomes. Additional research is needed to examine the impact of the intervention on other important outcomes such as adherence to exercise programs, diet and other self-management behaviors. Future studies should include strategies for retention including having providers initiates a 24 h follow-up phone call after each visit. Lastly, the research pertaining to cost information and data were beyond the scope of this study and should be included and explored in a larger study. Despite these limitations, findings from this study support the feasibility of a multidisciplinary 4-week transition-to-care program following hospitalization for HF patients and the potential impact that this type of program can have on quality of life and hospital readmissions. This team based, patient specific and collaborative approach is an effective practice based strategy to improve HF outcomes.

Acknowledgements

This publication was supported by the University of Maryland Online Dissemination and Implementation Institute funded by the University of Maryland and the John A. Hartford Foundation. We would like to thank the subjects who participated in this study. Special thanks to Debbie Fenner, Amanda Thompson, Meghan Emig, Laura Aggabao, Cheryl Boger, Bryan Robinette and Kelli Lanier of Sanger Heart and Vascular Institute for their contributions to this project. Special thanks to Josephine A. Appiah for her assistance with data analysis.

Continued

研究范例 12-1(续)

84   *C.D. Whitaker-Brown et al. / Heart & Lung 46 (2017) 79—84*

References

1. Centers for Disease Control. *Hospitalization for Congestive Heart Failure: United States, 2000–2010.* Available at: http://www.cdc.gov/nchs/data/databriefs/db108; 2011. Accessed 15 October 2012.
2. Centers for Disease Control. Heart Failure Fact Sheet. Available at: http://www.cdc.gov/dhdsp/data_statistics/fact_sheets/fs_heart_failure.htm; Accessed 10 July 2016.
3. Grady KL, Dracup K, Kennedy G, et al. Team management of patients with heart failure: A statement for healthcare professionals from the Cardiovascular Nursing Council of the American Heart Association. *Circulation.* 2000;102(19):2443–2456.
4. American Heart Association. *Target: HF Taking the Failure Out of Heart Failure.* Available at: http://www.heart.org/HEARTORG/HealthcareResearch/GetWithTheGuidelinesHFStrokeResus/Get-With-The-Guidelines---HFStroke_UCM_001099_SubHomePage.jsp; 2012. Accessed 06 September 2012.
5. Roger VL, Go AS, Lloyd-Jones DM, et al. Heart disease and stroke statistics—2012 update: a report from the American Heart Association. *Circulation.* 2012;125(1):e2–e220.
6. Stamp KD, Machado MA, Allen NA. Transitional care programs improve outcomes for heart failure patients. *J Cardiovasc Nurs.* 2014;29(2):140–154.
7. Agency for Healthcare Research and Quality. *The National Hospital Bill: The Most Expensive Conditions by Payer, 2008,* http://www.hcup-us.ahrq.gov/reports/statbriefs/sb107.pdf; 2011. Accessed 16 March 2012.
8. Heart Failure Society of America. *The 2010 Heart Failure Society of America Comprehensive Heart Failure Practice Guideline,* http://www.hfsa.org/heart-failure-guidelines-2; 2011. Accessed 16 March 2012.
9. Hines P, Yu K, Randall M. Preventing heart failure readmissions: is your organization prepared. *Nurs Econ.* 2010;28(2):74–86.
10. Kociol RD, Peterson ED, Hammill BG, et al. National survey of hospital strategies to reduce heart failure readmissions: findings from the get with the guidelines-heart failure registry. *Circulation.* 2012;5:680–687.
11. Hernandez AF, Greiner MA, Fonarow GC, et al. Relationship between early physician follow-up and 30-day readmission among Medicare beneficiaries hospitalized for heart failure. *JAMA.* 2010;303(17):1716–1722.
12. Bueno H, Ross JS, Wang Y, et al. Trends in length of stay and short-term outcomes among Medicare patients hospitalized for heart failure, 1993–2006. *JAMA.* 2010;303:2141–2147.
13. Jencks SF, Williams MV, Coleman EA. Rehospitalizations among patients in the Medicare fee-for-service program. *N Engl J Med.* 2009;360:1418–1428.
14. National Heart Lung and Blood Institute. What is heart failure? Available at: http://www.nhlbi.nih.gov/health/health-topics/topics/hf/; Accessed 30 March 2014.
15. Heidenreich PA, Trogdon JG, Khavjou OA, et al. Forecasting the future of cardiovascular disease in the United States: a policy statement from the American Heart Association. *Circulation.* 2011;123(8):933–944.
16. Lindenfeld J, Albert NM, Boehmer JP, et al. HFSA 2010 comprehensive heart failure practice guideline. *J Card Fail.* 2010;16(6):e1–e194.
17. Crowder BF. Improved symptom management through enrollment in an outpatient congestive heart failure clinic. *Medsurg Nurs.* 2006;15(1):27–35.
18. Bhalla R, Kalkut G. Could Medicare readmission policy ex-acerbate health care system inequity? *Ann Intern Med.* 2010;152(2):114–117.
19. Kocher RP, Adashi EY. Hospital readmissions and the Affordable Care Act: paying for coordinated quality care. *JAMA.* 2011;306(16):1794–1795.
20. Naylor MD, Aiken LH, Kurtzman ET, et al. The care span: the importance of transitional care in achieving health reform. *Health Aff.* 2011;30(4):746–754.
21. Wijeysundera HC, Trubiani G, Wang X, et al. A population-based study to evaluate the effectiveness of multidisciplinary heart failure clinics and identify important service components. *Circ Heart Fail.* 2013;6(1):68–75.
22. Corbett C, Setter S, Daratha K, et al. Nurse identified hospital to home medication discrepancies: implications for improving transitional care. *Geriatr Nurs.* 2010;31(3):188–196.
23. Coleman EA, Boult C. American geriatrics society health care systems: Improving the quality of transitional care for persons with complex care needs. *J Am Geriatr Soc.* 2003;51(4):556–557.
24. Colandrea M, Murphy-Gustavson J. Patient care heart failure model: The hospitalization to home plan of care. *Home Healthc Nurse.* 2012;30(6):337–344.
25. Naylor MD, Brooten DA, Campbell RL, et al. Transitional care of older adults hospitalized with heart failure: A randomized, controlled trial. *J Am Geriatr Soc.* 2004;52(5):675–684.
26. Harrison MB, Browne GB, Roberts J, et al. Quality of life of individuals with heart failure: A randomized trial of the effectiveness of two models of hospital-to-home transition. *Med Care.* 2002;40(4):271–282.
27. Stewart S, Marley JE, Horowitz JD. Effects of a multidisciplinary, home-based intervention on unplanned readmissions and survival among patients with chronic congestive heart failure: a randomized controlled study. *Lancet.* 1999;354(9184):1077–1083.
28. Daley C. A hybrid transitional care program. *Crit Pathw Cardiol.* 2010;9(4):231–234.
29. Raghu KV, Srinivas V, Kishore Babu AV, Monhanta GP, Uma Rani R. A study on quality of life in patients with heart failure. *Ind J Pharm Pract.* 2010;3(3):33–39.
30. Nucifora G, Albanese MC, De Biaggio P, et al. Lack of improvement of clinical outcomes by a low-cost, hospital-based heart failure management programme. *J Cardiovasc Med.* 2006;7(8):614–622.
31. Naylor MD, Bowles KH, McCauley KM, et al. High-value transitional care: translation of research into practice. *J Eval Clin Pract.* 2013;19:727–733.
32. American College of Physicians. What practices need to know about transition care management codes. Available at: https://www.acponline.org/running_practice/payment_coding/coding/tcm_codes.htm; Accessed on 06 September 2015.
33. Foust J, Naylor M, Bixby B, et al. Medication problems occurring at hospital discharge among older adults with heart failure. *Res Gerontol Nurs.* 2012;5(1):25–33. 2012.
34. Calvert MJ, Freemantle N, Cleland JG. The impact of chronic heart failure on health-related quality of life data acquired in the baseline phase of the CARE-HF study. *Eur J Heart Fail.* 2005;7(2):243–251.
35. de Leon CF, Grady KL, Eaton C, et al. Quality of life in a diverse population of patients with heart failure: baseline findings from the Heart Failure Adherence and Retention Trial (HART). *J Cardiopulm Rehabil.* 2009;29(3):171–178.
36. Juenger J, Schellberg D, Kraemer S, et al. Health related quality of life in patients with congestive heart failure: comparison with other chronic diseases and relation to functional variables. *Heart.* 2002;87(3):235–241.
37. Seto E, Leonard KJ, Cafazzo JA, et al. Self-care and quality of life of heart failure patients at a multidisciplinary heart function clinic. *J Cardiovasc Nurs.* 2011;26(5):377–385.
38. National Collaborating Centre for Methods and Tools (2011). *Stetler Model of Evidence-based Practice.* Hamilton, ON: McMaster University. Retrieved from, http://www.nccmt.ca/resources/search/83; Updated 18 March, 2011. Accessed on 06 September 2015.
39. Minnesota Living with Heart Failure Questionnaire. Available at: http://www.license.umn.edu/Products/Minnesota-Living-With-Heart-Failure-Questionnaire__Z94019.aspx; Accessed on 15 April 2012.
40. Rector TS, Kubo SH, Cohn JN. Patients' self-assessment of their congestive heart failure-part 2: content, reliability and validity of a new measure, the Minnesota living with heart failure questionnaire. *Heart Fail;* 1987:3198–3208.
41. Belg AJ, Borrelli B, Resnick B, et al. Enhancing treatment fidelity in health behavior change studies: best practices and recommendations from the behavior change consortium. *Health Psychol.* 2004;23(5):452–456.
42. Dunderdale K, Thompson DR, Miles JN, et al. Quality-of-life measurement in chronic heart failure: do we take account of the patient perspective? *Eur J Heart Fail.* 2005;7(4):572–582. http://dx.doi.org/10.1016/j.ejheart.2004.06.006 [Review].
43. Maricle RA, Hosenpud JD, Norman DJ, et al. Depression in patients being evaluated for heart transplantation. *Gen Hosp Psychiatry.* 1989;11(6):418–424.
44. Freedland KE, Carney RM, Rich MW, et al. Depression in elderly patients with congestive heart failure. *J Geriatr Psychiatry.* 1991;24(1):59–71.
45. Koenig HG. Depression in hospitalized older patients with congestive heart failure. *Gen Hosp Psychiatry.* 1998;20(1):29–43.
46. Havranek EP, Ware MG, Lowes BD. Prevalence of depression in congestive heart failure. *Am J Cardiol.* 1999;84(3):348–350.
47. Scherer M, Himmel W, Stanske B, et al. Psychological distress in primary care patients with heart failure: a longitudinal study. *Br J Gen Pract.* 2007;57:801–807.
48. Jiang W, Alexander J, Christopher E, et al. Relationship of depression to increased risk of mortality and rehospitalization in patients with congestive heart failure. *Arch Intern Med.* 2001;161(15):1849–1856.
49. Coleman EA, Williams MV. Executing high quality care transitions: a call to do it right. *J Hosp Med.* 2007;2(5):287–290.

研究范例 12-1(续)

批判性评价
步骤 1:明确研究过程的步骤
步骤 2:明确研究的优势和局限性

1. **写作质量:**总体写作质量较好。在某些部分需完善写作流程,补充更多细节,这样可以使文章内容更加明确。此外,类似生活质量之类的关键术语应在文章开始就做出明确定义。

2. **标题:**标题为"改善从多学科管理过渡到护理门诊的心力衰竭(HF)患者的生活质量和减少再入院",确定了患者总体和关键变量,即生活质量和再入院。从标题上看,从多学科管理过渡到护理门诊可能容易被误认为是研究开展的环境,而不是研究干预。标题中没有提到所开展的研究类型,但你可以推断,这是一项类实验性研究。

3. **作者:**惠特克-布朗博士是一位家庭护理从业者,具有护理实践(DNP)博士学位,在心力衰竭领域具备临床和研究经验(University of North Carolina at Charlotte,2017)。伍兹博士和科尼利厄斯博士是共同作者,都是具有博士学位的大学教师。惠特克-布朗等人(2017)在致谢部分说明了他们的研究资金来源,但没有明确说明他们是否与这项研究有任何利益冲突。

4. **摘要:**清晰的研究摘要包括研究问题、目的、设计、样本量、有统计学显著性的结果和结论。

5. **研究问题:**从讨论的文献中,研究问题可以推断为:已发表的研究未明确"为期 4 周的护理门诊过渡计划的可行性及其对心力衰竭患者生活质量的影响"(Whitaker-Brown et al,2017)。研究人员通过讨论心力衰竭的负担和住院后向家庭过渡的问题,包括再入院的风险,提供了该问题对护理有重要意义的证据。

6. **目的:**研究人员在摘要的目标和文献综述结束时明确陈述了研究目的。"本研究目的是明确为期 4 周的护理门诊过渡计划的可行性及其对心力衰竭患者生活质量的影响"(Whitaker-Brown et al,2017)。研究的重点因目的而更加具体和明确(Creswell,2014;O'Mathúna & Fineout-Overholt,2015)。研究目的得到了文献综述的支持,并与研究设计有逻辑联系。

7. **文献综述:**研究报告的引言部分对文献进行了简要综述。惠特克-布朗等人(2017)引用的大多数参考文献都是经过同行评议的文献。引用文献的时效性是文献综述的一个弱点。研究人员引用了 4 篇参考文献,这些参考文献具有访问的日期,但没有实际发表日期,因此,它们不能被评价为具有时效性。在剩余的 45 篇文献中,只有 8 篇(18%)在这项研究发表前的近 5 年发表,28 篇(62%)在近 10 年发表。一些较久远的文献内容是测量方法、干预保真度和心力衰竭病理学。引用的文献资源适合该研究的变量,主要来自医学和护理学。研究人员描述了关于心力衰竭负担的文献,这支持了干预,并提供了进行这项研究的基础。对所研究问题的已知和未知的最终总结,为文献综述增加了清晰度(Gray et al,2017)。

8. **框架或理论观点:**惠特克-布朗等人(2017)没有明确说明他们在研究中采用的框架。护理模式过渡是指导干预制订的框架。图 1(惠特克-布朗等人(2017)的文章)提供了适用于该患者总体模型的详细示意图。研究人员采用了护理模式过渡的修订版来指导他们的研究。对研究框架更清晰的认识,将促进批判性评价该理论是否适用于该研究。

9. **研究目标、问题或假设:**研究人员陈述了以下假设来指导他们的研究:"我们预期强化的个体化限时干预有可能改善心力衰竭患者的生活质量"(Whitaker-Brown et al,2017)。检验干预有效性的类实验性研究应以假设为指导(Shadish,Cook,& Campbell,2002)。然而,这一假设与研究框架并没有明确的联系(Smith & Liehr,2014)。

10. **变量:**惠特克-布朗等人(2017)提出了人口统计学变量、自变量和因变量。年龄、性别、种族、婚姻状况,以及收缩期和舒张期心力衰竭发生率等人口统计学变量在表 12-3 和结果部分进行了描述。

    自变量护理干预过渡在概念上由研究的图 1 提供的心脏病成功过渡模型定义(Whitaker-Brown et al,2017,p. 81)。自变量的操作性定义是"4 周、多学科、过渡性计划……专门为心力衰竭患者提供每周教育和支持"(Whitaker-Brown et al,2017,p. 80)。

健康相关生活质量(HRQOL)是主要因变量,但惠特克-布朗等人(2017)并未说明该变量的概念性定义。在文献综述中采用了生活质量这一短语,但没有明确定义。对 HRQOL 的操作性定义或测量进行了清晰地描述:"采用《明尼苏达心力衰竭生活问卷(MLHFQ)》评估 HRQOL,这是一种包含 21 个条目的 6 分级李克特量表,反映了心力衰竭影响患者生活的最频繁和最重要的方式"(Whitaker-Brown et al, 2017)。操作性定义与研究方法相联系。

11. **研究设计:**研究设计被明确确定为"前瞻性单组前测和后测设计"(Whitaker-Brown et al, 2017, p. 80)。在这种类型的类实验性设计中,受试者充当自己的对照。这是一种力度弱的设计,因为只有一个组,没有独立的对比组来确定干预是否有效,或者从前测到后测的变化是否由外变量引起(Gray et al, 2017; Shadish et al, 2002)。

为期 4 周的护理过渡干预对于达到研究目的和检验因果假设是合适的。复杂的干预是临床实践的最贴合代表(见惠特克-布朗等人研究(2017)的图 1)。研究人员明确定义了支持心力衰竭患者的过渡计划。然而,他们需要提供关于如何实施干预的更多细节,包括实施者数量和特征的透明度(Gray et al, 2017)。

惠特克-布朗等人(2017, p. 81)实施了研究计划,以确保干预的保真度,并提供了研究过程的详细描述。"标准化培训对维持干预保真度很重要……此外,干预实施者具有心脏病学背景,并采用标准化演算法进行心力衰竭管理,包括管理药物。通过每周召开会议更新干预实施者的情况,最大限度减少实施者技能的波动"(Whitaker-Brown et al, 2017, p. 82)。由于干预是由不止一个人实施,因此,需要解决提高干预管理一致性问题的培训(Eymard & Altmiller, 2016)。如前所述,因缺乏干预实施者的特征信息,研究结局的差异可能与具有 20 年经验的实施者、具有 1 年经验的实施者、在特定领域具有可测量能力的实施者,或没有该能力的实施者有关。

研究人员监测了干预的一致性,如以下引述所示:"监测和改善干预接受情况的干预保真度策略包括确保患者理解疾病过程和症状的口头表述,以及对干预方案理解的清晰表达,正如患者每日体重和血压记录所证明的那样"(Whitaker-Brown et al, 2017, p. 82)。对于复杂的干预,一致性尤其重要,因为干预计划或护理相互作用中的任何偏倚,都有可能影响研究结局(Eymard & Altmiller, 2016; Moorhead et al, 2013)。

这项研究只有单组 50 名参与者作为他们自己的对照(Gray et al, 2017)。这意味着参与者完成 MLHFQ 量表作为前测,然后参加为期 4 周的护理过渡干预,再次采用 MLHFQ 量表进行后测。因此,前测被作为对照,而后测的实施用于明确干预效果。将前测评分与后测评分进行比较,以确定干预效果。

这项研究具有许多设计优势,如干预措施开发和实施的质量,MLHFQ 信度,以及足够的样本量。然而,对设计效度的威胁也得到了关注,如缺乏对比组,没有进行随机抽样或分组,只采用一种测量方法来测量 HRQOL,以及高样本脱失情况。然而,这项预研究提供了可用于加强未来研究设计和可行性的信息。

12. **样本:**方便的非概率样本"从一个南方重点卫生保健系统招募"(Whitaker-Brown et al, 2017, p. 80)。与随机样本相比,非概率样本发生抽样误差的可能性更大。样本"纳入标准为 45 岁及以上,男性或女性,未孕,初步诊断为心力衰竭"(Whitaker-Brown et al, 2017, p. 80)。以下情况被排除在研究之外:"44 岁及以下,怀孕并具有心力衰竭以外的其他初步诊断"(Whitaker-Brown et al, 2017, p. 80)。研究人员提供了适当的样本纳入标准,但排除标准重复了纳入标准,并且没有限制无关变量的潜在影响,也没有提高样本的代表性(Aberson, 2010)。

本研究的样本量较小($n = 50$),但适用于预研究。这项研究的脱失率很高(28%),有 14 名受试者在 4 周治疗完成之前退出了研究。只有 36 名(72%)参与者完成了这项研究。研究人员为受试者未完成这项研究提供了一个简单的理由,但未深入分析完成干预的受试者和未完成干预的受试者的特征。通过脱失访谈说明这些特征,可能有助于研究人员在未来研究中使干预措施更容易为目标总体所接受。

研究范例 12-1(续)

没有把握度分析来确定研究所需的最小样本量(Aberson,2010)。然而,研究结果是显著的,表明样本有足够的把握度,未发生 II 类错误(Gray et al,2017)。

目标总体由样本纳入标准确定,从对研究背景的讨论中可以明显看出可获得总体。惠特克-布朗等人(2017)在表 12-3 中提供了简要的人口统计学信息,其中包括研究参与者的性别、种族、婚姻状况和心力衰竭类型。参与这项研究的男性和女性人数相当,但样本缺乏种族和民族多样性,因为83%的受试者是白人。

表 12-3　测量方法

测量方法名称 (作者)	测量方法 类型	测量水平	信度或精确性	效度或准确性
《明尼苏达心力衰竭生活问卷(MLHFQ)》(托马斯·雷克托博士)	李克特量表	定距测量	"MLHFQ 内部一致性已经在对慢性病患者的研究中得到证实,克朗巴赫 α = 0.92,重测信度 r = 0.87。在这项研究中,总体 MLHFQ、躯体症状维度和情绪困扰维度的克朗巴赫 α 分别为 0.92、0.96 和 0.93" (Whitaker-Brown et al,2017,p. 81)	未提供 MLHFQ 效度的证据。然而,凯尔卡(Kelkar)等人(2016)得出结论,MLHFQ 具有良好的内容效度和结构效度证据。"KCCQ 和 MLHFQ 是最符合所有评估标准,并满足大多数症状结局的两种工具。这些工具不仅最常用,而且在系统综述中也得到了高度评价"(Kelkar et al,2016,p. 172)

KCCQ:堪萨斯城心肌病调查问卷(Kansas City Cardiomyopathy Questionnaire)。

惠特克-布朗等人(2017,p. 81)注意到"主要研究人员获得了知情同意",但未描述知情同意的过程。

13. **环境:**研究环境是一个多学科管理的心力衰竭患者转诊诊所,这对本研究是适合的。样本从位于北卡罗来纳州夏洛特市的一家南方重点卫生保健系统招募。

14. **测量:**此表重点介绍了因变量 HRQOL。MLHFQ 用来测量因变量 HRQOL,描述清楚且恰当。MLHFQ 被认为是 HRQOL 的有效测量方法,多年来已在许多其他研究中使用(表 12-3;Kelkar et al,2016)。MLHFQ 得分描述清楚,范围 0~105。他们还指出了不同得分的含义,"得分较低表明生活质量有所改善"(Whitaker-Brown et al,2017)。未提供 MLHFQ 的填写方法。克朗巴赫 α 值高,支持本研究 MLHFQ 的内部一致性信度(Waltz et al,2017)。

15. **资料收集:**总体而言,可以更详细地描述资料收集过程。惠特克-布朗等人(2017)未具体说明资料收集人员安排及人数。依据文中信息,提供干预的同一实施者可能也收集了资料,这可能会造成偏倚。由于不止一个人收集资料,因此,需要解决资料收集过程的可靠性或一致性问题(Gray et al,2017;Eymard & Altmiller,2016)。提到了关于 MLHFQ 的培训,但关于该过程的信息很少。此外,未提供资料收集标准化的具体技术。

资料收集似乎合乎伦理。这项研究得到了临床机构的机构审查委员会(IRB)的批准,并且"主要研究人员获得了知情同意"(Whitaker-Brown et al,2017,pp. 80-81)。IRB 批准需要在研究开始之前进行,并且 IRB 批准的时间没有具体规定。关于人类受试者在资料收集期间保密措施的其他相关信息也是有用的。然而,研究人员在资料收集过程中未报告任何不良事件。

研究范例 12-1(续)

16. **数据分析:**为分析 MLHFQ 得分而采用的统计技术明确并合理(表 12-4)。使用社会科学统计软件包(Windows 版)进行统计分析。数据分析解决了研究目的和假设。研究因果假设得到了 t 检验结果的支持,表明零假设被拒绝(Grove & Cipher,2017)。分析技术(描述性和推断性)适用于变量的测量水平(Grove & Cipher,2017;Plichta & Kelvin,2013)。只有 36 名完成研究的参与者被纳入分析。惠特克-布朗等人(2017)未明确说明显著性水平,但假定为 $\alpha = 0.05$,因为 $p < 0.05$ 和 $p < 0.001$ 被报告为具有统计学显著性。MLHFQ 在基线和第 4 周随访时的总分、躯体维度和情感维度的结果在表 12-4 和研究叙述中清楚而简明地列出。

表 12-4　统计分析和结果

分析目的	分析技术	统计量	结果	概率
描述参与者年龄	均数	$\bar{X}$	70.1	
参与者年龄的标准差(SD)	SD	SD	11.7	
研究开始前 6 个月入院	均数	$\bar{X}$	1.83	
研究开始前 6 个月入院的标准差(SD)	SD	SD	1.16	
《明尼苏达心力衰竭生活问卷(MLHFQ)》总分	基线(前测)均数	$\bar{X}$	55.03	
	第 4 周随访(后测)均数	$\bar{X}$	37.28	
MLHFQ 总分	基线(前测)SD	SD	26.07	
	第 4 周随访(后测)SD	SD	26.51	
MLHFQ 总分前后测差异	独立样本或配对 t 检验	t	4.50	$p < 0.05$
	基线(前测)均数	$\bar{X}$	25.33	
	第 4 周随访(后测)均数	$\bar{X}$	16.17	
MLHFQ:躯体维度	基线(前测)SD	SD	12.01	
	第 4 周随访(后测)SD	SD	11.84	
	独立样本或配对 t 检验	t	5.80	$p < 0.001$
	基线(前测)均数	$\bar{X}$	23.35	
	第 4 周随访(后测)均数	$\bar{X}$	8.61	
MLHFQ:情感评分	基线(前测)SD	SD	26.35	
	第 4 周随访(后测)SD	SD	7.0	
	独立样本或配对 t 检验	t	3.66	$p < 0.001$

研究范例 12-1(续)

步骤 3:评价研究发现的可信度及意义

17. **研究发现的解释**:研究发现与预期的一致,并明确阐述了研究发现的统计和临床意义(Grove & Cipher,2017;Hoare & Hoe,2013)。该研究发现与前期研究发现一致。如果将研究发现与心脏病成功过渡模型联系起来,这项研究的力度将得到加强(见惠特克-布朗等人研究(2017)的图 1)。研究人员明确了研究的局限性,并为以后的研究提供了具体的思路,以克服本研究的局限性。建议采用随机临床试验设计,这将大大增强研究质量和研究发现的可信度(Mittlbock,2008)。研究人员并没有对护理实践提出建议,而是侧重于在实践中做出改变之前需要进行更多的研究。

18. **局限性**:惠特克-布朗等人(2017,p.83)在他们的研究中发现了以下局限性:

　　　　这项研究仅限于短期随访(4 周),缺乏对照组;因此,我们无法验证较长期的结果,或者明确地说,积极的变化是由干预引起。此外,我们的样本由来自一个地区的一小群人组成,研究发现不能外推至其他地理区域。

　　　　这项研究的高脱失率也是一个局限性,它可能改变了研究发现,并可能表明了目标总体干预的可接受性问题。

19. **结论**:总之,"这项研究的发现为心力衰竭患者实施为期 4 周的多学科管理过渡护理计划的可行性提供了支持,以提高生活质量和减少了 30 天的再住院时间"(Whitaker-Brown et al,2017,p.83)。结论与研究发现吻合,并与前期研究发现一致。惠特克-布朗等人(2017,p.83)指出,"我们的样本由来自一个地区的一小群人组成,研究发现不能外推至其他地区……因此,必须谨慎解释这项研究的结果"。

20. **对护理的意义**:惠特克-布朗等人(2017,p.83)没有包括关于对护理意义的部分,但在讨论和结论部分将研究发现与患者护理联系起来:"尽管有这些局限性,本研究的发现支持在心力衰竭患者住院后,实施 4 周多学科管理过渡护理计划的可行性,以及这种类型的计划可能对患者生活质量和重新入院的潜在影响"。

21. **未来研究**:惠特克-布朗等人(2017)在他们目前研究的基础上,为未来研究提供了详细的建议。"未来研究需要采用更大的样本量、随机设计和对照,以研究并发症和慢性疾病[如慢性阻塞性肺疾病(COPD)]、功能类别、心力衰竭持续时间(如首次发作与多次发作之一),以及抑郁对研究结局的影响"(Whitaker-Brown et al,2017,p.83)。研究人员还讨论了在未来研究中处理混杂变量、保留率和成本的重要性。部分内容提供了很多细节,如可行性和干预保真度。研究报告的其他部分缺乏充分的细节,因此,无法复制这项研究。从研究人员的专业知识、研究参与者的可获得性和伦理问题来看,这项研究是可行的。

22. **评判性总结**:惠特克-布朗等人(2017)的研究有几个优势,如采用 MLHFQ 测量生活质量,治疗干预的模型,以及关于干预保真度的详细内容(Gray et al,2017;Kelkar et al,2016)。这项研究的发现与前期研究人员的发现一致,并增加了我们对心力衰竭患者过渡期护理与生活质量之间关系的理解。由于样本量小和其他研究局限性,研究人员不建议将研究发现从样本推广到可获得总体或目标总体。惠特克-布朗等人(2017)为未来研究提供了非常详细的方向。他们不建议此时在实践中应用这些发现,但强调了该领域对进一步研究的重要性。

理解质性研究的批判性评价过程

　　每个阶段和实践领域的护士在批判性评价质性和量性研究中均需要经验。虽然,质性研究需要不同于量性研究的批判性评价方法(Sandelowski,2008),但两种情况下的评价都有一个共同的目的,即确定所采用方法的严谨性和研究结论的可信程度。质性研究的批判性评价侧重于设计和方法的完整性将如何影响研究发现的可信度和意义及其在临床实践中的有用性(Roller & Lavrakas,2015)。质性研究的批判性评价有不同的标准(BuRN,1989;Clissett,2008;Cohen & Crabtree,2008;Morse,1991;Schoe,Høstrop,Lyngsø,Larsen,& Poulsen,

2011）。我们纳入了从公布的标准中整合出的一系列标准,并将它们分成 3 个大的步骤,类似于用于量性研究批判性评价的那些步骤。因此,质性研究的批判性评价过程（qualitative research critical appraisal process）包括:①明确质性研究过程的组成部分;②明确研究的优势和劣势;③评价研究发现的可信度和意义。

　　上述评价过程的每一步均包括拟解决的问题,以反映质性研究的哲学取向。这 3 个步骤见框 12-3 批判性评价指南。该指南为每个步骤提供了相关问题。这些问题的选择被作为一种方式,用来激发对研究进行批判性评价所需的逻辑推理和分析。具有批判性评价经验的人经常同时执行这一过程的 2 个或 3 个步骤。

💡 框 12-3　批判性评价指南

质性研究

> 步骤 1:明确质性研究过程的组成部分
> 步骤 2:明确研究的优势和劣势
>
> 1. 写作质量
>   a. 报告的写作风格是否清晰简洁,并对相关术语做了定义?
> 2. 标题
>   a. 标题是什么?
>   b. 标题是否有明确的重点,是否包括研究的重点和总体? 标题是否表明了所开展的研究类型,即现象学研究、扎根理论研究、探索描述性质性研究和民族志研究（Creswell & Poth, 2018; Powers, 2015）?
> 3. 作者
>   a. 作者是否具有博士学位资质,使他们有资格开展研究?
>   b. 作者是否有前期研究或临床经验,使他们有资格开展研究?
>   c. 作者是否有利益冲突,如与研究相关的经济利益冲突?
> 4. 摘要
>   a. 摘要的表述是否清晰?
>   b. 摘要是否包括目的、具体的质性研究方法、样本和主要结果?
> 5. 研究问题
>   a. 是否提供了问题陈述? 如果未提供问题陈述,你能从引言和文献综述中推断出护理知识中的问题或空缺吗?
>   b. 这个问题对护理和临床实践有意义吗（Cohen & Crabtree, 2008）?
> 6. 目的
>   a. 陈述研究目的?
>   b. 目的是否具体,并明确了研究重点（Creswell, 2014; Fawcett & Garity, 2009）?
> 7. 文献综述
>   a. 大多数参考文献是否主要为同行评议文献? 作者是否证明了那些非同行评议参考文献的合理性?
>   b. 参考文献是否是最新的（最近 5 年和 10 年文献的数量和百分比）? 参考文献是否为 10 年前发表、测量或理论型文献、里程碑式研究文献、种子研究文献,或复制性研究文献?
>   c. 内容是否与研究性概念直接相关? 文献类型和作者的学科是否适合研究性概念?
>   d. 这些研究是否经过批判性评价和整合（Fawcett & Garity, 2009; Gray et al, 2017; Hart, 2009）? 是否对研究领域当前的经验和理论知识做出了简明扼要的总结,包括确定哪些是已知的,哪些是未知的（Gray et al, 2017）?

框 12-3　批判性评价指南(续)

8. 哲学取向或研究框架
   a. 质性方法的哲学取向是否确定?是否为被引用哲学的主要来源(Creswell & Poth,2018;Gray et al,2017;Munhall,2012)?
   b. 如果采用了框架,其主要概念是否在资料收集过程中提出的问题和研究发现中得到了体现?
   c. 扎根理论
      i. 研究人员是否建立了理论描述或采用图表作为研究发现的一部分(Creswell & Poth,2018)?
      ii. 如果从研究发现(扎根理论研究)中建立一个框架,它是否与研究发现有明确的联系?
9. 研究目标或问题。
   a. 目标或问题是否确定并清楚地提出?
   b. 列出所提出的研究目标或问题(如果确定)。
   c. 目标或问题是否与研究目的相关?
10. 质性方法(参见第三章)
   a. 确定所采用的质性方法,即现象学、扎根理论、民族志、探索描述性质性方法,或者未指定的质性方法。
   b. 未确定具体的质性方法
      i. 该方法的哪些方面,如自然环境或编码,表明采用了质性方法(Creswell & Poth,2018;Hall & Roussel,2017;Munhall,2012)?
      ii. 研究人员是否提供了开展质性研究的理由(Creswell,2014;Gray et al,2017)?
   c. 研究人员是否选择了能够收集资料,以达到目标或回答研究问题的质性方法?
11. 样本(参见第九章)
   a. 抽样计划是否满足研究目的?
      i. 如果采用目的抽样,研究人员是否提供了样本选择过程的依据?
      ii. 如果采用网络或滚雪球抽样,研究人员是否确定了用于获取样本的网络,并为其选择提供了依据?
      iii. 如果采用理论抽样,研究人员是否说明了如何选择参与者来促进理论的产生?
   b. 抽样标准是否确定并适用于研究?
   c. 如果潜在参与者拒绝参加研究,或参与者未完成研究,研究人员是否承认这些问题是该研究的局限性?
   d. 研究人员是否讨论了研究参与者提供资料的质量?
   e. 参与者是否口齿清晰,消息灵通,并愿意分享与研究主题相关的信息?
   f. 抽样过程是否在研究领域产生了饱和及验证性资料?
   g. 基于研究范围、主题性质、资料质量和研究设计,样本量是否足够?
   h. 如何获得知情同意?
   i. 用于知情同意的过程是否适合研究总体?
12. 环境
   a. 研究环境是什么?
   b. 环境是否适合研究目的?
   c. 收集资料的环境是否保护了参与者的隐私,并提高了参与者的舒适性?
13. 资料收集
   a. 采用了哪些资料收集方法:访谈、焦点小组、观察或其他来源?
   b. 访谈
      i. 是否对同一个人进行了多次访谈,还是只从每个参与者那里收集了一次资料?
      ii. 访谈或焦点小组采用的问题是否与研究目标或问题相关(Gray et al,2017;Maxwell,2013)?
      iii. 访谈是否持续了足够长的时间,从而使研究人员能够收集到对参与者观点的有力而全面的描述?

框 12-3　批判性评价指南（续）

  c. 焦点小组

   ⅰ. 焦点小组的规模、组成和时间长度是否足以促进小组互动并产生稳健的资料？

   ⅱ. 访谈或焦点小组采用的问题是否与研究目标或问题相关（Gray et al，2017；Maxwell，2013）？

  d. 观察

   ⅰ. 是否有时进行观察，以及通过足够长的时间进行观察，从而收集丰富的资料，以便详细描述感兴趣的文化、背景或过程（Creswell & Poth，2018；Wolf，2012）？

   ⅱ. 研究人员是否做了现场笔记或日志（Creswell，2014；Miles，Huberman，& Saldaña，2014）？

  e. 在资料收集过程中如何记录数据？

  f. 资料收集前是否获得了 IRB 批准？

  g. 研究人员是否发现在收集资料过程中，参与者可能会变得心烦意乱？如果是这样，采取了哪些措施来解决参与者的安全和情感需求问题（Cowles，1988；Maxwell，2013）？

  h. 资料收集方法是否合乎伦理？

14. 数据分析

  a. 资料如何准备以用于分析？

  b. 资料是如何分析的？研究人员是否引用了具体的分析方法，并提供了主要参考文献？

  c. 在分析过程中是否采用了计算机辅助质性资料管理软件？

  d. 数据分析过程的描述是否足够详细，能够评估研究人员决策的逻辑，并支持研究的严谨性？

  e. 采用了哪些方法增加研究发现的可信度，如核实记录单的准确性，资料清洗，记录审计轨迹（audit trail）（也称为在资料收集和分析过程中做出决定的记录），成员检查，另一名研究人员对部分资料的独立分析（Cohen & Crabtree，2008；Hall & Roussel，2017；Miles et al，2014；Murphy & Yielder，2010）？

  f. 增加研究可信度的措施是否足以提高读者对研究发现的信任（Cohen & Crabtree，2008；Mackey，2012；Wolf，2012）？

步骤 3：评价研究发现的可信度和意义

15. 对研究发现的解释

  a. 描述研究人员对研究发现的解释。

  b. 研究发现是否与引述或具体观察内容相关联？

  c. 研究人员是否通过相关的样本特征解决了研究发现的差异？

  d. 研究发现是否与研究框架相关（如果适用）？

  e. 当前研究发现是否与前期研究发现一致（Fawcett & Garity，2009）？

  f. 如果研究发现出乎意料，为什么会发生这种情况，给出了什么解释？

16. 局限性

  a. 研究人员确定了哪些研究局限性？

  b. 是否存在研究人员未认可的研究局限性？

  c. 研究局限性是研究人员可控制的、本可以预防的因素的影响，还是研究人员无法控制的外部因素的限制（Powers，2015）？

17. 结论

  a. 研究人员根据他们对研究发现的解释确定了什么结论？

  b. 结论是否合乎逻辑地从研究发现中得出？

  c. 研究人员是否确定了研究发现可能被转化或应用到的其他环境或总体？

？框 12-3　批判性评价指南（续）

18. 对护理的意义
    a. 明确了对护理实践的哪些意义？
    b. 研究是否扩展了护士对所研究现象的理解？如果是这样，研究发现如何应用于护理实践、理论和教育？
    c. 研究如何支持未来的知识发展？
19. 未来研究
    a. 确定了哪些进一步研究的建议？
    b. 进一步研究的建议是否基于当前研究的发现？
20. 批判性评价总结
    a. 回顾你刚刚完成的评判内容。请考虑以下内容来制订重要的批判性评价总结
        i. 是否所有相关内容都有足够的细节和清晰度？
        ii. 这项研究最大的优势和劣势是什么？
        iii. 研究参与者的权利是否受到了保护（Creswell，2014；Gray et al，2017）？
        iv. 你认为研究发现有效吗？对研究发现有多大的信心（Powers，2015；Roller & Lavrakas，2015）？
        v. 对研究报告的评价还应包括对报告质量的最终讨论。这种讨论应包括对研究质量和对护理知识及实践贡献的专家意见（Melnyk & Fineout-Overholt，2015；Melnyk et al，2017；Powers，2015）。

步骤 1：明确质性研究过程的组成部分

如同量性研究的评判，质性研究批判性评价的第一步涉及回顾摘要，通读研究，并突出或强调质性研究的要素。重读这篇文章时，你可能还希望在不理解的术语下划线，并从本教材末尾的词汇表中查阅其含义。在阅读和理解了研究内容之后，你就可以撰写对研究的初步批判性评价了。

撰写批判性评价需要确定质性研究的每个要素，并简明扼要地回答框 12-3 的指南和问题。批判性评价过程的第一步提供了研究概述。随着更深入地阅读研究报告，请确定并描述研究后续的各个方面。

步骤 2：明确研究的优势和劣势

在这一步，量性和质性研究的批判性评价过程的差异变得更加明显。然而，批判性评价的目标仍然相同，即确定研究的优势和劣势。需要不同的质性方法和资料收集过程知识来回答这一步骤中的问题。你可能想参考第三章，采用其他教材、参考书和文章来补充你的知识（Creswell & Poth，2018；Fawcett & Garity，2009；Gray et al，2017；Miles et al，2014；Munhall，2012；Petty，Thomson，& Stew，2012；Powers，2015；Sandelowski & Barroso，2007）。将被评价的研究所采用的实际方法与质性研究专家的期望进行比较，包括不同质性方法的创始人。由于不同质性研究专家在实施质性研究的"规则"上达成的共识较少，因此，采用研究人员所采用的、由特定专家推荐的指南很重要。一致性的方面是研究的优势，而不一致的方面可能表明研究的劣势。批判性评价者对质性研究的各个方面进行评价，并对其可信性做出判断。可信性（trustworthiness）用于明确质性研究是否严谨和质量优良。可信性是指质性研究的可

靠性、可验证性、可信度和可转化性的程度。

一份完整的质性研究报告应包括足够的信息,以便读者能够评价报告的可靠性和可验证性(Murphy & Yielder,2010)。可靠性和可验证性类似于量性研究的信度。可靠性(dependability)是分析过程中所采取的步骤和决策的记录。请谨记,在第三章中,研究人员对分析过程的记录称为审计轨迹。可验证性(confirmability)是指其他研究人员可以在多大程度上审查审计轨迹,并同意作者的结论是合乎逻辑的(Miles et al,2014;Murphy & Yielder,2010)。当一项研究的发现被评价为可证实和可靠时,它们的可信性更高。可信度(credibility)是指读者对研究人员产生的反映参与者观点程度的结果的信任;这类似于量性研究批判性评价中的效度(Murphy & Yielder,2010)。佩蒂(Petty)等人(2012)解释质性研究发现不能一概而论,但可以在有类似参与者的其他情况下转化(transferable)或应用。

你需要通过查找有关资料收集的仔细程度和数据分析的彻底性信息来评价研究方法的严谨性。关于研究每个组成部分提出的问题,将把你的注意力集中在方法的严谨性和研究要素之间的逻辑联系上。研究要素之间的逻辑联系对于研究的可信度至关重要(Cohen & Crabtree,2008;Maxwell,2013)。例如:

- 研究目的与研究问题是否一致?
- 研究目的和研究问题是否适合解决研究的难题?
- 所选择的质性方法是回答研究问题的最佳方法吗?

与量性研究相似,逻辑不一致和不恰当的方法也是质性研究的弱点。由于质性研究的规则较少,批判性评价质性研究似乎令人望而生畏。框 12-3 评价指南中的问题为你提供了一种结构,用于明确质性研究各个方面的优势和劣势。请谨记,按需参考其他资料来回答问题。

步骤 3:评价研究发现的可信性和意义

质性研究批判性评价的最后一步基于已经确定的信息和可以从该过程的前两个步骤中得出的结论。评价一项研究的可信性涉及确定研究发现的可信度、可转化性、可靠性和可验证性。虽然这些术语可以单独定义,但研究人员用来提高研究发现可靠性的方法会直接影响到研究发现的可信度和可靠性。同样,当样本被详细描述,并且读者对研究发现的可信度、可靠性和可验证性有信心时,研究发现是可转化的(即可应用)。框 12-3 评价指南中的问题提供了一个结构,用于评价质性研究的可信性和意义。

质性研究批判性评价举例

戈林(Gorlin)、麦卡尔平(McAlpine)、加威克(Garwick)和威灵(Wieling)(2016)对重度自闭症儿童的家庭成员的经历进行了质性研究,如研究范例 12-2 所示。该研究的批判性评价展示了批判性评价指南在已发表质性研究中的应用。我们鼓励你采用框 12-3 提供的指南进行全面批判性评价,并将想法与研究范例 12-2 提供的批判性评价进行比较。该范例评价中采用的数字与批判性评价指南中的数字相对应(框 12-3)。

研究范例 12-2

质性研究

Journal of Pediatric Nursing (2016) **31**, 580–597

ELSEVIER

Severe Childhood Autism: The Family Lived Experience

CrossMark

Jocelyn Bessette Gorlin PhD, RN, CPNP[a,*], Cynthia Peden McAlpine PhD, ACNS, BC[b], Ann Garwick PhD, RN, LP, LMFT, FAAN[b], Elizabeth Wieling PhD, LMFT[c]

[a]*Saint Catherine University Department of Nursing, G8H Whitby Hall, 2004 Randolph Avenue, St. Paul, MN*
[b]*University of Minnesota School of Nursing, Weaver-Densford Hall, Minneapolis, MN*
[c]*Family Social Science, University of Minnesota, 293 McNeil Hall, St Paul, MN*

Received 24 March 2016; revised 28 August 2016; accepted 4 September 2016

Key words:
Childhood autism;
Severe autism;
Family;
Phenomenology;
Qualitative research

This research examined the experiences of families living with a child with severe autism. There is limited literature on the experiences of families when a child has severe autism as distinct from milder autism and includes the voices of multiple family members. Van Manen's phenomenological approach was used for data collection and analysis. This approach allowed for the use of innovative data sources, including unstructured individual and family interviews, observations, and family lifelines (a pictorial, temporal picture with comments of the families lives). This study included 29 interviews with 22 participants from 11 families. All data were creatively triangulated and interpreted. Six essential themes were identified. First, families experienced autism as mysterious and complex because it is an invisible and unpredictable condition with diagnostic challenges. Second, families described severe autism behaviors that often caused self-injury, harm to others and damaged homes. Third, profound communication deficits resulted in isolation between the family and child. Fourth, families discussed the unrelenting stress from lack of sleep, managing the child's developmental delays, coordinating and financing services, and concern for the child's future. Fifth, families described consequences of isolation from friends, school, the public, and health providers. Sixth, families portrayed their need for compassionate support and formed 'hybrid families' (nuclear, extended families and friends) to gain support. Study results can be utilized to educate nurses/ other providers about the unique needs of families with children with severe autism and could influence health care policies to improve the care for families caring for children with severe autism.
© 2016 Elsevier Inc. All rights reserved.

Background

Autism is the most prevalent developmental disability in the United States, affecting approximately 1 in 68 children (Center for Disease Control (CDC), 2014). Autism is a broad-spectrum neurodevelopmental disability characterized by impairments in social communication and repetitive behaviors or interests, both in varying degrees (American Psychiatric Association (APA), 2013). An example is a child who exhibits limited ability to communicate with others and repetitive behaviors such as hand flapping and/or spinning in circles.

The variability in presentation of autism cannot be underestimated as manifestations can range from mild to very severe. In the past the milder forms of autism were referred to as Asperger's or pervasive developmental disorder-not otherwise specified (PDD-NOS), but currently all degrees of autism are referred to as "autism spectrum disorder" or ASD (APA, 2013; Autism Speaks, 2015). For the remainder of this paper, however, because the focus is only the severe portion of the spectrum, ASD will be referred to simply as "autism."

Approximately one-third of the children with autism are considered to have "severe autism" with significant functional challenges. However this estimate is based on IQ (<70) rather than the child's daily challenges because no functional assessment tool specific to autism has been available (CDC,

---

* Corresponding author: Jocelyn Bessette Gorlin, PhD, RN, CPNP.
E-mail address: jbgorlin@stkate.edu.

http://dx.doi.org/10.1016/j.pedn.2016.09.002
0882-5963/© 2016 Elsevier Inc. All rights reserved.

Continued

研究范例 12-2（续）

Severe Childhood Autism 581

Table 1 Autism Functional Challenge Questionnaire

Questions and comments used to assess functional challenges/severity of the child with autism. Developed in collaboration with Michael Reiff, MD (February 2015)

Question	Comment
1. Was there an original diagnosis and severity given? Are there any related conditions such as speech/language and/or intellectual delays?	Usually there are speech and intellectual delays in severe autism, but not always. It is important to assess how "severe" the family perceives the autism is vs. the actual diagnosis e.g., what is severe autism to one family may not be severe autism to another family.
2. Are you aware of any autism testing that has been done: Vineland (functional) and/or IQ?	The children with more severe autism are difficult to test so many may not have had testing and/or families may not remember.
3. How would you describe your child's communication patterns e.g. words, words together, sentences, any reciprocal communication?	In severe autism there may be some words, but little to no reciprocal communication.
4. How would you describe your child's autism-related behaviors?	Usually there are significant behaviors that may limit participating in a regular classroom.
5. Can your child accomplish self-care?	Usually there are limited self-care functions such as brushing teeth, bathing, dressing, or feeding self.
6. Is 24 hr. Supervision needed at home?	In severe cases of autism, 24-hour supervision is needed.
7. What type of school does your child attend and what health care-related supports does your child receive both at school and home?	Often the child with more significant challenges will be in full- or part-time autism school (unless not available in their geographic area), a special education class, or receive special services within a regular class, e.g., para-professional time, physical therapy, occupational therapy, speech, adaptive classes
8. What are three functional challenges your child experiences at home and how does this affect your family?	It is important to focus on functional challenges the child experiences within the family versus focusing only on symptoms.

World Health Organization (2001). ICF: International Classification of Functioning, Disability and Health, WHO Library Cataloguing-in-Publication Data, p. 18. Reiff, MI., & Feldman, HM. (2014). Diagnostic and statistical manual of mental disorders: The solution or the problem?. *Journal of Developmental and Behavioral Pediatrics, 35*(1), 68–70. 10.1097/DBP.0000000000000017.

2014). Additionally autism severity is difficult to assess because it is subjective and basic autism testing is challenging when children are nonverbal and uncooperative. The American Psychiatric Association's *Diagnostic and Statistical Manual of Mental Disorders* (DSM-5; 5th ed.) defines severe autism (level 3) as children who require substantial support (e.g., 24-hour care), have severe deficits in social communication (e.g., little to no speech), and manifest inflexible repetitive behaviors that are severely limiting (e.g., hand flapping, twirling in circles) (APA, 2013). However this rating also relies more on a list of symptoms than how the child functions in daily life (Reiff & Feldman, 2014).

There has been an effort to clarify autism severity based on a more holistic approach that focuses on the child's daily needs within the context of the family instead of solely on symptoms (Bölte et al., 2014; Gardiner & Iarocci, 2015; Reiff & Feldman, 2014). For example it might be more beneficial to assess autism severity by asking, "What are the daily challenges your child faces and how does this affect your family?" rather than focusing on IQ or a list of autism-related behaviors.

At the time of this study, because there was no tool to assess autism functional severity and few of the children in

the study had been given a formal severity diagnosis, the researchers developed the Autism Functional Challenge Questionnaire, which was used for inclusion criterion (Table 1). The questionnaire was developed in collaboration with the medical director of a large urban autism clinic who also reviewed each case individually to assure that the child was qualified as having significant functional challenges or "severe autism."

There has been some exploration in qualitative studies about the experience of families when a child has autism. In many of these studies, however, the severity of the child with autism is not identified (Desai, Divan, Wertz, & Patel, 2012; Dupont, 2009; Farrugia, 2009; Kent, 2011; Lutz, Patterson, & Klein, 2012; Mulligan, MacCulloch, Good, & Nicholas, 2012; Phelps, Hodgson, McCammon, & Lamson, 2009; Safe, Joosten, & Molineux, 2012). In some studies the children are identified as having milder forms of autism such as borderline developmental issues, PPDNOS, or Aspberger's (Bultas & Pohlman, 2014; Dupont, 2009; Hoogsteen & Woodgate, 2013; Kent, 2011; Larson, 2010; Lendenmann, 2010), or the children have a variety of disabilities (Bilgin & Kucuk, 2010; Schaaf, Toth-Cohen, Johnson, Outten, & Benevides, 2011). Only one study of those reviewed included solely children with "severe autism" (Werner DeGrace, 2004).

研究范例 12-2（续）

Additionally, many of the phenomenological studies rely on the response of one family member, usually the mother to portray the family experience (Bilgin & Kucuk, 2010; Bultas & Pohlman, 2014; Larson, 2010; Lutz et al., 2012; Safe et al., 2012). Though fathers are sometimes included in the dialog, extended family members or others considered as family have not been included in the studies reviewed.

This study explored the lived experience of the family when a child has severe autism. During recruitment the parent, usually the mother, was asked to identify who they considered to be family. The mothers included various family members in the nuclear family, but often also included extended family members and friends. Though originally a surprise to the researchers, this was consistent with the definition of family by Poston et al. (2003), "People who think of themselves [as] part of the family, whether related by blood or marriage or not, and who support and care for each other on a regular basis" (p. 319).

This study was based on the premise that it is possible to identify a family lived experience versus that of the individual lived experience. Anderson and Tomlinson (1992) argued that a paradigm shift was needed to provide a theoretical basis for research and practice to discuss the collective family experience, which is often altered by serious illness. They introduced the concept of shared meaning of family experiences. Daly also supported the position that families are groups that construct individual and shared meaning that should be studied using phenomenology (Daly, 1992). Chesla's research program using interpretive phenomenology to study the family living with chronic illness is an example of the construct of the family lived experience (Chesla, 1995; Chesla, 2005; Chesla & Chun, 2005; Gudmundsdottir & Chesla, 2006).

The aim or purpose of this research was to interpret the meaning of the lived experience of families who live with a child who has severe autism. This research simultaneously both narrowed and broadened the focus of previous research studies. It narrowed the focus in that only families of children with severe autism were included in this study and broadened the focus by including all members identified as family and the family unit when possible. A phenomenological approach was used to ask the study question: *What is the lived experience of the family living with a child who has severe autism?*

Literature Review

Since the 1950s, following the dismantling of institutions for children with disabilities, most long-term care has been provided at home by the family. The family has become the primary care provider for children with developmental disabilities such as autism, throughout their lifetime (Cummins, 2001).

The literature on the lived experiences of families caring for a child with autism at home has focused on the stress of these families. Experiences of family stress include: stigma (Dupont, 2009; Farrugia, 2009; Hoogsteen & Woodgate, 2013; Lutz et al., 2012; Safe et al., 2012), autism-related behaviors (Bultas & Pohlman, 2014; Desai et al., 2012; Larson, 2010; Lendenmann, 2010; Lutz et al., 2012), challenges of providing direct care (Bilgin & Kucuk, 2010; Bultas & Pohlman, 2014; Dupont, 2009; Larson, 2010; Mulligan et al., 2012; Safe et al., 2012), social isolation (Bilgin & Kucuk, 2010; Bultas & Pohlman, 2014; Larson, 2010; Luong, Yoder, & Canham, 2009; Lutz et al., 2012; Phelps et al., 2009; Safe et al., 2012; Schaaf et al., 2011), and altered family dynamics (Bilgin & Kucuk, 2010; Bultas & Pohlman, 2014; Dupont, 2009; Farrugia, 2009; Kent, 2011; Phelps et al., 2009; Schaaf et al., 2011; Werner DeGrace, 2004). A number of studies have also reported the positive outcomes that emerge from the experience of living with a child with autism (Bilgin & Kucuk, 2010; Bultas & Pohlman, 2014; Kent, 2011; Lendenmann, 2010; Luong et al., 2009; Phelps et al., 2009; Safe et al., 2012).

One aspect the families perceived as stressful was the stigma or disgrace that they experienced due to the invisible nature of autism and the child's atypical behaviors. Families often felt stigma or shame that they were "bad parents" when the child had tantrums that were misunderstood as poor behavior by the public (Dupont, 2009; Farrugia, 2009; Hoogsteen & Woodgate, 2013; Lutz et al., 2012; Safe et al., 2012).

Autism-related behavior as a source of family stress has been discussed in several studies (Bultas & Pohlman, 2014; Desai et al., 2012; Larson, 2010; Lendenmann, 2010; Lutz et al., 2012). Persistent behaviors associated with autism include crying, lack of sleep, and general agitation (Desai et al., 2012; Lendenmann, 2010; Lutz et al., 2012). Tantrums are most common and self-injurious behaviors are least commonly reported (Lendenmann, 2010). Families spend an exorbitant amount of time dealing with the child's "meltdowns" or tantrum behavior leaving little break time for family members (Larson, 2010). Although these behaviors are referenced, in general they have not been not clearly defined in the literature.

Providing direct care has been another source of family stress (Bilgin & Kucuk, 2010; Bultas & Pohlman, 2014; Desai et al., 2012; Dupont, 2009; Kent, 2011; Larson, 2010; Lutz et al., 2012; Mulligan et al., 2012; Phelps et al., 2009; Safe et al., 2012). Coordinating care is difficult, including balancing the many health care and educational services needed by the child (Bilgin & Kucuk, 2010; Bultas & Pohlman, 2014; Mulligan et al., 2012; Safe et al., 2012). Parents often found it challenging to locate these services and experienced long waiting periods to receive care (Bultas & Pohlman, 2014; Mulligan et al., 2012; Safe et al., 2012). The high cost of care for a child with autism has been noted (Lutz et al., 2012; Phelps et al., 2009; Safe et al., 2012). Concern for the future care of the child when caregivers are no longer alive was also identified as a source of stress (Desai et al., 2012; Kent, 2011; Phelps et al., 2009).

Continued

Severe Childhood Autism   **583**

Isolation is another form of stress faced by many families of children with autism as they often feel isolated from extended family who do not fully understand their situation (Bilgin & Kucuk, 2010; Bultas & Pohlman, 2014; Safe et al., 2012), or from friends and the public who do not understand the child's behaviors (Luong et al., 2009; Phelps et al., 2009; Safe et al., 2012). Many families avoid situations outside the home that were uncomfortable for the child and family (Larson, 2010; Lutz et al., 2012; Schaaf et al., 2011).

Challenging family dynamics have been anxiety provoking, specifically the lack of family time spent together as a family (Dupont, 2009; Farrugia, 2009; Kent, 2011; Phelps et al., 2009; Schaaf et al., 2011; Werner DeGrace, 2004). In the study that solely included children with severe autism, it was noted that several families felt "robbed as a family" because their life revolved around autism (Werner DeGrace, 2004, p. 545). Siblings suffered because the family often focused their attention on the child with autism rather than the siblings (Kent, 2011; Phelps et al., 2009; Werner DeGrace, 2004). This resulted in an altered family dynamic where the younger siblings would care for the older child with autism (Kent, 2011). Marital relationships were affected by caring for their child with autism (Bilgin & Kucuk, 2010; Bultas & Pohlman, 2014; Kent, 2011; Phelps et al., 2009). Marital conflicts reported included the father's objection to the time mothers spent caring for the child (Bilgin & Kucuk, 2010) and differences in parenting approaches (Kent, 2011; Phelps et al., 2009).

Several studies discussed positive outcomes related to the experience of raising a child with autism. Families reported that life caring for the child with autism promoted family cohesion (Bilgin & Kucuk, 2010; Kent, 2011; Lendenmann, 2010; Luong et al., 2009; Phelps et al., 2009). Living and learning about autism often resulted in the family uniting to champion for the needs of children with autism (Lendenmann, 2010; Luong et al., 2009). Personal growth includes increased empathy/compassion and less judgment of others (Bultas & Pohlman, 2014; Kent, 2011; Phelps et al., 2009). Personal growth also includes an acceptance of living with the child and an appreciation for the child's unique characteristics (Lendenmann, 2010; Safe et al., 2012).

Design and Method

Max van Manen's philosophical and methodological approach to phenomenology was the basis of this study. Van Manen (2014) describes his approach as hermeneutic phenomenology in which pre-reflexive and reflective experiences are described by those who encounter them and are interpreted for the meaning embedded in these experiences. Ultimately his phenomenological approach focuses on the universal meaning or "essence" of the phenomenon that is conveyed by essential themes based on the particulars of the lived experience (van Manen, 1997; van Manen, 2014).

The goal of phenomenology, according to van Manen, is to identify a phenomenon or situation, in this study, families living with a child with severe autism, and render meaning to this phenomenon. This phenomenological approach was selected for this study because collection of detailed phenomenological interview text and observation results in a description with depth and richness (Pals, 2006; van Manen, 1997; van Manen, 2014). This nuanced data is essential to understand the complex experiences of families of children living with a chronic condition such as severe autism. This approach is also congruent with the use of various types of data collection methods used in this study, including individual and family interviews, observation with field notes, and family lifelines. This approach allows for the assimilation and interpretation of the data sources to portray the lived experience that van Manen describes.

Data Collection
Recruitment

Inclusion criteria were: 1) family members were identified by one parent (who was the primary care giver). Families could include individuals who may or may not be biologically related, but must have ongoing consistent contact and provide care for the child with autism; 2) autism rating of "severe," was evaluated by the researcher by asking the parent to respond to questions on the Autism Functional Challenge Questionnaire and confirmed by consultation; 3) the child with autism was living at home and was 4–13 years old; (4) siblings were at least 6 years of age; and 5) participants were English speaking.

The age for the child with autism was chosen to roughly correlate with school-age for homogeneity of the sample. In addition, school-age children would have been diagnosed with autism and the family would have spent a significant amount of time living with the child. The age for siblings (6 years and above) was selected because those children would be able to articulate their experiences and be capable of providing assent to participate in the study.

Recruitment posters were placed in two urban clinics: one was an autism clinic at a large urban university, and the other was the office of a pediatric psychiatrist located in a large urban public hospital. The poster was also placed in the research studies page of the local Autism Society electronic newsletter. Families interested in participating in the study e-mailed the researcher. Families were called to determine eligibility based on inclusion criteria to participate in the study and to arrange for an interview in their home.

IRB approval for the study was obtained in December 2014. Data collection occurred from February–June 2015. All participants provided written consent/assent prior to any data collection.

Sample

Twenty-two individual family members from 11 families participated in the study. Six families participated in family group interviews (one family had two family group interviews) comprising 29 total interviews from 19 home visits.

研究范例 12-2(续)

Almost half of the mothers (5 out of 11) identified members outside the immediate family and home–such as grandparents, an aunt, or a friend–as part of their "family." Participants included: 11 mothers, 4 fathers, 4 grandmothers, 1 aunt, 1 sibling, and 1 friend. A summary of the families who participated in the study is found in Table 2. Demographic characteristics of the 11 families who participated in the study are found in Table 3. Demographics of the 22 individual family participants are described in Table 4. Demographic data on the children with autism are listed in Table 5.

The sample size of eleven families was used in order to achieve richness in the family interview data. This sample size is also consistent with the recommended number of participants (6–10) for a phenomenological study (Sandelowski, 1995). It was decided that including as many individual family members as possible within those selected families would increase the understanding of the experience of living with a child with autism. Although the qualitative database was large it served the purposes for this study.

Data Sources

Five types of data were utilized in this study: demographic questionnaires, unstructured phenomenological interviews, family/home observations, field notes, and family lifelines.

A demographic questionnaire was used to assess the basic information about the child and family. Information collected about the child included detailed information about their health and healthcare services that were utilized. Family demographic information included family members' level of education and occupation. This questionnaire was given prior to the interview.

Unstructured phenomenological interviews were conducted with each of the 22 family members as well as with six families who were interviewed as a family unit. The basic question, "What is your experience as a family living with a child with autism?" was used to begin conversation and elicit information about the family experience. Additional questions were asked to clarify information. Throughout the interview, the focus was the family versus the individual experience though there was overlap between the two. The average length of the individual interview was 90 minutes; the average length of time of the family unit interview was 60 minutes and all interviews occurred exclusively in the families' homes. Each interview was audio-recorded then transcribed verbatim into written text. All interviews were checked for accuracy against the tapes.

Observations were another method for data collection. Observations were conducted in participants' homes during each individual and family group interviews. Observations included the home environment, the behavior of the child with autism if present, types of interactions between family members, and specifically interactions between the family and child with autism, if the child was present.

Extensive field notes were recorded after each interview, observation and throughout the research process. They included three types of memos: 1) analytic memos were recorded when the researcher interpreted important points during data collection that were incorporated into the analysis e.g., specific observations of the home environment; 2) personal memos were recorded about the subjective experience e.g., feelings such as witnessing children with significant communication challenges in their home; and 3) methodological memos were recorded to document all meetings and discussions among the researchers.

Family lifelines were the fourth form of data collection. The family lifeline was adapted by the primary investigator from the lifeline method described by Gramling and Carr (2004). A lifeline is a visual method used to illustrate a family's life experiences using a timeline that links events: it may include words, dates, or pictures. The participant was given a regular sized paper (8 ½ by 11 inches) that had a horizontal line printed across the bottom. The left of the line was labeled "Birth of Child," on the right was printed "Now." Written on the top of the paper was: "Please draw a picture that describes your family life experiences from before the time your child with special health care needs was born to the present moment. You may draw high points and low points, use pictures and symbols, names and dates-anything that gives a picture of your family's experience." The participant was given colored pencils for use.

Data Analysis

As noted, van Manen's (2014) interpretive approach was used for data analysis in this study. This is a form of hermeneutic analysis in which experiences are interpreted by the researcher to identify essential themes or meanings. The basic phenomenological analysis is reduction, which aims at the insight into the meaning structures (essential themes) of pre-reflexive and reflected experiences.

Treatment of Data

Microsoft Word was chosen to manage the data because it provided an organized, hands-on, approach to data management that allowed the researchers to utilize an iterative analysis to formulate essential themes.

To facilitate identification, each family was assigned a unique color-coded number, each individual within the family and the family interviews was given a letter, and each comment was numbered, with a 'C′ preceding it. For example, 7AC71 is family #7, A is mother, C71 is comment #71. Thus the focus of the analysis was always on the family experience which was made easier to identify due to the family-coded color.

Each family member unit and corresponding family unit was analyzed independently. The individual family member interviews were analyzed first with an emphasis on their experience as a member of the family rather than their individual experience. The family interviews were then analyzed. Thus the focus of the analysis was always on the family experience.

Continued

研究范例 12-2(续)

Severe Childhood Autism 585

Table 2 Summary of Family Interviews

Members identified as family	Family members interviewed	Number of individual interviews and number of family interviews	Family living outside the home	Number of home visits
Mother Friend MGM Aunt Son *	Mom Friend MGM Aunt	4 Individual Interviews 2 Family Interviews: ● Mom + Friend ● Mom, MGM + Aunt	MGM Aunt	3
Mother Father Daughter *	Mother Father	2 individual interviews 1 family interview: ● Mom + Dad	None	2
Mother Father Son *	Mother	1 individual interview No family interview	None	1
Mother MGM Son *	Mother MGM	2 individual interviews 1 family interview: ● Mother + MGM	MGM	2
Mother Father PGM PGF Son *	Mother Father PGM	3 individual interviews No family Interview	PGM PGF	3
Mother Father Son * Son Son	Mother	1 individual interview No family interviews	None	1
Mother Father Daughter * Daughter * Friend Friend	Mother Father	2 individual interviews 1 family interview: ● Mother + Father	Friend Friend	2
Mother Daughter #1 Daughter #2 Son *	Mother Daughter #1	2 individual interviews 1 family interview: ● Mother + Daughter	None	1
Mother Father MGM MGF Son *	Mother MGM	2 individual interviews No Family Interviews	Father MGM MGF	2
Mother Father MGM Son *	Mother Father	2 individual interviews 1 family interview: ● Mother + Father	None	1
Mother Father Daughter Son *	Mother	1 individual interview No Family Interviews	None	1

* Denotes child with autism.

研究范例 12-2(续)

Table 3 Demographic Characteristics of Family (N = 11)

Variable	Frequency	Percentage
Current relationship status		
Married	7	64%
Separated or divorced	4	36%
Primary care provider		
Mother	9	82%
Mother + Father	1	9%
Mother + Grandmother	1	9%
Children with autism		
Only one child with autism	10	91%
Two children with autism	1	9%
Siblings in family		
None	7	64%
Older	2	18%
Younger	2	18%

Table 4 Demographic Characteristics of Individual Family Participants (N = 22)

Variable	Frequency	%
Relationship to Child **		
Mother	11	50%
Father	4	18%
Grandmother	4	18%
Aunt	1	4%
Friend	1	4%
Sibling	1	4%
Gender		
Male	4	18%
Female	18	82%
Age range		
20–30	2	9%
31–40	7	32%
41–50	7	32%
51–60	2	9%
61–75	4	18%
Race		
White European American	15	68%
African American	3	14%
Southeast Asian	1	4%
Multi-racial	3	14%
Religion		
Practicing Christian	12	54%
Non-practicing Christian	5	23%
No affiliation	3	14%
Agnostic	2	9%
Highest level of education		
High school degree	3	14%
One–two years of college	8	36%
Four year college	7	32%
Graduate degree	4	18%

** Percentage may not equal 100 due to rounding to nearest integer.

A selective approach was used to analyze the interview text in which the text was read several times and statements or phrases that were revealing about the experience were highlighted. As this process continued, themes began to emerge and possible commonalities were gathered. With further review, thematic statements from the text were identified from these commonalities.

This was followed by linguistic transformation, or expanding the meaning of the evolving themes by documenting a summary note about the possible theme. This process was repeated for every interview including the family unit interview that eventually led to identifying themes within and across families, facilitated by the color coding, that ultimately resulted in the essential themes or meaning of the family of living with a child with autism.

As part of the interpretive process family observations and the family lifelines were triangulated during the analysis, which helped to formulate the essential themes. The family observations resulted in information about interactions between family members and the home environment. Particularly rich were the observations of the child with autism who was observed in 8 out of the 11 families. The extensive field notes were integrated into the formation of essential themes.

The family lifelines were also color-coded and interpreted in a similar fashion to the interviews. The family lifelines were evaluated in a two-step process: the first step included analyzing the written information on the lifelines. For example if the family wrote "grieving" on the lifeline this would be added to the evolving theme. The second step included interpreting the entire Family Lifeline for themes or meaning. Like the observations, the lifelines were instrumental in building the composite essential themes that represented the essence of a family living with a child with severe autism.

Two members of the research team were involved in the analysis and when there were questions about the meaning of the analysis or essential theme, there was discussion until consensus was reached. The two researchers discussed themes that emerged in a collaborative manner and would converse about which theme appeared most appropriate in light of the interviews, observations and family lifelines. This insured validity or truthfulness as the actual data were reviewed and interpreted by both researchers. In addition, a third member of the research team, a family therapist and expert in family research, led a process of reflexivity through engaging dialog with the researchers about personal experiences they found challenging, such as observing the difficulties that the families encountered.

Rigor or Appraisal of the Phenomenological Study

Van Manen proposes four criteria for evaluative appraisal of phenomenological studies: orientation, strength, richness, and depth (van Manen, 1997). The first criterion is that the text needs to be centered by the researcher's pedagogic orientation or stance. In this study the focus is pediatric health care with an aim to better understand the experience of families of children with a severe condition such as autism in order to ultimately provide

Continued

研究范例 12-2 (续)

Severe Childhood Autism 587

Table 5 Demographic Characteristics of Child With Severe Autism (N = 12)

Variable	Frequency	%
Gender		
Male	9	75%
Female	3	25%
Age range (mean 8 years)		
4–5	3	25%
6–7	5	41%
8–9	0	0
10–11	2	17%
12–13	2	17%
Age at diagnosis (mean 2.25 years)		
<1 Year	0	0
1–2 Years	8	67%
3–4 Years	4	33%
Time since diagnosis (mean 5 years) **		
2–4 Years	4	33%
5–7 Years	5	43%
8–10 Years	3	25%
Verbal communication		
No words	2	47%
Few words, no sentences	8	66%
Very limited sentences	2	47%
Activities of daily living *		
Requires 24 hour supervision	12	
Cannot complete dress self	7	
Not fully toilet trained	5	
Type of school attending		
Autism school	5	42%
Public school with services	6	50%
Home school	1	8%

　* Total does not equal 12 due to multiple listings.
　** Percentage may not equal 100 due to rounding to nearest integer.

better health care to these families. Pediatric health and care for families is a core interest of the discipline of nursing and the topic was chosen because of the researchers' orientation in caring for families of children with chronic health needs.

The second criterion is that the research text needs to be strong and based in the researcher's educational experience, with the most rigorous interpretation of the phenomenon. Two of the four researchers have had extensive experience working in pediatrics for over 25 years with families of children with chronic illness. The other two researchers have had extensive experience working with families in practice and qualitative research. The extensive professional background of the investigators gave insight into family experience that assisted with the final interpretation of the phenomenon.

The third criterion is that the text must be rich. Van Manen (1997) states that, "A rich and thick description is concrete, exploring a phenomenon in all its experiential ramifications" (van Manen, p. 152) with anecdotes that capture the experience. In this study all of the five data sources helped to illuminate the experience of families living with severe autism. There were approximately 45 hours of interview tape, 1,500 pages of individual and family interview text from 19 home visits. In addition, there were 20 page of observational field notes and 13 family lifelines.

The fourth criterion for rigor is that the text must be deep: meaning is incorporated beyond what is actually experienced. In this study the meaning of the family lived experience evolved by reviewing and synthesizing all of the data and developing essential themes. In this way essential themes were not merely a recounting of that which was said in the interviews or drawn in the family lifelines, but rather an assimilation and interpretation of the "essence" of the experience of the family living with a child who has severe autism, reflecting van Manen's methodological process.

Results

In this study six essential themes with several subthemes were identified (Table 6).

Family Perception of the Mystery and Complexity of Severe Autism

The first theme identified was that families viewed autism as a mysterious and complex condition. The public's inaccurate stereotypes about autism and the inherent nature of autism added to this mystery. In fact, in one family lifeline the words, "Unsolved Mysteries" was boldly written.

Several families explained that they believe that the public has a stereotype about autism as a mild condition because they are familiar with only milder forms of autism (e.g. Asperger's), or they see movies that portray characters with autism as highly intelligent. Both of these stereotypes were in stark contrast to the family's experience of autism. As a sibling noted:

> My view of what autism looks like started to change completely. It's not like the movies: *Temple Grandin* and *Rain Man*. They can use a toilet and express themselves and earn respect from huge groups of people…They're not the face of autism. Not in my life. Autism is much more painful and degrading and trying and frustrating. Autism isn't genius, it's not "different ability." It **hurts.**
>
> (41BLLC51)

Families also described the stereotype held by others that disabilities are physical, e.g., disabled children would use a wheel chair. Because autism is not a visible physical disability, their child's behavior was misunderstood as "bad behavior" instead of a manifestation of autism. Families subsequently felt shame and constantly needed to educate others about autism.

The mysterious nature of autism also included the abrupt changes that occurred day to day and over time such as the child suddenly losing the ability to talk, typically at about 2 years of age. One grandmother said, "As time went on, one day he was talking…and I remember his dad saying, 'He said "juice," 'He said "juice 'last night.' And the next day…he never talked again" (43BC3). This change

研究范例 12-2(续)

may be more striking in severe autism because of the nonverbal nature whereas in milder autism there is usually some verbal ability.

Adding to the uncertainty, the etiology of autism remains unknown and the child faces many diagnostic challenges. The child's behavioral and communication challenges made the child's participation in standardized autism testing almost impossible. In addition the children often faced long wait lists for autism testing; one mother was outraged that there was approximately an 8-month wait list in the state to obtain formal autism assessment.

Dealing with Severe Behavior Challenges

The next essential theme described how the family dealt with the severe behavioral issues of their child. The families shared that, as the child grew, behaviors became more difficult to manage. They discussed a range of significant autism-related behaviors that they encountered each day which included self-injurious behaviors e.g., head banging, biting their own fingers and arms, throwing themselves into furniture, punching themselves in the head, and picking at their own skin, resulting in open lesions.

Most commonly discussed were meltdowns or tantrums, severe sleep issues, and elopement. In reference to sleep, almost all of the children had sleep issues that kept families awake and alert at night. Two families, however, noted that their child did not sleep from birth until about age 4 (39CC32; 41BLL48). One of these mothers noted:

> It was really hard. I ate candy bars, I drank coffee in the middle of the night, and then sometimes he would surprise me and fall asleep, and since I'd had coffee, I'd have to take Nyquil to try to get to sleep so I could be sleeping when he was sleeping. The synergistic effects of Nyquil, coffee, Nyquil, coffee could not have been good for my body. I was just exhausted all the time.
>
> (41AC28)

Families reported how they dealt with elopement of their child. Several families had installed metal bars, alarms, and multiple locks on doors and windows to prevent the child from escaping and running away. Most families often felt safer at home rather than outside the home because of their familiarity with their home's safety features and fear of the chances of the child's running away when in public.

Severe behaviors also included aggression to others, such as pinching, hitting, scratching, biting, head butting, and throwing toys or items. This resulted, among other casualties, in welts and bruises, a teacher's broken nose, and a mother's black eye. One mother said:

> He hits and kicks. He's bit us before. He gets physically aggressive with us.... For instance, [dad] just took him to see relatives and on the way home on the plane he was attacking dad the whole time. [Dad] comes home and he's got scratches down his

face and a bloody nose, he's bitten up, because [son] was freaking out on him."

(36AC51 +52)

Another mother explained her son's morning routine, "He'll sit on my head or he'll kick my head if I'm sleeping....and if I don't [get up] within 5 seconds, it's *whap*." (16C49).

Some behaviors caused destruction to their homes and damage to furnishings, such as holes punched in walls, food thrown at walls, feces smeared on furniture, books ripped apart, and light fixtures dismantled. One mother described:

> He just obsesses about an entire roll of toilet paper and he'll unroll the whole thing and put it in the toilet.... He likes to stick things in the drain. He used to flush things down the toilet..... He has a tendency to eat toothpaste.... to the point where he's eaten it and then gone into his room and thrown it all up.
>
> (34AC24 + 25)

Because of this several families created a "minimalist" design to decorating which included few accessories and simple furnishings to decrease the risk of destruction.

As the primary investigator, I observed severe autism-related behavior, home destruction, and austere home decoration through the home visits, which were documented in field notes. I was able to meet several of the children with autism (8 out of 11). I made particular note of one child who shuffled as the child walked across the room and used only groaning sounds for communication. During the interview of her mom, the child pinched my face very hard. The mother's repeated apologies highlighted her own experience of stigma/shame. I observed several homes that had holes in the walls caused by the child with autism throwing toys or other objects. I also observed several homes that were austere, with few to no home decorations to avert home destruction by the child.

Dealing With Significant Communication Challenges

In addition to behavioral challenges, families experienced a significant lack of verbal and nonverbal communication with their child. All of the children had profound communication deficits. A few children were nonverbal and a few could use simple sentences, but the majority had only a few words in their vocabulary and none of the children could carry on meaningful reciprocal conversation. For many there was a delay of several years (e.g., 7–9 years) before they recognized a parent by calling her "mom" and some still had never said it. As one grandmother recounted of her teenage grandson, "No, he doesn't say 'Mom.' It breaks my heart. If he would only say 'Mom,' I would be so happy for my daughter, but he doesn't" (34BC36).

In addition, many of the children with severe autism do not show affection like hugging, but rather used nonverbal

Continued

研究范例 12-2(续)

Severe Childhood Autism 589

Essential themes	Subthemes
Mystery and complexity of severe autism	Stereotype and stigma • Autism is considered a mild disorder • Invisibility of autism • Constantly teaching others Unpredictability of behaviors and communication Diagnosis challenges • Unknown etiology • Testing delay • Testing challenges
Dealing with severe behavior challenges	Child size Specific behaviors • Meltdowns • Repetitive behaviors and strict routine • Sleep issues • Elopement • Destruction and altered home environment Aggression to others • Family members + Those outside of family self-injurious behaviors
Dealing with significant communication challenges	Communication patterns Solitary or parallel play What is child thinking? Altered connection • Verbal connection • Non-verbal connection • Delayed connection
Experiencing severe stress	Constant nature of stress Roller coaster experience Child's delayed development Teaching activities of daily living Coordinating services Cost Concern for child's future
Living with severe isolation	Friends • Obstacles to meeting with friends • Friends without children with autism • Friends with children with milder autism School • Lack of inclusion + Low expectations • Confrontations Public Medical health care providers
A strong dependence on family	Hybrid families: nuclear, extended family and friends Compassion • For the child + For each other • Increase over time

Table 6 Essential Themes and Subthemes

communication such as a head tilt, fist bump or rough play. This grandmother also said:

> He seems to be into fist bumps now. Every time I see him, I'll say, 'Give Grandma a hug!' He'll put his head down, and it's kind of close to your head, and that's as good as you're going to get; that's a hug!"
>
> (34BC28 + 29)

The lack of communication from the child left families wondering what the child was thinking. The family members worried that they would not be able to help their child if he or she became ill because of the child's inability to communicate basic needs. It was not uncommon that the child could not communicate a toothache or earache which in some cases resulted in severe unresolved pain and medical complications.

Because of the profoundly altered communication, the families often felt disconnected or isolated from their child. One mother said:

> I feel like I haven't had the opportunity to enjoy him as a child. When a baby's born, every mom wants to cuddle with a baby and nurture the baby.... We'll try to play with him and he doesn't engage, so after a while we get tired and frustrated and say, 'Okay, I finally give up.'
>
> (44A57+59)

During the home visit I observed the communication of several of the children with autism as they interacted with their family members. The child with autism usually had little to no interaction with others and often played alone. One child was precipitously perched on a high couch while I was there and avoided any direct touch from the parents. Another child stood still and repeatedly twirled a ribbon in circles while the family attempted to hug him, while another child aggressively pursued a younger brother and threw toys at the wall. I saw several of the children tilt their head to the side toward the family member in lieu of a hug.

Experiencing Severe Stress

Families discussed the severe and unrelenting stress they experienced because of the child's severe behavioral issues and altered communication. This was evident both in the interviews and the family lifelines. A good illustration of this stress was one father who told me, "I'm glad that someone is doing this kind of research. Certainly it's been a challenge. If you've talked to my wife at all, you've heard that it's been a challenge!" (44BC1) He then placed his head into his hands and began to weep, which was often the case with fathers. This observation of overwhelming emotion was common among all the males interviewed as well as many other family member participants.

Many families described their lives as an unpredictable "roller coaster" because of the daily challenges they experienced caring for their child. One example of the ups

590 J. Bessette Gorlin et al.

and downs of their daily experience was the lack of sleep described by all families because of the child's erratic sleep schedules and the need to maintain vigilance watching the child through the night. One mother exclaimed: "How do I take care of myself? How do I just get breaks?.... I'm to the point where I'm breaking. I can't continue 24/7. I can't do it!"(16C95).

Another mother commented on the dissimilar lives their families led when compared to other families they knew:

> They are children... I'm a mom; but that's where the similarities between me and my children and my friends and their children stops. Beyond that, the way we eat is different, the way we drive is different, the way we dress is different, the way we invite people over is different, the way we decorate is different. The way we shop is different. The way we travel is different. Everything is different.
>
> (39AC38)

Many families shared the frustrations of caring for an older child who acted like an infant because of their delayed development, e.g., they needed to bring a diaper bag on outings. One father described that he and his wife were not able to relax as their child has grown, but rather needed to remain watchful. He said, "I imagine for most people that starts happening at a particular age, that it gets less time-consuming, but that has never happened with us. It's just going to stay. She's 6 and it's always going to be 6" (10CC2).

Families also shared the constant need to reinforce good behavior all day, every day in an effort to model self-care and positive social skills. This involved constantly reminding and patterning behaviors for the child. One aunt recounted, "It's lesson, lesson, lesson" (7BC30).

As the families held the responsibility of primary care provider for the child, they coordinated countless health care providers, which resulted in additional stress. Beginning with the time of diagnosis there was little help in identifying and coordinating services by healthcare providers. The best help came from specialty autism centers, but the centers were often inaccessible because they were generally located in urban areas and families often lived far from them. They reported their frustration about the shortage of autism-related health care services like behavioral therapy, physical therapy (PT), occupational therapy (OT), and speech therapy, each with long waiting lists.

Families recounted the trials of simple visits to the doctor. For these families one trip to a clinic could be exhausting because of the long wait times, child behaviors, and needing to hold the child down to help keep the child calm. As one mother said,

> This is a life-altering experience. It's traumatic every time we go into a clinic or a hospital—or even a place where they're not going to be poked or touched, just the psychologist. This is an event. Like, can I just talk to you over the phone and you can bill for that? Do I really have to be within touching distance?
>
> (39CC43)

The families described the high cost of autism care and the steep out-of-pocket expenses they incurred due to inadequate health care coverage. Some family members held several jobs to make ends meet and several needed to weigh health care coverage in their employment options to procure the best medical insurance coverage.

The stress was constant and the families lived in the present moment, and did not discuss plans for the near future. Although specific plans for the future care of the child were not discussed, a concern echoed by many family members was, "What will happen to my child if I die?" which reflected their concern about who would care for their child if not them.

Overwhelming stress was observed in the home visits as evidenced by the majority of the participants who wept openly during the interview. In addition, anxiety was palpable as family participants often tried to juggle speaking with me while caring for their child, although most had someone helping to care for the child during the interview.

The family lifelines also revealed the extreme degree of distress the family experienced. Although the lifelines were originally printed on standard letter size paper (8 ½ by 11 inches), half of the families printed copies of the lifeline and taped two or three together to obtain more writing space. Family stress was sometimes portrayed in a graph-like representation illustrating the "ups and downs" (Figure 1). In this lifeline, the stress that the family had experienced is evident, particularly when the child was 12–13 years old, during early adolescence. Again, while it might be expected that there would be a general improvement over time, instead there were constant peaks and valleys that continue throughout the child's life. Figure 2 also illustrates the constant anxiety the families experienced; this family lifeline was so chaotic that it was difficult to read.

Families with children who had the most severe functional challenges demonstrated stress on the family lifeline evident from birth (Figure 2). Alternatively, some families experienced a relatively calm period during infancy followed by stress when their child had a sudden onset of symptoms at about 2 years of age. These lifelines showed a different picture with relative calm then anxiety that followed (Figure 3).

Living With Severe Isolation

The fifth theme identified was the extreme isolation related to the child's severe behavioral issues and profound communication challenges. The families discussed not being able to physically leave home because of the child's needs. They described not having the ability to meet with friends

Continued

研究范例 12-2(续)

Severe Childhood Autism 591

because of their busy schedules and lack of proper childcare. They did not want to socialize with friends who had children who were neuro-typical because they had little in common. Families yearned to meet other parents who had a child as severely affected with autism as their own, although this was a rare occurrence.

Frustration and isolation from school staff was common as their child was often marginalized and taught menial tasks, such as folding towels or drawing, rather than learning educational content like other school children. Families referred to this as "baby sitting" versus "real school." Several families described having altercations with school staff as they advocated for services, with the child ultimately being "kicked out" of the school system. During one family interview, the mother described their school situation: "That's when the principal came down that day and told me, and I quote, 'Get the hell out of my school!'....And then we never went back" (10AC48).

Families were further isolated from the public when their child had behaviors that were misunderstood. One mother recounted a typical experience:

> This is what happens at the grocery store. Someone will say: 'What the hell is wrong with your child?' or 'Get it under control; get *him* out of here! Why do you bring *that* in public?'... The loud speaker will be turned on and someone says: 'What's going on? Maybe if you can't get this under control you should leave!' We have left. Sometimes even with a grocery cart full of groceries–we've left.
>
> (10AC28+ 29)

There was also isolation from health care providers including, but not limited to gossip about the child's behavior by nursing staff at the hospital, dismissing the diagnosis of autism by a physician, and general lack of patience by health care providers in clinic. These were the very people families

depended on and they felt dismissed mainly due to the health provider's lack of knowledge about severe autism.

As previously discussed, families felt isolated from their child relating to the child's developmental delay and lack of communication. Some families described being 'heartbroken' by the fact that they did not know if the child realized that they were not just a child care provider, but rather a dedicated family member called "mom," "dad," "sister," etc. As one mother said,

> When I used to work a lot, it seemed like he didn't even miss me when I was gone. He was 4 when he started to get separation anxiety.... It's different to have a little kid that doesn't seem like they care if you're around or not.... And it's like, I know you like me, but does it matter if it's me or if it's somebody else? It matters because I'm around you more, but is it because I'm mom? You're not requesting mom.
>
> (43AC83 + 43AC84)

A Strong Dependence on Family and Compassion for Each Other

The last essential theme identified in this research was a strong reliance on hybrid families and compassion learned for others. In an effort to find the necessary physical and emotional support, families cobbled together hybrid families who often consisted of nuclear and extended families, and friends. This was a hybrid support system that seemed to help the families as they navigated through the difficulties associated with severe autism. One mother described the importance of friends:

> Our family here is largely people that we just extremely love like family. There's not a blood connection, but there's a heart connection, so they are our family. So my best friend...she's my sister! Yeah, and then I have another friend .... She's my other

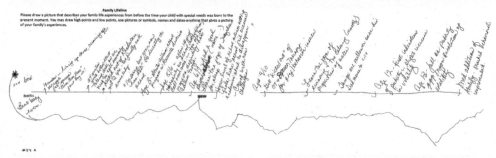

Figure 1　Graph lifeline.

研究范例 12-2（续）

592　　　　　　　　　　　　　　　　　　　　　　　　J. Bessette Gorlin et al.

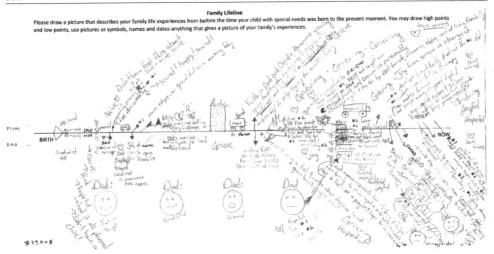

Figure 2　Busy lifeline.

sister. We're all very connected just by crisis or hardship.... There's not a blood tie, but there's something that's just as strong, if not stronger, here.
(39AC3)

During this interview this friend came to the family's home to offer the mother assistance to care for the child with autism.

Families demonstrated compassion and empathy between the child and family and compassion for others which appeared to blossom over time. This was evident in one interview when the grandmother said:

So my daughter's goals for him and frustration, I share them, but I have learned in the frustration. He's my darling. There's no shame in my game. I always

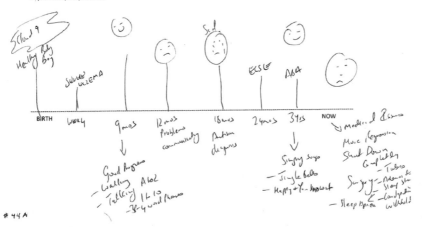

Figure 3　Faces lifeline.

Continued

研究范例 12-2(续)

say I only got one little egg and it's cracked. My one little egg and it's cracked. I love him!

(7DC8)

Two family lifelines portrayed family compassion that evolved over time. One example of this is seen in Figure 4. The mother describes their family experience in a progression of the words: "Surface love> Chaos> Stress> Peacefulness again> inner love" with "inner love" being closest to the present time (45LLC67). She described that the family had learned love from caring for the child with autism.

In the second family lifeline (Figure 2), the mother noted early in their family lifeline: "Grieving.... Naive, Didn't know the first thing about love–true love..." Later the mother writes, "Grieving... Joy from sorrow is strongest." At the end of the family lifeline denoting the present time, she draws hearts and writes: "Grieving, joyful, hopeful.... Love wins" (39ALL100).

Discussion

Findings from this study contribute new knowledge that provides unique insight into the experiences of families of children with severe autism. This research included children with only severe autism versus other disabilities or milder forms of autism. It also gave a voice to the family experience from the perspective of multiple family members, including those outside the nuclear family, and the family as a unit versus the parent as the only source of data. The triangulation of several data sources–individual interviews, family interviews, observations and the family lifelines–was also innovative and helped to paint a broad picture of the family lived experience.

The effort to only include children with severe autism was initially a challenge of this study because only one child originally had been given the formal diagnosis of "severe autism" (possibly due in part to the various challenges to severity categorization mentioned previously). Because of this and the lack of a comprehensive assessment tool to assess severity, we developed the Autism Functional Challenge Questionnaire to assess autism severity for inclusion criteria. Including only children with significant functional challenges provided a homogeneity to the family experience since all were all dealing with children who had considerable functional challenges.

The inclusion of family members outside the nuclear family also involved a challenge in the research process and was an iterative process. At the onset of the study, the criteria included only two-parent nuclear families. During recruitment it became apparent that several families were one parent–families, and that their definition of the family extended outside the traditional nuclear family to include extended family and friends. Inclusion of these individuals highlighted the stressful situations the families experienced and their need to reach outside the nuclear family for the physical and emotional support to care for the child with autism. It seemed ironic that these individuals who provided significant support to families were rarely included in the qualitative research studies that had been reviewed.

There was also an effort to include the voices of the families as a unit in family interviews. Family interviews have rarely been conducted by nurses due to the inherent challenges in coordinating and conducting family interviews (Åstedt-Kurki & Hopia, 1996). Individual interviews yield rich data and family interviews often yield information about family interactions (Beitin, 2007; Donalek, 2009). We found this to be the case and appreciated the opportunity to conduct seven family unit interviews with six families, though it was extremely difficult for families to find the time to meet together due to their extensive responsibilities caring for the child with autism.

In this study, the triangulation of the interviews with observations and the family lifelines provided a broad understanding of the family's lived experience. Observations of the home environment, family, and the child with autism (in the majority of cases) were all documented in field notes. Seeing home interiors devoid of decoration to thwart potential destruction by the child with autism; gaping holes in walls caused by toys thrown by the child with autism; and bars and locks on windows and doors, gave a clear snapshot of the severe conditions under which the families were living. Witnessing some of the children with autism not speaking at all or avoiding the touch of family members breathed life into the theme of isolation.

The family lifelines provided yet another piece of the puzzle which was a creative outlet for many families to portray in picture what they might not be able to express in words. Most included a chronologic representation of their family experiences and some included faces, words, and figures which virtually shouted "stress."

In summary, there were six themes that emerged from the use of these research methods that summarized the family experience (see Figure 5). The families found autism mysterious and complex including the yet unknown etiology of autism, challenges in diagnosis and unpredictable nature of the condition. Unlike the study of Hoogsteen and Woodgate (2013), who found that the families of children with autism were surprised to find autism not as severe as they expected, these families found the condition more severe than they expected. One example of this is that the child's behaviors were often unpredictable, and changed often and dramatically throughout their life, such as the child speaking then losing the ability to speak. Similar to other studies (Farrugia, 2009; Hoogsteen & Woodgate, 2013), many families felt stigma or shame related to the invisible nature of autism and the public's misperception that the child's autism-related behavior was reflective of poor parenting versus a disability.

Bultas and Pohlman (2014) and Larson (2010) found fatigue among mothers was due to the erratic sleeping schedule of the child. A few studies mentioned specific stressful behaviors such as crying, sleep issues and general agitation (Desai et al., 2012; Lendenmann, 2010; Lutz et al., 2012). The severe behavioral issues discussed in this study,

研究范例 12-2(续)

Family Lifeline

Please draw a picture that describes your family life experiences from before the time your child with special needs was born to the present moment. You may draw high points and low points, use pictures or symbols, names and dates-anything that gives a picture of your family's experiences.

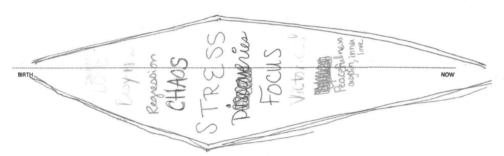

Figure 4   Box lifeline.

however, were numerous and quite severe. The behaviors became more challenging as the child grew in size and included: severe meltdowns or tantrums; severe lack of sleep, often lasting years; harming themselves and others; elopement; and significant destruction of the home.

The families faced profound communication challenges, as most of the children had few words in their vocabulary and most preferred to generally isolate themselves from others. In addition, the children often had delayed verbal and nonverbal connection to the family, such as not acknowledging family members for years and not showing affection. This altered communication resulted in the family experiencing isolation from the child, something not particularly highlighted in previous qualitative research.

Although we framed the review of literature around family stress experienced by families with a child with autism, the synthesis of our data sources revealed more extreme situations than expected. Families described the child's chronic lack of sleep that resulted in severe, and often long-lasting sleep deprivation in family members. Family stress was also related

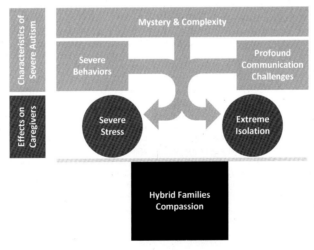

Figure 5   Theme schema.

Continued

研究范例 12-2(续)

Severe Childhood Autism **595**

to caring for a child who was developmentally delayed, and the inordinate amount of time coordinating health care services, educating the child daily, and out-of-pocket expenses.

Families additionally experienced extreme isolation from friends, schools, the public, and health care providers. The previous qualitative literature does support the finding that families of children with autism experienced isolation from friends and the public (Larson, 2010; Luong et al., 2009; Lutz et al., 2012; Phelps et al., 2009; Safe et al., 2012; Schaaf et al., 2011), but isolation from their child has generally not been a focus in the previous research.

The extended family was generally not included in previous study samples though a few studies found that the extended family were in fact unsupportive to the nuclear family who had a child with autism (Bilgin & Kucuk, 2010; Bultas & Pohlman, 2014; Safe et al., 2012). In this study there was evidence of a strong dependence on a network of extended family and friends, with families even forming hybrid families to care for the child with autism.

Lastly, in this research, families experienced a compassion for the child and for each other over time as they cared for their child. This was similar to the positive outcomes reported in other studies that describe empathy and compassion that the families learned from living with a child with autism (Bultas & Pohlman, 2014; Dupont, 2009; Mulligan et al., 2012).

Practice Implications

The findings from this research have implications for health care providers who provide direct care and psychological support to the family who have a child with severe autism. In addition, the findings may be instrumental in laying the groundwork for affecting health care policy change.

Practice implications can be based on the family health system construct discussed by Anderson and Tomlinson (1992). This construct highlights the need to consider the family as a distinct unit when understanding health and illness and when formulating research and healthcare interventions.

Practice implications may include, first, recognizing the unique needs of families of children with severe autism in the health care setting. Because of the behavioral and communication challenges of the child with severe autism, the family may require additional support when the child has a health care visit to a well-child clinic, dentist, or hospital. This should include more staff to support the family in assisting with procedures and healthcare providers who are sensitive to families experiencing significant stress.

Second, there is a need for improved psychological support by health care providers to mitigate family stress and isolation. Psychological support could include individual and family therapy, mentors for family members who have shared experiences, Web-based and in-person parent/family support groups, respite care for children to provide families much needed breaks, and home visits by health care providers. Other supports that may defray family stress could be coordinators or advocates who could assist families in obtaining local health care services (e.g., behavior therapy, PT, etc.) to help navigate complex health care costs. Empathetic healthcare providers who recognize the unique situation of each family would also be beneficial.

The study findings underscore the need to increase the number and/or expand existing autism specialty clinics and services due to the long wait-times families experience to obtain autism testing and receive healthcare services. The development of a comprehensive autism treatment center model might be beneficial. These centers would provide centralized multi-disciplinary health care by autism specialists, e.g., psychologists, physical and occupational therapists, to provide multiple assessments and services at one location. This would improve coordination of care and alleviate the stress for the child and family traveling to various sites.

This research may also provide the catalyst for further research that explores the experiences of families of children with severe autism. Further understanding of family needs and resources may be used ultimately to affect the development of healthcare policy that is sensitive to the needs of the families of children with severe autism.

Study Limitations

The time since diagnosis of autism to the time of the interview varied within the study from 2 to 10 years with the mean of 5 years. This could be considered a limitation of the study because the varied times since diagnosis could result in very different family experiences.

A challenge of the study was that, although the sample was large, the types of family members who participated in the study were limited. For example, only one aunt, one sibling and one friend, and no grandfathers or uncles participated. Having participation from more of these individuals would have broadened the scope of the findings. Additionally, not all family members participated in the individual and family unit interviews and one family did not complete a family lifeline. Though this limited the information gathered, we felt fortunate to have the participation of those who did participate, despite their busy schedules.

Another limitation is that much of the family experience was observed over one day; approximately half of the families had one home visit (5 out of the 11 families) and the other six families had 2–3 home visits. One could argue that one visit gave a limited snapshot of family life, though one could also argue that we were fortunate to have as many contacts with the families as we did.

Conclusion

The aim or purpose of this research was to interpret the experience of families who live with a child with severe autism. The goal of the study was to include only children with severe autism while at the same time broadening the sampling parameters to incorporate all significant people who were considered family. Overall, the results were somewhat surprising. The study findings illuminated the

研究范例 12-2(续)

596 J. Bessette Gorlin et al.

extensive hardships and challenges of families who have a child with severe autism; identified needed resources; and illuminated how families formed hybrid families for additional support. This new knowledge has implications for nursing and health care practitioners which encourages the development of strategies to provide quality care to children with severe autism and their families. This research also provides a foundation for future research that can influence the development of new healthcare policy. Further research is needed to extend our understanding of the unique issues that families of children with severe autism encounter so that overall care to these families can be improved in the future.

Acknowledgments

The authors would like to acknowledge the families that participated in this study. We would also like to acknowledge the assistance of Michael Reiff, MD, LEND Medical Director of the Autism Spectrum and Neurodevelopmental Disorders Clinic at the University of Minnesota, and Elizabeth Reeve, MD, child and adolescent psychiatrist at Regions Hospital in St. Paul, Minnesota. Special thanks to Marguerite Clemens and Arlene Birnbaum.

There are no conflicts of interest. This research was supported by a pre-doctoral fellowship through the University of Minnesota School of Nursing Center for Children with Special Heath Care Needs which was funded by the Maternal Child Health Bureau (MCHB), and the University of Minnesota Leadership Education in Neuro-development and Related Disabilities Fellowship (LEND), also funded by the MCHB.

References

American Psychiatric Association (APA) (2013). Diagnostic and statistical manual of mental disorders (DSM-5). *Autism spectrum disorder diagnostic criteria* (5th ed.). Arlington, VA: American Psychiatric Publishing.

Anderson, KH, & Tomlinson, PS (1992). The family health system as an emerging. *IMAGE: Journal of Nursing Scholarship*, 24, 57–63.

Åstedt-Kurki, P, & Hopia, H (1996). The family interview: Exploring the experiences of family health and well-being. *Journal of Advanced Nursing*, 24, 506–511.

Autism Speaks (2015). Facts about autism. Retrieved from www.autismspeaks.org/what-autism/facts-about-autism>

Beitin, B (2007). Qualitative research in marriage and family therapy: Who is in the interview? *Contemporary Family Therapy*, 30, 48–58.

Bilgin, H, & Kucuk, L (2010). Raising an autistic child: Perspectives from Turkish mothers. *Journal of Child and Psychiatric Nursing*, 23, 92–99. http://dx.doi.org/10.1111/j.1744-6171.2010.00228.x.

Bölte, S, de Schipper, E, Robison, J, Wong, V, Selb, M, Singhal, N, ... Zwaigenbaum, L (2014). Classification of functioning and impairment: The development of ICF core sets for autism spectrum disorder. *Autism Research*, 7, 167–172.

Bultas, M, & Pohlman, S (2014). Silver linings. *Journal of Pediatric Nursing*, 29, 596–605. http://dx.doi.org/10.1016/j.pedn.2014.03.023.

Centers for Disease Control and Prevention (CDC) (2014). Prevalence of autism spectrum disorder among children aged 8 years- Autism and developmental disabilities monitoring network, 11 sites, United States, 2010. *MMWR. Morbidity and Mortality Weekly Report* (Retrieved from http://www.cdc.gov/mmwr/pdf/ss/ss6302.pdf).

Chesla, CA (1995). Hermeneutic phenomenology: An approach to understanding families. *Journal of Family Nursing*, 1, 68–78.

Chesla, CA (2005). Nursing science and chronic illness: Articulating suffering and possibility in family life. *Journal of Family Nursing*, 11, 371–387.

Chesla, CA, & Chun, KM (2005). Accommodating type 2 diabetes in the Chinese American family. *Qualitative Health Research*, 15, 240–255.

Cummins, RA (2001). The subjective well-being of people caring for a family member with a severe disability at home: A review. *Journal of Intellectual and Developmental Disability*, 26, 83–100.

Daly, K (1992). The fit between qualitative research and characteristics of families. In J. F. Gilgun, K. Daly, & G. Handel (Eds.), *Qualitative methods in family research* (pp. 3–11). Newbury Park, CA: Sage.

Desai, M, Divan, G, Wertz, F, & Patel, V (2012). The discovery of autism: Indian parents' experiences caring for their child with autism spectrum disorder. *Transcultural Psychiatry*, 49, 613–637. http://dx.doi.org/10.1177/1363461512244 7139.

Donalek, JG (2009). The family research interview. *Nurse Researcher*, 16, 21–28.

Dupont, M (2009). *An exploration of resilience in families with a child diagnosed with autism spectrum disorder.* (Unpublished doctoral dissertation) Denton, Texas: Texas Women's University.

Farrugia, D (2009). Exploring stigma: Medical knowledge and the stigmatization of parents of children diagnosed with autism spectrum disorder. *Sociology of Health and Illness*, 31, 1011–1027. http://dx.doi.org/10.1111/j.1467-9566.2009.01174.x.

Gardiner, E, & Iarocci, G (2015). Family quality of life and ASD: The role of child adaptive functioning and behavior problems. *Autism Research*, 8, 199–213.

Gramling, LF, & Carr, RL (2004). Lifelines: A life history methodology. *Nursing Research*, 53, 207–210.

Gudmundsdottir, M, & Chesla, CA (2006). Building a new world habits and practices of healing following the death of a child. *Journal of Family Nursing*, 12, 143–164.

Hoogsteen, L, & Woodgate, R (2013). The lived experience of parenting a child with autism in a rural area; Making the invisible, visible. *Pediatric Nursing*, 39, 233–237.

Kent, M (2011). *Autism spectrum disorders and the family: a qualitative study.* (Unpublished doctoral dissertation) Berkeley California: Graduate School of Psychology, Wright Institute.

Larson, E (2010). Ever vigilant: Maternal support of participation in daily life for boys with autism. *Physical and Occupational Therapy in Pediatrics*, 30, 16–27. http://dx.doi.org/10.3109/01942630903297227.

Lendenmann, M (2010). *The lived experience of parents of a preschool age, moderately mentally retarded autistic child.* (Unpublished doctoral dissertation) Washington, D. C.: School of Nursing, Catholic University of America.

Luong, J, Yoder, M, & Canham, D (2009). Southeast Asian parents raising a child with autism: A qualitative investigation of coping styles. *The Journal of School Nursing*, 25, 222–229. http://dx.doi.org/10.1177/1059840509334165.

Lutz, HR, Patterson, BJ, & Klein, J (2012). Coping with autism: A journey toward adaptation. *Journal of Pediatric Nursing*, 27, 206–213. http://dx.doi.org/10.1016/j.pedn.2011.03.013.

Mulligan, J, MacCulloch, R, Good, B, & Nicholas, DB (2012). Transparency, hope, and empowerment: A model for partnering with parents of a child with autism spectrum disorder at diagnosis and beyond. *Social Work in Mental Health*, 10, 311–330. http://dx.doi.org/10.1080/15332985.2012.664487.

Pals, DL (2006). *Eight theories of religion.* New York, NY: Oxford University Press.

Phelps, K, Hodgson, J, McCammon, S, & Lamson, A (2009). Caring for an individual with autism disorder: A qualitative analysis. *Journal of Intellectual and Developmental Disability*, 34, 27–35. http://dx.doi.org/10.1080/13668250802690930.

Poston, DJ, Turnbull, AP, Park, J, Mannan, H, Marquis, J, & Wang, M (2003). Family quality of life outcomes: A qualitative inquiry launching a long-term research program. *Mental Retardation*, 41, 313–328.

Continued

Severe Childhood Autism　　　　　　　　　　　　　　　　　　　　　　　**597**

Reiff, MI, & Feldman, HM (2014). Diagnostic and statistical manual of mental disorders: The solution or the problem? *Journal of Developmental and Behavioral Pediatrics, 35*, 68–70. http://dx.doi.org/10.1097/DBP.0000000000000017.

Safe, A, Joosten, A, & Molineux, M (2012). The experiences of mothers of children with autism: Managing multiple roles. *Journal of Intellectual and Developmental Disability, 37*, 294–302. http://dx.doi.org/10.3109/13668250.2012.736644.

Sandelowski, M (1995). Sample size in qualitative research. *Research in Nursing & Health, 18*, 179–183.

Schaaf, RC, Toth-Cohen, S, Johnson, SL, Outten, G, & Benevides, T (2011). The everyday routines of families of children with autism: Examining

the impact of sensory processing difficulties on the family. *Autism, 15*, 373–389.

Van Manen, M (1997). *Researching lived experience: human science for an action sensitive pedagogy.* Canada: The Althouse Press.

Van Manen, M (2014). *Phenomenology of practice: meaning-giving methods in phenomenological research and writing.* Walnut Creek, CA: Left Coast Press.

Werner DeGrace, B (2004). The everyday occupation of families with children with autism. *The American Journal of Occupational Therapy, 58*, 543–550.

World Health Organization (2001). *ICF: international classification of functioning.* Disability and Health: WHO Library Cataloguing-in-Publication Data.

批判性评价

步骤 1:明确质性研究过程的组成部分

步骤 2:明确研究的优势和劣势

1. **写作质量:**研究报告详细且条理逻辑清晰。相关术语,如自闭症,在背景部分有明确的定义。

2. **标题:**标题《重度儿童自闭症:家属的生活经历》表明,这篇文章关于自闭症,患有重度自闭症儿童的家属是研究总体(Gorlin et al,2016,p. 580)。标题并未直接指出所采用的质性方法类型,但现象学可以通过"生活经历"得到暗示,研究人员通常在现象学研究的标题中使用这个词。

3. **作者:**第一作者乔斯琳·贝塞特·戈林(Jocelyn Bessette Gorlin)是一名具有博士学位的护士,同时也是一名经过认证的儿科执业护士。圣凯瑟琳大学网站记录了戈林博士的学术工作,其中包括关于儿科护理相关主题的同行评议出版物(St. Catherine University,2017)。戈林博士的 3 位共同作者均为博士,并在大学担任教职。戈林等人(2016)在致谢部分报告无利益冲突。

4. **摘要:**摘要包括质性方法。清楚阐述了这项研究的目的和目前文献仍存在争议的问题。确定了样本量和资料收集方法。研究的 6 大主题和主要结论构成了摘要的其余部分。

5. **研究问题:**戈林等人(2016)明确指出这个问题为"关于患有重度自闭症儿童的家属经历的文献有限,这与轻度自闭症不同,并包括多个家庭成员的呼声"(Gorlin et al,2016,p. 580)。

6. **目的:**研究目的明确阐述了研究重点。"这项研究的目的是解释与患有重度自闭症儿童共同生活的家属的生活经历的意义"(Gorlin et al,2016,p. 582)。这个问题之所以严重,是因为这种疾病的流行,以及满足重度自闭症儿童的家属独特的卫生保健需求所面临的挑战。研究目标与研究目的明确相关(Creswell & Poth,2018;Fawcett & Garity,2009;Maxwell,2013)。

7. **文献综述:**文献综述明确标注了两个主要标题,即背景和文献综述(Gorlin et al,2016,pp. 580-583)。戈林等人(2016)引用的 39 篇文献中的大多数均经过同行评议。在戈林等人(2016)引用的 39 篇文献中,15 篇(38%)在近 5 年内发表,26 篇(67%)在近 10 年内发表。由于质性研究人员经常研究很少被研究的主题,因此,他们引用的文献年代较久远的情况并不少见。文献综述的内容与研究性概念直接相关。关于自闭症的信息和背景,以及现象学的方法,都包括在综述中。来自多个学科,如护理学、心理学、医学和职业疗法的文献均纳入了综述,并且适合于这项研究。多学科审查组织得很好。引用的参考文献支持研究的必要性和研究方法的适当性。戈林等人(2016)未注意到所审查研究的优势或不足。虽然很少提供关于所审查研究质量的信息,但将前期研究发现和来自其他参考文献的信息进行了整合,并做了相互比较。这项研究处理的知识空缺得到了明确确认。

8. **哲学取向或研究框架:**这项研究的哲学取向是诠释现象学。为了支持这种质性方法,戈林等人(2016)引用了范曼恩(van Manen)(1997,2014)关于现象学的两本书。虽然马克斯·范曼恩(Max van Manen)是一位在诠释现象学中被普遍引用的当代专家,但研究人员并未引用诠释现象学的创始人海德格尔(Heidegger)。

研究范例 12-2(续)

9. **研究目标或问题**：背景部分最后一段引述了研究目标和问题。"这项研究的目标是解释与患有重度自闭症儿童共同生活的家属的生活经历的意义"(Gorlin et al,2016,p.582)。研究问题显然与研究目的有关(Creswell & Poth,2018)。"采用现象学方法提出研究问题：与患有重度自闭症的儿童共同生活的家属的生活经历是什么？"(Gorlin et al,2016,p.582)。

10. **质性方法**：诠释现象学是本研究采用的质性方法。戈林等人(2016,p.583)在设计和方法一节中解释了范曼恩的"现象学方法关注现象的普遍意义或本质，通过基于生活经历细节的基本主题来表达(van Manen,1997,2014)"。如前所述，提供来自海德格尔的信息并引用主要文献将能够加强对质性方法的描述。质性方法与研究目的和目标一致。

11. **样本**：抽样计划足以满足研究目的：

招募海报被张贴在两家城市诊所：一家是大型城市大学的自闭症诊所，另一家是位于城市大型公立医院的儿童精神科医生办公室。这张海报也被放在当地自闭症学会电子通讯的研究页面上。对这项研究感兴趣的自闭症儿童家属给研究人员发了电子邮件。家属被要求根据纳入标准确定参加研究的资格，并安排在家中进行访谈。(Gorlin et al,2016,p.583)

文章中没有提到排除标准。然而，抽样标准已明确规定，并适用于这项研究：

纳入标准为：①家庭成员由父母中的一方(主要照顾者)确定。家属可以包括可能是也可能不是亲缘关系的个人，但必须持续不断地接触照顾患有自闭症的儿童；②研究人员通过要求患儿父母回答《自闭症功能挑战问卷》的问题来评估"重度"自闭症，并经咨询确认；③患有自闭症的儿童住在家里，年龄4~13岁；④兄弟姐妹至少6岁；⑤参与者讲英语。(Gorlin et al,2016,p.583)

研究人员没有提及是否有任何参与者拒绝参与或没有完成这项研究。招募的参与者具有研究主题的经历，是宝贵的资料来源。戈林等人(2016)没有讨论样本是否达到饱和。然而，样本($n=22$)对于研究设计是足够的。他说："来自11个家庭的22名家庭成员参与了这项研究。6个家庭参加了家庭小组访谈(其中一个家庭进行了两次家庭小组访谈)，包括来自19次家访的29次访谈"(Gorlin et al,2016,p.583)。

在资料收集之前获得参与者的知情同意。书面同意似乎适合研究总体的文化程度，因为据报道，所有22名参与者都具有高中或以上文化程度。戈林等人(2016)没有报告拒绝率，也没有注意到是否提前做出安排，以解决参与者的情感需求，以防研究主题令他们感到不安(Cowles,1988)。

12. **环境**：研究环境为参与者的家。这一环境适合研究目的，并有助于保护隐私和提高参与者的舒适度。

13. **资料收集**：研究人员适当地寻求IRB批准，并于"2014年12月获得批准。资料收集时间为2015年2~6月。所有参与者在收集资料前都提供了书面同意"(Gorlin et al,2016,p.583)。他们的资料收集方法合乎伦理。"在这项研究中采用了5种类型的资料：人口统计学调查问卷、非结构化现象学访谈、家庭观察、现场笔记和家庭生命线"(Gorlin et al,2016,p.584)。人口统计学调查问卷提供了"关于儿童和家庭的基本信息……问卷在访谈前发放"(Gorlin et al,2016,p.584)。

非结构化现象学访谈是提供大部分数据的资料收集方法，与22名家庭成员中的每一名成员，以及作为一个家庭单元接受访谈的6个家庭进行了访谈。最主要的问题是，"作为一名与自闭症儿童生活在一起的家属，你的经历是什么？"该问题用来开始谈话和引出关于家属经历的信息。询问其他问题以澄清信息……所有访谈均在参与者家中进行。(Gorlin et al,2016,p.583)

29次访谈中采用的主要问题与研究目标相关，并与该目标的措辞密切相关(Gorlin et al,2016)。访谈持续了足够长的时间，让戈林等人(2016)收集了有力和全面的资料。家庭小组访谈本来可以被贴上焦点小组的标签，尽管戈林等人(2016)未采用焦点小组这个术语。"每次访谈均进行了录音，然后逐字转录成书面文本。对照磁带录音检查所有访谈内容的准确性"(Gorlin et al,2016,p.584)。

由于访谈在参与者家中进行，使研究人员能够观察访谈前后的环境和家庭互动。观察增加了资料的丰富性。例如，观察加深了主题"应对严峻的行为挑战"的深度："在对患儿母亲的访谈中，孩子非常用力地捏我的脸。这位母亲的一再道歉突出了她自己的污名化/羞愧经历。我观察到有几个家庭的墙壁上有凹陷，是由自闭症儿童扔玩具或其他物体造成的"(Gorlin et al,2016,p.588)。

研究范例 12-2(续)

　　另一个资料来源是现场笔记。"在每次访谈、观察和整个研究过程之后都记录了大量的现场笔记,包括 3 种类型备忘录:①分析性备忘录……②个人备忘录……③方法备忘录"(Gorlin et al,2016,p. 583)。这些生命线是由参与者在"普通尺寸的纸(210mm×285mm)上画的,纸的底部印有一条水平线。这条线的左边标着"孩子的出生",右边印着"现在"。纸上写着:'请画一幅画,描述你的家庭生活经历,从你有特殊需要的孩子出生之前到现在'。你可以画出最高点和最低点,使用图片和符号,名字和日期——任何能反映你家人经历的内容。参与者被给予彩色铅笔以供使用"(Gorlin et al,2016,p. 584)。

14. **数据分析:** 如前所述,访谈通过逐字转录转换为书面文本形式。然后将书面转录与原始记录进行比较,以确保转录内容的准确性。采用范曼恩(2014)的方法来分析资料。

　　"这是解释学分析的一种形式,研究人员对参与者的体验进行解释,以确定基本的主题或意义。最基本的现象学分析是还原,旨在洞察反思经验的意义结构(基本主题)"(Gorlin et al,2016,p. 584)。数据分析过程描述得非常透彻,能够评估研究人员决策的逻辑性,并为研究的严谨性提供支持。

　　"选择微软文字处理软件来管理数据,独立分析每个家庭成员和相应的家庭单位"(Gorlin et al,2016,p. 584)。

　　戈林等人(2016,pp. 586-587)在一篇名为《现象学研究的严谨性或评价》的文章中,描述了为评价该研究的可信性而采取的措施。戈林等人(2016,p. 586)确定了支持"定向、强度、丰富性和深度"的资料收集和分析的各个方面,这是范曼恩(1997)提出的 4 个质量标准。清楚描述的增加可信性的措施足以提供对研究发现的信心。

步骤 3:评价研究发现的可信度和意义

15. **对研究发现的解释:** 戈林等人(2016)提供了对研究发现的详细解释,包括 6 个主题和子主题。戈林等人确定的 6 个主题(2016,p. 589)是"重度自闭症的秘密和复杂性……处理严重的行为挑战……应对重大沟通挑战……经历严重的压力……生活在严重的孤立(和)对家庭的强烈依赖中"。他们的详细解释包括支持每个主题和子主题的引述。参与者的引述和家庭生命线增加了资料的丰富性,并清楚地反映了派生的主题。例如,戈林等人(2016,pp. 589-590)提供了以下引述,作为对"经历严重压力"主题支持的一部分:

　　许多家属将他们的生活描述为不可预测的"过山车",因为他们每天都要面对照顾孩子的挑战。他们日常经历的起起伏伏的一个例子是,所有家属都陈述缺乏睡眠,因为孩子的睡眠时间不稳定,需要保持警惕,整夜看着孩子。一位母亲惊呼道:"我怎么照顾自己呢? 我怎样才能休息? ……我已经到了崩溃的边缘。我不能一周 7 天 24 小时不停的工作,我做不到!"

　　解释的不足之处在于,它们没有处理基于样本特征的研究发现的差异。然而,研究发现显然与前期研究有关(Gorlin et al,2016)。

16. **局限性:** 通过研究人员的精心设计,戈林等人(2016)陈述的研究局限性被尽可能地最小化了。戈林等人(2016,p. 595)声明:

　　……自确诊以来的不同时间可能会导致非常不同的家属生活经历……参与研究的家庭成员类型有限。例如,只有一个阿姨,一个兄弟姐妹和一个朋友,没有爷爷和叔叔参与。让更多的这些人参与,可以扩大研究发现的范围……大部分家庭的经历是在一天内观察到的;大约一半的家庭进行了一次家访(11 个家庭中的 5 个),其他 6 个家庭进行了 2~3 次家访。有人可能会说,一次家访只提供了对家属生活经历有限的简单印象……

　　一个无法确定的局限性是研究人员没有根据饱和度来确定样本量。

17. **结论:** 研究人员得出结论:

　　这项研究的目的是解释与患有重度自闭症儿童共同生活的家属的经历。这项研究的目标只包括患有重度自闭症的儿童,同时扩大抽样参数,纳入所有被认为是家庭成员的重要人员。总体而言,结果有些出人意料。研究发现显示,重度自闭症儿童的家属面临巨大困难和挑战;确定了所需的资源;并阐明了家属如何形成混合家庭以获得额外支持。这一新知识对护理和卫生从业者有影响,鼓励制订策略,为患有重度自闭症的儿童及其家庭提供优质护理。(Gorlin et al,2016,p. 595)

研究范例 12-2(续)

结论和对未来研究的建议与研究发现在逻辑上一致。他们可以通过确定研究发现可能被转化或应用到的其他环境或总体来强化结论。

18. **对护理的意义**：戈林等人(2016)明确讨论了该研究对护理实践的意义，以及该研究对理解重度自闭症儿童的家属的生活经历现象的贡献：

实践的意义包括，首先，认识到重度自闭症儿童的家属在卫生保健环境中的独特需求……当孩子去儿童诊所、看牙医或去医院就诊时，家属可能需要额外的支持……其次，需要加强卫生保健提供者所提供的心理支持，从而减轻家属的压力和孤立感。(Gorlin et al,2016,p. 595)

19. **未来研究**：戈林等人(2016,p. 596)指出，"需要进一步研究，以扩展我们对重度自闭症儿童的家属所遇到的独特问题的理解，以便在未来改善对这些家庭的整体护理"。没有对未来的研究方法、研究变量或概念提出具体的建议。

20. **批判性评价总结**：总的来说，文章内容详细，结构组织良好，阐述清楚。在研究招募、资料收集和分析阶段均保护了参与者的权利。戈林等人(2016)对这项质性研究的每个要素均提供了充分的描述，完全达到另一名研究人员可以复制该研究的水平。目的、方法和发现一致性在整个研究报告中均得到了清楚的展示。

研究的可信性在"现象学研究的严谨性或评价"(Gorlin,2016,p. 586)一节中有详细论述。采用多种方法来增强可信性，增加了读者对研究发现的信心(Cohen & Crabtree,2008；Murphy & Yielder,2010)。为研究的可信性提供的支持是这篇文章的一大优势。戈林等人(2016)开展了一项精心设计的研究，在很大程度上将局限性降至最低。因此，这项研究的发现从家庭角度为患有重度自闭症的儿童提供了一个可信的视角。这项研究的发现扩展了当前的循证实践知识，可以用来加强卫生保健团队对这些家庭的支持，并更好地满足重度自闭症儿童的需要。这项研究的优势弥补了它的不足，可以作为解释现象学的一个优秀范例。

本章要点

- 对研究进行理智批判性评价需要仔细检查一项研究的所有方面，以判断其优势、劣势、可信度、意义和重要性。
- 对研究进行批判性评价，以加强理解，完善实践，并为开展研究提供背景。
- 所有护士，包括护生、实习护士、护理教育者和护理研究人员，都需要具备对研究进行批判性评价的专业知识。
- 强有力的量性研究以简明扼要的问题和目的为导向，并以适当的目标、问题和/或假设为指导。研究框架适当；设计相关，效度威胁少；数据分析针对研究目标、问题或假设；研究发现可信，并准确反映现实情况。
- 强有力的质性研究基于明确的哲学取向和质性方法。在此基础上，研究人员实施资料收集和分析方法，以增强研究可信性。
- 描述了对量性和质性研究进行批判性评价的详细指南。3 个关键评价步骤中的每一步均提供了指南：①明确研究步骤或要素；②明确研究的优势和劣势；③评价研究发现的可信性和意义。
- 介绍了量性研究和质性研究的批判性评价范例。

参考文献

Aberson, C. L. (2010). *Applied power analysis for the behavioral sciences*. New York: Routledge Taylor & Francis.

Agency for Healthcare Research and Quality (AHRQ). (2017). *AHRQ home.* Retrieved May 5, 2017, from http://www.ahrq.gov.

Alligood, M. R. (2014). *Nursing theory: Utilization & application* (8th ed.). Maryland Heights, MO: Mosby Elsevier.

American Nurses Credentialing Center (ANCC). (2017). *Magnet program overview.* Retrieved November 18, 2017, from http://www.nursecredentialing.org/Magnet/ProgramOverview.

American Psychological Association (APA). (2010). *Publication manual of the American Psychological Association* (6th ed.). Washington, DC: APA.

Bialocerkowski, A., Klupp, N., & Bragge, P. (2010). Research methodology series: How to read and critically appraise a reliability article. *International Journal of Therapy and Rehabilitation, 17*(3), 114–120.

Brown, S. J. (2018). *Evidence-based nursing: The research-practice connection* (4th ed.). Sudbury, MA: Jones & Bartlett.

Burns, N. (1989). Standards for qualitative research. *Nursing Science Quarterly, 2*(1), 44–52.

Chinn, P. L., & Kramer, M. K. (2015). *Integrated theory and knowledge development in nursing* (9th ed.). St. Louis: Elsevier Mosby.

Clissett, P. (2008). Evaluating qualitative research. *Journal of Orthopaedic Nursing, 12*(2), 99–105.

Cohen, D. J., & Crabtree, B. F. (2008). Evaluative criteria for qualitative research in health care: Controversies and recommendations. *Annals of Family Medicine, 6*(4), 331–339.

Cowles, K. (1988). Issues in qualitative research on sensitive topics. *Western Journal of Nursing Research, 10*(2), 163–179.

Craig, J., & Smyth, R. (2012). *The evidence-based practice manual for nurses* (3rd ed.). Edinburgh: Churchill Livingstone Elsevier.

Creswell, J. W. (2014). *Research design: Qualitative, quantitative and mixed methods approaches* (3rd ed.). Thousand Oaks, CA: Sage.

Creswell, J. W., & Poth, C. (2018). *Qualitative inquiry & research design* (4th ed.). Thousand Oaks, CA: Sage.

DeVon, H. A., Block, M. E., Moyle-Wright, P., Ernst, D. M., Hayden, S. J., et al. (2007). A psychometric toolbox for testing validity and reliability. *Journal of Nursing Scholarship, 39*(2), 155–164.

Eymard, A. S., & Altmiller, G. (2016). Teaching nursing students the importance of treatment fidelity in intervention research: Students as interventionists. *Journal of Nursing Education, 55*(5), 288–291.

Fawcett, J., & Garity, J. (2009). *Evaluating research for evidence-based nursing practice*. Philadelphia: F.A. Davis.

Gloeckner, M. B., & Robinson, C. B. (2010). A nursing journal club thrives through shared governance. *Journal for Nurses in Staff Development, 26*(6), 267–270.

Gorlin, J. B., McAlpine, C. P., Garwick, A., & Wieling, E. (2016). Severe childhood autism: The family lived experience. *Journal of Pediatric Nursing, 31*(6), 580–597.

Gray, J. R., Grove, S. K., & Sutherland, S. (2017). *The practice of nursing research: Appraisal, synthesis, and generation of evidence* (8th ed.). St. Louis: Elsevier Saunders.

Grove, S. K., & Cipher, D. J. (2017). *Statistics for nursing research: A workbook for evidence-based practice* (2nd ed.). St. Louis: Elsevier.

Hall, H. R., & Roussel, L. A. (2017). *Evidence-based practice: An integrative approach to research, administration and practice* (2nd ed.). Burlington, MA: Jones & Bartlett.

Hart, C. (2009). *Doing a literature review: Releasing the social science imagination*. Thousand Oaks, CA: Sage Publications.

Hoare, Z., & Hoe, J. (2013). Understanding quantitative research: Part 2. *Nursing Standard (Royal College of Nursing [Great Britain]), 27*(18), 48–55.

Hoe, J., & Hoare, Z. (2012). Understanding quantitative research: Part 1. *Nursing Standard (Royal College of Nursing [Great Britain]), 27*(15-17), 52–57.

James, P. A., Oparil, S., Carter, B. L., Cushman, W. C., Denison-Himmelfard, C., Handler, J., et al. (2013). 2014 evidence-based guidelines for the management of high blood pressure in adults: Report from the panel members appointed to the Eighth Joint National Committee (JNC 8). *Journal of the American Medical Association, 311*(5), 507–520.

Kelkar, A. A., Spertus, J., Pang, P., Pierson, R. F., Cody, R. J., Pina, I. L., et al. (2016). Utility of patient-reported outcome instruments in heart failure. *JACC: Heart Failure, 4*(3), 165–175.

Mackey, M. (2012). Evaluation of qualitative research. In P. L. Munhall (Ed.), *Nursing research: A qualitative perspective* (5th ed.) (pp. 517–531). Sudbury, MA: Jones & Bartlett.

Maxwell, J. (2013). *Qualitative research design: An interactive approach* (3rd ed.). Thousand Oaks, CA: Sage.

Melnyk, B. M. & Fineout-Overholt, E. (Eds.). (2015). *Evidence-based practice in nursing & healthcare: A guide to best practice.* (3rd ed.). Philadelphia: Wolters Kluwer.

Melnyk, B. M., Gallagher-Ford, E., Fineout-Overholt. (2017). *Implementing evidence-based practice competencies in healthcare: A practical guide for improving quality, safety, & outcomes.* Indianapolis, IN: Sigma Theta Tau International.

Miles, M., Huberman, A., & Saldaña, J. (2014). *Qualitative data analysis: A methods sourcebook* (3rd ed.). Thousand Oaks, CA: Sage.

Mittlbock, M. (2008). Critical appraisal of randomized clinical trials: Can we have faith in the conclusions? *Breast Care, 3*(5), 341–346.

Moorhead, S., Johnson, M., Maas, M. L., & Swanson, E. (2013). *Nursing outcomes classification (NOC): Measurement of health outcomes* (5th ed.). St. Louis: Elsevier.

Morse, J. M. (1991). Evaluating qualitative research. *Qualitative Health Research, 1*(3), 283–286.

Munhall, P. L. (2012). *Nursing research: A qualitative perspective* (5th ed.). Sudbury, MA: Jones & Bartlett.

Murphy, F., & Yielder, J. (2010). Establishing rigor in qualitative radiography. *Radiography, 16*(1), 62–67.

National Institute of Nursing Research (NINR). (2017). What is nursing research? Retrieved May 5, 2017, from https://www.ninr.nih.gov.

O'Mathúna, D. P., & Fineout-Overholt, E. (2015). Critically appraising quantitative evidence for clinical decision making. In B. M. Melnyk & E. Fineout-Overholt (Eds.), *Evidence-based practice in nursing & healthcare: A guide to best practice* (2nd ed.) (pp. 87–138). Philadelphia: Lippincott Williams & Wilkins.

Petty, N., Thomson, O., & Stew, G. (2012). Ready for a paradigm shift? Part 2: Introducing qualitative research methodologies and methods. *Manual Therapy, 17*(5), 378–384.

Plichta, S. B., & Kelvin, E. (2013). *Munro's statistical methods for health care research* (6th ed.). Philadelphia: Lippincott Williams & Wilkins.

Powers, B. A. (2015). Critically appraising qualitative evidence for clinical decision making. In B. M. Melnyk & E. Fineout-Overholt (Eds.), *Evidence-based practice in nursing & healthcare: A guide to best practice.* (2nd ed.) (pp. 139–168). Philadelphia: Lippincott Williams & Wilkins.

Pyrczak, F. (2008). *Evaluating research in academic journals: A practical guide to realistic evaluation* (4th ed.). Los Angeles: Pyrczak.

Quality and Safety Education for Nurses (QSEN). (2018). *Pre-licensure knowledge, skills, and attitudes (KSAs)*. Retrieved April 7, 2018, from http://qsen.org/competencies/pre-licensure-ksas.

Roller, M., & Lavrakas, P. (2015). *Applied qualitative research design: A total quality framework approach.* New York: Guilford Press.

Ryan-Wenger, N. A. (2017). Precision, accuracy, and uncertainty of biophysical measurements for clinical research and practice. In C. F. Waltz, O. L. Strickland, & E. R. Lenz (Eds.), *Measurement in nursing and health research* (4th ed.) (pp. 371–383). New York: Springer.

Sandelowski, M. (2008). Justifying qualitative research. *Research in Nursing & Health, 31*(3), 193–195.

Sandelowski, M., & Barroso, J. (2007). *Handbook for synthesizing qualitative research.* New York: Springer.

Schoe, L., Høstrup, H., Lyngsø, E., Larsen, S., & Poulsen, I. (2011). Validation of a new assessment tool for qualitative research articles. *Journal of Advanced Nursing, 68*(9), 2086–2094.

Shadish, W. R., Cook, T. D., & Campbell, D. T. (2002). *Experimental and quasi-experimental designs for generalized causal inference.* Chicago: Rand McNally.

Sherwood, G., & Barnsteiner, J. (2017). *Quality and safety in nursing: A competency approach to improving outcomes* (2nd ed.). Ames, IA: Wiley-Blackwell.

Smith, M. J., & Liehr, P. R. (2014). *Middle range theory for nursing* (3rd ed.). New York: Springer.

St. Catherine University, School of Nursing. (2017). *Jocelyn Bessette Gorlin.* Retrieved May 4, 2017, from https://www.stkate.edu/academics/our-faculty/jocelyn-bessette-gorlin.

University of North Carolina at Charlotte, School of Nursing. (2017). *Charlene Witaker-Brown.* Retrieved May 4, 2017, from http://nursing.uncc.edu/charlene-whitaker-brown.

van Manen, M. (1997). *Researching lived experience: Human science for an action sensitive pedagogy.* Ontario, Canada: Althouse Press.

van Manen, M. (2014). *Phenomenology of practice: Meaning-giving methods in phenomenological research and writing.* Walnut Creek, CA: Left Coast Press.

Waltz, C. F., Strickland, O. L., & Lenz, E. R. (2017). *Measurement in nursing and health research* (5th ed.). New York: Springer.

Whitaker-Brown, C. D., Woods, S. J., Cornelius, J. B., Southard, E., & Gulati, S. K. (2017). Improving quality of life and decreasing readmissions in heart failure patients in a multidisciplinary transition-to-care clinic. *Heart & Lung, 46*(2), 79–84.

Wolf, M. (2012). Ethnography: The method. In P. L. Munhall (Ed.), *Nursing research: A qualitative perspective* (5th ed.) (pp. 285–338). Sudbury, MA: Jones & Bartlett.

第十三章

建立循证护理实践

Susan K. Grove

学习目标

完成本章学习后应能够：

1. 描述与循证护理实践相关的益处和
　挑战。
2. 采用 PICO 格式提出临床问题，以确定在
　实践中应用的证据。
3. 在实践中实施基于研究的计划、演算法、
　指南和策略。
4. 批判性评价研究证据的系统综述、荟萃

分析、meta 整合和混合方法系统综述。

5. 描述用于促进循证护理实践的模式。
6. 应用艾奥瓦循证实践模式完善卫生保健
　机构。
7. 在实践中应用格罗夫模型实施美国循证
　指南。
8. 阐述循证实践中心和转化性研究在发展
　循证卫生保健方面的意义。

　　在过去 30 年里，随着护理和其他卫生保健学科的大量优质研究的开展和传播，研究证据已经大大扩展。这些研究常通过会议、期刊和互联网进行交流。社会的期望和卫生保健系统的目标是为患者、家庭和社区提供高质量、安全、经济高效的卫生保健服务（Sherwood & BaRNteiner，2017；Straus，Glasziou，Richardson，Rosenberg，& Haynes，2011）。为了确保提供高质量的卫生保健服务，护理必须基于当前可用的最佳研究证据。在过去 15 年里，护理专业为护生提供了循证实践知识，以鼓励毕业生将他们的实践建立在当前研究基础上。护理教育项目和临床机构对循证实践的重视改善了患者、家属、护士和卫生保健机构的结局（Mackey & Bassendowski，2017；Melnyk，Gallagher-Ford，& Fineout-Overholt，2017）。

　　循证实践（evidence-based practice，EBP）是本教材的一个重要主题，在第一章定义为最佳研究证据与护士的临床专业知识，以及患者情况和价值观在提供高质量、安全和具有经济高效的卫生保健方面的整合（Straus et al，2011）。最佳研究证据（best research evidence）通过在选定

的健康相关领域开展和整合大量优质研究而产生。本章建立在本教材前文关于循证实践讨论的基础上,为你提供了在实践中应用最佳研究证据,并将护理专业导向循证实践的策略。

与循证实践相关的益处和挑战被描述为提高你对循证护理实践的理解。提供了一种用于提出临床问题的格式,以指导你检索现有基于研究的证据,以便在实践中应用。提供了批判性评价研究整合(系统综述、荟萃分析、meta整合和混合方法系统综述)的指南,以确定可用于实践的知识。已开发了两个护理模式,从而推动循证实践引入卫生保健机构。研究专家、临床医生和消费者——通过政府机构、专业组织和卫生保健机构——制订了大量循证指南。提供了审查这些循证指南的质量和应用这些指南的框架。本章最后讨论了美国指定的循证实践中心和为促进循证卫生保健而实施的转化性研究。

循证护理实践相关的益处和挑战

循证实践是护理专业和每个执业护士的目标。目前,部分护理干预措施以证据为基础,但仍有许多干预措施需要进一步研究来产生必要的知识,以便在实践中做出完善。一些临床机构支持循证实践程序,而其他机构则不支持。本节阐述了与实施循证护理相关的一些益处和挑战。

循证护理实践的益处

循证实践的最大益处是改善患者、卫生保健提供者和医疗机构的结局(Melnyk et al,2016;Moorhead,Johnson,Maas,& Swanson,2013)。国内外机构和组织促进了由研究专家和临床医生组成的团队,在数千个卫生保健领域整合最佳研究证据。这些研究综述,如系统综述和荟萃分析,为制订强有力的循证实践指南奠定了基础。这些指南确定了最佳治疗方案,或患者护理的金标准,在特定领域改善了患者结局。护生和临床护士可以通过电子方式获得大量循证指南,帮助他们为患者做出最佳临床决策。这些基于证据的整合和指南可在国内外获得,并可通过不同的机构轻松在线获取,如美国的国家指南信息交换中心(National Guideline Clearinghouse)(NGC,2017a)、英国的考克兰协作组织(Cochrane Collaboration)(2017)和澳大利亚的乔安娜·布里格斯研究所(Joanna Briggs Institute)(2017)。

一些首席护士执行官(CNE)和医疗机构强力支持循证实践,从他们支持循证实践的态度和提供的资源中可以看出(Melnyk,Fineout-Overholt,Giggleman,& Choy 2017)。这些临床机构的领导人认识到循证实践推动了优质结局的发展,提高了护士的满意度,并促进了认证要求的实现。在首席护士执行官的全国性研究中,梅尼克(Melnyk)等人(2016)发现,一个具有在实践中开展和应用研究证据的循证实践文化的组织,在多个患者结局方面有实质性改善。联合委员会(2017)修订了其认证标准,以强调通过循证实践获得的患者护理结局。

许多首席护士执行官和首席护理官(CNO)正尝试获得或保持磁性地位,证明了医疗机构中护理的卓越性。磁性状态由美国护士认证中心(American Nurses Credentialing Center,ANCC)批准,目前具备磁性状态的国内外医疗机构可以在线查询(ANCC,2017)。磁性认证项目®强调,循证实践是提高患者护理质量和加强护理氛围的一种方法。寻求或保持磁性地位临床机构必须记录与研究相关的结局,包括开展的护理研究,以及护士的专业出版物和演示文稿。对于每项研究,需要在磁性应用和报告中记录研究的标题、首席研究员或调查小组成员、护士在研究中的作用,以及研究状态(ANCC,2017)。

开展护士质量和安全教育(QSEN,2017)项目是为了提高执照前护士的"知识、技能和态度(KSA),这些知识、技能和态度是持续提高他们所工作的医疗系统的质量和安全的必需要素"。QSEN能力是在护生和注册护士实践中必不可少的6个领域中开发的:即以患者为中心的护理、团队合作、循证实践、质量促进(QI)、安全和信息学。循证实践是执照前教育的一个重要领域,护理教育工作者正在帮助护生实现以下循证实践的能力:

- 有效参与适当的资料收集和其他研究活动。
- 遵循机构审查委员会(IRB)的指南。
- 基于患者价值观、临床专业知识和证据的个体化护理计划。
- 阅读与实践领域相关的原始研究和证据报告。
- 检索与临床实践主题和指南相关的证据报告。
- 参与构建工作环境,以推动新证据纳入实践标准。
- 对导致低于预期结局或不良事件的常规护理方法的依据提出质疑。
- 在决定偏离循证方案之前咨询临床专家(QSEN,2017)。

教育工作者已经修订了护理课程,以便纳入循证实践内容,并增加了一些新课程,这些课程提高了护生对研究和循证实践的认知和信心(Keib,Cailor,Kiersma,& Chen,2017)。沃伦(Warren)等人(2016)发现,"实践年限较少的年轻注册护士更有可能对循证实践有积极的信念,并将其融入组织文化中"。在致力于循证实践的过程中,鼓励护生和实践注册护士接受循证实践的益处;批判性评价当前研究的证据;基于当前研究改进机构制订的研究计划、演算法(临床决策树)和政策;应用可获得的循证指南;以及根据研究项目的需要收集资料。

循证护理实践的挑战

护理循证实践运动的挑战一直是实践性和概念性的。最严重的问题之一是关于许多护理干预措施有效性的研究证据不足。循证实践需要整合来自随机对照试验(RCT)和其他类型干预研究的证据,这些研究在护理方面仍然受到限制。与医学和心理学等其他学科相比,护理领域进行的系统评价和荟萃分析也非常有限(Cochrane Collaboration,2017;Gray,Grove,& Sutherland,2017;NGC,2017b)。

另一个挑战是,研究证据基于总体数据而产生,然后在实践中只应用于个别患者。有时,很难将研究知识转化至个别患者,他们会以独特的方式做出反应,或具有独特的环境和价值观。需要做更多的工作来促进循证指南在个别患者中的应用。针对这一问题,美国国立卫生研究院(NIH,2017)正在支持转化性研究(将在本章稍后讨论),以改善在各种环境下对不同患者群体的研究证据的应用。依据循证指南进行治疗时,需要报告患者的不良结局,如果可能,患者的情况应作为个案研究发表。电子健康记录(EHR)也使确定应用循证实践指南提供的患者护理结局变得更加可行。

另一个严峻的挑战是,一些医疗机构和管理人员没有为护士实施循证实践提供必要的资源或支持。在他们美国的研究中,梅尼克等人(2016)报告,"尽管首席护士执行官和首席护理官声明了他们的最高优先事项是质量和安全,但循证实践没有被列为最优先事项,他们分配给实施和维持循证护理的预算很少"。缺乏对循证实践的支持和资源包括:①对整合研究发现和循证指南的研究期刊,以及其他资源的访问不足;②关于如何在实践中实施循证改变的知识或指导不足;③工作量大,在实践中进行基于研究的改变时间有限;④基于研究发现改变患者护理的权力有限;⑤护理管理者或医务人员在实践中进行循证改变的支持有限;⑥在实践中支持研究项目和基于研究改变的资金有限;⑦为患者和家属提供循证护理的奖励不足(Eizenberg,2010;Melnyk et al,2016;Melnyk et al,2017;Straka,Brandt,& Brytus,2013;Warren et al,2016)。循证实践的成功取决于所有相关人员,包括医疗机构、行政人员、护士、医生和其他卫生保健专业人员。以下内容的阐述是为了帮助护生和注册护士促进循证护理实践。

基于当前研究证据提出临床问题以用于实践

在感兴趣的领域制订临床问题并进行广泛的循证资源检索是明确当前证据以用于实践的有效方法。临床问题通常采用 PICO 格式制订,包括以下要素:

P:你对临床环境中感兴趣的总体或参与者;

I:实践所需的干预;

C:比较干预措施,以确定最适合实践的干预措施;

O:实践所需的结局,以及在实践中测量结局的方法。

PICO 格式有助于你在各种数据库和网站中检索研究证据时梳理研究文献。你可以通过检索电子数据库、美国图书馆网站、循证实践组织和馆藏资源来识别研究整合类型(系统综述、荟萃分析、meta 整合和混合方法系统综述);循证指南、研究计划和演算法;以及个案研究。表 13-1 列出了循证实践的一些关键资源。每年至少有 2 500 篇以英文报道的系统综述,并被在线医学文献分析和检索系统(MEDLINE)编入索引。考克兰协作组织(2017)系统评价库是一个极好的资源,有超过 11 000 个与护理和卫生保健相关的项目。2009 年,考克兰护理(CNC)领域得到了发展,以支持护理系统综述的开展、传播和应用。考克兰护理领域开发了考克兰角专栏(与护理相关的考克兰综述摘要),定期发表在合作的护理相关期刊上(CNC,2017)。乔安娜·布里格斯研究所(2017)也提供了资源,用于检索和进行护理方面的研究整合。护理参考中心(NRC)包括许多护理干预措施和临床疾病的循证护理表(表 13-1)。

表 13-1　循证实践资源

资源	描述
电子数据库	
CINAHL（护理与联合卫生文献累积索引）	CINAHL 是一个权威资源,涵盖护理和健康相关英文期刊文献。该数据库由美国开发,包括 1982 年至今发表的文献
MEDLINE（美国国家医学图书馆）	MEDLINE 由美国国家医学图书馆开发;提供了追溯到 20 世纪 60 年代中期的 1 100 多万条 MEDLINE 引文和其他生命科学期刊
带有医学主题词(MeSH)的 MED-LINE	同样由美国医学图书馆开发,带有医学主题词(MeSH)的 MED-LINE 提供了关于医学、护理、牙科、兽医、卫生保健系统、临床前服务等方面的权威医学信息
PsycINFO	美国心理学会开发了这个数据库,其中包括从 1887 年到现在的心理学和相关学科的专业和学术文献

表 13-1　循证实践资源(续)

资源	描述
CANCERLIT	CANCERLIT 包含关于癌症的信息,由美国国家癌症研究所开发
美国图书馆网站	
考克兰图书馆	考克兰图书馆为那些提供和接受卫生保健,以及参与各级卫生保健研究、教学、资助和管理的人员提供了高质量证据。其中包括考克兰协作组织,对研究进行了许多系统综述(http://www.cochrane.org/evidence)
美国国家健康图书馆(NLH)	位于英国的 NLH 在 http://www.evidence.nhs.uk. 上提供了可检索的循证资源
循证实践组织和资料收集	
美国国家指南信息交换所(NGC)	医疗研究和质量机构开发了 NGC,以容纳数以千计的循证指南,这些指南已经开发并用于临床实践;这些指南可以在线访问,网址是:http://www.guidelines.gov.
考克兰护理(CNC)领域	考克兰协作组织包括 11 个不同领域的 8 000 多个综述范畴;其中一个是 CNC,它支持在护理领域开展、传播和应用系统综述。大多数图书馆都订阅了考克兰协作组织的文献资源,但可以在 http://cncf.cochrane.org 免费获取摘要和综述
美国国家健康和临床卓越研究所(NICE)	NICE 在英国建立,目的是提供对当前循证指南的访问途径,类似于 NGC(http://nice.org.uk)
乔安娜·布里格斯研究所(JBI)	JBI 是一个起源于澳大利亚的国际循证组织,有一个检索网站,其中包括证据摘要、系统综述、系统综述计划、循证实践建议、最佳实践信息表、消费者信息表和技术报告;参见"检索 JBI"(http://www.joannabriggs.org)
护理参考中心(NRC)	NRC 包括一系列经过严格审查的循证医疗表格,为 700 多种干预措施和临床疾病提供了当前最佳实践。此资源需要订阅,因此,请与你的图书管理员联系。你可以在 http://www.ebscohost.com/nursing 访问该资源

关于在肌内注射过程中回抽的证据

你可能会提出一个关于护士在进行肌内注射(IM)时是否应该回抽的临床问题。通过采用 PICO 格式,你可以明确实践所需的证据。

P:总体:婴儿、幼儿、儿童和成人为预防目的通过肌内注射途径接受免疫接种;

I:干预:根据用药量和患者年龄,在正确的部位进行肌内注射而不做回抽(Ogston-Tuck,2014;Sisson,2015;Thomas,Mraz,& Rajcan,2016;Wynaden et al,2015);

C:比较干预:无论患者年龄和用药量如何,所有部位肌内注射时均给予 5~10 秒回抽(Cocoman & Murray,2008;Nicoll & Hesby,2002);

O:结局:肌内注射疫苗无并发症。

尼科尔(Nicoll)和海思贝(Hesby)(2002)以及柯克曼(Cocoman)和默里(Murray)(2008)

的早期循证指南建议,每次肌内注射时回抽5~10秒,以防止将药物直接注射到患者的血管中。然而,西森(Sisson)(2015)的一项系统综述建议,在三角肌、腹肌和股外侧肌部位行肌内注射时不需要回抽。护士只需要在靠近臀大肌的部位做肌内注射时回抽,因为臀部动脉的位置非常接近注射区域。然而,研究人员建议如果可能,不要选择臀肌作为注射部位(Ogston-Tuck,2014;Sisson,2015;Wynaden et al,2015)。目前关于肌内注射时回抽的研究证据总结见框13-1。然而,许多护士并没有在实践中应用目前关于肌内注射的研究证据。托马斯(Thomas)等人(2016)发现,74%的护士在肌内注射进针后仍做了回抽。文登(Wynaden)等人(2015)发现臀肌作为注射部位的使用率更高,尽管目前的研究建议使用腹肌作为注射部位。因此,这些研究人员建议在护理项目中做进一步教育和开展继续教育,以确保护士了解并在实践中应用最新的研究证据。

框 13-1　临床实践指南:无回抽的肌内注射

患者总体

婴儿、幼儿、儿童和成人通过肌内注射途径接受以预防为目的的免疫接种

目标

实施肌内注射以减少患者的伤害和不适

干预:肌内注射

根据患者年龄选择注射部位(Nicoll & Hesby,2002;Ogston-Tuck,2014;Sisson,2015;Wynaden et al,2015):

- 婴儿——首选股外侧肌
- 幼儿和儿童——股外侧肌或三角肌
- 成人——臀大肌或三角肌

用药量

(Nicoll & Hesby,2002;Sisson,2015;Wynaden et al,2015)

- 小剂量药物(≤2ml):幼儿、儿童和成人可选择三角肌给药,婴儿可选择在股外侧肌给药
- 大剂量药物(2~5ml):成人应选择臀大肌给药。婴儿、幼儿和儿童必须限制用药量,并选择在股外侧肌给药

无回抽和有回抽的注射

- 用酒精消毒注射部位皮肤,待干
- 选择适当部位进针
  - 三角肌和股外侧肌注射不需要回抽(Sisson,2015;Thomas et al,2016;Wynaden et al,2015)
  - 臀大肌注射时回抽5~10秒,因为靠近臀部动脉,但目前的研究建议不要使用该部位进行注射(Sisson,2015;Stringer,2010;Thomas et al,2016;Wynaden et al,2015)
- 缓慢推注药物
- 快速拔针;用干棉球轻轻按压注射部位

结局

- 立即评估注射部位有无并发症,如果可能,2~4小时后再评估
- 记录并发症的数量和类型:疼痛、发红和/或发热
- 妥善、迅速地处置所有仪器设备

摘自 Nicoll LH,& Hesby A. Intramuscular injections:An integrative research review and guideline for evidence-based practice. Applied Nursing Research,2002,16(2):149-162;Ogston-Tuck S. Intramuscular injection technique:An evidence-based approach. Nursing Standard,2014,29(4):52-59;Sisson H. Aspirating during the intramuscular injection procedure:A systematic literature review. Journal of Clinical Nursing,2015,24(17/18):2368-2375;Stringer PM. Sciatic nerve injury from intramuscular injections:A persistent and global problem. International Journal of Clinical Practice,2010,64(11):1573-1579;Thomas CM, Mraz M,& Rajcan L. Blood aspiration during IM injection. Clinical Nursing Research,2016,25(5):549-559;Wynaden D, Tohotoa J, Omari OA,et al. Administering intramuscular injections:How does research translate into practice over time in the mental health setting? Nurse Education Today,2015,35(1):620-624。

研究整合的批判性评价：系统综述和荟萃分析

　　研究证据通常采用系统综述、荟萃分析、meta 整合和混合方法系统综述进行整合（Whittemore，Chao，Jang，Minges，& Park，2014）。如前所述，西森（2015）开展了一项系统综述，以整合与肌内注射相关的研究，并建议护士在给予肌内注射的多数情况下不需要做回抽（框13-1）。护生和注册护士必须能够阅读研究整合的报告，并明确在实践中应用的证据。本节介绍了理解和批判性评价系统综述和荟萃分析的指南。

系统综述的批判性评价

　　系统综述（systematic review）是对研究文献进行结构化全面整合，以确定可用于解决卫生保健问题的最佳研究证据。系统综述涉及明确、检索、评价和整合临床医生在实践中应用的高质量研究证据（Bettany-Saltikov，2010a，2010b；Cooper，2017；Liberati et al，2009；Moher，Liberati，Tezlaff，Altman，& PRISMA Group，2009；Setia，2016）。在选定的卫生保健领域中，通常由两名或更多研究人员和/或临床专家进行系统综述，以确定该领域的最佳研究证据。

　　系统综述应包括严格的研究方法，以提高研究发现的准确性，并将综述者偏倚降至最低。表 13-2 提供了一份检查表，用于批判性评价系统综述和荟萃分析的步骤或要素。这些步骤基于系统综述和荟萃分析的优先报告项目（preferred reporting items for systematic reviews and meta-analysis，PRISMA）声明（Liberati et al，2009；Moher et al，2009）。PRISMA 声明是2009 年一个由专业研究人员和临床医生组成的国际小组开发的，目的是提高系统综述和荟萃分析的报告质量。它包括 27 个项目，可以在 http：//prisma-statement. org 网站找到，在利巴拉蒂（Liberati）等人（2009）和默尔（Moher）等人（2009）的文章中也有详细介绍。这 27 个项目被合并至表 13-2 的检查表中，以帮助你批判性评价系统综述和荟萃分析。

表 13-2　已发表系统综述和荟萃分析的批判性评价检查表		
系统综述步骤或要素	步骤是否完整？（是/否）	建议：质量和理由
1. 标题是否表明开展了系统综述、荟萃分析或两者兼有？		
2. 是否包括说明研究目的、资料来源、研究资格标准、研究综述和整合方法、参与者、干预措施、结局、主要发现、结论和/或对实践意义的结构化摘要？		
3. 临床问题及意义是否表达清晰？PICOS 格式（参与者、干预、对比性干预、结局和研究设计）是否用于提出问题，并将重点放在系统综述或荟萃分析方面？		
4. 是否明确说明了研究整合的目的和/或目标是用于指导？		
5. 检索标准是否明确？检索标准中是否确定了所涵盖的年份、语言和文献来源的出版状态？		

表 13-2　已发表系统综述和荟萃分析的批判性评价检查表(续)

系统综述步骤或要素	步骤是否完整? (是/否)	建议:质量和理由
6. 是否采用步骤 5 确定的明确标准对文献进行了全面、系统的检索? 有没有采用范例清楚地阐述检索策略? 检索是否包括已发表的研究、灰色文献和未发表的研究?		
7. 选择进行综述的研究过程是否明确并持续执行? 选择过程是否在流程图中展示?		
8. 是否控制了发表偏倚,如时间滞后偏倚、地点偏倚、重复发表偏倚、引用偏倚和语言偏倚?		
9. 每项研究的关键要素(总体、抽样过程、设计、干预、结局和结果)是否在表格中进行了明确的讨论和介绍?		
10. 是否对研究质量进行了批判性评价? 与参与者、干预类型、结局和结局测量方法相关的结果是否清晰地呈现在表格和文字叙述中? 研究是否解决了方法和结局报告偏倚的风险?		
11. 作为系统综述的一部分,是否进行了荟萃分析? 是否提供了进行荟萃分析的理由? 是否清楚地描述了荟萃分析过程和结果的细节?		
12. 系统综述或荟萃分析结果的描述是否清楚(即文字叙述和表格展示)? 研究干预措施的细节是否在表格中进行了比较和对比? 结局变量是否明确,测量方法的质量是否得到了保证?		
13. 报告结尾是否有明确的讨论部分? a. 是否对综述的发现进行了总结,以确定当前最佳研究证据? b. 是否明确了综述的局限性及其如何影响综述的发现? c. 是否提出了进一步研究和实践的建议?		
14. 综述的作者是否撰写了一份清晰、简明、高质量的报告以供发表? 该报告是否包括本表 PRISMA 声明中确定的条目?		

PRISMA,系统综述和荟萃分析的优先报告项目。

摘自 Liberati A, Altman DG, Tetzlaff J, et al. The PRISMA Statement for reporting systematic reviews and meta-analysis of studies that evaluate healthcare interventions: Explanation and elaboration. Annals of Internal Medicine, 2009, 151(4): W65-W94; and Moher D, Liberati A, Tetzlaff J, et al. Preferred Reporting Items for Systematic Reviews and Meta-Analyses: The PRISMA Statement. 2009. http://www. prisma-statement. org。

以霍尔曼(Holmen)、沃尔(Wahl)、司马斯滕(Smastuen)和里布(Ribu)(2017)的系统综述为例,该综述侧重于采用移动应用程序在糖尿病患者和卫生保健专业人员之间进行反馈。你可以在 CINAHL 数据库(表 13-1)在线检索这篇系统综述。我们建议你阅读这篇文章,并采用表 13-2 的指南批判性评价这篇系统综述,并将结果与以下讨论进行比较。

步骤 1：标题是否表明开展了系统综述或荟萃分析？

霍尔曼等人（2017，e227）确定了他们在报告标题中进行的研究整合类型："针对糖尿病自我管理的移动应用程序内的定制通信：系统综述"。

步骤 2：摘要中是否包含了研究整合的结构化总结？

霍尔曼等人（2017）提供了一份清晰简明的摘要，由以下小标题构成：综述的背景、目标、方法、结果和结论。

步骤 3：是否提出了一个重要的临床问题来指导研究整合？

系统综述或荟萃分析最好由相关临床问题作为指导，这些问题集中在综述过程中，并促进研究证据的高质量整合。PICOS 格式最常用于为研究整合提出临床问题。PICOS 格式（PICOS format）（类似于前文介绍的 PICO 格式）包含在 PRISMA 声明（Moher et al，2009）中，包括以下要素：

P：感兴趣的总体或参与者（参见第九章关于抽样的介绍）；

I：实践所需的干预（参见第八章护理干预）；

C：带有对照、安慰剂、标准护理、相同干预的变化或不同治疗的对比性干预（参见第八章）；

O：实践所需的结局（参见第十章的测量方法和第十四章的结局研究）；

S：研究设计（参见第八章的研究设计类型）。

霍尔曼等人（2017）没有提出临床问题来指导其系统综述，但确实为综述提供了强有力的背景。研究人员报告，"全球约有 4.15 亿人患有糖尿病，糖尿病及其并发症的管理仍然是一项全球性紧急卫生事件，已经占到全球卫生支出的 12%……移动健康（mHealth）相关文献表明，使用移动应用程序进行自我管理的个体获得了积极的健康结局"（Holmen et al，2017，e227.1）。报告思路采用 PICOS 格式进行了总结：

P：总体：糖尿病确诊患者；

I：干预：使用移动应用程序在患者和卫生保健专业人员之间进行沟通和反馈；

C：带有对照和常规护理的对比性干预；

O：检验结局包括糖化血红蛋白（HbA1c）、血压、对移动应用程序的满意度；

S：研究设计，类实验性和实验性临床试验。

步骤 4：是否表达了综述的目的和/或目标？

对研究的系统综述可能包括一个目的，有时是具体的目标，以指导整合过程（Bettany-Saltikov，2010a；Moher et al，2009；Setia，2016）。霍尔曼等人（2017，e227.1）报道：

据我们所知，仅基于整合和定制通信应用程序的结果还没有得到系统总结。这篇综述旨在通过系统回顾一些研究来弥补这一知识空缺，这些研究旨在从①研究特征、②功能、③研究结局、④效果和⑤方法学质量方面评估糖尿病患者和卫生保健提供者（HCP）之间用于定制反馈的移动应用程序中的集成通信。

步骤 5：文献检索标准是否明确？

系统综述或荟萃分析的研究报告需要确定用于指导文献检索的纳入和排除标准（表 13-2）。PICOS 格式可用于制订检索标准，为每个要素开发更多细节。这些检索标准可能侧重于以下方面：①研究方法的类型，如量性、质性或混合方法；②研究参与者的总体或类型；③研究设计，如类实验性和实验性；④抽样过程，如概率或非概率抽样方法；⑤干预和对比性干预；

⑥拟测量的具体结局。检索标准还需指明综述纳入研究文献的年份、语言和出版状态（Bett-any-Saltikov,2010b;Higgins & Green,2008）。

霍尔曼等人（2017）报告了其文献检索的具体资格标准。综述纳入的研究必须检验一款能够在糖尿病患者和他们的卫生保健提供者之间进行交流的移动应用程序。研究必须包括一个对照组或常规护理组，并有一个类实验性或实验性设计。排除侧重于糖尿病一级预防或包括妊娠期糖尿病参与者的研究。

步骤 6：是否对研究文献进行了全面系统的检索？

应在系统综述和荟萃分析出版物中记录关键检索词、检索的不同数据库和检索结果。有时，作者会提供一个表，其中注明了检索词和条件。PRISMA 声明建议提供至少一个主要数据库使用的完整电子检索策略，如 CINAHL 或 MEDLINE（Liberati et al,2009）。

通常，检索仅限于公共数据库中已发表的文献资源，这将灰色文献排除在研究综述之外。灰色文献（grey literature）是指非公开出版的文献，如硕士和博士学位论文、未发表的研究报告、不知名期刊的文章、一些在线期刊的文章、会议论文和摘要、会议记录、向资助机构提交的研究报告和技术报告（Conn,Valentine,Cooper,& Rantz,2003）。大多数灰色文献很难通过数据库检索到，而且往往没有经过同行评议，参考信息有限。这些是灰色文献未被纳入系统综述和荟萃分析的主要原因。然而，将灰色文献从任何类型的研究整合中排除，可能会导致误导性有偏倚的结果（Pappas & Williams,2011）。

霍尔曼等人（2017）详细介绍了其系统综述的检索策略，其中包括大量数据库和其他文献资源。他们提供了一个在 MEDLINE 中应用的检索策略的例子。然而，在综述中没有提到灰色文献，这可能会使综述的结果产生偏倚。文献检索策略简要介绍如下：

根据 PRISMA 指南进行了系统的文献检索（Moher et al,2009）。采用在线医学文献分析和检索系统（MEDLINE）、PubMed、护理与联合卫生文献累积索引（CINAHL）、医学文摘数据库（EMBASE）、ClinicalTrials. gov 和世界卫生组织（WHO）国际临床试验注册平台，于 2016 年 1 月检索从 2008 年 1 月起发表的医学文献，并于 2016 年 9 月 23 日结束检索。我们回顾了相关综述和研究的参考文献列表，除了根据该领域同事的提示进行研究外，我们还在该领域的相关期刊中进行了手工检索……我们制订了一份检索策略，术语包括移动应用程序、手机、移动电话……糖尿病……2 型糖尿病……我们没有设置语言限制，但是我们明确设置了出版年限……因为我们认为 2008 年之前的技术不太可能是移动应用程序。

（Holmen et al,2017,e227.3）

步骤 7：选择拟综述研究的过程是否详细？

选择纳入系统综述或荟萃分析的研究是一个复杂的过程，最初包括对重复文献资源的检查和剔除。其余研究的摘要由两名或更多的作者评阅，有时由另外一名综述员评阅，以确保文献的检索符合步骤 5 确定的标准（表 13-2）。如果研究参与者、干预措施、结局或设计不符合检索标准，可以排除摘要（Bettany-Saltikov,2010b）。PRISMA 小组制订的流程图详细说明了研究选择过程（Moher et al,2009）。霍尔曼等人（2017）提供了他们用来选择研究文献以进行综述的详细说明。选择过程采用流程图进行记录，该流程图确定了综述包括的 6 项研究。以下引文简要介绍了研究的选择过程。

研究的选择

两位综述员(HH、LR)独立评阅了检索文献的所有标题和/或摘要。我们采用了预先设置的纳入和排除标准。对于可能合格的研究,由 HH 和 LR 独立检索和评阅全文。通过讨论或在第三位综述员(AKW)的参与下解决分歧……

在检索过程中共确定了 2 822 篇论文(图 13-1)。在删除了 1 694 项重复研究后,通过标题和/或摘要筛选了剩余的 1 128 篇引文,我们删除了 913 条引文,因为它们显然不符合我们的纳入标准。然后,我们获得了剩下的 215 条文献的全文,以明确他们的研究细节,我们联系了 22 位作者,核实了他们的干预是由一款整合了定制沟通的应用程序组成的……终止检索后,本综述共纳入 6 篇文献。

(Holmen et al,2017,e227. 4-5)

图 13-1 记录了用于确定霍尔曼等人(2017)综述中所包括的研究选择过程。该图包括 PRIMA 声明(Moher et al,2009)确定的 4 个阶段:①确定文献来源;②根据既定标准筛选文献;③确定文献是否符合资格要求;④确定综述纳入的研究。

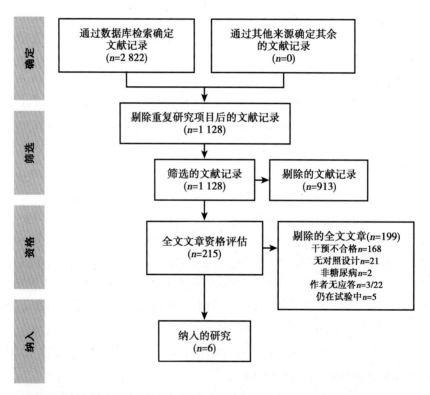

图 13-1　流程图[摘自 Holmen H, Wahl AK, Småstuen MC, & Ribu L. Tailored communication within mobile apps for diabetes self-management: A systematic review. Journal of Medical Internet Research,2017,19(6),e227]

步骤 8:是否控制了发表偏倚?

即使进行了严格的文献检索,荟萃分析和系统综述的作者通常也仅限于公开发表的研究。文献资源的性质可能会导致研究整合偏倚和有缺陷或不准确的结论。在进行和报告研究整合时,可能出现的常见发表偏倚包括时间滞后偏倚、地点偏倚、重复发表偏倚、引用偏倚和语言偏倚。发表偏倚的发生是因为具有阳性结果的研究比具有阴性或无效结果的研究更有可能被发表。希金斯（Higgins）和格林（Green）（2008）发现，阳性研究结果发表的概率是阴性研究结果的 4 倍。研究时滞偏倚（time lag bias of studies）是发表偏倚的一种类型，因为阴性结果的研究通常比阳性结果的研究发表晚，有时要晚 2~3 年。有时，阴性结果的研究根本不被发表，而有阳性结果的研究可能会不止一次发表[重复发表偏倚（duplicate publication bias）]。如果研究发表在影响较小的期刊上，并在很少被检索的数据库中进行检索，则可能会发生研究的地点偏倚（location bias of studies）。当某些研究比其他研究被引用得更频繁，并且更有可能在数据库被检索到时，就会出现引用偏倚（citation bias）。如果检索只关注以英语发表的研究，而重要的研究以其他语言发表，则可能会发生语言偏倚（language bias）。霍尔曼等人（2017）的系统综述有可能出现发表偏倚，因为灰色文献没有得到关注。然而，语言不是这次综述的限制，为了防止重复发表偏倚，重复的摘要被剔除。根据移动应用程序的主题，检索的时间框架设置很严格。

步骤 9：是否呈现了研究的关键要素？

系统综述和荟萃分析研究的关键要素最好通过制订一个表格来确定，该表格描述了纳入研究的特征，如研究目的、总体、抽样过程、干预、结果和结局（Bettany-Saltikov，2010b；Liberati et al，2009）。霍尔曼等人（2017）制订了 3 个表格，记录了他们综述的 6 项研究的关键信息。一个表格总结了研究的基本特征，如作者、发表年份、发表研究的国家、随机分组，以及研究参与者的脱失。这些研究来自 6 个不同的国家，其中 4 个是随机对照试验。第 2 个表格介绍了研究的设计，第 3 个表格总结了研究参与者的特征。

步骤 10：是否对研究进行了批判性评价，并描述了偏倚风险？

两名或以上专家需要独立评阅这些研究，并对其质量做出判断。由于参与者类型、设计、抽样方法、干预措施、结局变量和测量方法，以及结果呈现方式的不同，对研究进行批判性评价往往很困难。这些研究通常根据其质量和对综述发展的贡献进行排序（Bettany-Saltikov 2010b；Liberati et al，2009）。霍尔曼等人（2017）采用考克兰方法对每项研究的系统偏倚风险（ROB）进行了评分（Higgins & Green，2008）。系统偏倚风险评估由 3 名研究人员独立进行，并对评分进行了讨论以达成共识。

霍尔曼等人（2017）还提供了详细的讨论和表格，以确定所综述研究中方法和结果报告偏倚的风险。方法学偏倚（methodological bias）通常与研究的设计和数据分析问题有关。例如，研究可能存在与样本、干预、结局测量和分析技术相关的局限性，导致方法学偏倚。霍尔曼等人（2017）评阅的 6 项研究报告了以下方法学偏倚：①实施了多种多样的移动应用程序（干预）；②对工作人员和参与者部分隐瞒了分组信息；③未详细报告随机化过程。当研究结果没有清楚且完全准确地报告时，就会发生结局报告偏倚（outcome reporting bias）。例如，当研究人员选择性报告阳性结果而不是阴性结果，或可能会详细讨论阳性结果，而对阴性结果很少讨论时，就会发生报告偏倚。霍尔曼等人（2017）报告了不完整的结局资料，因为在所综述的 6 项研究中，4 项研究存在脱失，5 项研究存在选择性报告结局。

步骤 11：作为系统综述的一部分，是否进行了荟萃分析？

一些作者在为他们的系统综述整合文献资源时，还进行了荟萃分析（Liberati et al，2009）。因为荟萃分析涉及采用统计学方法整合不同研究的结果，所以它通常提供关于干预的有效性,或者关于临床问题的知识的强有力客观信息。例如,可以对一小组类似的研究进行荟萃分析,以确定干预的效果。霍尔曼等人(2017)的系统综述没有包括荟萃分析,因为这些研究缺乏严格的方法学质量,无法在荟萃分析中进行整合。

步骤 12:综述结果的展示是否清楚?

系统综述和荟萃分析的结果应包括对研究参与者的描述,研究实施的干预措施类型,测量结局和测量方法。不同类型干预的结果可以在包括以下内容的表格中进行总结:①研究来源;②干预结构(独立或多维);③特定干预类型(如躯体治疗、教育、咨询、行为治疗);④实施方法(如演示和重复演示、口头、视频、自我管理);⑤实施干预的时间长度;⑥干预和对照、标准护理、安慰剂或替代干预组之间的统计学差异(Liberati et al,2009)。

霍尔曼等人(2017)的系统综述侧重于采用移动应用程序干预患者与卫生保健提供者之间的沟通。综述的 6 项研究包括各种形式和功能的移动应用程序,并在表格中进行了总结。以下是对应用程序功能的评论:"使用的反馈要么是自动的,要么是手动的……4 个应用程序还在免费文本中提供来自患者的直接信息……如果患者输入的读数超出了当前阈值,共有 2 个应用程序会向患者发送关键警报"(Holmen et al,2017,e227. 6)。

综述研究的结局包括主要和次要结局,最好在表格中总结。该表可能包括:①研究来源;②结局变量,说明它是主要结局还是次要结局;③用于每个研究结局变量的测量方法;④测量方法的质量,如量表的信度和效度,或生理测量的精确性和准确性。霍尔曼等人(2017)在表格中总结了综述的主要和次要结局,并注意到 6 项研究的主要和次要结局各不相同。糖化血红蛋白是 4 项研究的主要结局,只有两项研究报告了糖化血红蛋白的显著下降。血压是 3 项研究的主要结局,但有两项试验未测量血压。关于糖尿病的知识和可用性,以及对移动应用程序满意度的次要结局测量和报告不一致,因此,无法得出任何结论。

步骤 13:报告结尾是否有明确的讨论部分?

在系统综述或荟萃分析中,对研究发现的讨论包括对实施的干预措施类型和测量结局的全面评价。你还可以期待综述的方法学问题或局限性能够得到解决。最后,讨论部分需要为进一步研究和实践提供结论和建议(Bettany-Saltikov,2010b;Higgins & Green,2008;Liberati et al,2009)。

霍尔曼等人(2017)提供了对其研究发现、局限性以及研究和实践建议的讨论。总体而言,这些研究的方法学问题提供了不同的结果,并对尚未准备好指导实践的移动应用程序的使用得出了有限的总结性发现。

结论

从这个系统综述中得出的结论是有限的。这一新兴研究领域的粗略和糟糕的方法学质量是人们主要关注的问题,尽管有 3 项研究发现,具有集成反馈的应用程序显著改善了主要结局,但证据仍有局限性,因为其方法学质量较差。移动应用程序将成为未来卫生保健系统的一部分;因此,我们需要在这一领域开展进一步研究,以便为患者、卫生保健系统和社会做出正确的选择。

(Holmen et al,2017,e227. 11-12)

步骤14:是否撰写了一份简明扼要的报告以供发表?

系统综述或荟萃分析报告需要包括前13个步骤讨论的内容。在批判性评价系统综述时,你可以依据表13-2判断各步骤是否完整,并采用支持性依据对其质量进行评判。综上所述,霍尔曼等人(2017)按照PRISMA出版指南制订了质量系统审查。标题清楚地表明了所进行的整合类型。没有提出临床问题来指导综述,但提供了背景,因此,可能会建立PICOS格式。确定了护理实践的知识空缺,审查的目的集中在这一领域。对文献的检索更加严格,可能会包括额外的研究,特别是灰色文献。用于整合的研究选择在流程图中被清楚地呈现出来,并以理论为基础进行了记录。对选择进行系统综述的研究开展了批判性评价,并且这些整合的结果在表格和文字叙述中做了清楚的呈现。该文章以合理的研究发现、局限性以及对研究和实践的建议作为结束。

荟萃分析的批判性评价

进行荟萃分析(meta-analysis)是为了将前期研究结果汇集,或以统计方式合并为单一量性分析,从而提供关于干预有效性的最高水平的证据之一(Andrel,Keith,& Leiby,2009;Cooper,2017;Liberati et al,2009)。这种方法具有特定的客观性,因为它包括确定干预效果的分析技术,同时检查荟萃分析中包括的研究异质性的影响。荟萃分析包括的研究异质性可能会导致先前讨论的不同类型方法学和结局报告偏倚。包括更多同质性(类似)研究的荟萃分析偏倚较少,通常可提供更多有效的研究发现(Moore,2012)。

从统计学方面整合来自多个研究的数据产生了一个大的样本量,提高了确定特定干预真实效果的能力。荟萃分析的最终目标是确定干预是否:①显著改善了结局;②对结局的影响最小或没有;或③增加了不良事件的风险。荟萃分析也是解决与确定干预相关冲突的研究发现和争议的有效方法(Higgins & Green,2008)。

在实践中应用干预的有力证据可以从多项优质研究(如随机对照试验和其他实验性研究)的荟萃分析中产生。然而,荟萃分析的进行取决于研究提供信息的准确性、清晰度和完整性。框13-2介绍了一份需要纳入研究报告的信息清单,以便进行荟萃分析。你可以将这些信息用作检查表,以确定随机对照试验和其他干预性研究的报告是否完整。

批判性评价荟萃分析的步骤类似于批判性评价系统综述的步骤(表13-2)。PRISMA声明(Moher et al,2009)、考克兰荟萃分析协作指南(Higgins & Green,2008)和其他资源(Andrel et al,2009;Moore,2012;Setia,2016;Turlik,2010)可用于批判性评价荟萃分析。康恩(Conn)(2010)的荟萃分析明确了躯体活动(PA)干预对健康成年人抑郁症状结局的影响,在此作为批判性评价的范例。

指导荟萃分析的临床问题

为荟萃分析提出的临床问题通常具有明确的针对性:"选定干预措施的有效性是什么?"前文讨论的PICOS(参与者或总体、干预、对比性干预、结局和研究设计)格式可用于提出临床问题(Moher et al,2009)。康恩(2010)报道,之前只有一项荟萃分析检验了躯体活动对无临床抑郁症的研究参与者抑郁症状的影响。康恩进行的荟萃分析侧重于以下临床问题:"躯体活动对健康成年人抑郁症状的影响是什么?"

框 13-2 促进荟萃分析开展的研究人员报告建议

与研究总体相关的人口统计学变量

- 年龄
- 性别
- 婚姻状况
- 种族
- 教育
- 社会经济地位

方法学特点

- 样本量(实验组和对照组)
- 抽样方法的类型
- 抽样拒绝率和脱失率
- 样本特征
- 研究设计
- 研究包括的组——实验组、对照组、对比组、安慰剂组
- 干预计划和保真度讨论
- 资料收集技术
- 结局测量
  - 研究工具的信度和效度
  - 生理测量的精确性和准确性

数据分析

- 统计检验的名称
- 每次统计检验的样本量
- 每个统计检验的自由度
- 每个统计检验的精确值
- 每个检验统计数据的精确 p 值
- 单尾或双尾统计检验
- 集中趋势测量(均数、中位数和众数)
- 离散性测量(全距、标准差)
- 3 组及以上的多组方差分析(ANOVA)检验的事后多重比较值

指导荟萃分析的目的和问题

研究人员需要确定荟萃分析的目的,以及指导分析的问题或目标。康恩(2010)明确提出了以下相关目的和研究问题来指导其荟萃分析:

这项荟萃分析整合了健康成年人中有监督和无监督躯体活动干预的抑郁症状结局……这项荟萃分析拟明确以下研究问题:

(1)有监督躯体活动干预和无监督躯体活动干预对无临床水平抑郁症的健康成年人抑郁症状的总体影响如何?

(2)干预措施对抑郁症状结局的影响是否取决于干预措施、样本和研究设计的特征?

(3)在比较治疗对象和干预前后的研究中,干预对抑郁症状的影响是什么?

(Conn,2010,pp. 128-129)

荟萃分析的检索标准和方法

检索标准通常更狭隘地集中于荟萃分析,而不是系统综述,以确定检验特定干预效果的特定研究。康恩(2010)在下面的摘录中明确陈述了详细的检索策略。她采用了系谱检索(ancestry search),包括应用相关研究引用的参考文献来确定其他研究。

主要研究检索方法

本研究采用了多种检索方法,以确保全面检索,从而控制偏倚,同时超越前期综述的范围。一位专家参考了图书馆理员使用的检索词(如 MEDLINE 干预术语:依从性、行为疗法……躯体活动术语:锻炼、躯体活动、躯体健康)……检索了 11 个计算机化数据库(如 MEDLINE、INFO、EMBASE)。抑郁症状的检索词没有用来缩小检索范围,因为许多躯体活动干预的研究报告了抑郁症状结局,但并不认为这些是研究的主要结局,因此,论文没有通过这些词进行检索……计算机化作者检索完成了位于研究登记册中的项目首席研究员与符合条件的研究的前 3 位作者。完成了学位论文的作者检索,查找已发表论文。系谱检索在符合条件的论文和复习论文基础上进行。手工检索了 114 种高频报道躯体活动干预研究的期刊。

(Conn,2010,p. 129)

荟萃分析中可能存在的偏倚

出版物、方法学和结局报告的偏倚会削弱荟萃分析发现的有效性。一种称为漏斗图的分析方法可以用来评估一组研究中的偏倚。本章关于漏斗图的讨论非常简短,但希望能为你提供对大多数荟萃分析中包含的漏斗图的一些理解。

漏斗图(funnel plots)为选定研究中的干预措施提供了潜在效应量(ES)的图形表示(效应量的计算见第九章)。效应量,或研究干预强度,可以通过确定结局变量的实验组和对照组之间的差异来计算。在多项研究中,实验组和对照组之间的平均差异更容易确定结局变量是否在每项研究中采用了相同的量表或工具进行测量。然而,当相同的结局如抑郁,采用不同的量表或方法测量时,必须在荟萃分析中计算标准化平均差(standardized mean difference,SMD)。本节稍后将提供有关 SMD 的更多详细信息。

图 13-2 显示了 13 项研究的 SMD 假设漏斗图。样本量小的研究位于图底部,样本量较大的研究位于顶部。这些研究的 SMD 相当对称,或者被图中通过漏斗中间的线等分。对称的漏斗图表明发表偏倚较小。漏斗图的不

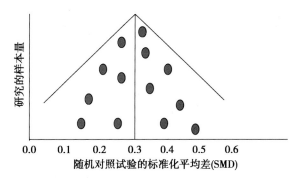

图 13-2 偏倚较小的假设随机对照试验标准化平均差漏斗图(摘自 Gray JR, Grove SK, & Sutherland S. The practice of nursing research:Appraisal, synthesis, and generation of evidence. 8th ed. St. Louis, MO:Elsevier,2017)

对称性主要是发表偏倚的结果,但也是方法偏倚、结局报告偏倚、研究样本量和干预措施的异质性,以及机会性的结果。

康恩(2010)提供了关于文献检索和荟萃分析中偏倚风险的高质量讨论。以下引述包括与检索结果和偏倚风险相关的主要内容:

本研究经过全面检索,共收集到 70 篇文献……两组比较中,有监督躯体活动(PA)组包括 1 598 名受试者,无监督 PA 组包括 1 081 名受试者。治疗单组比较包括 1 639 名有监督 PA 和 3 420 名无监督 PA 的受试者……大多数研究为已发表的文章(s = 54),其余为学位论文(s = 14)、书籍章节(s = 1)和会议演示材料(s = 1;s 表示报告数量)。有监督和无监督 PA 两组比较结果的漏斗图,以及治疗组干预前后有监督 PA 和无监督 PA 比较的漏斗图中有明显的发表偏倚。

(Conn,2010,p. 131)

荟萃分析结果

许多护理研究检验连续性变量结局,或检验通过产生定距或定比数据方法测量的结局。检查血压的生理测量可产生定比数据。李克特量表,如流行病学研究中心抑郁量表(CES-D),可产生定距数据(参见第十章以获得 CES-D 的副本)。因此,血压和抑郁是连续性变量结局。在荟萃分析中,干预对连续性变量结局的影响取决于组间平均差。平均差(mean difference)是标志两组之间绝对差异的标准统计量。与对照组相比,它是干预(如躯体活动)对结局(如抑郁)造成的平均变化量估计。平均差在荟萃分析中报告,以确定干预的效果,但只有在所有研究中以相同的量表测量结局时才是合适的(Higgins & Green,2008)。

当采用不同的量表或方法测量相同的结局时,标准化平均差(standardized mean difference,SMD),或 d,是在荟萃分析中报告的汇总统计量。SMD 有时也被称为标准化平均效应量。例如,在康恩(2010)的荟萃分析中,通常采用 3 种不同的量表来测量抑郁——《情绪状态问卷》《贝克抑郁问卷》和 CES-D。无论用于测量结局变量的量表如何,具有与标准差相同比例平均差的研究具有相同的 SMD(d)。"研究中均数和标准差的差异被认为是测量量表的结果,而不是结局的可变性"(Higgins & Green,2008,p. 256)。

康恩(2010)的荟萃分析结果表明,38 项监督躯体活动研究的治疗组和对照组之间的标准化平均效应量为 0. 372(中效应量),而在 22 项非监督躯体活动的研究中,SMD 值为 0. 522(强效应量)(第九章提供了确定弱、中和强效应量值)。这项荟萃分析表明,有监督和无监督躯体活动减少了健康成年人,或没有临床水平抑郁症成年人的抑郁症状。因此,抑郁的缓解是鼓励患者参与结构化和非结构化躯体活动的另一个重要原因。

meta 整合的批判性评价

质性研究整合是系统综述、批判性评价和正式整合质性研究以确定实践知识的过程和产物(Butler,Hall,& Copnell,2016;Finfgeld-Connett,2010)。质性研究整合的名称和进行质性研究的过程在护理发展中不断演变。文献中出现了各种类型的质性研究综述,如 meta 整合、meta 民族志、meta 研究、meta 叙事、质性 meta 总结、质性荟萃分析,以及聚合分析(Barnett-Page & Thomas,2009;Butler et al,2016;Sandelowski & Barroso,2007;Tong,Flemming,McInnes,Oliver,& Craig,2012)。尽管缺乏共识,但质性研究人员已认识到总结质性研究的重要性,以确定可能在实践中应用的最新知识,以便指导进一步研究,或用于政策的制订。

meta 整合似乎是合成质性研究过程的更常见名称(Butler et al,2016;Melnyk & Fineout-Overholt,2015;Sandelowski & Barroso,2007;Tong et al,2012)。在本教材中,meta 整合(meta-synthesis)被定义为对质性研究结果进行系统的汇编和综合,以扩大对所选领域研究发现的理解,并对其进行独特的解释。重点是解释,而不是合并研究结果,如量性研究整合。meta整合包括分解不同研究的结果,以发现本质特征,然后将这些观点整合成一个独特的可转化整体。沙洛夫斯基(Sandelowski)和巴罗索(Barroso)(2007)已经将 meta 总结确定为进行 meta 整合的一个步骤。meta 总结(meta-summary)是对质性报告结果进行总结,以确定拟定领域的知识。

汤(Tong)等人(2012)制订了"增强质性研究报告整合中的透明度"(ENTREQ)的声明,以及巴特勒(Butler)等人(2016)制订了指南,以促进报告质性研究整合的一致性。通过结合不同文献来源的观点,以下问题的提出用于指导护生和注册护士批判性评价 meta 整合。本教材采用这些问题对霍尔(Hall)、李奇(Leach)、布罗斯南(Brosnan)和柯林斯(Collins)(2017)进行的 meta 整合进行了批判性评价。

批判性评价指南

批判性评价 meta 整合

A. meta 整合介绍和框架
  1. 报告的标题是否将其确定为 meta 整合?
  2. 摘要是否包括背景、目的或提出的临床问题、文献检索过程、质性研究的整合方法、结果、发现和结论?
  3. 作者是否明确了他们的 meta 整合目的或目标?
  4. meta 整合的框架是否明确了重点和范围,使其易于管理?

B. 文献检索和来源选择
  5. 作者是否对整合目标领域的质性研究进行了系统全面的检索?
  6. 选择整合研究的过程是否详细?

C. 对研究和数据分析的批判性评价
  7. 是否描述了批判性评价研究的过程?
  8. 质性研究发现的分析是否详细,结果展示是否清晰?

D. 对 meta 整合发现的讨论
  9. 作者是否清楚地讨论了对质性研究发现的解释?
  10. meta 整合的发现阐述是否清楚,包括确定的主题和/或整体发现的模型或地图?
  11. meta 整合的报告是否完整、简洁?(Butler et al,2016;Finfgeld-Connett,2010;Higgins & Green,2008;Tong et al,2012)?

meta 整合介绍和框架

在他们的文章标题中,霍尔等人(2017)将其对护士关于补充疗法的态度整合确定为系统综述和 meta 整合。然而,该文章仅包括质性研究的 meta 整合。研究人员提供了他们整合的高质量总结,包括背景、meta 整合的目的、文献检索、ENTREQ 整合研究的过程、结果、发现的讨论和结论。

meta 整合需要有一个明确的目标和范围。meta 整合的目标通常是整合者个人感兴趣的一个重要领域,并且是一个有充分质性研究的主题。meta 整合的范围是一个有争议的领域,一些质性研究人员建议采用狭义精确的方法,而另一些研究人员则建议采用更广泛、更具包容性的方法。然而,研究人员认识到,框架对于使整合过程可管理、研究发现有意义和具有实践转化潜在性必不可少(Butler et al,2016;Walsh & Downe,2005)。

霍尔等人(2017)报道,"这种 meta 整合的目的是综述、批判性评价和整合研究,以建立一种关于护士对补充疗法态度的新的、更实质性的解释……这项综述是根据《提高质性研究整合报告的透明度(ENTREQ)指南》进行的(Tong et al,2012)"。

文献检索和来源选择

大多数作者都认为需要对文献进行严格的检索。检索需要包括数据库、书籍和书籍章节、硕博学位论文的完整报告以及会议报告。研究人员经常记录他们用来定位相关质性研究以进行整合的具体检索方法。检索标准需要在整合报告中详细说明,并且需要讨论检索的年份、关键字和文献的语言。meta 整合通常仅限于质性研究,不包括混合方法研究(Butler et al,2016;Whittemore et al,2014)。此外,未经分析或解释的质性研究发现,如未分析的引述、现场笔记、案例、故事和诗歌,通常被排除在外(Finfgeld-Connett,2010)。检索过程通常不稳定,需通过进行额外的计算机和手工检索来识别更多的研究。霍尔等人(2017)对其检索标准、方法和选择用于整合的研究做了以下讨论:

纳入和排除标准

报告护士对补充疗法态度的已发表质性实证研究被纳入这篇综述。护士可以受雇于任何级别、任何临床环境、任何国家。在这篇综述中,我们认为补充疗法是一个宽泛的概括性术语,而不是集中在特定的产品或实践上。涉及多个专业群体的研究被排除在外,因为提取和解释针对护理的资料存在潜在的困难。

检索方法

应用 MEDLINE、CINAHL 和联合与补充医学数据库(AMED)对 2000 年 1 月至 2015 年 12 月期间发表的英文相关文献进行了全面检索。表 13-3 列出了检索使用的术语列表。另外,通过手工检索了收录文章的参考文献列表,以查找合适的文献,并在 opengrey.edu、greylit.com 和谷歌学术中查询了相关的灰色文献。

Hall et al,2017,p.48

表 13-3　检索术语		
总体	环境	结局
护士	辅助性医疗	态度
	补充疗法	感知
	替代医学	决策
	替代疗法	行为
	自然医学	沟通
	自然疗法	体验
	草药	信念
	身心	
	针灸	

摘自 Hall H,Leach M,Brosnan C,et al. Nurses' attitudes towards complementary therapies:A systematic review and meta-synthesis. International Journal of Nursing Studies,2017,69(1):48。

霍尔等人（2017）确定了适当的检索标准，并在他们的报告中明确实施了这些标准。检索方法详细，灰色文献的纳入降低了发表偏倚的可能性。检索确实存在语言偏倚，因为只对以英语发表的研究进行了综述。表中清楚地标志了关键检索词（表 13-3），并通过回顾过去 15 年的文献资源加强了检索。

纳入 meta 整合研究的最终选择取决于整合的重点和范围。一些作者专注于一种类型的质性研究，如民族志，或某一特定领域的一个调查者。其他包括一个领域或相关领域的不同质性方法和调查者的研究。在确定要纳入或排除拟整合的研究时，需要始终如一地执行检索标准。霍尔等人（2017）制订了一个详细的流程图（图 13-3），以记录他们选择纳入 meta 整合的 15 项研究的过程。

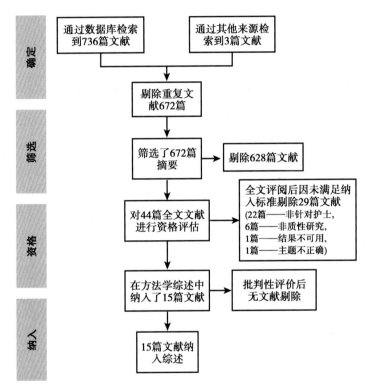

图 13-3　研究选择流程图（摘自 Hall H，Leach M，Brosnan C，& Collins M. Nurses' attitudes towards complementary therapies：A systematic review and meta-synthesis. International Journal of Nursing Studies，2017，69（1）：49）

研究和数据分析的批判性评价

质性研究的批判性评价过程因文献来源不同而异。通常，表格是作为评价过程的一部分制订的，但这也是一个有争议的领域，因为研究表格更多地出现在量性研究的整合中。表格标题可能包括：①作者和文献发表年份；②研究目的或目标；③方法取向；④参与者；⑤结果；⑥与比较相关的其他关键内容。表格展示了相关研究要素，以便进行比较性评价（Butler et al，2016；Finfgeld-Connett，2010）。研究的比较性分析包括检查不同研究的方法和结果是否相同或不同。类似结果的频率可能会被记录下来。研究中的差异或矛盾需要解决、解释或两者兼有。研究人员经常采用不同的分析技术将不同研究的发现转换为新的或独特的描述。汤等人(2012)提供了用于整合质性研究的常用方法汇总表。

霍尔等人(2017,p.49)报道,"这次综述的发现基于美国的5篇论文,澳大利亚的3篇论文,英国和泰国的2篇论文,以及中国台湾、加拿大和以色列各1篇论文"。这15项研究在比较性分析表中做了详细介绍,其中包括作者、年份、目的、方法、参与者和发现。两位综述者(HH和MC)从研究中独立提取资料。"采用主题整合过程对资料进行分析……在最后阶段,综述者完成了对主题的归纳分析,以形成超出原始研究内容的解释"(Hall et al,2017,p.49)。

meta 整合发现的讨论

meta 整合报告包括根据所发展的知识和作者的观点以不同形式呈现的发现。对某一领域的质性研究进行整合,可能会发现解释所整合领域的独特或更精细的主题。meta 整合的发现可能以文字叙述的形式呈现,也可能以模型或地图形式呈现。作者还应认识到 meta 整合的局限性。报告最后经常提出进一步研究的建议和对实践的意义(Butler et al,2016;Tong et al,2012;Walsh & Downe,2005)。

霍尔等人(2017,p.49)明确了以下发现:"从资料中发现了与护士对补充疗法态度有关的5个分析主题:传统医学的优势和不足;作为加强护理实践的一种方式的补充疗法;患者赋权和以患者为中心;文化障碍和整合的推动者;以及整合的结构性障碍和推动者"。荟萃分析报告包括对局限性、对实践的影响和结论的讨论。霍尔等人(2017,p.47)的结论是,"护理专业需要考虑如何解决目前在满足患者越来越多地使用补充疗法的需求方面的不足"。

混合方法系统综述的批判性评价

近年来,护理研究人员一直在进行混合方法研究,包括量性和质性研究方法(Creswell,2014;Gray et al,2017)(参见第十四章下的混合方法研究和设计)。研究人员已认识到整合这些研究结果,以确定实践和未来研究重要知识的意义。克雷斯韦尔(Creswell)(2014)将量性和质性研究发现相结合的过程确定为混合方法整合。希金斯和格林(2008)将这种量性、质性和混合方法研究的整合称为混合方法系统综述(mixed-methods systematic review),这是我们在本教材中使用的术语。

本章前面讨论的系统综述只包括量性方法学研究,如荟萃分析、随机对照试验和类实验性研究,以确定干预的有效性。混合方法系统综述可能包括各种研究设计,如不同类型的质性研究;描述性、相关性和类实验性量性研究;和/或混合方法研究(Bettany-Saltikov,2010b;Higgins & Green,2008;Liberati et al,2009;Whittemore et al,2014)。

希金斯和格林(2008)描述了两种整合量性、质性和混合方法研究发现的策略,即多级整合与平行整合。多级整合(multilevel synthesis)是指将量性研究发现与质性研究发现分别进行整合,然后并入最终的报告中。平行整合(parallel synthesis)是指量性研究和质性研究发现的单独整合,但质性研究的整合结果常用于解释量性研究的整合结果。

需要进一步的工作来明确进行混合方法系统综述的方法学。这些步骤与前面描述的系统综述和 meta 整合过程的步骤重叠。如果有一组擅长开展不同类型的研究和研究整合的专业人员,这一过程可能会得到最佳执行。混合方法系统综述的批判性评价指南如下。

🔎 批判性评价指南

批判性评价混合方法系统综述

A. 混合方法系统综述介绍

　1. 标题是否指明了所进行的研究整合类型?

　2. 是否提交了一份清晰简明的摘要,其中包括综述的目的、资料来源、研究选择过程、结果、发现和结论?

　3. 目标和/或问题是否指导了混合方法系统综述?

B. 文献检索方法和来源选择

　4. 确定量性、质性和混合方法研究的检索标准是什么?

　5. 检索策略是否足够详细,以确定相关的量性、质性和混合方法研究?

　6. 最终报告是否对文献进行了严格的检索和详细的说明?

　7. 是否描述了为整合选择相关的量性、质性和混合方法研究的过程?

C. 对研究和结果的批判性评价

　8. 综述报告的作者是否提出了一份表格和说明,表明对这些研究进行了比较性评价?

　9. 最终报告是否总结了对研究的批判性评价,是否提供了结果?

D. 研究发现、结论以及对研究和实践的意义

　10. 是否对研究发现进行了清晰的总结? 这种总结是否有效地整合了量性、质性和混合方法研究的发现?

　11. 研究和实践的意义是否明确和恰当(Bettany-Saltikov, 2010a, 2010b; Creswell, 2014; Higgins & Green, 2008)?

混合方法系统综述介绍

　　卡里米(Karimi)和克拉克(Clark)(2016)进行了一项混合方法系统综述,以明确价值观如何影响心力衰竭(HF)患者的自我护理决策。他们的标题已注明开展了混合方法系统综述。题目还包括指导综述的临床问题:"价值观如何影响心力衰竭患者的自我护理决策?"(Karimi & Clark, 2016, p. 89)。摘要清楚而简明地涵盖了支持综述的背景、检索过程、选择用于综述的研究类型和数量、发现和结论。这项综述的3个目标在综述开展初期就确定了,并指导了综述全过程。

文献检索方法和资源选择

　　卡里米和克拉克(2016)在一名健康科学图书馆员的协助下,对多个数据库和其他文献资源进行了全面检索。"检索包括与3个概念相关的词条:自我护理(Self-care)、价值观(Values)和心力衰竭(Heart Failure)……检索确定了6 467项研究。这些文章最初通过标题和摘要进行筛选,结果是对579篇论文进行了全文审查(图13-4)。其中,54篇论文符合纳入标准"(Karimi & Clark, 2016, p. 92)。如图13-4所示,所回顾的54项研究包括30项质性研究、8 项混合方法研究和 16 项量性研究。这些研究的参与者是 6 045 名患者,38 名非专业照顾者和 96 名卫生保健专业人员。这项混合方法系统综述包括了代表 3 种方法的强有力的研究样本,并包括来自患者、护士和卫生专业人员的大量资料。

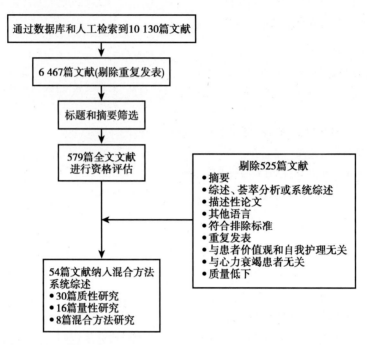

图 13-4　文献综述流程图(摘自 Karimi M, & Clark AM. How do patients' values influence heart failure self-care decision-making? A mixed-methods systematic review. International Journal of Nursing Studies, 2016, 59(1):93)

研究和结果的批判性评价

54 项研究的资料以对照表的形式呈现。表中的标题包括作者和年份、主要焦点、方法、美国、资料收集方法、样本、参与者、纽约心脏学会(NYHA)分级、平均年龄和研究质量评分。使用报告中整合的表格资料进行了比较分析。卡里米和克拉克(2016,pp. 101-102)认识到存在发表偏倚的可能性,因为"我们的检索仅限于 2000 年及以后发表的英文文献、同行评议的期刊文献或学位论文……考虑到纳入的大多数研究都在高收入国家进行,研究发现也会受到限制。很少有人描述那些拒绝参与这项研究者的特征"。一个严重的问题是缺乏明确涉及患者价值观的研究,作者不得不从理论讨论中提取价值观的内容。

针对研究和实践的发现、结论和意义

卡里米和克拉克(2016)将他们的研究发现整合为一个有价值的、自我照顾的决策过程模型(图 13-5)。这个模型中的关系为实践提供了方向,需要通过进一步研究来检验。作者根据他们的混合方法系统综述发现得出了结论,对实践有意义,并指出了进一步研究的方向。他们报道了以下情况:

　　价值观对于患者如何接近和进行心力衰竭自理不可或缺……价值观延伸到那些与自我和他人相关的价值观,并包含了个人、生活和社会的各个方面(见图13-5)。不能假设价值观是固定的、规范的或类似于护士和其他卫生专业人员持有的价值观。未来改善心力衰竭患者自我护理的干预措施必须解决和回应这些价值观的复杂性及其如何影响患者的行为。

(Karimi & Clark,2016,p. 102)

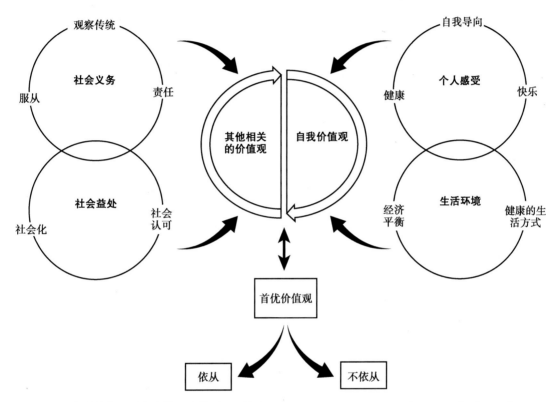

图 13-5　充满价值观的自我护理决策过程(摘自 Karimi M,& Clark AM. How do patients' values influence heart failure self-care decision-making? A mixed-methods systematic review. International Journal of Nursing Studies,2016,59(1):99)

促进循证护理实践的模型

　　循证实践是一种复杂的现象,需要将最佳研究证据与临床专业知识、患者情况和患者价值观相结合,以提供高质量、安全和经济有效的护理。护理实践最常用的两种应用研究证据的模式是促进循证实践的斯特勒研究应用模型(Stetler,2001)和循证实践的艾奥瓦模型(Iowa Model Collaborative,2017)。本节简要介绍这两种模型。

促进循证实践的斯特勒研究应用模型

　　促进循证实践的斯特勒研究应用模型(Stetler model of research utilization to facilitate evidence-based practice)(图13-6)提供了一个全面的框架来加强研究证据在护理实践中的应用。研究证据可以用于机构层面,也可以用于个人层面。在机构层面,整合的研究发现和产生的知识用于制订或完善政策、演算法、程序、计划或机构实施的其他正式计划。护士个体，如注册护士、教育者和政策制订者，对研究进行总结并应用这些知识做出实践决策、影响教育计划和指导政治决策。例如，框 13-1 的循证指南提供了关于年龄、部位、用药量和肌内注射回抽的知识，这些知识应由护士个体应用，以促进高质量的患者结局。

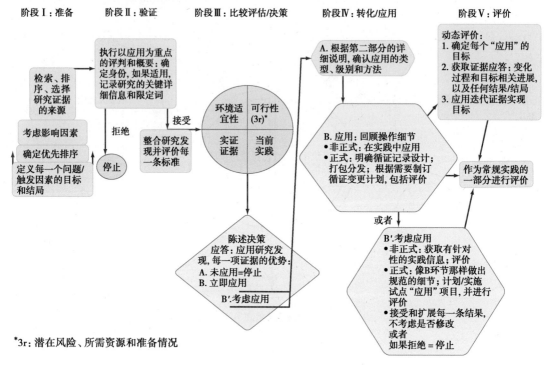

阶段Ⅰ：准备　　阶段Ⅱ：验证　　阶段Ⅲ：比较评估/决策　　阶段Ⅳ：转化/应用　　阶段Ⅴ：评价

*3r：潜在风险、所需资源和准备情况

图 13-6　斯特勒模型，第 1 部分。所示为促进循证实践的研究应用阶段（摘自 Stetler CB. Updating the Stetler model of research utilization to facilitate evidence-based practice. Nursing Outlook,2001,49(6):276)

斯特勒模型被纳入本教材，以鼓励护士个体和卫生保健机构应用研究证据促进循证护理实践的发展。斯特勒(2001)模型的 5 个阶段在以下几个部分进行了简要描述：①准备阶段；②验证阶段；③比较评估和决策阶段；④转化和应用阶段；⑤评价阶段。

阶段Ⅰ：准备

斯特勒(2001)模型的目的是使在实践中应用研究证据成为一个由用户发起的有意识的批判性思维过程。因此，阶段Ⅰ：准备(phase Ⅰ:preparation)，包括确定在临床机构进行循证改变的目的、重点和预期结局。一旦机构、个人或委员会确定并批准了循证项目的目的，就会对文献进行详细的检索，以确定可用于实践的证据强度。

阶段Ⅱ：验证

阶段Ⅱ：验证(phase Ⅱ:validation)对研究报告进行严格评估，以确定其科学性和可靠性(Gray et al,2017;Grove & Cipher,2017;Melnyk & Fineout-Overholt,2015)。如果研究的数量有限、薄弱，或者两者兼有，那么研究发现和结论就会被认为不足以在实践中应用，这一过程就会停止。如果在你想要进行循证改变的领域中进行了系统综述、荟萃分析和/或 meta 整合，这将极大地提高研究证据的质量。如果所选领域的研究知识基础雄厚，临床机构或护士个体则必须做出是否在实践中应用证据的决定。例如，有关肌内注射的指南（框 13-1）可以由护士个体执行,以改善他们的实践结局。

阶段Ⅲ:比较评估/决策

阶段Ⅲ:比较评估/决策(phase Ⅲ:comparative evaluation/decision making)包括4个部分:①证据的实证性;②证据与卫生保健环境的契合性;③应用研究发现的可行性;④与当前实践的关系(图13-6)。实证证据通过对相关研究进行系统综述和荟萃分析而产生。然而,个别的类实验性和实验性研究也可以为机构的变革提供极其有力的证据。要确定证据在临床机构中的适用性,请先检查环境的特征,以确定促进或阻碍循证变革实施的因素。斯特勒(2001)指出,在实践中应用研究证据的可行性包括检查与实践改变相关的3个r:①潜在风险/risks;②所需资源/resources;③参与者的准备情况/readiness。通过阶段Ⅲ,你可以评估在实践环境中应用研究证据的总体益处和风险。如果对组织机构、护士个体或两者的益处远大于风险,则在实践中应用基于研究的干预是可行的。

在阶段Ⅲ的决策方面,可能有3个决定:①应用研究证据;②考虑应用研究证据;③不应用研究证据(图13-6)。在实践中应用研究证据的决定主要取决于证据的力度。另一个决定可能是考虑在实践中应用现有的研究证据。当变革很复杂且涉及多个学科时,通常需要额外的时间来确定如何应用证据,以及将采取哪些措施来协调不同卫生专业人员在变革中的参与。最后一种选择是不在实践中应用研究证据,因为当前的证据不是很有力,或者与收益相比,当前实践改革的风险或成本太高(Stetler,2001)。

阶段Ⅳ:转化/应用

阶段Ⅳ:转化/应用(phase Ⅳ:translation/application)包括在实践中规划和应用研究证据。转化阶段涉及准确地确定将应用哪些知识,以及如何将这些知识用于实践。研究证据的应用可以是认知性的、工具性的或象征性的。通过认知性应用,研究基础是一种改变思维方式或个体对某一个问题考虑的方式(Stetler,2001)。例如,认知性应用可以提高护士对情境的理解,允许分析实践动态,或者提高解决临床问题的技能。工具性应用包括应用研究证据支持改变护理干预措施或实践方案的需要。当信息被用来支持或变更当前的政策时,就会出现象征性或政治性应用。计划变更的应用阶段包括以下步骤:①评估拟变更的情况;②制订变更计划;③实施计划。在应用阶段,根据研究证据制订的计划、策略和/或演算法将在实践中得到实现。

阶段Ⅴ:评价

阶段Ⅴ:评价(phase Ⅴ:evaluation)是最后一个阶段,主要确定基于研究的变革对卫生保健机构、工作人员和患者的影响。评价过程包括由管理员、护士、临床医生和其他卫生专业人员进行的正式和非正式活动。非正式评价包括自我监测或与患者、家属、同行和其他专业人员讨论。正式评价包括案例研究、审计、质量促进和转化/结局研究项目。总之,斯特勒(2001)模型提供了详细的步骤来鼓励护士成为变革的推动者,从而基于研究证据在实践中做出必要的改进。

艾奥瓦循证实践模型

护士一直积极参与研究,整合研究证据,并制订循证实践指南。这些活动支持他们对循证实践的坚定承诺,这一承诺得到了艾奥瓦模型的推动。艾奥瓦循证实践模型(Iowa Model of Evidence-Based Practice)推动了临床机构的护士开展循证实践。近日,艾奥瓦模型合作组织(2017)开展了一项研究,对艾奥瓦模型进行了修订和验证。最新的艾奥瓦模型如图 13-7 所示。在卫生保健机构中,存在引发变革需求的问题或机会,重点是基于当前最佳研究证据进行变革。触发式问题通常以问题为中心,从临床问题和来自风险管理、流程改进、基准测试和财务报告的数据演变而来。这些机会以知识为焦点,如新的研究发现、国家机构或组织

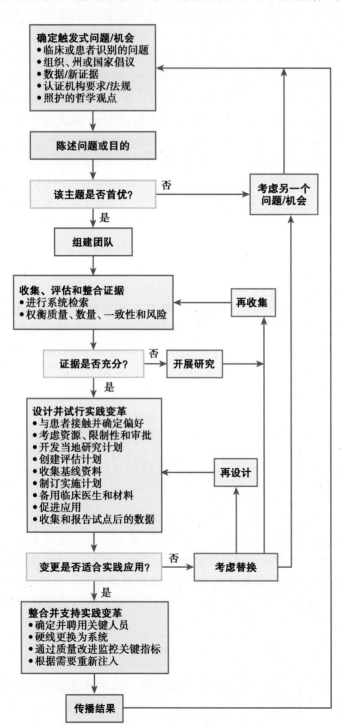

图 13-7　艾奥瓦模型修订:循证实践以促进最佳卫生保健(摘自 Iowa Model Collaborative. Iowa Model of Evidence-Based Practice: Revisions and validation. Worldviews on Evidence-Based Nursing, 2017, 14(3):175-182,178)

标准和指南的变化、扩展的护理理念、更新的专业护理模式(磁性认证要求)或来自机构标准委员会的问题。根据临床机构的需要对确定的主题进行评估和优先排序。如果一个主题被认为是机构的优先事项,那么该机构就会成立一个小组寻找最佳证据来管理临床关注的问题(图13-7)。

在某些情况下,研究证据不足以在实践中做出改变,需要进行额外的研究加强知识基础(图13-7)。有时,研究证据可以与其他知识来源(如理论、科学原理、专家意见、案例报告)相结合,为制订基于研究的实践方案提供相当有力的证据。以研究为基础的计划(research-based protocols)是在实践中实施护理干预的结构化指南,它基于当前研究证据。最有力的证据来自系统综述,其中包括对随机对照试验的荟萃分析。然而,meta整合、混合方法系统综述和个案研究也为改变实践提供了重要证据。研究证据水平描述见第一章(图13-7),也见本教材的封底。

可以对制订的基于研究的计划、演算法、指南或策略进行试点检验,然后进行评估,以确定对患者护理、工作人员和医疗机构的影响。如果试点检验的结果有利,这一变革将适合在实践中应用。卫生保健机构的管理人员和员工将做出调整,以整合和维持实践变革。关键结局将通过质量促进进行监控,以确保实践变革促进了质量、安全和具有效益的护理。艾奥瓦模型修订(图13-7)"仍然是循证实践过程的应用导向指南",是在临床机构应用研究证据的有价值的来源(Iowa Model Collaborative,2017,p. 175)。

艾奥瓦循证实践模型的应用

准备在实践中应用研究证据会带来一些重要的问题:

- 哪些研究发现已准备好用于临床实践?
- 在临床机构实施以研究为基础的方案或以证据为基础的指南的最有效策略是什么?
- 将研究证据用于实践的结局是什么?
- 风险管理数据、质量促进数据、基准数据或财务数据是否支持根据研究证据进行实践变革?
- 提出的以研究为基础的变革是机构的优先事项吗?

我们认为,在实践中应用研究证据的有效策略需要多方面的方法,需要考虑到可用证据、执业护士的态度、组织机构的哲学取向,以及国家组织标准和指南(ANCC,2017;Melnyk & Fineout-Overholt,2015;The Joint Commission,2017)。本节介绍的艾奥瓦模型步骤(图13-7)可指导医院使用基于研究的干预措施促进循证实践。

舒马赫(Schumacher)、阿斯丘(Askew)和奥滕(Otten)(2013)采用艾奥瓦模型实施压力性溃疡(PU)触发式工具来评估他们医院的新生儿群体。在这个中西部地区的大型新生儿重症监护室(NICU),每季度的压力性溃疡患病率从0%到1%不等。舒马赫等人注意到,在他们的NICU中没有持续使用压力性溃疡风险评估工具。表13-4(Schumacher et al,2013)给出了艾奥瓦模型在这一临床问题上的应用总结。拟解决的临床问题采用PICO格式生成。总体为NICU中的新生儿。拟实施的干预措施是一个包含3个问题的压力性溃疡触发式工具,用于评估新生儿是否有皮肤损伤的风险。它与《布雷登Q量表》进行了比较,该量表是确定有压力性溃疡风险新生儿的标准护理或常规做法。测量结果是与《布雷登Q量表》相比,压力性溃疡触发式工具在评估有压力性溃疡风险新生儿方面的有效性。对检验不同新生儿压力性溃疡评估工具有效性的研究进行了严格评价。这些研究的工具被认为太长,不适合常规临床使用。舒马赫等人(2013)根据研究证据开发了一种更短的触发式评估工具:

表 13-4　应用艾奥瓦循证实践模型项目建立评估 NICU 压力性溃疡风险的临床工具

1. 根据一个问题或新知识生成问题	对于 NICU 中的新生儿,采用压力性溃疡触发式工具识别有风险的新生儿是否与《布雷登 Q 量表》同样有效? P-NICU 中的新生儿 I-采用压力性溃疡触发式工具 C-常规采用《布雷登 Q 量表》评估所有新生儿 O-触发式工具在风险识别方面的性能与《布雷登 Q 量表》一样好
2. 确定与组织机构优先事项的相关性	我们医院致力于安全可靠的护理,确保完美的患者体验。这包括预防医院获得性压力性溃疡(HAPU)——这是一件"永远不会发生的事"。潜在影响/结局包括: • WOC(创伤、造口和大小便失禁)转诊的潜在增加 • 新生儿的正确触发需要通过护理进行进一步压力性溃疡风险评估和预防策略 • 节省护理时间,因为触发式工具更短、更易使用,可指导需要进行全面评估的对象
3. 组建一支收集和评价证据的团队	团队成员包括一名临床护理专家、两名 WOC 转诊护士、NICU 护理实践委员会成员和电子病历专家 根据卫生保健改进研究所(IHI)的说法,所有早产儿都有发生压力性溃疡的风险。虽然这一陈述是有远见的,但它并不能帮助临床护士确定提供干预的对象。WOC 转诊护士的评估主要基于临床判断,没有适当的评估工具。风险评估工具可用于新生儿群体,但被认为对每个护士、每个班次来说都是冗长和耗时的。基于 IHI 儿科触发式问题开发了触发式工具,以帮助护士确定全面评估的转诊对象
4. 确定证据是否回答了问题	有合理的证据可以保证这一做法的实施 这 3 个 IHI 触发式问题基于《布雷登 Q 量表》的概念,可能会触发那些处于风险中的人,需要进一步的评估和干预
5. 如果有足够的证据,在实践中做出试点改变	实施前,随机抽取 10 名患者测试实施触发式问题的可行性。这 3 个触发式问题被问及护理每位患者的护士,结果与一名 WOC 转诊护士的《布雷登 Q 量表》评分进行了比较。我们注意到,根据《布雷登 Q 量表》的定义,具有高风险的患者也根据 3 个触发式问题被确定为高危患者。这 3 个触发式问题被嵌入电子病历中 压力性溃疡数据通过皮肤科护士提供的监测进行收集,这是他们日常职责的一部分
6. 评价结构、过程和结局资料	NICU 的医院获得性压力性溃疡率保持在低水平,并且自采用触发式工具以来没有变化。自从 3 个触发式问题在 NICU 护士的实践中应用以来,WOC 转诊护士咨询的数量一直保持稳定
7. 推广结果	结果和适当的反馈已经通过 NICU 实践委员会与 NICU 护士分享

NICU:新生儿重症监护室。

摘自 Schumacher B, Askew M, Otten K. Development of a pressure ulcer trigger tool for the neonatal population. Journal of Wound, Ostomy, and Continence Nursing, 2013, 40(1):47。

临床系统改进了研究所提出的压力性溃疡风险的触发式问题:婴儿是否:可以移动肢体和/或身体发育是否适合年龄? 以适合发展的方式应对不适? 根据临床公式(平均动脉压＝胎龄和/或毛细血管再充盈<3 秒)证明组织灌注充足?

(Schumacher et al,2013,p. 48)

舒马赫等人(2013)发现他们的 3 个问题的压力性溃疡触发式评估工具在确定新生儿压力性溃疡风险方面与《布雷登 Q 量表》同样有效。他们的发现总结见以下研究摘录:

随着 2009 年触发式问题的实施,我们观察到每 1 000 名患者的 WOC(创伤、造口和大小便失禁)转诊数量没有净增加。与此同时,我们在 NICU 的压力性溃疡患病率仍然很低,为 0. 01/(1 000 人·天)。3 个触发式问题的结果与 WOC 转诊护士的布雷登 Q 评分的比较表明,除了那些可能有医疗器械相关溃疡风险的早产儿外,大多数有压力性溃疡风险的新生儿都被该工具正确地识别出来……

我们应用了一个 3 条目触发式工具帮助 NICU 护士识别具有发生压力性溃疡风险的新生儿。虽然这些问题没有对风险进行量化,但我们发现,当与咨询 WOC 转诊护士的额外评估和管理相结合时,它们是一种有效的初始筛查工具。

(Schumacher et al,2013,p. 50)

在实践中应用循证指南

研究知识每天都会产生和被整合,以确定用于实践的最佳证据(Cochrane,2017;Mackey & Bassendowski,2017;NGC,2017a)。本节介绍了循证指南(evidence-based guidelines),该指南基于当前在国内和国际网站,以及相关专业期刊上发布的最佳研究证据。第八届全国联合委员会(JNC 8)成人高血压管理循证指南就是一个例子(James et al,2014)。

循证指南资源

自 20 世纪 80 年代以来,卫生保健研究和质量机构(AHRQ)在确定健康主题和促进这些主题的循证指南(http://www. ahrq. gov)发展方面发挥了重要作用。第一个循证指南由主题领域的美国公认研究人员、临床专家(如医生、护士、药剂师、社会工作者)、卫生管理人员、政策制订者、经济学家、政府代表和消费者组成的小组制订。专家小组成员指定了指南的范围,并对文献进行了全面评价,包括相关的系统综述、荟萃分析、个案研究和理论。制订的循证指南由顾问、其他研究人员和其他临床专家审核,以获得他们的意见。根据专家的评判,AHRQ 修订并打包了分发给卫生保健专业人员的指南。

目前,标准化指南制订的范围从刚才讨论的结构化流程到较少结构化的流程,在该流程中,指南可能由卫生保健组织、卫生保健计划或专业组织制订。AHRQ 于 1998 年成立了国家指南信息交换所(NGC)(2017a),以存储循证实践指南。NGC(2017b)是一个公开可用的循证临床指南和相关文件数据库。NGC 每周更新一次,内容是 AHRQ 与美国医学会和美国健康保险计划合作制订的新内容。美国人力资源中心的主要组成部分及其友好用户的资源可在人力资源管理局的网站(http://www. guideline. gov/)找到。NGC 提供的相关信息如下:

- 关于指南及其发展的结构化摘要(小结)

- 导向指南全文的链接(如果可用)和/或印刷副本的订购信息
- 下载数据库代表的所有指南的完整 NGC 摘要
- 带注释的书目数据库,用户可以在其中检索有关指南的出版物和资源的引用
- 新特性——使用用户能够查阅每周新添加的指南;包括 NGC 所有指南的索引
- 词汇表——提供标准化摘要(小结)中使用的术语定义

　　NGC 提供了一个易于使用的机制,用于获取有关临床实践指南的客观和详细信息。除了循证指南外,AHRQ 还开发了许多工具,用于评估基于循证指南提供的护理质量。你可以在 AHRQ(2017a)网站(http://www.qualitymeasures.ahrq.gov)检索合适的工具来测量研究项目中的变量,或者评价临床机构的护理结局。许多专业组织、医疗机构、大学和其他团体也提供了证据整合、循证实践指南和结局测量方法,可在框 13-3 列出的网站找到。

框 13-3　循证实践网站

- 循证护理学术中心:http://www.acestar.uthscsa.edu
- 妇女健康、产科和新生儿护士学会:http://awhonn.org
- 疾病控制中心医疗服务提供者:http://www.cdc.gov/CDCForYou/healthcare_providers.html
- 健康证据中心:http://www.cche.net
- 指南咨询委员会:http://www.gacguidelines.ca
- 指南国际网络:http://www.g-i-n.net/
- 草药医学:循证草药数据库,1998 年,替代医学基金会:http://www.herbmed.org/
- 美国新生儿护理学会:http://www.nann.org/
- 美国国家临床卓越研究所(NICE):http://www.nice.org.uk/
- 肿瘤护理学会:http://www.ons.org/
- 初级保健临床实践指南:http://www.medscape.com/pages/editorial/public/pguidelines/index-primarycare
- 美国预防服务特别工作组:http://www.uspreventiveservicestaskforce.org

针对成人高血压管理应用循证指南

　　在美国和其他国家,循证指南已经成为向患者提供护理的标准。2014 年成人高血压管理循证指南由 JNC 8 小组成员制订,他们对随机对照试验进行了系统综述,以确定最佳研究证据。该指南包括 9 个高血压(HTN)管理的修订建议,可在詹姆士(James)等人(2014)人的文章,或通过 NGC(2017a)指南概要 NGC-10397 中找到。JNC 8 指南还包括 2014 年高血压指南管理演算法。该演算法为临床医生提供了指导:①实施生活方式干预;②设定血压控制目标;③根据年龄、糖尿病和慢性肾脏疾病启用降压药物(CKD;James et al,2014)。护士和其他卫生保健提供者可以使用此演算法为每个被诊断为高血压的患者选择最合适的治疗方案。

　　护生和注册护士需要评估每个循证指南的有效性和质量,然后才能将其应用到他们的实践中。图 13-8 展示了在实践中实施循证指南的格罗夫模型(Grove Model for Implementing Evidence-Based Guidelines in Practice)。在这个模型中,护士明确了实践问题,寻找最佳研究证据管理他们的实践问题,并确定了基于证据的指南。评估指南的质量和有用性包括检查以下方面:①指南的作者;②卫生保健问题的重要性;③研究证据的强度;④与国家标准的联系;⑤在实践中应用指南的成本和效益。本节采用这 5 个标准讨论了 JNC 8 指南的质量。

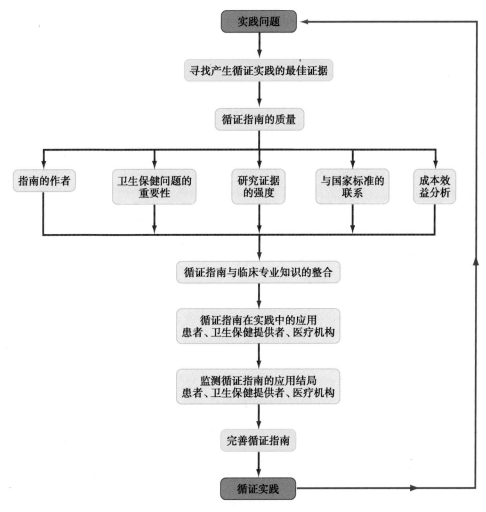

图 13-8　在实践中实施循证指南的格罗夫模型

指南的作者

JNC 8 指南的专家小组成员是从 400 多位被提名者中特别挑选出来的,他们的专业基础是"高血压($n=14$)、初级保健($n=6$),……药理学($n=2$)、临床试验($n=6$)、循证医学($n=3$)、流行病学($n=1$)、信息学($n=4$),以及护理系统临床指南的制订和应用($n=4$)"(James et al, 2014,p. 508)。这些小组成员是根据他们强大而多样的专业知识被特别挑选出来,以制订高血压管理的循证指南。

卫生保健问题的重要性

詹姆士等人(2014,p. 507)报告,高血压是初级保健中"最常见的疾病,如果不及早发现和适当治疗,会导致心肌梗死(MI)、卒中、肾衰竭和死亡。患者希望得到保证,高血压的治疗将减轻他们的疾病负担,而临床医生希望应用最佳科学证据指导高血压的管理"。

研究证据的强度

詹姆士等人(2014)进行了一次系统综述,以确定美国高血压管理指南的研究证据。综述的研究参与者是 18 岁及以上患有高血压的成年人。只有样本量大(>100 名参与者)且有足够的随访以产生与健康相关结局(≥1年)的研究才能被纳入系统综述。该小组还"将其证据综述仅限于随机对照试验(RCT),因为它们比其他研究设计更不容易受到偏倚的影响,并代表了确定疗效和有效性的金标准"(James et al,2014,p. 508)。

JNC 8 小组成员有一个外部方法学团队检索文献,并将选定研究的数据汇总到证据表中(James et al,2014)。从证据综述中,专家小组成员制订了证据声明,为高血压的管理提供了9 项建议的基础。制订 JNC 8 高血压管理指南的研究证据强度很高。

循证指南与国家标准的联系及成本效益

基于证据的优质指南应与国家标准相联系,并且具有低成本和高效益(图 13-8)。JNC 8 基于证据的高血压管理指南建立在 JNC 7 评估、诊断和治疗高血压的国家指南基础上。JNC 7 的建议得到了卫生和公众服务部的支持,并通过美国国立卫生研究院(NIH)传播(NIH,2003,Publication No. 03-5231)。JNC 8 指南在实践中的应用被认为经济高效,因为针对高血压的管理建议应能够降低心肌梗死、卒中、慢性肾病、心力衰竭和心血管疾病(CVD)的相关死亡率,并且应能够改善患有高血压成年人的健康状况。

循证指南在实践中的应用

下一步是让护生、注册护士和高级实践护士(APN)在他们的实践中应用 JNC 8 循证指南。护生和注册护士需要在电子健康记录中准确记录患者的血压,电子健康记录是医疗机构临床数据库的一部分(表 13-5)。注册护士和护生还需要指导患者和家属关于改善高血压所需的生活方式调整,如定期锻炼的计划、平衡饮食、保持正常体重、戒烟和减少饮食中的盐和酒精。患者需要知道他们的血压值和拟达到的血压控制目标。在考虑年龄和慢性病(如糖尿病、慢性肾病)的基础上,应将存在高血压的个体报告给高级实践护士和医生,他们将根据患者的健康状况和价值观启动或修订高血压的药物治疗(表 13-5)。

表 13-5　成人高血压评估和管理的循证指南

高血压分级				护生和注册护士的干预措施		高级实践护士和医生的角色
年龄/岁	高血压诊断/mmHg	收缩压目标/mmHg[a]	舒张压目标/mmHg[a]	生活方式调整指导[b]	糖尿病或慢性肾病[c]	高血压用药管理
<60	≥140/90	<140 和	<90	是	否	是
<60	≥140/90	<140 和	<90	是	是	是
≥60	≥150/90	<150 和	<90	是	否	是
≥60	≥140/90	<140 和	<90	是	是	是

[a] 治疗取决于最高血压水平,收缩压或舒张压。
[b] 生活方式调整——平衡饮食、定期锻炼、保持正常体重、戒烟、减少饮食中的盐和酒精;应对所有成年高血压患者进行教育。
[c] 糖尿病或慢性肾病患者需要接受有关这些疾病的管理以及与高血压相关的教育。
摘自 James PA, Oparil S, Carter BL, et al. 2014 evidence-based guidelines for the management of high blood pressure in adults:Report from the panel members appointed to the Eighth Joint National Committee(JNC 8). Journal of the American Medical Association,2014,311(5):507-520。

需要检查患者、卫生保健提供者和医疗机构的结局。结局应记录在患者的电子健康记录中,包括以下内容:①患者的血压值;②患者当前的生活方式行为;③根据 JNC 8 指南诊断高血压的发病率;④为管理高血压而实施的药物治疗的适当性;⑤5 年、10 年、15 年和 20 年期间卒中、心肌梗死、心力衰竭、慢性肾病和心血管疾病的发病率和相关死亡率。除了前面提到的高血压并发症之外,医疗机构的结局还包括高血压患者获得护理的机会、患者对护理的满意度,以及与高血压诊断和管理相关的成本。该循证实践指南将在未来根据临床结局、结局研究和新的随机对照试验做进一步完善。这一循证指南和附加指南的应用促进了护士和医疗机构的循证实践(图 13-8)。

循证实践中心介绍

1997 年,卫生保健研究和质量机构(AHRQ)发起了一项推广循证实践的倡议,在美国和加拿大建立了 12 个循证实践中心(evidence-based practice centers,EPC)。通过这项计划,AHRQ 成为公立和私立组织的"科学合作伙伴",通过整合研究证据和促进循证研究成果转化为实践,来提高卫生保健的质量、效益及合理性(AHRQ,2017b)。

通过循证实践中心计划,AHRQ 授予相关机构作为循证实践中心的 5 年期合同。循证实践中心主要审查关于临床、行为、组织和经济主题的所有相关科学文献,以生成证据报告和技术评估。主题由非联邦合作伙伴提名,如专业学会、健康计划、保险公司、雇主和患者团体。循证实践中心报告用于"告知和制订覆盖性决定、优质措施、教育材料、工具、指南和研究议程"(AHRQ,2017b)。循证实践中心还对系统综述的方法进行了研究。

AHRQ(2017b)网站提供了循证实践中心的名称和每个中心的重点。该网站还提供了指向这些中心制订的循证报告链接。在过去 20 年里,这些循证实践中心在发展循证整合和指南方面发挥了重要作用。

转化性研究介绍

循证实践面临的一些挑战导致了一种新的研究方法即转化性研究的发展,以改善研究证据在实践中的应用。转化性研究(translational research)被称为"从板凳到临床的研究",它涉及将基础科学发现转化为实际应用(Callard,Rose,& Wykes,2012)。来自实验室的基础研究结果需要在人体研究中进行检验。此外,人类临床试验的结局需要在临床实践中应用和维持。目前正在进行护理和医学方面的转化性研究,以增加循证干预措施在实践中的应用,并确定这些干预措施在产生预期结局方面是否有效。

美国促进转化科学中心(NCATS)成立于 2011 年,是 NIH 的一部分。为了鼓励研究人员进行转化性研究,NIH(2017)建立了临床和转化科学奖(CTSA)联盟。该联盟最初在美国有12 个中心,2009 年 4 月扩大到 39 个中心。该计划于 2012 年全面实施,约有 60 家机构参与了临床和转化科学。CTSA 联盟已经建立了一个网站,以加强沟通并鼓励共享与转化研究项目相关的信息(见 https://ncats.nih.gov/)。

CTSA 联盟主要致力于扩大医学研究向实践的转化。蒂特勒(Titler)(2004)将护理专业的转化性研究定义为"对影响个人和组织采用循证实践的方法、干预和变量的科学调查,以改善卫生保健中的临床和操作决策。这包括验证干预措施对循证实践的影响,以及促进和维持循证实践的应用"。韦斯特拉(Westra)等人(2015,p.600)制订了"一个支持实践和转化性研究的可共享和可比较护理数据的美国行动计划"。该计划为开展和应用转化性研究以完善护理实践提供了方向。

转化性研究越来越多地出现在护理文献中。例如,梅洛(Mello)等人(2013)进行了一项转化性研究,以便在儿科创伤中心推广应用酒精筛查、短暂干预和转诊治疗(SBIRT)指南。在这项研究之前,只有 11% 符合条件的患者进行了筛查并接受了干预。"在 SBIRT 技术援助活动完成后,所有 7 个参与的创伤中心都有效地为受伤的青少年住院患者制订、采纳和实施了 SBIRT 政策。此外,在所有地区,73% 符合条件的患者在实施和维持阶段都接受了 SBIRT 服务"(Mello et al,2013,S301)。

我们希望本章内容能够增进你对循证实践的理解、对研究综述的批判性评价、对循证实践模型的应用,以及对循证实践指南的实施推广。我们鼓励你在将护理转向循证实践方面发挥积极的作用,以改善患者、护士和医疗机构的结局。

本章要点

- 循证实践是在提供高质量、安全和经济高效的卫生保健时,将最佳研究证据与临床专业知识、患者情况和价值观有机地结合在一起。
- 最佳研究证据通过在与健康相关的领域开展和整合大量高质量的研究中产生。
- 护士必须了解与循证实践相关的益处和挑战。
- PICO 格式用于提出临床问题,以指导在实践中应用最新的研究证据。
- 本章针对批判性评价系统综述、荟萃分析、meta 整合和混合方法系统综述的研究整合过程提供了指南。
- 系统综述是对量性研究文献的结构化整合,以确定可用于解决卫生保健问题的最佳研究证据。
- 荟萃分析将前期研究发现从统计角度汇集到单一的量性分析中,提供关于干预有效性的最高水平证据之一。
- meta 整合被定义为系统地汇编和整合质性研究发现,以扩大对选定领域研究结局的理解,并形成独特的解释。
- 包括各种量性、质性和混合方法研究的综述在本教材被称为混合方法系统综述。
- 促进循证实践的斯特勒研究应用模型提供了一个全面的框架,以加强护士在实践中对研究证据的应用。
- 艾奥瓦循证实践模型提出了基于最佳研究证据实施患者护理的方向,并监测实践中的变化,以确保高质量的护理。
- 本章描述了制订循证指南的过程,并提供了高血压(HTN)评估、诊断和治疗的指南范例。
- 提供了在实践中实施循证指南的格罗夫模型,以帮助护士确定循证指南的质量,以及在实践中应用这些指南的步骤。
- AHRQ 创建的循证实践中心(EPC)在特定实践领域开展研究、系统综述和制订循证指南方面发挥了重要作用。
- 卫生保健领域的转化性研究正在扩展,从而将基础科学的研究发现转化为实际应用。

参考文献

Agency for Healthcare Research and Quality (AHRQ). (2017a). *AHRQ's National Quality Measures Clearinghouse (NQMC)*. Retrieved November 28, 2017, from http://qualitymeasures.ahrq.gov.

Agency for Healthcare Research and Quality (AHRQ). (2017b). *Evidence-based Practice Centers (EPCs) evidence-based reports*. Retrieved July 18, 2017, from https://www.ahrq.gov/research/findings/evidence-based-reports/index.html.

American Nurses Credentialing Center (ANCC). (2017). *Find a Magnet hospital: Current number of Magnet facilities*. Retrieved November 29, 2017, from http://www.nursecredentialing.org/Magnet/FindaMagnetFacility.aspx.

Andrel, J. A., Keith, S. W., & Leiby, B. E. (2009). Meta-analysis: A brief introduction. *Clinical and Translational Science, 2*(5), 374–378.

Barnett-Page, E., & Thomas, J. (2009). Methods for the synthesis of qualitative research: A critical review. *BMC Medical Research Methodology, 9*(59). Retrieved March 18, 2018, from https://www.biomedcentral.com/1471-2288/9/59.

Bettany-Saltikov, J. (2010a). Learning how to undertake a systematic review: Part 1. *Nursing Standard, 24*(50), 47–56.

Bettany-Saltikov, J. (2010b). Learning how to undertake a systematic review: Part 2. *Nursing Standard, 24*(51), 47–58.

Butler, A., Hall, H., & Copnell, B. (2016). A guide to writing a qualitative systematic review protocol to enhance evidence-based practice in nursing and health care. *Worldviews on Evidence-Based Nursing, 13*(3), 241–249.

Callard, F., Rose, D., & Wykes, T. (2012). Close to the bench as well as the bedside: Involving service users in all phases of translational research. *Health Expectations, 15*(4), 389–400.

Cochrane Collaboration. (2017). *Cochrane: Our evidence*. Retrieved November 19, 2017, from http://www.cochrane.org/evidence.

Cochrane Nursing Care (CNC). (2017). *Resources*. Retrieved November 30, 2017, from http://nursingcare.cochrane.org/resources.

Cocoman, A., & Murray, J. (2008). Intramuscular injections: A review of best practice for mental health nurses. *Journal of Psychiatric and Mental Health Nursing, 15*(5), 424–434.

Conn, V. S. (2010). Depressive symptom outcomes of physical activity interventions: Meta-analysis findings. *Annals of Behavioral Medicine, 39*(2), 128–138.

Conn, V. S., Valentine, J. C., Cooper, H. M., & Rantz, M. J. (2003). Methods: Grey literature in meta-analyses. *Nursing Research, 52*(4), 256–261.

Cooper, H. (2017). *Research synthesis and meta-analysis: A step-by-step approach* (5th ed.). Los Angeles, CA: Sage.

Creswell, J. W. (2014). *Research design: Qualitative, quantitative and mixed methods approaches* (4th ed.). Thousand Oaks, CA: Sage.

Eizenberg, M. M. (2010). Implementation of evidence-based nursing practice: Nurses' personal and professional factors? *Journal of Advanced Nursing, 67*(1), 33–42.

Finfgeld-Connett, D. (2010). Generalizability and transferability of meta-synthesis research findings. *Journal of Advanced Nursing, 66*(2), 246–254.

Gray, J. R., Grove, S. K., & Sutherland, S. (2017). *The practice of nursing research: Appraisal, synthesis, and generation of evidence* (8th ed.). St. Louis, MO: Elsevier Saunders.

Grove, S. K., & Cipher, D. J. (2017). *Statistics for nursing research: A workbook for evidence-based practice* (2nd ed.). St. Louis, MO: Elsevier.

Hall, H., Leach, M., Brosnan, C., & Collins, M. (2017). Nurses' attitudes towards complementary therapies: A systematic review and meta-synthesis. *International Journal of Nursing Studies, 69*(1), 47–56.

Higgins, J. P. T., & Green, S. (2008). *Cochrane handbook for systematic reviews of interventions*. West Sussex, England: Wiley-Blackwell and The Cochrane Collaboration.

Holmen, H., Wahl, A. K., Småstuen, M. C., & Ribu, L. (2017). Tailored communication within mobile apps for diabetes self-management: A systematic review. *Journal of Medical Internet Research, 19*(6), e227. Retrieved March 18, 2018, from https://www.ncbi.nlm.nih.gov/pmc/articles/PMC5501926/.

Iowa Model Collaborative. (2017). Iowa Model of Evidence-Based Practice: Revisions and validation. *Worldviews on Evidence-Based Nursing, 14*(3), 175–182.

James, P. A., Oparil, S., Carter, B. L., Cushman, W. C., Denison-Himmelfard, C., Handler, J., et al. (2014). 2014 evidence-based guidelines for the management of high blood pressure in adults: Report from the panel members appointed to the Eighth Joint National Committee (JNC 8). *Journal of the American Medical Association, 311*(5), 507–520.

Joanna Briggs Institute. (2017). *Joanna Briggs Institute (JBI): About us*. Retrieved July 19, 2017, from http://www.joannabriggs.org/about.html.

Karimi, M., & Clark, A. M. (2016). How do patients' values influence heart failure self-care decision-making?: A mixed-methods systematic review. *International Journal of Nursing Studies, 59*(1), 89–104.

Keib, C. N., Cailor, S. M., Kiersma, M. E., & Chen, A. M. (2017). Changes in nursing students' perceptions of research and evidence-based practice after completing a research course. *Nurse Education Today, 54*(1), 37–43.

Liberati, A., Altman, D. G., Tetzlaff, J., Mulrow, C., Gotzsche, P. C., Ioannidis, J. P., et al. (2009). The

PRISMA Statement for reporting systematic reviews and meta-analyses of studies that evaluate healthcare interventions: Explanation and elaboration. *Annals of Internal Medicine, 151*(4), W-65–W-94.

Mackey, A., & Bassendowski, S. (2017). The history of evidence-based practice in nursing education and practice. *Journal of Professional Nursing, 33*(1), 51–55.

Mello, M. J., Bromberg, J., Baird, J., Nirenberg, T., Chun, T., Lee, C., & Linakis, J. G. (2013). Translation of alcohol screening and brief intervention guidelines to pediatric trauma centers. *Journal of Trauma & Acute Care Surgery, 75*(4), S301–S307.

Melnyk, B. M., & Fineout-Overholt, E. (2015). *Evidence-based practice in nursing and healthcare: A guide to best practice* (3rd ed.). Philadelphia, PA: Lippincott, Williams, & Wilkins.

Melnyk, B. M., Fineout-Overholt, E., Giggleman, M., & Choy, K. (2017). A test of the ARCC© Model improves implementation of evidence-based practice, healthcare culture, and patient outcomes. *Worldviews on Evidence-Based Nursing, 14*(1), 5–9.

Melnyk, B. M., Gallagher-Ford, E., & Fineout-Overholt. E. (2017). *Implementing evidence-based practice competencies in healthcare: A practical guide for improving quality, safety, & outcomes*. Indianapolis, IN: Sigma Theta Tau International.

Melnyk, B. A., Gallagher-Ford, L., Thomas, B. K., Troseth, M., Wyngarden, K., & Szalacha, L. (2016). A study of chief nurse executives indicates low prioritization of evidence-based practice and shortcomings in hospital performance metrics across the United States. *Worldview on Evidence-Based Nursing, 13*(1), 6–14.

Moher, D., Liberati, A., Tetzlaff, J., Altman, D. G., & PRISMA Group. (2009). *Preferred Reporting Items for Systematic Reviews and Meta-Analyses: The PRISMA Statement*. Retrieved July 19, 2017, from http://www.prisma-statement.org.

Moorhead, S., Johnson, M., Maas, M. L., & Swanson, E. (2013). *Nursing outcomes classification (NOC): Measurement of health outcomes* (5th ed.). St. Louis, MO: Elsevier.

Moore, Z. (2012). Meta-analysis in context. *Journal of Clinical Nursing, 21*(19/20), 2798–2807.

National Guideline Clearinghouse (NGC). (2017a). *AHRQ's National Guideline Clearinghouse: Public resource for summaries of evidence-based clinical practice guidelines*. Retrieved December 17, 2017, from https://www.guideline.gov/.

National Guideline Clearinghouse (NGC). (2017b). *National Guideline Clearinghouse: Guideline syntheses*. Retrieved December 19, 2017, from https://www.guideline.gov/syntheses/index.

National Institutes of Health (NIH). (2017). *NIH: National Center for Advancing Translational Science*. Retrieved December 30, 2017, from https://ncats.nih.gov/translation.

National Institutes of Health (NIH). (2003). *Seventh Report of the Joint National Committee on Prevention,*

Detection, Evaluation, and Treatment of High Blood Pressure (JNC 7). Retrieved March 18, 2018, from www.nhlbi.nih.gov/files/docs/guidelines/phycard.pdf.

Nicoll, L. H., & Hesby, A. (2002). Intramuscular injections: An integrative research review and guideline for evidence-based practice. *Applied Nursing Research, 16*(2), 149–162.

Ogston-Tuck, S. (2014). Intramuscular injection technique: An evidence-based approach. *Nursing Standard, 29*(4), 52–59.

Pappas, D., & Williams, I. (2011). Grey literature: Its emerging importance. *Journal of Hospital Librarianship, 11*(3), 228–234.

Quality and Safety Education for Nurses (QSEN). (2017). *Pre-licensure knowledge, skills, and attitudes (KSAs)* Retrieved December 23, 2017, from http://qsen.org/competencies/pre-licensure-ksas/.

Sandelowski, M., & Barroso, J. (2007). *Handbook for synthesizing qualitative research*. New York, NY: Springer.

Schumacher, B., Askew, M., & Otten, K. (2013). Development of a pressure ulcer trigger tool for the neonatal population. *Journal of Wound, Ostomy, and Continence Nursing, 40*(1), 46–50.

Setia, M. S. (2016). Methodology series module 6: Systematic reviews and meta-analysis. *Indian Journal of Dermatology, 61*(6), 602–607.

Sherwood, G., & Barnsteiner, J. (2017). *Quality and safety in nursing: A competency approach to improving outcomes* (2nd ed.). Ames, IA: Wiley-Blackwell.

Sisson, H. (2015). Aspirating during the intramuscular injection procedure: A systematic literature review. *Journal of Clinical Nursing, 24*(17/18), 2368–2375.

Stetler, C. B. (2001). Updating the Stetler model of research utilization to facilitate evidence-based practice. *Nursing Outlook, 49*(6), 272–279.

Straus, S. E., Glasziou, P., Richardson, W. S., Rosenberg, W., & Haynes, R. B. (2011). *Evidence-based medicine: How to practice and teach EBM* (5th ed.). Edinburgh, Scotland: Churchill Livingstone Elsevier.

Straka, K. L., Brandt, P., & Brytus, J. (2013). Brief report: Creating a culture of evidence-based practice and nursing research in a pediatric hospital. *Journal of Pediatric Nursing, 28*(4), 374–378.

Stringer, P. M. (2010). Sciatic nerve injury from intramuscular injections: A persistent and global problem. *International Journal of Clinical Practice, 64*(11), 1573–1579.

The Joint Commission. (2017). *About The Joint Commission*. Retrieved December 17, 2017, from https://www.jointcommission.org/about_us/about_the_joint_commission_main.aspx.

Thomas, C. M., Mraz, M., & Rajcan, L. (2016). Blood aspiration during IM injection. *Clinical Nursing Research, 25*(5), 549–559.

Titler, M. G. (2004). Overview of the U.S. invitational conference "Advancing Quality Care Through Translation Research." *Worldviews on Evidence-Based Nursing, 1*(1), S1–S5.

Tong, A., Flemming, K., McInnes, E., Oliver, S.,

& Craig, J. (2012). Enhancing transparency in reporting the synthesis of qualitative research: ENTREQ. *BMC Medical Research Methodology, 12*(181), 1–8.

Turlik, M. (2010). Evaluating the results of a systematic review/meta-analysis. *Podiatry Management, 29*(1), 193–198.

Walsh, D., & Downe, S. (2005). Meta-synthesis method for qualitative research: A literature review. *Journal of Advanced Nursing, 50*(2), 204–211.

Warren, J. I., McLaughin, M., Bardsley, J., Eich, J., Esche, C. A., Kropkowski, L., & Risch, S. (2016). The strengths and challenges of implementing EBP in healthcare systems. *Worldviews on Evidence-Based Nursing, 13*(1), 15–24.

Westra, B. L., Latimer, G. E., Matney, S. A., Park, J. I., Sensmeier, J., Simpson, R. L., et al. (2015). A national action plan for sharable and comparable nursing data to support practice and translation research for transforming health care. *Journal of American Medical Informatics Association, 22*(3), 600–607.

Whittemore, R., Chao, A., Jang, M., Minges, K. E., & Park, C. (2014). Methods for knowledge synthesis: An overview. *Heart & Lung, 43*(5), 453–461.

Wynaden, D., Tohotoa, J., Omari, O. A., Happell, B., Heslop, K., Barr, L., & Sourinathan, V. (2015). Administering intramuscular injections: How does research translate into practice over time in the mental health setting? *Nurse Education Today, 35*(1), 620–624.

第十四章

其他护理研究方法介绍：混合方法和结局研究

Susan K. Grove and Jennifer R. Gray

学习目标

完成本章学习后应能够：

1. 确定混合方法研究中的量性方法和质性方法。
2. 描述并行聚合、探索性序列、解释性序列等混合方法设计。
3. 阐述开展混合方法研究的独特挑战。
4. 批判性评价混合方法研究。
5. 阐释结局研究的理论基础。
6. 探讨护理结局研究的历史。
7. 描述结局研究在确定护理对健康结局影响方面的作用。
8. 区别结局研究与护士开展的其他类型研究。
9. 明确已发表的结局研究中采用的方法。
10. 批判性评价结局研究。

　　本章介绍了混合方法研究和结局研究的方法。在过去10年里，这些类型的研究在护理学中开展得更加频繁，你可以在文献中找到关于这些类型的研究报告。本章还提供了批判性评价混合方法研究和结局研究的背景。第一部分重点介绍了混合方法研究，然后对结局研究进行了讨论。

混合方法研究和设计

　　临床问题及其相关研究问题往往是复杂和多维的。一些研究人员在同一项研究中采用量性和质性方法研究了这些复杂的问题，这种方式称为混合方法研究（mixed-methods research）（Creswell，2014，2015；Leavy，2017）。混合方法研究使研究人员能够利用数据和文字的优势来回答研究问题的不同组成部分或阶段（Creswell，2015）。在本节，你将了解混合方法研究的哲学基础、混合方法研究采用的不同设计、混合方法研究的挑战，以及如何批判性评价这些研究。

混合方法研究设计的哲学基础

混合方法研究的哲学基础既不是量性研究人员的客观后实证主义观点，也不是质性研究人员的主观建构主义观点。采用混合方法设计的研究人员已经将实证主义和建构主义的二分法换成了实用主义的中间立场（Yardley & Bishop，2015）。就我们的目的而言，实用主义是一种哲学，它专注于通过任何适合问题的方法来解决问题（Leavy，2017）。实用主义者希望获得他们认为解决问题所需的信息。例如，诊所的一位护理管理者很担心，因为患者错过了后续预约。这位管理者与研究人员合作，他们共同计划进行一项混合方法研究，以描述遵守诊所预约的促进因素和阻碍因素。他们计划对患者进行焦点小组访谈（质性资料），并发放退出预约原因的调查问卷（量性资料），以加深对遵守诊所预约促进因素的理解。之所以选择混合方法设计，是因为他们的目标是获得提高预约率所需的信息，这一目标与实证方法一致（Bishop，2015）。通过混合方法设计，研究人员能够采用一种方法的优势来补偿另一种方法的局限性（Creswell，2015）。从更积极的角度来说，混合方法研究能够使每种方法的优势与另一种方法的优势以互补的方式相互作用（Leavy，2017）。

混合方法设计概述

在阅读有关混合方法研究的文章时，你可以回答以下几个问题，它们将帮助你明确设计类型：

1. 研究的两个组成部分，即量性和质性，是同时实施还是按序实施？
2. 如果一个部分在另一个部分之前（序贯设计），哪个部分先实施？
3. 研究人员如何联系或解释一个部分的发现与另一个部分的发现？

这3个问题在图14-1中显示为决策树。这些决策可能会导向广泛的混合方法设计。混合方法设计已经以多种方式进行了描述和分类。本章重点将放在护理和健康研究中常用的3种设计上，它们与克雷斯韦尔（Creswell）（2015）的3种基本设计一致：①并行聚合策略；②探索性序贯策略；③解释性序贯策略。本章介绍了这3种混合方法的描述、图表和范例研究，以加深你对这些设计的理解。

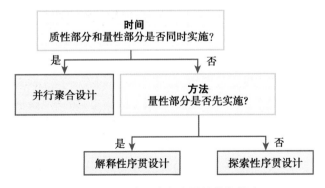

图 14-1　明确混合方法设计的演算法

并行聚合策略

当研究人员希望采用量性和质性方法尝试通过同一总体的单个样本或两个样本来确认、交叉验证或证实研究发现时，可选择并行聚合策略（Leavy，2017）。这种设计也可称为平行设计,因为量性研究和质性研究的资料收集过程同时进行。该策略通常在数据分析之后和解释阶段对两种方法的结果进行整合。当质性和量性方法产生相同的发现时,我们称之为趋同,这加强了证据。当研究的两个部分的发现不同时,研究人员能够利用不同的发现提供对问题的更广泛描述(图 14-2)。

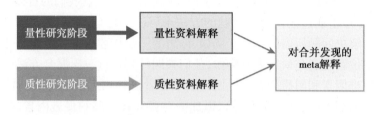

图 14-2   并行聚合混合方法

海格斯特罗姆(Hagstrom)(2017)对儿科重症监护室(PICU)患儿的父母进行了一项为期 1 周以上关于家庭压力的并行聚合混合方法研究。她清楚地指出研究问题是“当他们的孩子在重症监护室(ICU)的停留时间延长时,人们对患儿的家庭如何经历压力知之甚少”(p. 33)。研究人员基于临床经验,开发了一个涉及两个世界的复杂生态模型,并且将文献作为研究的概念框架。该框架由多个因素组成,当一个孩子住院时,这些因素会影响家庭中的父母和其他孩子,这些因素有助于指导访谈问题。她采访了 9 位家长,这些家长代表了 8 个家庭。

海格斯特罗姆(2017)承认,她强调了研究的质性部分,利用量性研究的发现丰富了对家庭压力的描述,并将量化的压力和对压力的口头描述进行了比较。质性资料通过访谈收集,随后完成了两个量性研究的评价工具,即《家庭生活事件问卷》和《家庭系统压力-强度问卷》。访谈结束后,参与者完成了这些问卷,研究人员还鼓励参与者在完成问卷时谈论回答问卷的原因。研究人员与参与者的整个互动过程被录音,并转录以供分析(Hagstrom,2017)。虽然先进行了访谈,但在量性研究阶段之前没有对问卷进行分析,两种类型的资料都在一次访谈会议中收集,这与同时进行的设计一致。

由于样本量小,对量性资料的分析仅报道了频率和描述性统计。通过人口统计学资料,根据家庭的发展阶段,以及基于最年长孩子的年龄,研究人员对家庭进行了分类。这一分类使研究人员能够将每个家庭的压力得分与同一发展阶段家庭的全国常模进行比较(Hagstrom,2017)。在采用这种方法的情况下,只有一个家庭表现为低压力家庭。一半的家庭住在离医院约 80 公里(50 英里)或更远的地方,父母中有一人一直在医院。有一户人家住在约 1 930 公里(1 200 英里)外。其中一些孩子有很长的病史,如一个孩子之前有 21 次住院治疗史,另外有两个孩子是新生儿,在先天性心脏病手术后住进了 PICU。量性分析提供了有关家庭的事实,这些家庭为研究的质性阶段提供了社会背景。

质性分析揭示了 3 个主题,其中之一是分离。分离的主题由“分开”“不断拉扯”“家庭角色改变”“离开医院”和“在医院的兄弟姐妹”的代码组成。第二个主题为孩子的疾病和痛苦。孩子未来的健康威胁是父母压力的因素,与目前的疾病和痛苦有关。最后一个主题是不确定感,与接下来会发生的未知恐惧有关,因为父母描述了在 PICU 的“过山车之旅”。其中一个压力是,卫生保健提供者也不确定会发生什么,因为影响孩子病情进展和预后的因素有很多。尽管有预期的教育和指导,父母对孩子住院的不确定性感到毫无准备(Hagstrom,2017)。

海格斯特罗姆（2017，p. 35）将对量性和质性资料的综合分析描述为"在家庭内部和跨家庭进行比较，以评估它们之间的关系"。这项研究的优势之一是研究人员对严谨性的关注，包括描述决策的线索，抽样直至达到饱和，以及用于增加研究发现可信度的其他方法。另一个优势是将合并的研究发现与已发表的研究发现相结合。这项研究对护理知识的贡献是发现部分，尽管医疗团队提供了教育和支持，但父母对住院期间发生的事情感到毫无准备（Hagstrom，2017）。然而，我们注意到一个与保密有关的伦理问题。在这篇文章中，总结了每个家庭的人口统计学资料。例如，住在离医院约 1 930 公里（1 200 英里）的这户人家有一个 12 岁的糖尿病患儿，他因为器官移植而住在 PICU。每个家庭报告的独特资料组合可能会使护士和其他卫生保健专业人员在研究进行的环境中识别这些家庭。

探索性序贯策略

探索性序贯策略从收集和分析质性资料开始，之后再收集量性资料。这一策略通常被选择用于研究不明确的主题（Leavy，2017），第一阶段允许探索主题，以引导量性研究阶段。质性研究阶段的结果可用于设计量性研究阶段（图 14-3）。艾尔-亚蒂姆（Al-Yateem）、多彻蒂（Docherty）和罗西特（Rossiter）（2016）进行的研究就是这种情况。在研究第一阶段，他们访谈了 25 名患有囊性纤维化（CF）的青少年和年轻人，以便从这些患者中产生对优质护理的看法。采用内容分析法对访谈资料进行分析，研究人员确定了服务质量的 4 个决定性因素，第一个是"提供与囊性纤维化各方面相关的青少年友好信息"（Al-Yateem et al，2016，p. 259）。其余三个是："促进和鼓励独立的服务"，"以具有活力和反应能力的结构为特点的服务"，以及"在青少年具体健康问题上具有知识和技能的卫生保健专业人员"（pp. 258-259）。

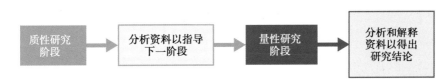

图 14-3   探索性序贯混合方法

质性研究发现被用来发展在量性研究阶段进行的问卷调查。服务质量的 4 个决定因素被转化为问卷条目。"每个建议的卫生保健服务决定因素在问卷上形成了一个单独的条目"（p. 257）。研究人员要求一个由 10 名专家组成的小组对这些条目的清晰度和相关性进行评分，内容效度高达 0.91（Waltz，Strickland，& Lenz，2017）。然后，根据访谈结果制订的 24 条目问卷被发放给更多的研究参与者，他们被要求对服务质量决定因素的重要性进行排序，以增强"研究结果的有效性和可转化性"（Al-Yateem et al，2016，p. 257）。

从囊性纤维化登记处招募了 113 名青少年和年轻人，完成了问卷调查，以确定条目的优先顺序。艾尔-亚蒂姆等人（2016）在研究问题更广泛地涉及患有任何慢性病的儿童和青少年的护理质量时，确定只包括患有囊性纤维化的参与者作为限制条件。研究人员还失望地指出，这些发现"与许多其他研究在卫生保健系统中验证青少年和年轻人经历的发现一致"（Al-Yateem et al，2016，p. 261）。与之前的研究发现相似，他们的研究发现强调了接受服务者需要告知服务需求。参与者表示，卫生保健专业人员似乎不了解"青少年发展的复杂性"（p. 263），也不了解专业人员的"计划和检查表……与青少年患者的实际需求不符"（p. 262）。

艾尔-亚蒂姆和团队（2016）明确确定了他们探索性序贯设计的两个阶段之间的关系，即确证和优先排序。研究报告了调查的内容效度，但没有提供信度的信息。该研究小组的重点不是开发一种用于研究目的的工具，而是理解人们对高质量卫生保健的看法。他们的目的是使用高质量服务的 4 个决定因素来改善对慢性病儿童的护理。对优质卫生保健决定性因素的全面描述，可以作为设计和评估青少年保健的标准。这项研究的主要局限性在于，问卷似乎只为研究使用而开发，在用于评估护理或验证干预效果之前，需要进行额外的检验。

研究人员已经确定了使用探索性序贯设计的其他原因。与艾尔-亚蒂姆等人（2016）人的研究不同，在此之前，这种混合方法经常被用来开发一种严格的量化研究工具，提供关于其心理测量学特性的初步信息，并为未来与其他样本一同应用做准备（Morgan，2014）。采用该设计的另一个原因是根据质性研究阶段的发现为量性研究阶段建立研究假设（Morgan，2014）。探索性序贯策略也可以在一个主题以前没有被研究过，并且研究人员想要引出参与者的无偏倚的观点时使用。令人担忧的是，量化工具的内容可能会影响参与者的反应。为了避免这种情况，首先收集和分析质性资料，然后再采用量性评价工具收集资料。

解释性序贯策略

当使用解释性序贯策略时，研究人员先收集和分析量性资料，再收集和分析质性资料来解释量性研究的发现（图 14-4）。对这一现象的质性探索有助于更全面地理解，并且非常适用于解释关系。

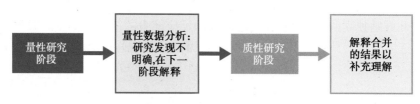

图 14-4　解释性序贯混合方法

兰兹（Lenz）和兰开斯特（Lancaster）（2017）选择了解释性序贯设计，以加强他们对强化门诊（IOP）心理治疗效果研究的有效性。这项干预措施专门为确诊创伤后应激障碍（PTSD）的创伤幸存者设计。当患者没有伤害自己或他人的意图，但需要传统门诊治疗以外的治疗时，强化门诊形式被认为是住院治疗的可行替代方案。基于多种疗法的环境和整合，研究人员可以获得接受过强化门诊形式治疗者的入院和出院资料，但缺乏建立对比组或对照组的资源。"……我们采用质性资料补充了对治疗效果的量性估计……"以确定"参与者对治疗的哪些方面具有帮助作用的看法"（Lenz & Lancaster，2017，p. 25）。

这项研究有 3 个问题。前两个问题涉及从入院到出院的心理健康症状，以及人际关系健康严重程度的变化幅度（Lenz & Lancaster，2017）。采用量性工具收集这些资料。第 3 个问题，"患者将哪些程序因素归因于观察到的变化"，使用来自焦点小组的资料进行了回答。采用扎根理论、编码和流程对来自焦点小组的资料进行分析（参见第三章）。扎根理论被选为质性方法，因为其目标是在该项目中"产生一个试探性理论，以解释患者体验中的共性"（Lenz & Lancaster，2017，p. 28）。

混合方法研究的样本包括 30 名女性和 18 名男性，平均年龄 43.48 岁。从入院到出院，量性研究结果显示了焦虑、抑郁、敌意、人际关系敏感和偏执有统计学意义的变化，效应量为中水平至高水平（Lenz & Lancaster，2017）。参与者还表示，他们与同龄人和社区的关系也发生了明显的变化。

质性资料的理论主题是自我重新融入,而不是患者报告的"在治疗开始时感到支离破碎,与他们的环境脱节"(Lenz & Lancaster,2017,p. 29)。他们所经历的变化归因于"提供了希望和治愈的多样化治疗环境"(p. 29)。在团体治疗期间,参与者遇到了其他"同样受到创伤打击"的人,这一共同点在团体中创造了凝聚力(p. 30)。有关日志之类的活动提供了宣泄途径,并帮助他们更好地理解已经经历并将继续经历的痛苦。这些疗法的结合使重新融入社会得以"随着患者找到解决他们既往问题的工具、意识和支持而有机地展开"(Lenz & Lancaster,2017,p. 31)。从量性研究阶段来看,研究发现是"参与者随着时间的推移在心理症状和人际关系健康方面表现出了有意义的变化";从质性研究阶段来看,研究发现是"人的改变和创伤恢复超出了对影响大小的解释"(Lenz & Lancaster,2017,p. 31)。

兰兹和兰开斯特(2017,p. 32)适当地结合了两种方法,以克服单组量性研究设计的一些限制,该设计不"允许与治疗实施相关的因果归因,从而可以推广到更大的总体……"他们承认,个体发展是对研究设计效度的威胁,因为参与者的症状可能会随着时间的推移而改善,并建议未来的设计增加组间比较。该设计的另一个局限性是没有产生关于治疗效果的可持续性信息,这一点可以通过在治疗后几个月进行后续评估来克服。

混合方法设计的挑战

合并量性和质性资料

研究必须仔细设计,以确保问题、目的、设计、资料收集和分析,以及对研究发现解释之间的一致性。混合方法研究的一致性可能特别具有挑战性,因为量性和质性方法是在不同的哲学基础上建立的。以实用主义作为压倒一切的哲学,研究的动机和期望的结局决定了整合混合方法研究资料的最佳方式(Morgan,2014)。整合每个组成部分的结果是关键步骤,在研究的发展过程中应该给予充分的考虑(Guetterman,Fetters,& Creswell,2015)。理想情况下,整合资料的计划是研究计划的一部分,可能包括在第一阶段研究发现的基础上,建立第二阶段的研究,扩大探索现象的视角,或者通过共同解释研究发现来加强支持。

一些采用混合方法设计的研究人员主张将质性阶段的资料转换为量性阶段生成的相同类型的资料,反之亦然。在做到这一点时,可以对质性代码进行计数,并将其转换为量性资料,或者将量性资料转换为概念性观点或主题(Leavy,2017)。其他研究人员系统地比较和对比了这项研究的每一个发现,以图表和数字展示这些关系(Creswell,2015;Guetterman et al,2015)。混合方法设计回答研究问题的能力取决于整合各组成部分资料的有效方法。

资源的使用

正如你可以从本章提供的例子中推测的那样,混合方法研究需要的时间可能超过单一方法研究所需的时间(Wisdom & Creswell,2013)。例如,一个研究小组收集了 4 年的资料,以实施一项混合方法研究(Goldman & Little,2015)。古德曼(Goldman)和利特尔(Little)对坦桑尼亚和乌干达马赛部落群体中妇女赋权的研究是严格的,包括质性研究阶段的个人访谈、小组访谈和民族志观察,以及量性研究阶段的调查数据。研究人员认为这项努力是值得的,并通过花费大量时间获得了开展研究的社区人群的接纳,确保了高质量的研究。在序贯设计中,必须完成第一阶段的资料收集和分析,以发展或修订第二阶段。额外的时间通常转化为寻求更多的资金支持(van Griensven,Moore,& Hall,2014)。

资金

寻求和获得资金是必要的，以确保研究的完成。由于并行设计的复杂性，需要更多的人员同时进行量性和质性研究的各个方面。理想情况下，研究团队由具有不同教育和经验背景的卫生专业人员组成（Creswell，2015）。当研究团队是多学科的时候，团队成员会带来不同的观点、技能和专业知识。团队成员可能会被分配到研究的特定方面，以便与他们的专业知识相匹配。在与多学科团队合作时，可能需要更多的时间来制订研究计划。由于哲学和信仰的不同，可能还需要更长的时间才能在研究目的、设计和方法方面达成一致。当混合方法研究由研究人员单独进行时，他们可能需要更多的资金，以便为他们不熟悉的方面聘请专业顾问。

混合方法设计的批判性评价

关于混合方法研究的质量评价标准共识已陆续公布（Creswell，2015）。普吕耶（Pluye）、加尼翁（Gagnon）、格里菲思（Griffiths）和约翰逊-拉弗勒（Johnson-Lafleur）（2009）发表了对文献的系统综述，以确定是否在评价混合方法设计的质量标准方面存在共识。美国国立卫生研究院（NIH）通过其开展的活动，与社会科学研究办公室共同组建了一个专家小组，以确定混合方法研究的最佳实践（Creswell，Klassen，Clark，& Smith，2011）。该小组的部分职责包括确定标准，以评价申请 NIH 资金的混合研究方法。对于本章，我们整合了各种来源的标准，从而形成了一套简明的混合方法研究的质量标准（表 14-1）。

表 14-1　混合方法研究的批判性评价标准：用于指导评价的问题	
标准	问题
重要性	1. 研究问题的相关性和重要性是否有令人信服的陈述？
专业性	2. 研究人员或研究团队是否具备严格执行研究所需的技能和经验？
	3. 是否记录了每个团队成员的贡献或专长？
合理性	4. 是否确定需要采用混合方法？
	5. 混合方法策略是否达到了一个或多个研究目的？
抽样	6. 样本是如何选择和招募的？
	7. 是否提供了为研究的每个组成部分选择样本的理由？
方法	8. 对于研究的量性和质性部分，是否详细描述了时间、资料收集和分析、解释和发现的整合？
	9. 是否描述了量性方法的信度和效度？
	10. 是否描述了质性方法的可信性、可靠性和可信度？
	11. 研究是否讨论了对人类受试者的保护问题？
研究发现	12. 量性和质性结果的整合是否以表格、图或矩阵的形式表示？
	13. 是否注意到研究的局限性？
	14. 研究发现是否与质性和量性资料的分析、解释和整合一致？
结论和意义	15. 结论和意义是否与研究发现一致？
对知识的贡献	16. 是否关注这项研究的重要益处？
	17. 研究对知识的贡献是否值得混合方法研究的时间和资源投入？

摘自 Creswell JW. Research design：Qualitative，quantitative，and mixed methods approaches. 4th ed. Los Angeles，CA：Sage，2014；Creswell JW. A concise introduction to mixed methods research. Los Angeles，CA：Sage，2015；and Creswell J，Klassen A，Clark V，et al. Best practices for mixed methods research in health sciences，2011. https：//www2. jabsom. hawaii. edu/native/docs/tsudocs/Best_Practices_for_Mixed_Methods_Research_Aug2011. pdf。

在量性和质性方法学知识的基础上，学习如何评判混合方法研究可以扩展你作为一名学者的能力。表14-1列出的质量标准为批判性评价混合方法研究提供了系统的依据。我们采用所提出的质量标准，以吉雷利（Giarelli）、德尼格里斯（Denigris）、费希尔（Fisher）、梅利（Maley）和诺兰（Nolan）（2016）进行的混合方法研究的批判性评价为例。

肿瘤科护士的工作相关压力（WRS）和同情疲劳是吉雷利等人（2016）感兴趣的研究性概念。这项研究是在血液肿瘤科的20名护士中进行的，"本研究探索了护士关于正性和负性体验的报告，寻找潜在可改变的因素，并可以转化为响应性预防计划，以提高护士的满意度"（Giarelli et al, 2016, p. E121）。进行这项混合方法研究的实际原因是为了制订一项计划，以减少或预防护士的工作压力反应和同情疲劳。

重要性

研究问题的重要性在一定程度上得到了确立。吉雷利等人（2016）指出，护士对工作的满意度将改善为患者提供的护理，但文中支持该说法的证据很少。背景部分包括已发表的关于倦怠、同情疲劳和工作相关压力的研究，并指出了一些相互矛盾的证据。研究人员确定，这些概念适用于各种环境下的卫生保健专业人员。

专业性

研究小组包括3名具有博士学位的教师，其中一名具有研究型博士学位，另一名具有护理实践博士（DNP）学位，第3名具有教育学博士学位。吉雷利博士之前未发表过关于护士工作压力和满意度的文章，但在同一种期刊发表了多篇关于癌症基因方面的文章。她还以个人和团队成员的身份在自闭症谱系障碍领域发表了大量文章。她发表过量性和质性研究，但未发现混合方法的研究。吉雷利博士是研究小组的一位经验丰富的领导。费希尔博士具有采用混合方法的经验，并发表了大量的研究论文。其余团队成员包括一名肿瘤科的诊所管理者和一名担任研究助理的护生（Giarelli et al, 2016）。诊所管理者德尼格里斯女士发表了两篇与肿瘤护理相关的文章。德尼格里斯与吉雷利共同将研究问题和研究设计概念化，这可能表明了对工作单位护士的同情疲劳的关注。这个研究团队是一支经验丰富的团队。每个成员的贡献都被清楚地记录下来，并适合每一位成员的教育背景。

合理性

这一标准解决了设计是否适合研究目的的问题，首先是研究人员确定需要采用混合方法。这项研究的目的是"明确影响护士感知的职业生活质量和同情疲劳（CF）的危险因素"（Giarelli et al, 2016, p. E121）。研究人员支持采用混合方法设计的必要性，并指出了这一现象的复杂性和个体特征。吉雷利等人（2016）还评价了他们回顾的文献，指出了相互矛盾的研究发现和小样本量。他们的观点是，同时收集量性和质性资料将引导对这一现象的更全面描述，并支持制订预防方案（Giarelli et al, 2016）。他们的结论是，同情疲劳的持续问题表明，需要"扩大理解，以高度个体化的方式探索预防性策略，让护士参与到考虑自身同情疲劳的风险并征求建议的过程中来"（Giarelli et al, 2016, p. E123）。

抽样

这项研究在一家医院的一个病区进行，该病区由50名注册护士组成，他们轮班工作12小时。有20名护士自愿参加这项研究。量性和质性资料收集的样本相同。病区管理者通过发布公告从其工作的单位招募样本。当护士表示感兴趣时，管理者征得知情同意，并提供了研究工具。将病区管理者纳入团队可能会对护士是否选择参与研究产生积极或消极的影响。样本中的护士能够提供回答研究问题所需的资料。

方法

研究人员将他们的研究标记为描述性混合方法设计。依据图 14-1 的问题，该研究符合并行聚合设计的条件（Giarelli et al，2016）。研究人员采用了心理测量学方面的合理的研究工具，这与量性研究相关的逻辑实证主义哲学一致。在以往的研究中，这些工具的信度和效度均有报道。采用面对面和电话访谈收集护士个人对工作压力和同情疲劳的质性描述，这与建构主义一致。实用主义是这项研究的主要哲学基础，它指导了访谈问题的拟定，这些问题引出了关于预防方法的建议。

大多数资料收集程序有充分的细节描述。如上所述，作者提供了量化工具的心理测量学特征，特别是访谈的问题（Giarelli et al，2016）。对数据分析过程进行了描述，但该样本未报告工具的信度评估。这份报告缺乏评判质性和量性研究部分资料的解释和整合方式的详细信息。研究人员在文本中描述了量性和质性结果的一致性和不一致性，但很难跟踪和链接到支持性资料。采用直观的展示或表格显示量性和质性研究发现的整合将会非常有帮助。表 14-2 是根据这项研究的结果制订的，以表明研究发现的可能整合方法。

表 14-2　肿瘤科护士工作压力和同情疲劳的混合方法量性和质性研究发现的可视化展示			
变量或概念	工具		总结
	量性研究发现	质性研究发现	
个人生活压力	IES：14 例无～轻度影响，6 例因工作压力引起高度影响，19 例与应激相关症状有无～轻度影响 LES：14 例为低～中度风险，6 例为压力影响健康的高风险	11 人表示他们的工作有价值和成就感；只有 3 人表示工作压力影响了家庭生活 几乎所有人都没有工作压力影响家庭的症状	混合方法；量性资料表明压力更大，而质性资料表明工作满意度更高
职业生活质量	ProQOL：10 人的同情满意度较高；14 人的职业倦怠程度较低。无护士报告同情满意度低、职业倦怠程度高和 STS	工作场所压力的来源包括沟通障碍、工作环境结构和护理驱动因素，如要求苛刻的家庭；75% 的护士预计 5 年后仍在肿瘤科工作	混合方法；质性资料显示工作压力较大，但仍对工作感到满意

IES：事件影响量表；*LES*：生活事件量表；*ProQOL*：职业生活质量量表；*STS*：继发性创伤压力。

在这项研究中，对人类受试者的保护是明确的。吉雷利等人（2016）获得了大学机构审查委员会（IRB）和研究实施单位 IRB 的批准。将识别信息与工具的编码数据分开，保护了量性资料的匿名性。由研究小组以外的成员进行访谈，录音带或文字记录上没有名字，保护了质性资料的机密性。

量性方法适用于描述性非干预研究。开展了质性研究以支持研究发现的可信性、可靠性和可信度，如确保访谈记录的准确性（Giarelli et al，2016）。研究人员通过同行汇报就访谈中的主题达成了共识。与会者的引述被纳入发表的报告中，作为支持这些主题的证据。

研究发现

缺乏表格或图展示来自量性和质性设计组成部分结果的整合，会使结果的整合变得不清楚。研究人员确定的局限性包括性别、种族和民族样本的同质性，以及 12 小时轮班对工作相关压力的未知影响。其他局限性包括护士的自我选择，单位管理者参与招募，以及量性研究部分的样本量较小。吉雷利等人（2016）指出，研究参与者报告的工作相关压力和同情疲劳最小。一种可能的解释是，病区的一些护士选择不参与，因为更高程度的压力和疲劳会导致缺乏情感力量。

结论和意义

吉雷利等人（2016）人的结论是，这项研究支持工作相关压力和同情疲劳的社会性质。因此，在实施职业倦怠预防计划之前，需要在特定环境中对单位、机构和人际因素进行评估。基于研究的局限性和有效性的威胁，研究人员的结论和对护理的意义是合理和谨慎的。

对知识的贡献

时间、资金和精力的投入为一个特定的病区提供了有用的信息，这些病区有身体和心理脆弱的高敏患者（Giarelli et al，2016）。由于对工作倦怠和同情疲劳影响因素的特殊性得出的结论，使得研究发现的外推性受限。研究人员没有确定这项研究最重要的益处是什么，这可能为护士提供了一个机会来表达他们的工作相关压力，并建议了预防同情疲劳和倦怠的个人和病区策略。

结局研究

结局研究（outcomes research）是一种严格的科学方法，侧重于患者护理的最终结果。更具体地说，结局研究关注卫生保健干预和卫生服务的有效性（Doran，2011；Kane & Radosevich，2011）。在护理背景下，结局研究的重点是患者的健康状况如何因接受的护理或提供的护理服务而得到改变（Moorhead，Johnson，Maas，& Swanson，2013）。根据卫生保健研究和质量机构（AHRQ）的说法，进行结局研究是为了了解特定卫生保健实践和干预的最终结果，包括人们经历和关心的影响，如他们的功能和能力的改变。特别是对于患有慢性病的人来说，他们并不总是有可能治愈的，最终结果还会包括生活质量、功能、症状管理和死亡率。通过将人们接受的护理与他们所经历的结局联系起来，结局研究已成为监测和提高护理质量关键的更好方法（AHRQ，2017a）。

推动结局研究的动力主要来自政策制订者、保险公司和大众。他们根据卫生保健系统的经济效率支付卫生保健费用，特别是公共卫生部门。因此，对记录干预措施、证明护理成本合理并证明患者预后改善资料的需求不断增长。在这方面，由于美国对患者护理质量的关注，对护理敏感的结局已经成为一个越来越受关注的问题（Moorhead et al，2013）。因为护士处于提供护理的第一线，对患者结局的专业责任需求要求我们能够识别和记录受护理影响的结局。

结局研究的第一部分阐述了该研究的理论基础，介绍了明确结局的新兴努力的简史，解释了为检验护理实践而设计的结局研究的重要性，并强调了在结局研究中采用的方法。结局研究部分最后介绍了用于批判性评价结局研究的指南。本章描述的结局研究转化和方法是一个全球性现象（AHRQ，2017a；Kenner，2017）。

结局研究与本教材涉及的其他类型研究有很大不同。结局研究在设计、总体、环境和数据分析方面更加复杂,从事这些研究的人员通常来自多种学科,如经济学和公共卫生学,以及护理学。这些研究采用了一种独特的理论框架来关注健康结局。为了与结局研究的跨专业视角保持一致,本章采用了来自不同学科的广泛文献基础来扩展内容。

结局研究的理论基础

理论家阿维迪斯·多纳贝迪安(Avedis Donabedian)(1978,1980,1987)提出了优质护理理论,并介绍了评价过程。这一理论仍然是结局研究的主导框架。此后,关于结局的其他理论已经发展起来,但我们将把讨论限制在多纳贝迪安的理论上。尽管质量是多纳贝迪安理论压倒一切的结构,但他自己从未真正定义过这个概念(Mark,1995)。世界卫生组织(WHO;2017)将护理质量(quality of care)定义为向个体和群体提供护理服务以改善预期健康结局,并与当前专业知识保持一致的程度。

多纳贝迪安(1987)采用立方体表示了他的理论中的关键概念和关系。图14-5所示的立方体有助于解释优质护理的要素。立方体的3个维度是健康、护理对象和护理提供者。立方体还融合了健康诸多方面中的3个方面——躯体功能、心理功能和社会功能。多纳贝迪安(1987,p.4)提出,"我们对健康的概念和对健康责任的定义方式,从根本上改变了质量的概念,并因此改变了我们用来评估和保证护理质量的方法"。

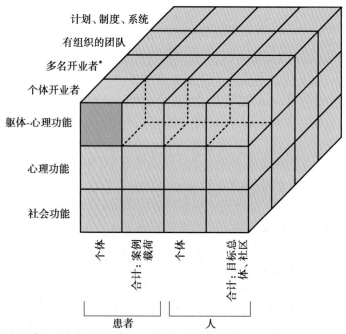

图14-5　将关注度和关注范围作为质量定义中的因素[摘自 Donabedian A. Some basic issues in evaluating the quality of health care. In L. T. Rinke (Ed.). Outcome measures in home care. vol. 1. New York,NY:National League for Nursing,1987:3-28]

多纳贝迪安(1987,2005)确定了评价质量的3个重点——结构(如护理病区、医院、家庭健康机构)、过程(如何提供护理,如执业方式或护理标准)和结局(护理的最终结果)。本章将分别讨论这些概念。一项完整的优质结局研究需要同时包含这 3 方面内容，并明确它们之间的关系。然而，研究人员在实现这一理论目标方面收效甚微。为明确这 3 个概念而设计的研究需要足够大的不同结构的样本，每个样本都要比较不同的过程，并需要有经历过这些过程和结局的大样本研究参与者。实现这一目标所需的资金和合作尚未实现；然而，有一些护理研究的例子已经明确了结构、过程和/或结局的两个或多个方面。来自美国的护士（Kutney-Lee，Sloane，& Aiken，2013；Rosenfeld & Glassman，2016；Staggs，Olds，Cramer，& Shorr，2017）和其他国家的护士（Bakker et al，2011；Oh，Park，Yin，Piao，& Lee，2014）开展的大量研究探索了护理服务、护理干预和患者预后之间的关系。护理干预体现了护士提供的护理。跌倒风险评估和压力性溃疡风险评估是护理干预的例子。护理服务是指护理活动的组织和管理的基本概念。已研究的护理服务变量包括护士的技能组合和配置；人员配备水平；分配模式（如初级护理、职能分配、团队护理）；轮班模式；护理教育、经验和专业知识水平；全职护士与兼职护士的比例；中心和病区可获得的护理领导的水平和类型；护士之间以及护士和医生之间的凝聚力和沟通；对具备拟定诊断的患者采用临床护理地图；以及这些因素之间的相互关系（Kane & Radosevich，2011；Moorhead et al，2013）。

护理敏感性结局

护理敏感性患者结局（nursing-sensitive patient outcome，NSPO）被认为是敏感的，因为它们受到护理决策和行为的影响。它可能不是由护理引起，但与护理有关。在各种情况下，"护理"可能是个别护士；工作组的护士；护理实践的方法；以及决定护士人数、工资、护士教育水平、护士分配、护士工作量、护士管理，以及与护士和护理实践有关政策的护理单位或机构。它甚至可能包括护理单元的架构。无论是何种形式，护理活动都会对结局产生影响，即使其他卫生保健专业人员的行为、组织因素以及患者的特征和行为往往也会影响结局。你能想到哪些患者的结局可能是护理敏感性结局？表 14-3 总结了护理敏感性结局的例子及其定义（Doran，2011；Moorhead et al，2013）。

表 14-3　护理敏感性患者结局及其定义	
结局概念	定义
功能状态	功能状态是一个多维结构，至少由行为（如日常生活活动的表现）、心理（如情绪）、认知（如注意力、集中力）和社会（如与角色相关的活动）组成（Doran，2011；Moorhead et al，2013）
自我护理	自我护理行为是指个体在一定时间范围内，为维持生命、健康的功能、持续的个人发展和幸福而发起和执行的行动或活动实践（Moorhead et al，2013；Orem，2001；Sidani，2011a）
症状	"症状是指：①反映一个人的生物心理社会功能变化的感觉或经历；②患者对身体、情绪或认知状态异常的感知；③患者所感受到的正常功能变化的感知指标，或④反映个体生物心理社会功能、感觉或认知变化的主观体验"（Sidani，2011b，p. 132）
疼痛	疼痛的定义是"观察到或报告的对身体疼痛的不良认知和情绪反应的严重程度"（Moorhead et al，2013，p. 389）

表 14-3   护理敏感性患者结局及其定义（续）

结局概念	定义
不良结局	不良结局被定义为由医疗管理或并发症造成的伤害性后果，而不是由潜在疾病本身造成的后果，通常包括长期健康护理，由此导致的残疾或出院时的死亡（Doran，2011）
心理痛苦	心理痛苦被定义为"一个人在不得不应对令人不安、令人沮丧或被认为有害或威胁的情况时所感受到的情绪状况"（Lazarus & Folkman's work，as cited in Howell，2011，p. 289）
患者对护理的满意度	患者"对护理结局的满意度描述了个体对所提供的卫生保健的质量和充分性的看法"（Moorhead et al，2013，p. 49）
死亡率	死亡，在其最简单的意义上反映了死去。"将死亡作为护理质量结局进行研究时，会明确特定患者样本或总体的死亡率"（Tourangeau，2011，p. 411）
卫生保健利用率	"卫生保健利用率可视为患者在试图保持或恢复一定水平的健康状态时使用的服务总和，以及这些服务的成本"（Clarke，2011，p. 441）

图 14-6 的护理角色效能模型用来指导与护理敏感性结局相关的概念和研究。这也为系统回顾"护理敏感性结局测量的科学现状"（Doran，2011，p. 15）提供了理论基础。欧文（Irvine）、西达尼（Sidani）和霍尔（Hall）（1998）采用了多纳贝迪安（1987）的质量理论来开发护理角色效能模型。该模型有 3 个主要组成部分：结构、过程（护士的角色）以及患者和健康结局。

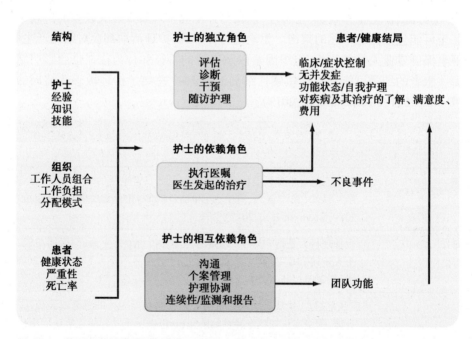

图 14-6　护理角色效能模型［摘自 Irvine D，Sidani S，& Hall LM. Linking outcomes to nurse's roles in health care. Nursing Economic，1998，16（2）：58-64］

结局的结构（structure in outcome）有 3 个组成部分——护士、组织和患者。影响护理质量的护士因素包括经验水平、知识水平和技能水平。影响护理质量的组织因素包括人员组合、工作量和分配模式。可能影响护理质量和结局的患者特征包括健康状况、疾病严重程度和发病率。

该过程包括护士在结局中的角色(nurse's role in outcome),含有 3 个组成部分:护士的独立角色功能、护士的依赖角色功能和护士的相互依赖角色功能。护士的独立角色功能(nurse's independent role functions)包括评估、诊断、护士主动干预和随访护理。独立角色的患者和健康结局是临床和症状控制、无并发症、功能状态和自我护理、对疾病及其治疗的了解、满意度和费用(图 14-7)。护士的依赖角色功能(nurse's dependent role functions)包括执行医嘱和医生发起的治疗。正是相关的角色功能会导致不良事件(如感染、卒中或肾衰竭)的患者和健康结局。护士的相互依赖角色功能(nurse's interdependent role functions)包括沟通、个案管理、护理的协调和连续性、监测和报告。相互依赖的角色功能可引导团队运作,并影响独立角色的患

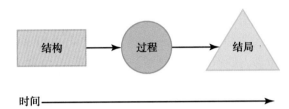

图 14-7　多纳贝迪安的侧重于结构、过程和结局的质量理论(摘自 Donabedian A. An introduction to quality assurance in health care. Oxford, UK:Oxford University Press,2003.)

者和健康结局。患者和健康结局显然交织在整个护理环境中(Irvine et al,1998)。

结局来源和效果监测

弗洛伦斯·南丁格尔(Florence Nightingale)被认为是第一个收集资料以确定护理对高质量照护的贡献,并对患者结局进行研究的护士(Magnello,2010)。然而,直到 20 世纪 70 年代末,系统收集资料以评估更现代化结局的努力才开始在美国获得广泛关注。当时,对护理质量的担忧推动了“通用小型健康数据库(Universal Minimum Health Data Set)”的开发,随后不久又推出了“通用医院出院数据库(Uniform Hospital Discharge Data Set)”(Kleib,Sales,Doran,Mallette,& White,2011)。这些数据库通过规定要收集的资料要素,促进了卫生保健组织之间资料收集的一致性。然后,将汇总的资料用于评估医院的护理质量,并提供出院患者的信息。然而,这些数据库不包括关于在医院向患者提供护理的信息(Kleib et al,2011)。如果没有这些信息,就无法显现护理对患者、组织和系统结局的贡献。美国和世界其他国家的护理小型数据库的发展解决了信息中的这一主要空缺。

结局研究的美国倡议

目前,在美国和其他国家,有许多国家结局倡议的重点是开发测量和报告患者健康结局的方法。这里讨论了美国的一些国家结局倡议,以提供一个概述,从卫生保健研究和质量机构的工作开始,然后集中在美国护理结局倡议的例子上。这些举措正在为结局研究铺平道路,它们开发了测量患者结局的工具和方法,并建立了作为结局研究资料来源的大型数据库。

卫生保健研究和质量机构

卫生保健研究和质量机构(AHRQ)是美国卫生与公众服务部(DHHS)的一部分,支持旨在改善卫生保健结局和质量、降低医疗成本、处理患者安全和医疗差错,以及扩大获得有效

服务机会的研究。AHRQ 网站(http://www.ahrq.gov)是关于结局研究、资助机会和最近完成的研究(包括护理研究)结局的宝贵信息来源。AHRQ(2017b)的拨款公告侧重于"支持研究,以提高卫生保健的质量、有效性、可及性和效益"。

以患者为中心的结局研究

AHRQ 最新的倡议之一是比较有效性的研究。2009 年签署成为法律的美国复苏和再投资法案(Recovery Act)的资金,使 AHRQ 能够扩大其支持有效性对比研究的工作,包括加强有效的卫生保健计划。共有 33 亿元(约 4.73 亿美元)被指定用于资助 PCOR 研究所(PCO-RI)内以患者为中心的结局研究(patient-centered outcomes research,PCOR)。PCORI(2017)"通过产生和推广来自患者、护士和更广泛的卫生保健社区指导研究的高度完整的循证信息,帮助人们做出明智的卫生保健决策,并改善卫生保健服务的提供和结局"。AHRQ 的首要资助优先事项是通过支持 PCOR 的实施来提高卫生保健质量。AHRQ 拥有广泛的研究组合,几乎涉及卫生保健的方方面面,包括:

- 临床实践
- 护理的结局和有效性
- 循证实践(EBP)
- 优先人群的初级保健和护理
- 卫生保健质量
- 患者安全和医疗差错
- 组织和提供卫生保健资源的护理和使用
- 卫生保健费用和融资
- 卫生信息技术
- 知识转化

美国质量论坛

美国质量论坛(National Quality Forum,NQF)创建于 1999 年,是卫生保健绩效衡量的美国标准制订组织(NQF,2017a)。NQF 的自愿共识标准组合包括绩效衡量、严重的可报告事件和实践偏好(即安全实践)。有关 NQF 投资组合所包括措施的完整列表见 http://www.qualityforum.org/Measures_Reports_Tools.aspx。在 NQF 的投资组合中,大约 1/3 的衡量标准是对患者结局的测量,如死亡率、再入院、健康功能、抑郁和护理经验。NQF 在其绩效衡量组合中包括多项护理敏感性措施。美国护士协会(ANA)根据美国护理质量指标数据库(见下文)提交的报告包括:

- 护士技能组合
- 每天护理小时数
- 导管相关尿路感染率
- 中心静脉导管相关血流感染率
- 跌倒和伤亡率
- 医院和病房获得性压力性溃疡发生率
- 护士流失率
- 注册护士实践环境规模
- 呼吸机相关肺炎发生率

这些指标是首个衡量急诊护理院护理敏感性结局的美国标准绩效指标，旨在评估医疗质量、患者安全以及专业和安全的工作环境。尽管大多数正在采用的措施都集中在未能达到的预期标准上，但 NQF 认为，质量既关乎避免负面结果，也关乎影响积极结果。因此，NQF 目前正在制订美国标准，根据患者的感受评估医疗质量。它指出，"美国质量评估项目通常根据改善的临床过程来衡量和鼓励实践，如再次住院或感染率。虽然这类信息对临床医生很重要和有用，但它并不总是能够考虑到对接受护理的患者和患者家属最重要的是什么，如对长期症状的管理或进行日常活动的能力"（NQF，2017b）。

美国护理质量指标数据库

1994 年，ANA 与美国护理学会优质医疗专家小组合作，启动了一项计划，以确定优质护理实践的指标，并在全美范围内采用这些指标收集和分析资料（Mitchell, Ferketich, & Jennings, 1998）。目标是确定和/或发展护理敏感性优质措施。多纳贝迪安的理论被用作该项目的框架。总而言之，这些指标被称为 ANA 护理报告卡（nursing care report card），它可以促进基准或设定理想的标准，以便对医院的护理质量进行比较。

1998 年，ANA 提供资金开发了一个国家数据库，以保存采用护理敏感的质量指标收集的资料。这构成了美国护理质量指标数据库（NDNQI, 2017; Montalvo, 2007）。由于加入 NDNQI 符合磁性认证计划®的要求，因此，有 20% 的数据库成员参与了 NDNQI。理查兹（Richards）、拉萨特（Lasater）和麦克休（McHugh）（2017）目前的研究已经将磁性医院与更好的患者和护理结局联系起来。NDNQI（2017）提供了详细的资料收集指南，包括定义和决策指南。表 14-4 汇总了 NDNQI 护理敏感性指标。

表 14-4　美国护理质量指标数据库		
指标	亚指标	测量
1. 每位患者每日护理小时数[a,b]	a. 注册护士（RN） b. 执照实践护士（LPN）、执照职业护士（LVN） c. 无证辅助人员（UAP）	结构
2. 患者跌倒[a,b]		过程和结局
3. 患者跌倒并受伤[a,b]	a. 受伤程度	过程和结局
4. 儿科疼痛评估、干预、再评估周期		过程
5. 小儿外周静脉渗出率		结局
6. 压力性溃疡患病率	a. 社区获得性 b. 医院获得性 c. 病房获得性	过程和结局
7. 精神、躯体和性侵害率		结局
8. 约束发生率[b]		结局
9. 注册护士教育和认证		结构
10. 注册护士满意度调查选项[a,c]	a. 工作满意度量表 b. 简式工作满意度量表 c. 实践环境量表[b]	过程和结局

指标	亚指标	测量
表 14-4　美国护理质量指标数据库（续）		
11. 技能组合——ANA 和 NQF 提供的总护理时数的百分比[a,b]	a. RN b. LPN,LVN c. UAP d. 机构工作人员提供的护理总时数/%	结构
12. 护士自愿离职[b]		结构
13. 护士缺失率		结构
14. 医院感染		结局
a. 导尿管相关性尿路感染[b]		
b. 中心静脉导管相关性血流感染[a,b]		
c. 呼吸机相关性肺炎[b]		

ANA：美国护士协会。*NQF*：美国质量论坛。
[a]美国护士协会原创的护理敏感性指标。
[b]美国质量论坛认可的护理敏感性指标。
[c]注册护士调查每年一次，其他指标每季度一次。

目前参与研究护理敏感性结局的其他组织还包括加州护理结局合作联盟数据库（CAL-NOC，2017a）、美国医疗保险和补助服务中心（CMS）医院质量倡议、美国医院协会、美国医院联合会和联合委员会。

肿瘤护理学会

肿瘤护理学会（ONS，2017）是一个由超过 35 000 名注册护士和其他卫生保健提供者组成的专业组织，致力于在肿瘤护理中的患者护理、教育、研究和管理方面做到卓越水平。英国国家统计局在其网站（http://www. ons. org/ClinicalResources）开发了循证实践资源区，在专业护理组织中发挥了带头作用。该网站为护士提供了识别、批判性评价和应用证据解决临床问题的指南。英国国家统计局的网站还帮助护士制订循证实践计划，特别是高级实践护士，这些护士也帮助其他人制订循证实践计划。结局资源区域通过提供结局测量、资源卡和证据表，帮助护士为癌症患者实现期望的结局。

护理结局研究高级实践

证明高级实践护士（APN）在医疗系统中的价值一直是护理结局研究的重点，可能是因为当卫生保健组织在成本限制下进行重组或首次引入新的高级执业角色时，高级执业角色往往会受到威胁，临床护理专家（CNS）和护士从业者（NP）的角色就是如此。ANA 认可 4 种类型的 APN——认证注册护理麻醉师（CRNA）、认证护理助产士（CNM）、CNS 和 NP。研究 APN 需要确定在其护理过程中发生了什么。这种护理涉及从业者或患者内部，以及从业者和患者之间的一系列活动，并包括技术和人际因素。因此，APN 的护理过程是复杂、多样和个体化的。然而，清楚地描述在这一过程中发生了什么，对于全面理解 APN 如何影响结局至关重要。克兰佩尔（Kleinpell）（2013）的专著详细讨论了 NP、CNS、CRNA、CNM 和那些具有护理实践博士(DNP)学位人员的结局评估。

结局研究和护理实践

　　结局研究提供了丰富的机会，为护理实践建立了更坚实的科学基础。护理研究人员一直努力积极参与明确患者的护理结局。理想情况下，我们希望在一对一的护患关系中了解护理实践的结局；然而，在大多数情况下，护理效果是共享的，因为不止一名护士照顾患者。此外，护理管理者和护理行政人员对护士及护理实践环境具有控制力，这种控制影响了护士开展实践的自主性。因此，结局研究必须首先将重点放在护理是如何组织的，而不是护士做了什么。当这种情况发生时，我们可能会开始确定护士的行为如何影响患者的结局。

评价护理结局

　　本节描述了评价结局、结构变量和护理过程的方法。图 14-7 展示了影响护理结局的结构和过程的关系。结局研究的目标是评估多纳贝迪安的护理终点；然而，这一目标并不容易实现。多纳贝迪安(1987)的理论要求确定的结局必须与导致结局的过程清楚地联系在一起。研究人员需要定义这一过程，并证明与所选结局之间的因果联系是合理的。确定理想的护理结局需要在接受护理的人和提供护理的人之间进行对话。虽然护理提供者可能会描述什么是可以实现的，但护理接受者必须澄清什么是可取的。一个理想的结局解决了患者特别关心的问题，如长期症状或进行日常生活活动的能力。结局还必须与卫生专业人员、专业人员所属的卫生保健系统，以及社会目标相关。

　　结局取决于时间。有些结局可能在其形成过程中的很长一段时间内不明显，而另一些则可能会立即被发现(图 14-8)。有些结局是暂时性的，有些是永久性的。因此，必须明确选定结局的合理时间框架。

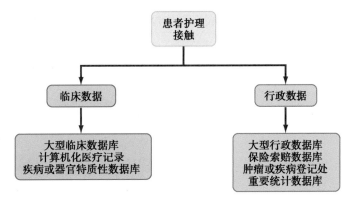

图 14-8　从患者护理接触中产生的数据库类型(Grove SK，Burns，N.，& Gray JR. The practice of nursing research：Appraisal，synthesis，and generation of evidence. 7th ed. St. Louis，MO：Elsevier Saunders，2013.)

　　评价结局的最后一个问题是确定归因。这需要为观察到的结局指定责任的位置和程度。卫生保健以外的许多因素可能会影响结局，必须采取预防措施，使除了卫生保健因素以外的所有重要因素保持不变,或者如果从结局研究中可以得出有效结论,就必须解释这些重要因素的影响。特别是必须考虑患者因素,如疾病的病理生理、治疗依从性、疾病的遗传易感性、年龄、使用资源的倾向、高危行为(如吸烟、不良饮食习惯、药物滥用)和生活方式。环境因素如空气质量、与吸烟有关的公共政策和职业危害必须包括在内。对结局的责任可以在卫生保健提供者、患者、雇主、保险公司、社区和政府机构之间分配。表 14-5 列出了结局研究的范例。

表 14-5　调查结构、过程和/或结局概念之间关系的研究	
年份	研究
2017	Richards MR, Lasater K, McHugh M. A race to the top? Competitive pressure and Magnet adoption among U. S. hospitals 1997-2012. Medical Care, 2017, 55(4):384-390
2017	Staggs VS, Olds DM, Cramer E, et al. Nursing skill mix, nurse staffing level, and physical restraint use in U. S. hospitals: A longitudinal study. Journal of General Internal Medicine, 2017, 32(1):35-41
2016	Min A, & Scott LD. Evaluating nursing hours per patient day as anurse staffing measure. Journal of Nursing Management, 2016, 24(4):439-448
2016	Rosenfeld P, & Glassman, K. The long-term effect of anurse residency program 2005-2012. Journal of Nursing Administration, 2016, 46(6):336-344
2015	Lasater KB, Sloane DM, & Aiken LH. Hospital employment of supplemental registered nurses and patients atisfaction with care. Journal of Nursing Care Quality, 2015, 45(3):145-151
2015	Zivin K, Yosef M, Miller EM, et al. Associations between depression and all-cause and cause-specific risk of death: A retrospective cohort study in the Veterans Health Administration. Journal of Psychosomatic Research, 2015, 78(4):324-331
2014	Van Bogaert P, Timmermans O, Weeks SM, et al. Nursing unit teams matter: Impact of unit-level nurse practice environment, nurse work characteristics, and burnout on nurse reported job outcomes, and quality of care, and patient adverse events-A cross-sectional survey. International Journal of Nursing Studies, 2014, 51(8):1123-1134
2013	Ausserhofer D, Schubert M, Desmedt M, et al. The association of patient safety climate and nurse-related organizational factors with selected patient outcomes: A cross-sectional survey. International Journal of Nursing Studies, 2013, 50(2):240-252
2013	McHugh MD, Kelly LA, Smith HL, et al. Lower mortality in Magnet hospitals. Medical Care, 2013, 51(5):382-388
2013	Yoder L, Xin W, Norris K, et al. Patient care staffing levels and facility characteristics in US hemodialysis facilities. American Journal of Kidney Disease, 2013, 62(6):1130-1140
2012	Ruesch C, Mossakowski J, Forrest J, et al. Using nursing expertise and telemedicine to increase nursing collaboration and improve patient outcomes. Telemedicine Journal & E-Health, 2012, 18(8):591-595

到目前为止,几乎没有科学依据来判断这些复杂因素与拟定结局之间的确切关系。许多影响因素可能不在卫生保健系统内,或卫生保健系统工作人员的管辖范围或影响范围之内。解决这一确定相关结局问题的一种方法是定义一组与提供护理条件相关的近期结局。近期结局(proximal outcome)是指在时间上接近所提供护理的结局。近期结局的一个例子是疾病的体征和症状(Moorhead et al,2013;Kane & Radosevich,2011)。远期结局(distal outcome)与所接受的护理或服务间隔时间长,并且比近期结局更容易受到外部(不治疗或不干预)因素的影响。生活质量是远期结局的一个例子。穆尔黑德(Moorhead)等人(2013)已经开发了护理结局分类(NOC),这是一个重要的参考资源,可以为研究和实践确定近期和远期护理敏感性结局。

目前正在进行的结局研究并不像在许多护理研究中所发生的那样,检验个别护士或个别患者层面的护理;例如,它们可能检验特定ICU提供给患者的所有护理。研究人员可能在结局研究中提出的一些问题包括:

- 患者护理的最终结局是什么(所有护理提供者提供的所有护理)?
- 护理(所有护士的护理)对患者护理的最终结局有什么影响? 我们能测量并确定护理的最终结局吗?
- 有没有一些护理行为对结局完全没有影响,或者实际上造成了伤害?
- 我们何时测量护理的效果、最终结局(如症状、功能、生活质量变化)——护理结束时、患者出院时,还是更晚?
- 在检验患者结局时,我们如何将护士提供的护理与其他专业人员提供的护理区分开来?

护理结构评价

组织和管理的要素,以及指导护理过程的卫生保健提供者和患者特征,被称为护理结构(structures of care)。我们知道护理组织和护理领导对护理实践有影响,进而影响患者结局。在多纳贝迪安(1987)的质量理论中,这些被称为结构变量(structural variables)。临床护理实践的自主性是一个结构变量,它被认为对实现积极的患者结局至关重要。因此,重要的是应确定在护理实践的组织结构中实现自主的结构变量。由许多护理研究确定的一种类似结构是磁性医院认证(Richards et al,2017)。要明确特定医院在护理方面的卓越认证状况,你可以在美国护士认证中心(ANCC,2017)网站上搜索该医院的磁性状态。

评价护理结构的第一步是识别和描述结构的要素。各种行政和管理理论可以用来识别这些要素。它们可能包括领导力、组织层次、决策过程、权力分配、财务管理和行政决策过程。护理研究人员调查结构变量对护理质量和结局的影响,研究了护士人员配备、护理教育、护理工作环境、医院特点和护理交付组织等因素。例如,斯塔格斯(Staggs)等人(2017)进行了一项结局研究,以明确护理技能组合与护士人员配备水平对美国医院采用身体约束的影响。

第二步是评价各种结构要素对护理过程和结局的影响。这项评价需要对提供相同护理过程的不同结构进行比较。在评价结构时,度量单位是结构。评价需要获得具有相似过程和结局的足够大的"相似"结构样本,然后可以将其与提供相同过程和检查相同结局的另一个结构的样本进行比较。例如,在护理研究中,护士可能希望比较提供初级卫生保健的各种结构,如私人医生办公室、健康维护组织(HMO)、乡村卫生诊所、面向社区的初级保健诊所和护士管理中心。或者,护理研究人员可以检验私人门诊外科诊所、私立医院、县医院和健康科学中心相关的教学医院的结构提供的护理。在这些例子中,研究的重点将是结构对护理过程和结局的影响。例如,拉萨特(Lasater)、斯隆(Sloane)和艾肯(Aiken)(2015)检验了医院雇用补充注册护士对患者护理满意度的影响。表 14-5 提供了更多的结局研究实例。

在美国,疗养院、家庭保健机构和医院被要求收集经过精确定义和以特定方式测量的质量变量,并将其报告给联邦政府。之所以设立这项任务,是因为这些机构的护理质量差异很大。不同的政府机构分析了这些结构的质量,以便它们能够充分监督向美国公众提供的护理质量。这些资料向公众开放,以便个人可以自行确定各种疗养院、家庭保健机构和医院提供的护理质量。研究人员还可以访问这些资料来研究各种结构的质量。要在互联网上查阅这些资料,你可以采用短语"疗养院比较""家庭健康比较"和"医院比较"进行搜索。除了能够选择特定的医院、疗养院或家庭医疗机构外,你还可以查阅这些结构中的质量相关信息。

护理过程评价

在强调循证实践之前,护士实施的临床管理或护理过程更像是一门艺术,而不是一门科学(参见第十三章)。要充分理解这个过程来研究它,必须从仔细的反思、对话和观察开始。临床管理有多个组成部分,其中许多还没有得到明确的定义或验证。过程评价中特别重要的 3 个组成部分是护理标准、实践方式和护理成本。护理标准和实践方式包括在以下各节中,但护理成本将在本章后面讨论,并提供评价方法。

护理标准。 护理标准(standard of care)是判断护理质量的准则。临床指南、关键路径和护理地图定义了特定情况下的护理标准。在这方面,多纳贝迪安(1982,1987,1988)和其他研究人员建议制订具体的准则,作为判断护理质量的依据。这些标准可以基于先前确认的护理对预期结局的贡献,采用临床指南或护理地图的形式。卫生保健研究和质量机构(AHRQ)公布的临床指南确立了可用来判断临床管理有效性的规范或标准。这些规范目前通过美国人力资源部的美国指南信息中心(NGC,2017)提供的临床实践指南(见 http://www.guideline.gov)建立。第十三章详细讨论了 NGC 及其资源。

实践类型、实践模式与循证实践。 护士的实践类型是影响护理质量的另一个维度;然而,判断实践类型的好坏,并证明所做的决定是否正确是不恰当的。实践模式是一个与实践类型密切相关的概念。实践类型(practice style)代表了提供护理的方式的变化,而实践模式(practice pattern)代表了提供护理的内容的变化。

循证实践是护理过程的另一个维度,被认为是专业实践的一个关键方面。循证实践的最终目标是改善患者的健康状况和护理质量(Graham,Bick,Tetroe,Straus,& Harrison,2011;Melnyk,Gallagher-Ford,& Fineout-Overholt,2017)。因此,应通过测量患者预后来评价循证实践的影响。检验循证护理实践对患者结局影响的实证研究有限,表明在这一领域需要开展更多的研究。

结局研究的方法

结局研究的方法已经有了很大的发展,将人们接受的护理与他们所经历的结局联系起来,从而提供更好的方式来监测和改善护理质量(Clancy & Eisenberg,1998;Donabedian,2003,2005)。本节介绍了当前用于进行结局研究的一些方法,包括抽样方法、研究策略或设计、测量过程和统计方法。这些阐述还不足以指导你直接采用这些方法;相反,它们为你提供了结局研究中各种方法的全面概述。这些知识将帮助你理解和批判性评价已发表的结局研究中所采用的方法。有关更多信息,你可以参考每个部分的引用和其他结局研究来源(Doran, 2011; Gray, Grove, & Sutherland, 2017; Kane & Radosevich, 2011; Moorhead et al, 2013)。结局研究横跨多个学科;因此,新兴的方法学因思想的交叉融合而变得更加丰富,其中一些对护理研究来说是新的。

样本和抽样

在结局研究中,首选的样本获取方法是不同的。除了随机对照试验(RCT),在评价特定干预或卫生保健服务时,很少采用随机抽样。在结局研究中,通常是异质样本(患者类型不同),而不是同质样本(患者相似)。结局研究人员制订了抽样标准,以便获得尽可能多的、在真实卫生保健背景下接受护理的患者的大型异质样本。例如,样本需要包括各种并发症患者和健康状况各不相同的患者。此外,还应确定患病但未得到护理或治疗的个体,因为他们可能代表了那些拒绝治疗或无法获得卫生保健服务的人。

采用设计的方法来评价这些样本的代表性是不妥当的。要使样本具有代表性,必须尽可能地接近目标总体,特别是与正在研究的变量有关的样本(参见第九章)。由于结局研究的目标总体往往是异质性的,因此,需要确定许多变量的样本代表性。结局研究中的另一个挑战是制订策略来确定未治疗的个体,并将他们纳入后续研究。其目的是确定那些接受治疗的患者和那些未接受治疗的患者之间的结局是否不同。为了解决其中一些挑战,结局研究人员在观察性研究设计中常采用大型数据库作为样本来源。

作为样本来源的大型数据库。 结局研究的样本来源之一是大型数据库。如图 14-8 所示,从患者护理接触中产生了两大类数据库,临床数据库和行政数据库。临床数据库(clinical database)由医院、卫生保健组织、责任护理组织和卫生保健专业人员等提供者创建。临床数据作为电子健康记录(EHR)或与研究方案相关的护理常规文档的结果而产生。有些数据库是为收集与特定疾病(如心脏病或癌症)相关的数据而发展起来的数据登记处。有了临床数据库,你可以将许多护士在很长一段时间内所做的观察与患者的结局联系起来(Gray et al, 2017)。

行政数据库(administrative database)由保险公司、政府机构和其他不直接参与提供患者护理的机构创建。行政数据库为大量的患者和卫生保健提供者提供了标准化数据集。美国医疗保险和补助服务中心(CMS)管理的医疗保险数据库就是一个例子。行政数据库可以用来确定疾病的发病率或流行率、卫生保健利用的地理差异、医疗护理的特点和护理结局。表14-6 提供了用于评价护理质量的大型数据库指标示例。护理结局合作联盟数据库(CAL-NOC)(2017b)和美国护理质量指标数据库(NDNQI)(2017)等的倡议一直使大型数据库研究更容易获得护理数据。

研究设计

尽管随机对照试验被认为是临床研究的金标准(参见第八章),但大多数结局研究采用类实验性或观察性研究设计,适合于解决有效性和效率的问题。如同随机对照试验,结局研究有时寻求提供证据,说明哪些干预措施对哪些类型的患者在什么情况下效果最好。然而,正在评估的"干预"并不局限于药物或新的临床程序,还可能会包括由立法和金融机构提供的特定服务或资源,甚至执行特定的政策和法规。结局研究经常考虑额外的参数,如成本及时性、便利性、地理可及性和患者偏好。以下将简要讨论在结局研究中采用的常见设计类型。

指标类型	指标	来源
结构	每位患者每日护理（如 RN，LPN，UAP）小时数	美国护理质量指标数据库（NDNQI，2017）；护理结局合作联盟（CALNOC，2017a）；美国质量论坛（NQF，2017b）
	人员组合（RN，LPN，LVN，UAP）	NDNQI（2017）；CALNOC（2017a）；NQF（2017b）
	护士离职率	NDNQI（2017）；CALNOC（2017a）；NQF（2017b）
	RN 实践环境	NDNQI（2017）；NQF（2017b）
过程	压力性溃疡风险评估	CALNOC（2017a）
	躯体约束	NDNQI（2017）；CALNOC（2017a）
	备用的预防计划	CALNOC（2017a）
	给药准确性	CALNOC（2017a）
结局	患者跌倒，损伤性跌倒	NDNQI（2017）；CALNOC（2017a）；NQF（2017b）
	导尿管相关性尿路感染率	NDNQI（2017）；NQF（2017b）
	医院获得性压力性溃疡	NDNQI（2017）；CALNOC（2017a）；NQF（2017b）
	中心静脉相关血流感染率	NDNQI（2017）；CALNOC（2017a）；NQF（2017b）

表 14-6　一些用于监测护理结构、过程和结局指标的大型数据库指标

LPN：执照实践护士；LVN：执照职业护士；RN：注册护士；UAP：无证辅助人员。

　　前瞻性队列研究。前瞻性队列研究（prospective cohort study）采用流行病学研究设计，研究人员确定一组有可能经历特定事件风险的人，然后随时间跟踪这一组人，观察该事件是否发生。这些研究的样本量必须非常大，特别是在高危人群中，只有一小部分人会经历这一事件的情况下。随着时间的推移，对整个小组进行跟踪，以确定事件发生的时间点，与事件相关的变量，以及与经历过事件的人相比，未经历过事件者的结局。

　　施特（Schetter）、奈尔斯（Niles）、瓜尔迪诺（Guardino）、科黑尔德（Khaled）和克雷默（Kramer）（2016）对 5 271 名孕妇进行了一项多中心前瞻性队列研究。这些国家和加拿大的研究人员合作确定了人口统计学、医学和心理社会学变量是否是妊娠焦虑的预测因素。这项研究的优势明显体现在大样本量、强有力的结局研究设计和研究人员的合作上。这项研究的摘要如下：

　　背景：妊娠焦虑与早产和一系列其他分娩、婴儿和儿童结局相关。然而，前期研究并没有确定哪些孕妇有最大的风险会经历这种特定的、基于环境的情感状况。

　　方法：我们对加拿大蒙特利尔的 5 271 名孕妇进行了前瞻性多中心队列研究，调查了人口统计学、医学和心理社会因素与 24~26 周妊娠焦虑之间的关系。

　　结果：多因素分析显示，高妊娠焦虑与意外怀孕、第一胎、高医疗风险和高并发症感知风险相关。在心理社会变量中，高妊娠焦虑与低妊娠控制感、孕期承诺少、压力生活事件多、高感知压力、高工作压力、低自尊和高社会支持有关。在经历过早期低收入的孕妇和那些不以

法语为主要语言的孕妇中,妊娠焦虑也更高。心理社会变量独立于人口统计学和医学变量,解释了妊娠焦虑的显著差异。

结论:在加拿大这个大样本中,有妊娠相关危险因素、各种压力和其他心理社会因素的孕妇经历了更高的妊娠焦虑。妊娠焦虑的一些独特预测因素与美国早期的研究一致,而另一些则指出了新的方向。可能有必要进行高度妊娠焦虑筛查,特别是初次分娩和高危妊娠的妇女。

(Schetter et al,2016,p. 421)

回顾性队列研究。回顾性队列研究(retrospective cohort study)包括流行病学研究设计,研究人员确定一组已经历过特定事件的人。这是流行病学领域研究职业性化学品接触的常用研究方法。可以采用这种方式研究的护理领域事件包括程序、护理片段、护理干预和/或诊断。护士可能会采用回顾性队列研究跟踪一组因乳腺癌而接受乳房切除术,或在手术期间和术后放置膀胱引流管的患者。在事件发生后对队列进行评估,以确定健康状况发生变化的情况;例如,在护理中,患者的生活质量和功能状况是令人感兴趣的结局。护士对术后恢复的模式也很感兴趣,或者在留置导尿的情况下,术后几个月内膀胱感染的发生率。

在研究结局基础上,研究人员可以计算确定的健康变化对该群体的相对风险。相对风险是结局发生在暴露组相对于未暴露组(对照组)的概率。例如,如果死亡是感兴趣的事件,则预期的死亡人数将被确定。观察到的死亡人数除以预期死亡人数,再乘以100,可以得出标准化死亡率(standardized mortality ratio,SMR),这被认为是测量被研究群体死于特定情况的相对风险(Grove & Cipher,2017)。在护理研究中,患者出院后可能会进行一段时间的随访,以确定并发症发生率和SMR。

在回顾性队列研究中,研究人员通常会要求患者回忆与他们以前的健康状况相关的信息。此信息通常用于确定干预前后发生的变化量。回忆很容易被扭曲,从而在判断结局时误导研究人员。回忆失真的一些来源包括:①向研究参与者提出的问题可能被错误地构思或表达;②回忆过程可能是错误的;③回忆的测量可能导致回忆的结果与实际发生的不同。因此,回忆应该谨慎使用(Herrmann,1995)。

陈(Chen)和班尼特(Bennett)(2016)在他们对决策树模型的研究中采用了回顾性队列设计,该模型用于预测NCLEX-RN®(全国委员会注册护士执照考试)的首次通过-不及格率。该模型对通过考试的学生进行了分类,成功率为92.7%。需要对该模型开展进一步研究,因为这项研究包括453名护生。摘要如下:

背景:鲜有证据表明在NCLEX-RN®中使用决策树演算法识别预测因素,并分析这些因素与NCLEX-RN®在护理专业学生中的通过率之间的关系。这项纵向和回顾性队列研究调查了决策树演算法是否可以用于开发学生通过或不通过NCLEX-RN的准确预测模型。

方法:本研究采用了453名专科护生的档案资料。使用决策树模块的卡方自动交互检测分析来检验收集的预测值对NCLEX-RN及格/不及格的影响。

结果:评估技术研究所®的RN综合预测®的实际百分比分数准确地识别了有失败风险

的护生。该分类模型对 92.7% 的护生进行了正确的及格分类。

结论:本研究应用决策树模型对序列数据库进行了分析,以开发 NCLEX-RN 准备早期补救的预测模型。

(Chen & Bennett,2016,p. 454)

基于总体的研究。基于总体的研究(population-based studies)是在患者群体的背景下进行,而不是在医疗系统的背景下进行。这种方法包括了在确定的人群中发生的所有疾病病例,而不仅仅是在特定医疗机构接受治疗的病例。后者可能会导致选择偏倚。为了避免选择偏倚,研究人员可能会努力将患有某种疾病但尚未接受过治疗的人包括在内。

以上述方式获得的基于群体的测试结果和编制的调查工具,比在专科诊所见到的某种特定疾病谱系的患者提供了更清晰的价值范围图景。同时,基于群体数据对工具灵敏度和特异度的估计会更准确(参见第十章)。这种方法使研究人员能够了解疾病的自然史或特定干预措施的长期风险和益处(Doran,2011;Kane & Radosevich,2011)。

经济学研究。结局研究中研究的许多问题都涉及与有效利用稀缺资源有关的问题,因此也涉及经济学问题。健康经济学家关心的是替代治疗的成本和收益,或者确定最有效的护理方法。经济学评价(economic evaluation)被定义为“一套规范的量性方法,用于比较两种或多种治疗、计划或策略的资源使用和预期结局”(Guyatt,Rennie,Meade,& Cook,2008)。经济学家将“效率”一词定义为在从可用资源中获得最大利益或结局的同时,实现预期目的的最低成本的方法。如果可用的资源必须与其他项目或其他类型的患者共享,经济学研究可以确定改变资源的分配是否会增加总收益或福利。

测量方法

选择合适的结局变量对结局研究的成功至关重要。就像在任何研究中一样,研究人员必须评估测量方法的有效性和可靠性证据。选择用于护理研究的结局应是那些与护理实践和理论最一致的结局(Moorhead et al,2013)。在一些研究中,研究人员不会选择可能在几个月或几年内都不会发生的最终护理结局,而是采用中间终点或近期结局的测量。中间终点(intermediate end point)是充当最终结局的前兆事件或标记。然而,重要的是要证明中间终点在预测结局时的有效性。在早期的结局研究中,研究人员选择了他们容易获得的结局测量标准,而不是那些最适合结局研究的结局测量标准。后来的结局研究选择了来自二级数据来源的结局测量标准(如 Aiken et al,2008;Cummings,Midodzi,Wong,& Estabrooks,2010)。这一选择涉及二次分析(secondary analysis),即对其他研究人员、组织或机构收集的数据或信息进行重新分析(Gray et al,2017)。结局研究人员采用了来自电子健康记录等来源的二级数据,以及医院、诊所和康复中心收集的其他小型临床数据库(minimal clinical data sets)。通过美国护理质量指标数据库(NDNQI)(2017)或护理结局合作联盟数据库(CALNOC)(2017b)收集的数据也可用于护理结局研究。

在对结局研究中的测量方法进行批判性评价时,应对测量工具的信度、灵敏度和效度进行评价和总结。对变化的敏感性是结局研究中需要考虑的一个重要测量属性,因为研究人员通常对评价医疗干预反应过程中的结局变化方式感兴趣(Polit & Yang,2016)。随着测量灵敏度的增加,统计能力也会增强,从而可以采用较小的样本量来检测显著差异。有关量表和问卷的信度和效度、生理测量的精确性和准确性,以及诊断工具的灵敏度和特异度的详细讨论,请参阅本教材第十章以及华尔兹(Waltz)、斯特里克兰(Strickland)和兰兹(Lenz)(2017)关于护理和健康研究中的测量教材。

结局研究的统计方法

尽管研究人员对他们的研究结局进行了统计学意义的检验,但这种评价并不足以判断这些发现是否重要。他们关注的是研究结局的临床重要性(参见第十一章)。在分析数据时,结局研究人员已经不再使用均数来检验组间差异之类的统计分析。他们目前更加重视分析评分的变化,并采用探索性方法检验数据以识别离群值。

对变化的分析

随着对结局的关注,研究对分析变化的方法产生了新的兴趣。哈里斯(Harris)(1967)的教材是当前大多数分析变化的方法学基础。然而,最近出现了一些关于变化分析的新思路。特蕾西(Tracy)等人(2006)以及贝特格(Bettger)、科斯特(Coster)、莱瑟姆(Latham)和柯瑟(Keysor)(2008)的研究在这方面是很好的参考。对于某些结局,变化可能是非线性的,也可能是起伏不定的,而非总是增加的。因此,发现变化模式与检验不同时间点的统计显著性差异同样重要。根据恢复或改善的阶段,可能会发生一些变化。这些变化可能会在几周、几个月甚至几年内发生。通过更详细和更大范围地检验恢复过程,可以获得恢复过程的更完整图景。通过采用这种方法,检验者可以绘制恢复曲线,该曲线提供了恢复过程的模型,然后可以对其进行验证。

对改善的分析

除了报告所有接受治疗的患者的平均改善得分外,报告患者改善的百分比也很重要。是所有的患者都有轻微的改善,还是患者之间存在差异;一些人有很大的改善,而另一些人根本没有改善? 通过绘制数据图可以更好地说明这种差异。研究特定治疗或护理方法的研究人员会制订一个标准或指数,以测量可能发生的不同程度的改善。该指数将能够更好地比较各种治疗的有效性。研究报告中应描述经历不同程度改善和离群值患者的特征。这一步要求研究设计包括患者状况的基线测量,如人口统计学特征、功能状态和疾病严重程度测量。通过对改善情况的分析,可以更好地判断各种治疗的使用是否合理(Doran,2011)。

结局研究的批判性评价

本节讨论对结局研究进行批判性评价的方法。盖亚特(Guyatt)等人(2008)概述了批判性评价研究设计的方法,包括那些通常用于结局研究的设计。本指南提供了用于汇总关键评估结果的工作表。与结局研究最相关的工作表是那些涉及经济学分析、回顾性队列设计、健康相关生活质量和前瞻性队列设计研究的工作表。以下内容介绍了在对研究的健康相关生活质量结局进行批判性评价时,需要考虑的问题类型的一个例子。

❓ 批判性评价指南

结局研究

结局研究的批判性评价由 3 个宽泛的问题组成:结局是否有效? 结局是什么? 我如何将结局应用于患者的护理?

1. **结局是否有效?**
   a. 在前瞻性队列研究中,暴露组和未暴露组在开始和结束时是否具有相同的结局风险? 暴露如何定义?
   b. 在护理结局研究中,暴露可以指特定的护理干预、人员配备模式或人员组合,甚至是卫生保健政策。
   c. 在回答原来有关研究结局有效性的问题时,需要考虑 3 个小问题:
      i. 患者在已知与结局相关的因素或变量上是否相似(或者是否采用统计学方法来调整控制暴露组和未暴露对照组之间的差异)?
      ii. 检验结局的环境和方法是否相似? 研究人员是否采用了相同的方法测量暴露组和未暴露对照组的结局?
      iii. 随访是否足够完整? 理想情况下,我们希望在对照组和暴露组中都能看到大约 80% 的随访。
   d. 在回顾性队列研究中,暴露组和对照组在过去被暴露的机会是否相同? 在回顾性队列研究中,研究人员将感兴趣的是确定过去暴露于特定健康风险、健康状况或健康服务中的个人,在特定暴露后纵向跟踪个人的结果是否有所不同。在回顾性队列研究中需要解决以下问题:
      i. 在可能导致暴露的适应证或情况方面,病例和对照是否相似? 例如,在特定的人员配备模式下,他们是否都有同等的资格接受特定的护理干预或接受照护?
      ii. 确定病例和对照暴露的情况和方法是否相似? 在回顾性队列研究中,研究人员回顾过去,以确定暴露于特定干预或确定特定条件的存在。要回答这个问题,你需要确定这项研究是否采用了相同的方法来确定对照组和干预组的暴露情况。

2. **结局是什么?**
   a. 暴露与结局之间的联系有多强? 结局是否有统计学意义?
   b. 对影响的估计有多精确? 影响的可信区间是大还是小? 较小的可信区间反映了效果估计的更高精度。
   例如,在对健康相关生活质量(HRQOL)等结局的研究中:
      i. 调查人员是否测量了患者认为重要的生活方面? 要回答这个问题,你需要考虑作者是否充分详细地描述了他们的 HRQOL 测量的内容,以便可以判断该测量与特定患者群体的相关性,和/或作者是否提供了来自他们研究的直接证据,或来自先前研究的间接证据,表明 HRQOL 测量对正在调查的患者群体是重要的。
      ii. HRQOL 量表是否有效测量了其应该测量的内容? 这个问题要求对 HRQOL 量表的心理测量学特性进行信度和效度方面的评估。
      iii. 测量中是否遗漏了 HRQOL 的重要方面? 这个问题要求评估该工具的内容效度,即该工具在测量 HRQOL 时是否完整。

3. **我如何将研究结果应用于患者的护理?**
   a. 研究中的患者与实践环境中的患者相似吗?
   b. 随访时间是否足够长,以评估对结局的影响?
   c. 暴露(如干预、人员配备模式、卫生保健政策)是否类似于实践环境中可能发生的情况?
   d. 影响的程度有多大? 这个问题要求你考虑这种影响是否在临床上很重要,值得改变原来的做法。
   e. 是否有任何已知的与暴露相关的益处? 这个问题要求你考虑研究结果给患者和/或实践环境带来的益处是否足够值得提出采取行动的建议。

奥威尔里乌斯（Orwelius）等人（2013）调查了烧伤后的远期健康相关生活质量（HRQOL）。他们的研究摘要见研究范例 14-1。

研究范例 14-1

结局研究的批判性评价

研究摘录

　　背景：烧伤导致个体健康相关生活质量（HRQOL）降低，并受共存疾病的影响。本调查的目的是明确和描述共存疾病对 HRQOL 的影响，并量化烧伤患者的 HRQOL 低于参照组（按照年龄、性别和共存疾病匹配）的比例。

　　方法：一项长达 9 年的全国性研究……采用 SF-36 问卷调查了烧伤后 12 个月和 24 个月的 HRQOL。参照组来其中一家医院的转诊区。

　　结果：烧伤患者的 HRQOL 低于参照组，主要表现在心理维度，只有烧伤患者在生理维度受到影响。烧伤后对大多数 HRQOL 维度有显著影响的因素（$n=6$）是失业，烧伤本身对 HRQOL 各维度只有较小的直接影响。

　　结论：只有一小部分患者报告了较差的 HRQOL，与调整了年龄、性别和共存疾病的组相比，下降的主要是心理维度。烧伤本身以外的因素，主要是失业和既往疾病，对这些患者的长期 HRQOL 体验最重要。（Orwelius et al，2013，p. 229）

批判性评价

　　该研究采用回顾性队列设计。对经历过烧伤的人进行了 24 个月的跟踪调查，以确定烧伤以及其他因素对 HRQOL 变化的影响。暴露组包括 2000—2009 年间 18 岁或以上的入院患者，烧伤面积大于或超过全身体表面积的 10%，或在烧伤病房住院 7 天或更长时间（以下简称烧伤队列）。未暴露的队列是从 1999 年完成的公共卫生调查中确定的（以下称为健康参照队列）。这两个队列在所有已知的与 HRQOL 相关的因素上并不相似。例如，与健康参照队列相比，烧伤队列男性居多，高学历者偏少，单身居多，无业或退休者偏少。这些差异可能会影响 HRQOL。在这项研究中，研究人员从统计分析角度解释了这些差异。虽然两个队列的人群检验结局的情况不同，但评估方法——即 SF-36（健康调查问卷简表）（Ware & Sherbourne，1992）——是相同的。SF-36 是公认的 HRQOL 测量工具，在具有代表性的烧伤人群中建立了较高的信度和效度（Edgar，Dawson，Hankey，Phillips，& Wood，2010）。

　　烧伤队列的随访时间为 24 个月，这段时间被认为足够长，可以检测到 HRQOL 的变化。在符合条件的烧伤患者中，61% 被招募到队列中，样本在 24 个月时的随访率为 48%。在健康参照队列中，两次提醒后的应答率为 61%。两个队列的不完全跟踪可能意味着有应答的个体与无应答的个体之间存在系统差异（即应答偏倚），从而影响研究发现的外推性。烧伤队列和健康参照队列之间的 HRQOL 有统计学意义上的差异，主要在心理方面，作者报告烧伤队列的躯体功能和角色功能得分在临床上有显著改善。烧伤后对 HRQOL 影响最显著的因素是失业，而直接归因于烧伤的影响很小。总而言之，研究结局的有效性受到了一些威胁，特别是在烧伤和健康参照队列之间的差异和未完成的随访方面。在分析中，部分差异在统计上得到了解释。这项研究的优点包括采用了可靠和有效的 HRQOL 测量工具，以及统计和临床的显著影响。在不同的背景下开展更多的研究，将推动这些研究发现向实践的转化。

本章要点

- 混合方法研究将量性和质性研究方法相结合，以实用为重点回答研究问题。
- 资料可以按顺序或同时收集。

- 护理研究常用的3种混合方法是：①并行聚合设计；②探索性序贯设计；③解释性序贯设计。
- 当研究问题可以用量性和质性方法解决时，使用并行聚合设计。研究人员同时收集量性和质性资料，对每组资料进行分析，并整合研究发现。
- 探索性序贯设计可用于以下情况：研究人员想要扩展关于某一现象的已知内容，并且研究人员不希望量化工具的内容在质性研究阶段对参与者的应答产生偏倚。质性研究阶段的发现经常被用来确定量性研究阶段的最终方法。
- 解释性序贯设计从收集、分析和解释量性资料开始，然后是质性研究阶段。这些研究对于从量性研究发现中提出的"为什么"和"如何"的问题提供答案最有用。
- 混合方法研究策略需要研究知识的深度和广度，以及大量的时间和资源投入。
- 在开始研究之前确定整合方法至关重要。资料的整合可以在表格、图或矩阵中展示。
- 结局研究用于检验患者护理的最终结果。
- 结局研究采用的科学方法在某些重要方面与传统护理研究采用的方法不同。
- 多纳贝迪安(1987,2005)开发了结局研究所基于的理论；质量是该理论最重要的结构。
- 多纳贝迪安理论的3个主要概念是健康、护理对象和护理提供者。
- 多纳贝迪安在评估质量时确定了评估的3个组成部分：结构、过程和结局。
- 结局研究的目标是评估与导致这些结局的过程显著相关的结局。
- 临床指南小组的建立是用于纳入关于健康结局的现有证据。
- 结局研究提供了丰富的机会，为护理实践奠定了更坚实的科学基础。
- 对护理敏感的患者结局是"敏感的"，因为它受到护理的影响。
- 与本教材讨论的传统护理研究设计相比，结局设计策略往往具有较少的控制性(参见第八章)。
- 一些常见的结局研究的方法包括前瞻性队列研究、回顾性队列研究、基于人群的研究和经济学分析。
- 结局研究通常采用具有代表性的大样本，而不是随机样本。
- 结局研究采用的统计方法侧重于检验测量的可靠性、分析变化和确定健康改善的情况。
- 结局研究的批判性评价侧重于暴露队列和未暴露(对照)队列的相似性，随访的充分性和完整性，结局测量的可靠性和有效性，以及研究结局的统计学意义和临床意义。

参考文献

Agency for Healthcare Research and Quality (AHRQ). (2017a). *Patient-centered outcomes research (PCOR) at AHRQ*. Retrieved May 30, 2017, from https://www.ahrq.gov/pcor/index.html.

Agency for Healthcare Research and Quality (AHRQ). (2017b). *Funding announcements*. Retrieved May 29, 2017, from https://www.ahrq.gov/funding/fund-opps/index.html.

Aiken, L. H., Clarke, S. P., Sloane, D. M., Lake, E. T., & Cheney, T. (2008). Effects of hospital care environment on patient mortality and nurse outcomes. *Journal of Nursing Administration*, 38(5), 223–229.

Al-Yateem, N., Docherty, C., & Rossiter, R. (2016). Determinants of quality care for adolescents and young adults with chronic illnesses: A mixed methods study. *Journal of Pediatric Nursing*, 31, 255–266.

American Nurses Credentialing Center (ANCC). (2017). *ANCC Magnet Recognition Program*. Retrieved May 14, 2017, from http://nursecredentialing.org/Magnet.aspx.

Ausserhofer, D., Schubert, M., Desmedt, M., Blegen, M. A., De Geest, S., & Schwendimann, R. (2013). The association of patient safety climate and nurse-related organizational factors with selected patient outcomes: A cross-sectional survey. *International Journal of Nursing Studies*, 50(2), 240–252.

Bakker, R., Steegers, E., Biharie, A., Mackenbach, J., Hofman, A., & Jaddoe, V. (2011). Explaining differences in birth outcomes in relation to maternal age: The Generation R Study. *BJOG: An International Journal of Obstetrics and Gynaecology, 118*(4), 500–509.

Bettger, J. A., Coster, W. J., Latham, N. K., & Keysor, J. J. (2008). Analyzing change in recovery patterns in the year after acute hospitalization. *Archives of Physical Medicine & Rehabilitation, 89*(7), 1267–1275.

Bishop, F. (2015). Using mixed methods research designs in health psychology: An illustrative discussion from a pragmatist perspective. *British Journal of Health Psychology, 20*(1), 5–20.

Chen, H., & Bennett, S. (2016). Decision-tree analysis for predicting first-time pass/fail rates for the NCLEX-RN® in associate degree nursing students. *Journal of Nursing Education, 55*(8), 454–457.

Clancy, C. M., & Eisenberg, J. M. (1998). Outcomes research: Measuring the end results of health care. *Science, 282*(5387), 245–246.

Clarke, S. P. (2011). Health care utilization. In D. M. Doran (Ed.), *Nursing outcomes: The state of the science* (2nd ed.) (pp. 439–485). Sudbury, MA: Jones & Bartlett.

Collaborative Alliance for Nursing Outcomes (CALNOC). (2017a). *CALNOC: Home page.* Retrieved May 15, 2017, from http:www.calnoc.org/.

Collaborative Alliance for Nursing Outcomes (CALNOC). (2017b). *Overview.* Retrieved May 15, 2017, from http://www.calnoc.org/?page=A1.

Creswell, J. W. (2014). *Research design: Qualitative, quantitative, and mixed methods approaches* (4th ed.). Los Angeles, CA: Sage.

Creswell, J. W. (2015). *A concise introduction to mixed methods research.* Los Angeles, CA: Sage.

Creswell, J., Klassen, A., Clark, V., & Smith, K. (2011). *Best practices for mixed methods research in health sciences.* Retrieved May 25, 2017, from https://www2.jabsom. hawaii.edu/native/docs/tsudocs/Best_Practices_for_ Mixed_Methods_Research_Aug2011.pdf.

Cummings, G. G., Midodzi, W. K., Wong, C. A., & Estabrooks, C. A. (2010). The contribution of hospital nursing leadership styles to 30-day patient mortality. *Nursing Research, 59*(5), 331–339.

Donabedian, A. (1978). *Needed research in quality assessment and monitoring.* Hyattsville, MD: U.S. Department of Health, Education, and Welfare, Public Health Service, National Center for Health Services Research.

Donabedian, A. (1980). *Explorations in quality assessment and monitoring.* Ann Arbor, MI: Health Administration Press.

Donabedian, A. (1982). *The criteria and standards of quality.* Ann Arbor, MI: Health Administration Press.

Donabedian, A. (1987). Some basic issues in evaluating the quality of health care. In L. T. Rinke (Ed.), *Outcome measures in home care: Vol. I* (p. 338). New York, NY: National League for Nursing. (Original

work published in 1976.)

Donabedian, A. (1988). The quality of care: How can it be assessed? *Journal of the American Medical Association, 260*(12), 1743–1748.

Donabedian, A. (2003). *An introduction to quality assurance in health care.* Oxford, UK: Oxford University Press.

Donabedian, A. (2005). Evaluating the quality of medical care. *The Milbank Quarterly, 83*(4), 691–729.

Doran, D. M. (Ed.), (2011). *Nursing outcomes: The state of the science* (2nd ed.). Sudbury, MA: Jones & Bartlett.

Edgar, D., Dawson, A., Hankey, G., Phillips, M., & Wood, F. (2010). Demonstration of the validity of the SF-36 for measurement of the temporal recovery of quality of life outcomes in burns survivors. *Burns, 36*(7), 1013–1020.

Giarelli, E., Denigris, J., Fisher, K., Maley, M., & Nolan, E. (2016). Perceived quality of work life and risk for compassion fatigue among oncology nurses: A mixed-methods study. *Oncology Nursing Forum, 43*(3), E121–E131.

Goldman, M., & Little, J. (2015). Innovative grassroots NGOs and the complex processes of women's empowerment: An empirical investigation from northern Tanzania. *World Development, 66*(2), 762–777.

Graham, I. D., Bick, D., Tetroe, J., Straus, S. E., & Harrison, M. B. (2011). Measuring outcomes of evidence-based practice: Distinguishing between knowledge use and its impact. In D. Bick, & I. Graham (Eds.), *Evaluating the impact of implementing evidence-based practice* (pp. 18–37). Oxford, UK: Wiley-Blackwell.

Gray, J. R., Grove, S. K., & Sutherland, S. (2017). *The practice of nursing research: Appraisal, synthesis, and generation of evidence* (8th ed.). St. Louis, MO: Elsevier.

Grove, S. K., & Cipher, D. J. (2017). *Statistics for nursing research: A workbook for evidence-based practice* (2nd ed.). St. Louis, MO: Elsevier.

Guetterman, T., Fetters, M., & Creswell, J. (2015). Integrating quantitative and qualitative results in health science mixed methods research through joint displays. *Annals of Family Medicine, 13*(6), 554–561.

Guyatt, G., Rennie, D., Meade, M. O., & Cook, D. J. (2008). *Users' guides to the medical literature: A manual for evidence-based practice* (2nd ed.). New York, NY: McGraw-Hill Medical.

Hagstrom, S. (2017). Family stress in pediatric critical care. *Journal of Pediatric Nursing, 32*(1), 32–40.

Harris, C. W. (1967). *Problems in measuring change.* Madison, WI: University of Wisconsin Press.

Herrmann, D. (1995). Reporting current, past, and changed health status: What we know about distortion. *Medical Care, 33*(Suppl. 4), AS89–AS94.

Howell, D. (2011). Psychological distress as a nurse-sensitive outcome. In D. M. Doran (Ed.), *Nursing outcomes: The state of the science* (2nd ed.)

(pp. 285–358). Sudbury, MA: Jones & Bartlett.

Irvine, D. M., Sidani, S., & Hall, L. M. (1998). Linking outcomes to nurses' roles in health care. *Nursing Economic$, 16*(2), 58–64, 87.

Kane, R. L., & Radosevich, R. M. (2011). *Conducting health outcomes research.* Sudbury, MA: Jones & Bartlett Learning.

Kenner, C. A. (2017). Trends in US nursing research: Links to global healthcare issues. *Journal of Korean Academic Nursing Administration, 23*(1), 1–7.

Kleib, M., Sales, A., Doran, D. M., Malette, C., & White, D. (2011). Nursing minimum data sets. In D. M. Doran (Ed.), *Nursing outcomes: The state of the science* (2nd ed.) (pp. 487–512). Sudbury, MA: Jones & Bartlett.

Kleinpell, R. M. (2013). *Outcome assessment in advanced practice nursing* (3rd ed.). New York, NY: Springer Publishing Company.

Kutney-Lee, A., Sloane, D., & Aiken, L. (2013). Increase in the number of nurses with baccalaureate degrees is linked to lower rates of postsurgery mortality. *Health Affairs, 32*(3), 579–586.

Lasater, K. B., Sloane, D. M., & Aiken, L. H. (2015). Hospital employment of supplemental registered nurses and patients' satisfaction with care. *Journal of Nursing Care Quality, 45*(3), 145–151.

Leavy, P. (2017). *Research design: Quantitative, qualitative, mixed methods, arts-based, and community-based participatory research approaches.* New York, NY: Guilford Press.

Lenz, A., & Lancaster, C. (2017). A mixed-methods evaluation of intensive trauma-focused programming. *Journal of Counseling & Development, 95*(1), 24–34.

Magnello, M. E. (2010). The passionate statistician. In S. Nelson, & A. M. Rafferty (Eds.), *Notes On Nightingale: The influence and legacy of a nursing icon* (pp. 115–129). Ithaca, NY: Cornell University Press.

Mark, B. A. (1995). The black box of patient outcomes research. *Image: Journal of Nursing Scholarship, 27*(1), 42.

McHugh, M. D., Kelly, L. A., Smith, H. L., Wu, E. S., Vanak, J. M., & Aiken, L. H. (2013). Lower mortality in Magnet hospitals. *Medical Care, 51*(5), 382–388.

Melnyk, B. M., Gallagher-Ford, L., & Fineout-Overholt, E. (2017). *Implementing evidence-based practice competencies in healthcare: A practical guide for improving quality, safety, & outcomes.* Indianapolis, IN: Sigma Theta Tau International.

Min, A., & Scott, L. D. (2016). Evaluating nursing hours per patient day as a nurse staffing measure. *Journal of Nursing Management, 24*(4), 439–448.

Mitchell, P. H., Ferketich, S., & Jennings, B. M. (1998). American Academy of Nursing Expert Panel on Quality Health Care: 1998 Quality Health Outcomes Model. *Image—Journal of Nursing Scholarship, 30*(1), 43–46.

Montalvo, I. (2007). *National Database of Nursing Quality Indicators (NDNQI).* Retrieved May 30, 2017, from http://www.nursingworld.org/ojin.

Moorhead, S., Johnson, M., Maas, M. L., & Swanson, E. (2013). *Nursing outcomes classification (NOC): Measurement of health outcomes* (5th ed.). St. Louis, MO: Elsevier Mosby.

Morgan, D. (2014). *Integrating qualitative & quantitative methods: A pragmatic approach.* Los Angeles, CA: Sage.

National Database of Nursing Quality Indicators (NDNQI). (2017). *Nursing quality (NDNQI).* Retrieved May 30, 2017, from http://www.pressganey.com/solutions/clinical-quality/nursing-quality.

National Guideline Clearinghouse (NGC). (2017). *AHRQ's National Guideline Clearinghouse is a public resource for summaries of evidence-based clinical practice guidelines.* Retrieved May 30, 2017, from http://www.guideline.gov.

National Quality Forum (NQF). (2017a). *About NQF.* Retrieved May 15, 2017, from http://www.qualityforum.org/About_NQF/.

National Quality Forum (NQF). (2017b). *NQF's strategic direction 2016-2019: Lead, prioritize, and collaborate for better health measurement.* Retrieved May 15, 2017, from http://www.qualityforum.org/NQF_Strategic_Direction_2016-2019.aspx.

Oh, S. H., Park, E. J., Yin, Y., Piao, J., & Lee, S. (2014). Automatic delirium prediction system in Korean surgical intensive care unit. *Nursing in Critical Care, 19*(6), 281–291.

Oncology Nursing Society (ONS). (2017). *About ONS.* Retrieved May 15, 2017, from http://www.ons.org/about.

Orem, D. (2001). *Nursing concepts of practice* (6th ed.). St Louis, MO: Mosby.

Orwelius, L., Willebrand, M., Gerdin, L., Ekselius, L., Fredrikson, M., & Sjöberg, F. (2013). Long-term health-related quality of life after burns is strongly dependent on pre-existing disease and psychosocial issues and less due to the burn itself. *Burns, 39*(2), 229–235.

Patient-Centered Outcomes Research Institute (PCORI). (2017). *PCORI: About us.* Retrieved August 15, 2017, from http://www.pcori.org/about-us.

Polit, D. F., & Yang, F. M. (2016). *Measurement and the measurement of change.* Philadelphia, PA: Wolters Kluwer.

Pluye, P., Gagnon, M. P., Griffiths, F., & Johnson-Lafleur, J. (2009). A scoring system for appraising mixed methods research, and concomitantly appraising qualitative, quantitative and mixed methods primary studies in mixed studies reviews. *International Journal of Nursing Studies, 46*(4), 529–546.

Richards, M. R., Lasater, K., & McHugh, M. (2017). A race to the top? Competitive pressure and Magnet adoption among U.S. hospitals 1997-2012. *Medical Care, 55*(4), 384–390.

Rosenfeld, P., & Glassman, K. (2016). The long-term effect of a nurse residency program 2005-2012. *Journal of Nursing Administration, 46*(6), 336–344.

Ruesch, C., Mossakowski, J., Forrest, J., Hayes, M., Jahrsdoerfer, M., Comeau, E., & Singleton, M. (2012). Using nursing expertise and telemedicine to increase nursing collaboration and improve patient outcomes. *Telemedicine Journal & E-Health*, 18(8), 591–595.

Schetter, C. D., Niles, A. N., Guardino, C. M., Khaled, M., & Kramer, M. S. (2016). Demographic, medical, and psychosocial predictors of pregnancy anxiety. *Paediatric and Perinatal Epidemiology*, 30(5), 421–429.

Sidani, S. (2011a). Self-care. In D. M. Doran (Ed.), *Nursing outcomes: The state of the science*. (2nd ed.) (pp. 79–130). Sudbury, MA: Jones & Bartlett.

Sidani, S. (2011b). Symptom management. In D. M. Doran (Ed.), *Nursing outcomes: The state of the science* (2nd ed.) (pp. 131–199). Sudbury, MA: Jones & Bartlett.

Staggs, V. S., Olds, D. M., Cramer, E., & Shorr, R. I. (2017). Nursing skill mix, nurse staffing level, and physical restraint use in U.S. hospitals: A longitudinal study. *Journal of General Internal Medicine*, 32(1), 35–41.

Tourangeau, A. E. (2011). Mortality rate: A nursing sensitive outcome. In D. M. Doran (Ed.), *Nursing outcomes: The state of the science* (2nd ed.) (pp. 409–437). Sudbury, MA: Jones & Bartlett.

Tracy, S., Schinco, M. A., Griffen, M. M., Kerwin, A. J., Devin, T., & Tepas, J. J. (2006). Urgent airway intervention: Does outcome change with personnel performing the procedure? *Journal of Trauma*, 61(5), 1162–1165.

Van Bogaert, P., Timmermans, O., Weeks, S. M., van Heusden, D., Wouters, K., & Franck, E. (2014). Nursing unit teams matter: Impact of unit-level nurse practice environment, nurse work characteristics, and burnout on nurse reported job outcomes, and quality of care, and patient adverse events—A cross-sectional survey. *International Journal of Nursing Studies*, 51(8), 1123–1134.

van Griensven, H., Moore, A., & Hall, V. (2014). Mixed methods research – The best of both worlds? *Manual Therapy*, 19(5), 367–371.

Waltz, C. F., Strickland, O. L., & Lenz, E. R. (2017). *Measurement in nursing and health research* (5th ed.). New York, NY: Springer.

Ware, J. R., & Sherbourne, J. E. (1992). The MOS, 36-item short-form health survey (SF-36). I. Conceptual framework and item selection. *Medical Care*, 30(6), 473–483.

Wisdom, J., & Creswell, J. (2013). *Mixed methods: Integrating quantitative and qualitative data collection and analysis while studying patient-centered medical home models*. Rockville, MD: Agency for Healthcare Research and Quality. AHRQ Publication No. 13-0028-EF.

World Health Organization (WHO). (2017). *The conceptual framework for the International Classification for Patient Safety (ICPS)*. Retrieved May 15, 2017, from http://www.who.int/patientsafety/implementation/taxonomy/ICPS-report/en/.

Yardley, L., & Bishop, F. (2015). Using mixed methods in health research: Benefits and challenges. *British Journal of Health Psychology*, 20(1), 1–4.

Yoder, L., Xin, W., Norris, K., & Yan, G. (2013). Patient care staffing levels and facility characteristics in US hemodialysis facilities. *American Journal of Kidney Disease*, 62(6), 1130–1140.

Zivin, K., Yosef, M., Miller, E. M., Valenstein, M., Duffy, S., Kales, H. C., et al. (2015). Associations between depression and all-cause and cause-specific risk of death: A retrospective cohort study in the Veterans Health Administration. *Journal of Psychosomatic Research*, 78(4), 324–331.

Ⅰ类错误（type Ⅰ error）：当研究人员得出结论认为各组之间存在显著差异，而实际上样本没有显著差异时，就会发生这种情况。当零假设为真时，它被拒绝。

Ⅱ类错误（type Ⅱ error）：当研究人员得出结论，被检验的样本之间没有显著差异，而实际上存在差异时，就会发生这种情况。当零假设实际上为假时，它被认为是真。

α（alpha）：用于确定研究样本是同一总体的成员（不显著），还是不同总体的成员（显著）的显著性水平或分界点；α通常设置为 0.05、0.01 或 0.001。α也是犯Ⅰ类错误的概率。

A

艾奥瓦循证实践模式（Iowa model of evidence-based practice）：艾奥瓦模式合作组织于 2017 年修订和验证了循证实践实施框架。在卫生保健机构中，存在引发变革需求的问题；需要重要的证据才能做出变革，变革必须适合实践，并且变革需要在实践中整合和维持。

安慰剂（placebo）：在药理学研究中给对照组使用的一种没有明显效果的物质。一般说来，干预意在没有任何效果。

B

把握度（power）：统计检验将检测到显著差异或关系（如果存在）的概率，即正确拒绝零假设的能力。

把握度分析（power analysis）：用于确定Ⅱ类错误风险的技术，以便在必要时可以修改研究以降低风险，并确保研究有足够的样本量。进行把握度分析包括α（显著性水平）、效应量和 0.80 的把握度标准，以确定研究的样本量。

百分比分布（percentage distribution）：对数据进行分组，并计算属于特定组的多个评分的百分比，如 20~29 岁 = 20%，30~39 岁 = 12%。

百科全书（encyclopedia）：关于按字母排序主题的权威信息汇编，可能会提供背景信息，并导向其他资源，但很少在学术论文和出版物中被引用。

半结构化访谈（semistructured interview）：研究人员和参与者之间的互动由一组固定的问题指导，没有固定的回答。

邦费罗尼法（Bonferroni procedure）：事后分析的方法之一，在不增加Ⅰ类错误的情况下，确定 3 组或更多组之间的差异；当设计包括多组比较时，该方法可能在研究的设计阶段即调整显著性水平，从而避免增加Ⅰ类错误。

饱和（saturation）：质性研究的一个点，即额外的资料收集没有新的信息出现；相反，存在先前收集的资料冗余。质性研究的样本量在资料饱和时确定。

保留率（retention rate）：完成研究的参与者的数量和百分比。

保密（confidentiality）：在研究过程中对资料的管理，只有研究人员知道参与者的身份，并能将参与者本人和其应答内容联系起来。

贝尔蒙报告（Belmont Report）：美国针对塔斯基吉梅毒研究制订的研究伦理原则声明；为选择受试者提供指导，如告知他们风险和益处，并记录他们的同意。

本土化（going native）：观察的复杂化，研究人员成为文化的一部分，失去了清晰观察的能力。

比较描述性设计（comparative descriptive design）：用于描述自然环境中两组或多

组变量值的差异的设计。

编码(coding):对质性资料中的类别进行索引或识别的方式。

变量(variables):改变或变化的人、事物或情况的具体或抽象的特性、特质或特征,并在量性研究中加以操纵或测量。

标准差(standard deviation,SD):对反映某一数据集特征的均数的离散性测量;方差的平方根。

标准化评分(standardized score):用标准差单位表示与均数(得分差值)的偏差,如 z 得分,均数为0,标准差为1。

标准化平均差(standardized mean difference,SMD):采用不同量表或方法测量相同结果时,荟萃分析报告的汇总统计数据。SMD 也称为 d 统计量。

标准化死亡率(standardized mortality ratio,SMR):观察死亡人数除以预期死亡人数,再乘以100。SMR 是被研究群体死于特定情况的相对风险的衡量标准。

并行聚合策略(convergent concurrent strategy):混合方法研究设计,同时收集质性和量性资料,但分别进行分析。在解释阶段,每个组成部分的结果都是整合的。

博士学位论文(dissertation):作为博士学位要求的一部分,由博士生完成的具有广度和深度、通常是原创性的研究项目。

不可解释方差(unexplained variance):两个或两个以上变量之间的差异,由关系以外的其他因素造成。

不适和伤害(discomfort and harm):参与研究的受试者所经历的潜在和实际风险的程度;风险可以是生理、心理、经济、情感或这些方面的组合。

不显著的结果(nonsignificant results):不足以达到统计学意义的统计结果;零假设不被拒绝;被认为是阴性结果或不可预测的结果;可能准确地反映现实或可能由研究缺陷引起。

部分控制环境(partially controlled setting):研究人员以某种方式操纵或修改的自然环境,以控制外变量的影响。

C

参考文献(reference):引用的引述或释义观点的原始文献,包括可识别信息,以便读者可以找到原始资料。

参数(parameter):人口统计学特征的未知数值。用统计方法对总体参数进行估计。

参数统计分析(parametric statistical analysis):当满足以下3个假设时进行的统计技术:①样本来自预期得分分布为正态或近似正态的总体;②变量的测量水平处于定距或定比水平;③数据可被视为从随机样本中获得;同样的技术可用于定距或定比数据。

参与研究的许可(permission to participate in research):父母或监护人同意其子女或被监护人参与研究的文件。

参与者(participant):自愿参与研究的个体。质性研究人员使用参与者这个术语;量性研究人员可以称他们为受试者或参与者。

参照组(reference group):构成比较单个研究参与者评分标准的一组个体或其他要素。

操纵(manipulation):改变自变量的值或方面以测量其对因变量的影响。

操作性定义(operational definition):对变量或概念在研究中将如何测量或处理的描述。

测量(measurement):按照某种规则为对象、事件或情况赋值的过程。

测量水平(levels of measurement):一组有组织性的规则,用于将编号分配给对象,以便建立从低到高的测量水平。测量水平有定类、定序、定距和定比测量。

测量误差(measurement error):现实中存

在的情况与研究工具测量的情况之间的差异。

沉浸(immersed):融入某种文化,或对该文化的语言、模式、情感表达及社会化方法更加熟悉;也可指研究人员花费大量时间反复阅读现场笔记和量表评分,并思考资料的含义,从而对质性资料非常熟悉。见资料沉浸。

陈述(statement):澄清概念的存在、它们的定义以及它们之间关系的句子。

程序(process):有组织、有逻辑、有明确目标的一系列活动。

重测信度(test-retest reliability):测量随时间变化的稳定性;通过将重复测量的得分相互关联来确定。

重复发表偏倚(duplicate publication bias):因为一项研究的结果已由作者在不止一种期刊上发表,而没有与另一种期刊进行相互参照,所以以某项结果的支持显得比实际情况更多。

重复研究(replication studies):复制或重复前期研究以确定是否会得到类似发现的研究。

抽象(abstract):观念集中于对某种现象的总体看法;不参考任何具体实例来表达。

抽样(sampling):选择代表拟研究总体的一组人、事件、行为或其他要素的过程。

抽样方案(sampling plan):包括在研究中用于获取样本的建议性策略;可能包括随机和非随机(概率和非概率)抽样方法。

抽样方法(sampling method):选择一组符合抽样标准的人员、事件、行为或其他要素的过程。抽样方法可以是随机的,也可以是非随机的(概率和非概率抽样)。

抽样或资格标准(sampling, or eligibility criteria):纳入或排除在目标总体中所必需的特征列表。

抽样框(sampling frame):目标总体中每个成员的列表。抽样标准用于定义此群体

中的成员身份。

传统(traditions):基于风俗习惯和既往趋势的真理或信仰,是知识的来源。通过角色示范和书面与口头交流,将传统在护士之间传递。

垂直轴(vertical axis):指回归线或散点图中的 y 轴。垂直轴在图形中的方向是从上到下。

促进循证实践的斯特勒研究应用模型(Stetler model of research utilization to facilitate evidence-based practice):由斯特勒开发的模型,提供了一个全面的框架,以增强护士在实施循证实践时对研究发现的应用。

促进者(facilitator):见调节者。

D

单后测对照组设计(posttest-only control group design):实验性设计方法,实验组或对照组的因变量无干预前测量。

单尾显著性检验(one-tailed test of significance):与定向假设一同使用的分析,其中假设感兴趣的极端统计值出现在正常曲线的单个尾部。

导师(mentor):作为新手的老师、支持者、指导者或榜样的人。

导师制(mentorship):在护理中,这是一种强烈的角色榜样形式,护理专家承担新手护士或学员的老师、资助者、指导者、榜样和顾问。

地图(或模型)[maps(or models)]:图形化显示理论或框架的概念和关系的图表。

等值信度(equivalence reliability):比较同一工具的两个版本,或测量同一事件的两个观察者。

定比数据(ratio data):基于实数量表的数字信息;数据可以用参数统计进行分析。见定比测量。

定比测量(ratio level measurement):符合所有其他水平测量规则的最高测量形

式——互斥类别、详尽类别、有序排列、等距间隔和连续值；也具有绝对零值，如脉冲。

定额抽样（quota sampling）：非概率方便抽样技术，由研究人员预先确定被识别组的比例，以增加样本对总体的代表性。定额抽样可以用来确保将方便抽样中代表性不足的研究参与者包括在内，如妇女、少数民族群体和受教育程度较低的人。

定距测量（interval-level measurement）：在间隔之间采用相等的数字距离进行量化；遵循互斥类别，详尽类别和等级顺序（如温度或等级评分）的规则。

定类数据（nominal data）：最低级别的数据，只能组织成排他性和详尽的类别。对这些数据可以进行非参数统计分析。

定类测量（nominal-level measurement）：数据可以组织成排他性和详尽性类别时使用的最低量化水平，这些类别不能进行比较或排序。性别、种族、婚姻状况和诊断等变量即是在定类测量的。

定位偏倚（location bias）：当研究发表在影响力较小的期刊上，并在较少被检索的数据库中进行检索时发生——因此，不太可能被纳入系统综述。

定向假设（directional hypothesis）：预测两个或多个变量之间关系的方向性（正或负）陈述。

定序数据（ordinal data）：可以用排序之间不一定相等的间隔进行排序的数据。采用非参数统计技术对定序数据进行分析。

定序测量（ordinal-level measurement）：将数据分配到互斥且详尽的类别，其中一个类别被判断为比另一个类别更高或更低、更好或更差的方法。定序数据之间的间隔不一定相等，如将疼痛定序为轻度、中度和重度。

独立卡方检验（chi-square test of independence）：对定类资料进行分析，以确定资料中观察到的频数与预期频数之间显著差异的检验。

独立组（independent group）：将研究参与者分配到一个组、一种条件或另一个组，以便分组之间无关联。例如，如果参与者被随机分配到干预组或对照组，则这些组是独立的。

对比组（comparison group）：未接触研究干预的组。在护理研究中，对比组通常接受标准护理，以便两组（干预和对比）都得到时间和关注。

对称性（symmetric）：用于描述正态曲线的术语，曲线的左侧为右侧的镜像。

对护理的意义（implications for nursing）：研究发现和结论对于护理知识、理论和实践体系的意义。

对结构效度的威胁（threat to construct validity）：设计缺陷，其中变量的测量不足以反映它所代表的概念。测量不仅可以包括感兴趣的概念，还可以包括其他相关的概念。

对进一步研究的建议（recommendations for further research）：研究人员根据他们的研究发现对未来研究提出的建议。建议可能包括采用不同的或更大的样本复制或重复设计，采用不同的测量方法，或测试另一种干预措施。

对内部效度的威胁（threat to internal validity）：在干预性研究中，除了自变量引起的变化外，还引起因变量变化的一种因素。在非干预性研究中，研究人员可能会用不一致的方法实施研究。

对设计效度的威胁（threats to design validity）：研究中可能出现的降低研究结果准确性或有效性的问题或情况。这些威胁分为 4 类，即统计结论效度、内部效度、结构效度和外部效度。

对统计结论效度的威胁（threat to statistical conclusion validity）：产生错误的数据分

析结论的因素,通常是由于样本量不足或统计检验方法使用不当。

对外部效度的威胁(threat to external validity):仅限于根据研究参与者的条件与考虑推广的总体或环境的条件,以及特征之间的差异进行推广。

对研究的理智批判性评价(intellectual critical appraisal of a study):根据前期研究经验和课题知识,仔细检查研究的各个方面,以判断研究的优势、劣势、意义、可信度和重要性。

对照组(control group):研究中未暴露于实验处理的一组元素或受试者。研究参与者被随机分配到该组时采用对照组这个术语。

多级整合(multilevel synthesis):在混合方法系统综述中进行,包括将量性研究发现与质性研究发现分开整合,而且合并到最终报告中。

多因果关系(multicausality):认识到许多相互关联的变量可以引起特定的影响。

多元回归分析(multiple regression analysis):采用一个以上自变量来预测因变量的统计技术;简单线性回归的扩展。

E

二次分析(secondary analysis):重新分析以前由其他研究人员或组织收集的信息或数据。二次分析可能涉及使用研究数据库或行政数据库。

二级数据(secondary data):在临床实践中或在当前研究之前,用于其他研究的信息;电子版存储在数据库中。

二级资源(secondary source):作者从原始资源总结或引用内容的出版物。

F

发表偏倚(publication bias):当有阳性结果的研究比有阴性或不确定结果的研究更有可能发表时,就会出现偏倚。

发现(findings):对研究结果的翻译和解释。

发展(maturation):研究期间随着时间的推移发生正常变化,从而可能会使因变量的内部效度受到威胁;研究参与者可能会随着时间的推移而变的疲劳或明智,从而导致因变量的得分发生变化。

方便抽样(convenience sampling):一种非概率抽样技术,将碰巧在正确的时间出现在正确地点的受试者纳入研究,并增加可用的受试者,直至达到所需的样本量;也称为偶遇抽样。

方差(variance):离散性测量,方差越大表示分数的离散程度越大。这是作为确定标准差的一个步骤来计算的;在预测模型中,也是由自变量或预测变量解释的因变量总量。

方差百分比(percentage of variance):由线性关系解释的变化量。该值通过平方皮尔森相关系数(r)得到。例如,如果研究中 $r = 0.5$,则解释的方差百分比为 $r^2 = 0.25$,或 25%。

方差分析(analysis of variance,ANOVA):用于通过比较组间方差与组内在某些连续因变量或结果变量上的变异,来检验两组或多组之间差异的统计学检验。

方法学局限性(methodological limitations):见局限性。

方法学偏倚(methodological bias):当拟进行系统综述的研究在设计、干预、资料收集或数据分析方面存在缺陷时发生。综述应包括研究局限性的影响。

方法学一致性(methodological congruence):基本理念、正在使用的质性设计和研究产品的开发之间的一致性。

访谈(interview):研究人员与研究参与者之间的结构化或非结构化语言交流,在此期间为研究收集资料。

非参数分析(nonparametric analysis):当

数据不是正态分布且在定类或定序测量时使用的统计技术；数据不符合参数统计的假设（正态分布、定距或定比数据）。

非定向假设（nondirectional hypothesis）： 一种假设类型，声明关系存在，但不能预测关系的确切性质（正性、负性或强度）。

非概率抽样（nonprobability sampling）： 一种非随机抽样技术，其中并不是所有的总体因素都有机会被选择，如方便抽样、定额抽样、目的抽样、网络抽样和理论抽样。

非干预性设计（noninterventional design）： 见非实验性设计。

非结构化访谈（unstructured interview）： 研究人员和参与者之间的交流，以一个宽泛的问题开始。鼓励参与者详细阐述一个主题，介绍新的主题，从而控制访谈的内容；通常用于收集质性资料。

非结构化观察（unstructured observation）： 以最少的计划来自发地观察和记录所看到的情况；通常用于收集质性资料。

非实验性设计（nonexperimental design）： 包括描述性和相关性设计，重点是检查环境中自然出现的变量，而不是研究人员实施治疗的情况。

非预期结果（unexpected results）： 研究人员发现变量之间的关系或多组之间的差异既不是假设的，也不是从正在使用的框架中预测的，该结果即非预期结果。

非治疗性研究（nontherapeutic research）： 为某一学科产生知识而进行的一种研究类型；结果可能会使未来的患者受益，但可能不会使研究参与者受益。

分布（distribution）： 在统计学中，变量采用某些值的相对频数。

分层随机抽样（stratified random sampling）： 当研究人员知道总体中的一些变量对获得代表性至关重要时采用的方法。使用这些确定的变量将样本划分为层或组，并从每个层中随机选择参与者。

分歧效度（divergent validity）： 通过使用两种工具测量相反变量（如希望和绝望）而获得的测量效度类型；效度差异的证据是两种测量之间的中度或高度负相关。

分组频数分布（grouped frequency distribution）： 直观表示划分为类别变量值的计数。例如，不是显示每个年龄的受试者数量，而是将值范围视为组——如 20~29 岁、30~39 岁。

符号互动理论（symbolic interaction theory）： 探索人与环境之间的互动如何创造社会过程和意义，从而引出交流和行为的原理。

负（反）向关系 [negative（inverse）relationship]： 一种关联，其中一个变量或概念发生变化（其值增大或减小），而另一个变量或概念以相反方向变化。

复本信度（alternate forms reliability）： 也被称为等值信度；一种等价性测试，包括比较同一工具的两个版本的评分。

复决定系数（R^2）（coefficient of multiple determination, R^2）： 是指当一项研究包括多个自变量以预测一个因变量时进行的一种统计技术。R^2 是研究人员在最终预测方程中包含的所有变量可以解释的总方差的百分比。

复杂假设（complex hypothesis）： 一种预测 3 个或更多变量之间关系（关联或因果关系）的假设；因此，该假设可以包括两个（或更多）独立变量和/或两个（或更多）依赖变量。

G

概率（probability）： 给定事件在某种情况下发生的可能性；处理事件的相对因果关系而不是绝对因果关系。在统计学中，它是指统计检验结果表明样本实际上代表了抽样调查对象的百分比。

概率抽样（probability sampling）：一种随机抽样技术，其中总体的每个成员（要素）都有大于零的被选为样本的概率，如简单随机抽样、分层随机抽样、整群抽样和系统抽样。

概率论（probability theory）：处理事件发生可能性的统计或数学理论；在研究中，反映从样本得出的结果与总体参数相同的可能性。

概念（concept）：抽象地描述和命名一个对象或现象，从而为其提供独立的身份或意义的术语。

概念性定义（conceptual definition）：提供具有内涵（抽象的、综合的、理论的）意义的变量或概念的定义；可以通过概念分析、概念推导或概念综合来建立。变量的概念性定义从研究框架发展而来，并在框架和变量的操作性定义之间提供了联系。

概念性模型（conceptual model）：一组高度抽象相关的概念，广泛地解释了感兴趣的现象，表达假设；通常反映一种哲学立场。

干预（intervention）：在研究进行期间实施的处理或自变量，从而对因变量或结局变量产生影响。

干预保真度（intervention fidelity）：在遵循特定方案、治疗方案或干预模式的情况下，在研究中实施干预的准确性、一致性（可靠性）和彻底性；可能会受到研究人员实施治疗能力的影响。

干预组（intervention group）：见实验组和治疗组。

高控制环境（highly controlled setting）：为进行研究而开发的人工建造的环境，如实验室、研究或实验中心，以及实验病房。

高灵敏度试验（highly sensitive test）：一种筛检或诊断试验，表明对大部分患有某种疾病或存在某种问题患者的检测结果为真阳性。

高特异度试验（highly specific test）：对大部分没有疾病或问题的患者显示真阴性测试结果的筛检或诊断试验。

个案研究（case study）：对一名患者或一组相似患者进行深入分析和系统描述，以促进对护理干预措施、问题或情况的理解。个案研究是护理实践相关研究的一个例子。

个人经验（personal experience）：通过参与而不是观察（包括事件、情境或情况）获得的知识。班纳（1984）描述了临床护理知识和专业发展的5个经验水平：①新手；②高级初学者；③胜任者；④熟练者；⑤专家。

工具（instrumentation）：测量的组成部分，涉及为开发测量设备或工具而应用的特定规则。

公共规则（common rule）：在联邦法规法典中，联邦部门各章之间的相似部分被命名；包括同意文件的内容、获得知情同意的过程、维持机构审查委员会（IRB）、IRB审查的级别，以及对弱势群体的保护。

关键词（keywords）：在研究报告的开头列出的主要概念、变量或研究方法所使用的术语或标签；可用于检索书目数据库以查找特定主题的文章。

关键信息提供者（key informant）：参加一项在该文化中具有广泛知识和影响力的人种学研究，研究人员可以与提供关键信息的参与者反复互动以了解该文化。

关联假设（associative hypothesis）：两个变量或多个变量之间非因果关系的陈述。这一假设中的变量在现实世界中同时发生或存在，因此，当一个变量发生变化时，另一个变量也会发生变化，但一个变量不会导致另一个变量发生变化。

观察（observation）：为质性研究，特别是民族志研究，收集资料的基本方法，通过花费时间来关注一种文化的交流和行为。

观察性测量（observational measurement）：采用结构化和非结构化观察来测量研究

变量。

广泛同意(broad consent):一种协议,研究参与者允许研究人员在不违反保密规定的情况下存储、管理和使用私人信息和生物标本;这种类型的同意包括在公共规则的修订中。

归纳推理(inductive reasoning):从具体到一般的推理类型。在这种推理中,通过观察特定的实例,然后将其组合成更大的整体或一般陈述。

滚雪球抽样(snowball sampling):见网络抽样。

H

赫尔辛基宣言(Declaration of Helsinki):遵循《纽伦堡法典》的伦理原则声明;明确了治疗性研究和非治疗性研究的区别,由研究人员负责保护参与者的尊严、隐私和健康。

横断面设计(cross-sectional design):用于同时明确处于流程不同阶段的一组参与者的策略类型,目的是推断一段时间内的趋势。例如,参与者可能处于不同的发育阶段、疾病严重程度或康复阶段,并被描述为不同的阶段。

宏观护理理论(grand nursing theory):抽象宽泛的理论,包括护理活动和患者在多种情况下的反应;最初的理论由护理学者在 20 世纪七十年代撰写。

护理报告卡(nursing care report card):美国护士协会和美国护理学会优质医疗专家小组于 1994 年对医院护理进行了评估,目的是采用 10 个指标——2 个结构指标、2 个过程指标和 6 个结局指标——来识别和制订对护理敏感的优质措施。该报告卡可以促进基准测试或设定所需的标准,从而可以根据医院的护理质量进行比较。

护理标准(standard of care):判断医疗质量的标准。护理标准基于研究发现和当前的实践模式。根据多纳贝迪安的说法,护理标准被认为是护理过程之一。

护理程序(nursing process):问题解决程序的子集,包括评估、诊断、计划、实施、评价和修订。

护理干预(nursing intervention):与个体及其家属一起或代表个体及其家属计划的有意认知、身体或语言活动,旨在实现与个人健康和福祉有关的特定治疗目标。

护理过程(process of care):包括由卫生专业人员提供的实际照护的结构。护理过程是多纳贝迪安卫生保健质量理论的结构、过程和结果 3 个组成部分之一。

护理结构(structures of care):组织和管理要素,以及指导护理过程的卫生保健提供者和患者特征。

护理敏感性患者结局(nursing-sensitive patient outcome,NSPO):受护理影响或与护理相关的患者结局。这些结局是敏感的,因为它们受到护理决策和活动的影响。

护理敏感性结局(nursing-sensitive outcome):见护理敏感性患者结局。

护理提供者(providers of care):负责提供照护的个人,如执业护士和医生,他们是多纳贝迪安卫生保健理论中护理结构的一部分。

护理研究(nursing research):可能产生新知识或验证和提炼现有知识的科学探索过程;研究发现会直接或间接影响循证护理实践的开展。

护理质量(quality of care):向个体和群体提供的卫生保健服务改善预期健康结局,并与当前专业知识相一致的程度。在进行结局研究时,会对结局进行检验。

护理质量和安全教育(quality and safety education for nurses,QSEN):该计划侧重于确定护士必须具备的知识、技能和态度

（KSA），以提高患者护理的质量和安全。KSA 声明已经为每个资格证书预审和研究生教育进行了制订。QSEN 的其中一项能力是专注于循证实践。

护士的独立角色功能（nurse's independent role functions）：功能包括评估、诊断、护士主导的干预和后续护理；根据患者的症状控制结局、无并发症、功能状态和自我护理、疾病及其治疗的知识、满意度和费用进行评估。

护士的相互依赖角色功能（nurse's interdependent role functions）：这些功能包括医疗团队成员之间的沟通、病例管理、协调和连续性照护、监控和报告。

护士的依赖角色功能（nurse's dependent role functions）：包括执行医嘱和医生主导的治疗的功能；通过无不良结局来评估。

护士在结局中的角色（nurse's role in outcome）：护士在研究结局中的角色有 3 个部分，即护士的独立角色、护士的依赖角色和护士的相互依赖角色。

环境（setting）：见研究环境。

环境变量（environmental variables）：构成开展研究环境的无关变量的类型。

患者健康结局（patient health outcome）：基于护理角色效能模型的具体结局。独立角色的结局是临床和症状控制、免于并发症、功能状态和自我护理，以及对疾病及其治疗的了解、满意度和费用。

患者情况（patient circumstances）：个人的临床状态、健康目标（如健康促进、疾病管理和/或平静死亡）和临床环境。循证实践是最佳研究证据、临床专业知识和患者情况的结合。

灰色文献（grey literature）：发表受限的研究报告；包括硕士和博士学位论文、未发表的研究报告、不知名期刊的文章、给资助机构的报告、技术报告、会议摘要、论文和会议论文集。

回顾性（retrospective）：向后看；在研究中应用时，将以前获得的信息作为研究的资料。

回顾性队列研究（retrospective cohort study）：流行病学研究方法，研究人员确定一组经历过某一特定事件的人，并研究其结局。

回归分析（regression analysis）：使用一个或多个其他变量的已知值来预测一个变量值的统计过程。对自变量（预测因素）进行分析，以确定其对因变量值的变异或变化的影响。

汇总统计（summary statistics）：见描述性统计。

会议论文集（conference proceedings）：在主要专业组织的会议上提交的论文集，这些论文后来被出版。

荟萃分析（meta-analysis）：将多项研究的数据和结果汇集到一个单一的定量分析中的统计技术；为实践提供最高水平的证据（干预的效果或关系的强度）之一。这些研究必须采用类似的设计才能被纳入荟萃分析。

混合方法系统综述（mixed-methods systematic review）：包括各种设计的研究整合，如质性研究以及类实验性、相关性和描述性量性研究，以确定所研究问题领域的最新知识。

混合方法研究（mixed-methods research）：一种研究方法，使研究人员能够在研究中使用质性和量性研究设计的优势。混合方法研究具有质性和量性相结合的研究特点。

混合结果（mixed results）：研究结果包括与研究检验的关系或干预措施相关的显著和不显著的结果或矛盾的结果。

混杂变量（confounding variables）：嵌入在研究设计中且无法控制的外变量的类型。

豁免审查（exempt from review）：对于对受

试者没有明显风险的研究或收集与活人无关的资料,机构审查委员会(IRB)的代表必须指定该研究符合豁免标准,不需要进行进一步的 IRB 审查。

J

机构审查委员会(institutional review board, IRB):大学或卫生保健组织内的委员会,负责审查研究以确保研究人员以符合伦理的方式进行研究;在该组织中进行研究之前,需要获得 IRB 的批准。

基础(纯)研究[basic(pure)research]:为了追求"知识本身",或为了学习和发现真理的乐趣而进行的科学调查。

基于数据的文献(data-based literature):由研究报告组成,既包括印刷和在线期刊及专著发表的报告,也包括未发表的报告,如硕士和博士学位论文。

基于研究的计划(research-based protocol):根据研究发现,制订在实践中实施治疗或干预的明确步骤的文件。

基于总体的研究(population-based studies):一种结局研究类型,涉及在患者群体背景下研究健康状况,而不是在医疗系统背景下研究健康状况。通过基于总体的研究,包括在定义的总体中发生的所有疾病病例,而不仅仅是在特定医疗机构接受治疗的病例。

集中趋势测量(measurement of central tendency):进行统计分析以确定评分分布的中心;包括众数、中位数和均数。

假设(hypothesis):对特定总体中两个或多个变量之间拟定关系的正式陈述。

假说(assumption):被认为理所当然或正确的陈述,即使它没有经过科学检验。

假阳性(结果)[false-positive(result)]:诊断或筛检试验的结果,表明疾病不存在,但试验结果显示疾病存在。

假阴性(结果)[false-negative(result)]:诊断或筛检试验的结果,表明疾病真实存在时,试验结果为疾病不存在。

间接测量或指标(indirect measurement or indicators):对抽象概念的量化,通过对概念的指标或属性的显示程度来衡量。量表是间接测量的示例,如采用 FACES® 疼痛量表测量疼痛。

简单假设(simple hypothesis):说明两个变量之间的关系(关联或因果)。

简单描述性设计(simple descriptive design):在一个样本中检验变量的研究计划。

简单随机抽样(simple random sampling):从抽样框架中随机选择参与者或要素以纳入研究。每个研究参与者被选入研究的概率大于零。

简单线性回归(simple linear regression):一种参数分析技术,根据自变量的值估计因变量的值。

健康保险携带和责任法案(health insurance portability and accountability act, HIPAA):保护个人在临床护理期间创建的、以电子方式存储并从一个实体传输到另一个实体的健康信息的联邦法规;属于隐私规则;影响卫生保健和研究。

焦点民族志(focused ethnography):观察和描述一种明确的组织文化,比传统民族志在更短时间内进行。

焦点小组(focus group):是指通过征求聚集在一起的参与者的看法来收集质性资料的一种方法;主持人引导讨论并创造一个没有威胁性的环境。

角色榜样(role modeling):通过模仿榜样或榜样的行为来学习。例如,在实习计划中,新手护士通过模仿护理专家的行为来学习。

教科书(textbook):被认为是研究某一特定学科标准的专著或书籍;可以作为学术课程的信息资源。

阶段Ⅰ:准备(phase Ⅰ:preparation):确定

临床机构进行循证变革的目的、重点和潜在结局的步骤;包括使用斯特勒研究应用模型促进循证实践的第一步。

阶段Ⅱ:验证(phase Ⅱ:validation):斯特勒研究应用模型的促进循证实践阶段,涉及对拟定研究进行批判性评价,以确定其科学性及合理性。

阶段Ⅲ:比较评估/决策(phase Ⅲ:comparative evaluation/decision making):斯特勒研究应用模型的促进循证实践阶段,包括4个部分:①证据的确证;②证据与卫生保健环境的匹配;③应用研究发现的可行性;④与当前实践的关系。

阶段Ⅳ:转化/应用(phase Ⅳ:translation/application):斯特勒研究应用模型的促进循证实践阶段,涉及计划和准确地确定将应用哪些知识,以及如何将这些知识应用于实践。应用程序可以是认知性、工具性或象征性的。

阶段Ⅴ:评价(phase Ⅴ:evaluation):斯特勒研究应用模型的最后阶段,促进循证实践,团队通过正式和非正式活动确定基于研究的变革对卫生保健机构、工作人员和患者的影响;可能包括自我监控、案例研究、审计、质量促进(QI)项目,以及与患者、家庭、同行和其他专业人员的讨论。

接受率(acceptance rate):同意参与研究的参与者的数量和百分比。百分比的计算方法是将同意参加的人数除以可纳入的人数。例如,如果可纳入100名受试者,其中90人同意参与,那么接受率为90%:(90÷100)×100% = 0.90×100% = 90%。

结构(construct):概念的抽象程度非常高,具有普遍意义。

结构变量(structural variables):影响护理实践,进而影响患者结局的因素,如护理组织和护理领导。

结构化访谈(structured interview):研究人员和参与者之间的沟通,在此过程中,所有访谈都以相同的顺序提出预定的问题;可用于通过为答案选项分配数字来收集量性资料。

结构化观察(structured observation):明确识别哪些行为是感兴趣的,并将其转换为数据;精确定义、记录和编码观察结果。

结构效度(construct validity):工具实际测量其要测量的理论结构的程度;这涉及检查研究变量的概念性定义和操作性定义之间的匹配性。

结果(results):针对每个研究目标、问题(question)或假设生成的资料进行分析的结局。结果可以是混合的、不显著的、显著不可预测的、显著可预测的,或非预期的。

结局报告偏倚(outcome reporting bias):当研究结果没有清晰且完全准确地报告时发生的一种偏倚类型。

结局的结构(structure in outcome):根据多纳贝迪安的理论,结局的结构包括3个成分,即护士、组织和患者。

结局研究(outcomes research):为检验患者护理的最终结果而发展的科学研究方法。与传统的科学方法不同,结局研究结合了研究评价、流行病学和经济理论观点。

结论(conclusion):在文献综述接近尾声时的陈述,反映特定主题领域知识的综合,包括已知和未知的内容;在研究报告中,结论是总结研究发现及其意义,以及对知识贡献的陈述。

解释(explanation):澄清变量之间的关系,并确定某些事件发生的原因。

解释现象学(interpretive phenomenology):研究人员在分析参与者的生活体验时,认识到自己的感知、经验和价值观的影响的研究;由德国哲学家海德格尔倡导的质性研究方法,也可称为诠释现象学。

解释性序贯策略(explanatory sequential strategy):首先收集量性资料并进行分析的混

合方法研究设计。量性研究的发现被用于规划质性研究阶段的资料收集并得出结论。

解释研究结局(interpretation of research outcome):研究人员对数据分析的结果进行思考,形成结论,探索这些发现的临床意义,考虑对护理知识和理论的影响,外推或转化研究发现,并建议进一步研究的规范程序。

金标准(gold standard):当前评估和诊断特定患者问题的公认基准;用作与新开发的诊断或筛检试验进行比较的基础;也是管理与患者结局相关的患者护理的金标准或基准。

近期结局(proximal outcome):结局在时间上接近照护实施的时间。

经济学评价(economic evaluation):分析和比较实施的治疗、策略、实践方法或其他护理过程的成本和预期结局;期望的目标是确定成本最低、结局最好的选择。

精确性(precision):在研究中估计总体参数的准确性;也可用于描述研究目的的准确性、细节和顺序,以及研究设计的详细说明。

局限性(limitations):威胁设计效度并降低研究发现外推性的方面或弱点;例如,没有代表性的样本、单一的环境、对干预的有限控制、信度和效度低的工具、对数据收集的有限控制,以及对统计分析的不当使用。

拒绝率(refusal rate):拒绝参与研究的潜在受试者的百分比。这项研究应包括没有参与的原因。拒绝率的计算方法是将拒绝参加的人数除以可获得的潜在受试者人数,然后乘以100%。例如,如果可获得100名受试者,15名拒绝参加,拒绝率为$(15 \div 100) \times 100\% = 0.15 \times 100\% = 15\%$。

具体(concrete):是指以现实中观察和经历的有形事物或事件为导向,并受其限制的思维方式。

术语或思维。

具体命题(specific proposition):在理论中发现的处于中等抽象水平的陈述,为产生指导研究的假设提供基础。

聚合效度(convergent validity):通过使用两个工具测量相同的变量(如抑郁),并将这些工具的测量结果关联起来而获得的测量效度类型;聚合效度证据是两个测量结果之间的中度或高度正相关。

决策论(decision theory):基于理论正态曲线假设的统计理论;用来检验组间是否存在差异;预期是所有组均来自同一总体,表示为零假设。在资料收集之前,显著性水平(α)通常设置为0.05。

决定系数(coefficient of determination, r^2):相关值的平方(r^2),表示两个变量共享的方差百分比。

绝对零值(absolute zero):零值表示没有被测量的属性;零权重表示没有权重。

均数(mean):用定距和定比水平进行的集中趋势测量;通过将所有分数相加,然后将总分数除以得分个数得到的值。

K

开创式研究(seminal studies):首个针对某一特定主题开展的研究。

开放式访谈(open-ended interview):质性研究采用的一种访谈类型,有明确的焦点,但没有固定的问题顺序。随着研究人员从以前的访谈中获得深入理解,访谈问题可能会发生变化,并鼓励参与者提出研究人员未解决的重要问题。

科学理论(scientific theory):概念性结构,有详尽的研究证据支持其主张。概念是明确的,能够可靠地和有效地测量,以检验它的命题;它的命题可以被认为是准备在实践中应用的法律和原则。

可读水平(readability level):阅读和理解文本的困难程度,通常用于量表或调查工具;可以通过计算词组或句子的长度和单词中的音节数来确定,也可以通过文字处理程序中可用的评估来确定;在研究中使用时会影响信度和效度。

可获得总体(accessible population): 研究人员能够合理接触的目标总体的一部分。

可检验假设(testable hypothesis): 包含可在现实世界中测量或操纵变量的假设。

可解释方差(explained variance): 由两个变量之间的关系解释的值的变化量。

可靠性(dependability): 在质性分析过程中采取的步骤和做出决定的记录。

可识别的私人信息(identifiable private information): 记录的个体特征,以及可关联的个人生活。

可信度(credibility): 读者对质性研究人员得出的反映参与者观点的结果的相信程度;类似于对量性研究批判性评价的有效性。

可信区间(confidence interval): 将总体值包含在较高和较低估计区间的概率;通常计算为95%或99%的区间。

可信性(trustworthiness): 研究报告中的可信度、可转化性、可靠性和可验证性的相关特征在多大程度上能够确定质性研究强度。

可验证性(confirmability): 其他研究人员可以在多大程度上审查质性研究的审计轨迹,并同意作者的结论是合乎逻辑的。

可转化性(transferability): 用于描述质性研究发现的术语,当研究对样本进行了全面描述,并且读者对研究发现的可信度、可靠性和可验证性有信心时,质性研究发现也适用于其他类似的参与者。

客位研究(etic approach): 人类学研究方法,研究来自文化之外的行为,并明确不同文化之间的异同。

控制(control): 在研究中,研究人员强加规则,以减少出错的可能性,从而增加研究

结果准确反映现实的可能性。

快速机构审查委员会审查[expedited institutional review board(IRB)review]: 对于没有明显风险或最小风险的研究,如在日常生活中或在例行身体或心理检查中遇到的研究,可以委托IRB的代表进行机构审查。

框架(framework): 抽象逻辑的意义结构,如指导研究发展理论的一部分,可能会在研究中得到检验,并使研究人员能够将研究发现与护理知识体系联系起来。

L

来自对比组效度的证据(evidence of validity from contrasting group): 通过识别预期在一种工具上有显著评分差异的组进行测试;也称为已知组效度。

来自分歧效度的证据(evidence of validity from divergence): 见分歧效度。

来自聚合效度的证据(evidence of validity from convergence): 见聚合效度。

类实验性设计(quasi-experimental design): 当实验的某些方面不能实施时,为确定干预措施的有效性而制订的研究计划。

类实验性研究(quasi-experimental research): 为检验因果关系而进行的一种量性研究类型,但缺乏实验性研究的3个基本要素中的一个或多个:①研究人员可以控制的自变量操纵(干预);②传统对照组;③将研究参与者随机分组。

离群值(outlier): 数据集中的极端分数或值,似乎与样本的其余部分不同;可能源于随机变异或测量误差、冗余或在识别对解释所研究现象性质重要的变量方面的误差。

离散性测量(measurement of dispersion): 确定评分如何变化或分布在均数附近的统计分析;这些分析包括全距、评分差值、平方和、方差和标准差。

李克特量表（Likert scale）：为明确研究参与者的观点或态度而设计的一种量表。它包含许多声明性陈述，每个陈述后面都跟一个从强烈同意到强烈不同意的应答等级；可以采用其他应答等级描述符。

里程碑式研究（landmark studies）：重大研究项目产生的知识影响到一门学科，有时甚至影响到整个社会。

理解文献资源（comprehending a source）：通过阅读并专注于理解一篇文章或其他资源的要点而完成的过程。

理解研究报告（comprehending a research report）：阅读研究报告时采用的批判性思维过程，研究报告的重点是理解研究的主要概念和思路的逻辑流程。

理论（theory）：定义的概念、现有陈述和关系陈述的集合，它们呈现了现象的系统视图。

理论抽样（theoretical sampling）：扎根理论研究经常采用的抽样方法；涉及根据他们推进新兴理论的能力招募合格的参与者。

理论型文献（theoretical literature）：支持拟研究问题和目的的概念分析、地图、理论和概念框架。

历史（history）：在研究过程中发生的计划外事件，可能会对内部效度构成威胁。

量表（scale）：自我报告表，由多个条目组成的测量表格，用于测量结构。参与者对所提供的连续体或量表的每个条目做出应答，如抑郁量表。

量性研究（quantitative research）：一种正式、客观、系统的研究过程，采用数字描述变量，检验变量之间的关系，以及变量之间的因果交互作用。

量性研究报告（quantitative research report）：书面报告，包括引言、文献回顾、方法、结果和对量性研究发现的讨论。

量性研究的批判性评价过程（quantitative research critical appraisal process）：包括 3 个基本步骤：①确定研究过程的步骤；②确定研究的优势和不足；③评价研究发现的可信度和意义。

临床期刊（clinical journal）：包含关于某一特定专业学科的实践问题和专业问题的研究报告和非研究性文章的期刊。

临床数据库（clinical database）：患者、卫生保健提供者和医疗机构信息的数据库，由医疗机构开发，有时由提供者开发，用于记录医疗实施过程和结局。

临床意义（clinical importance）：阳性统计结果在研究中的实际相关性；解决的问题是"这会对患者体验或结局产生有意义的影响吗？"。

临床专业知识（clinical expertise）：提供照护的卫生保健专业人员的知识和技能。在护理领域，临床专业知识受多年的临床经验、研究和现有临床文献知识，以及教育经历的影响。循证实践是最佳研究证据、临床专业知识和患者情况的结合。

灵敏度（sensitivity）：生理测量可以检测到微小变化的程度。灵敏度越高，意味着测量越精确。

零假设（null hypothesis，H_0）：与研究假设相反的假设，说明研究组间没有显著差异，或者被研究的变量之间没有显著关系。零假设在数据分析过程中进行检验，并用于解释统计结果。

漏斗图（funnel plots）：在荟萃分析中采用的拟定研究干预措施的潜在效应量（ES）的图形表示。

伦理原则（ethical principles）：合理行为的标准，包括尊重他人、行善和公平对待他人；适用于研究。

略读研究报告（skimming research report）：通过阅读标题、作者姓名、摘要或引言、小标题、每个小标题下的一到两句话和讨论部分，快速阅读文献以了解内容的大致概述。

M

meta 整合（质性）（meta-synthesis, qualitative）：系统汇总和整合质性研究，以扩大理解，并对拟定领域的研究发现进行独特的解释。

meta 总结（质性）（meta-summary, qualitative）：整合多项主要的质性研究，以扩展对某一领域当前知识的描述。

盲法（blinding）：向资料收集者、研究参与者和他们的卫生保健提供者隐瞒分组或其他研究信息，以减少潜在的偏倚。

美国护士协会伦理准则（American nurses association's code of ethics）：美国护士为保护人们在护理实践和研究过程中的权利而制订的指南。

描述（description）：包括识别和理解护理现象的性质和属性，有时还包括这些现象之间的关系。

描述相关性设计（descriptive correlational design）：实施的一种设计类型，用于描述变量并检验情景中存在的关系。

描述性设计（descriptive design）：为确定变量及其在数据集中的特征而进行的一种量性研究设计类型。

描述性统计（descriptive statistics）：以赋予意义和加深理解的方式总结和组织数据所做的分析，如频率分布、集中趋势和离散性测量。

描述性现象学研究（descriptive phenomenological research）：研究人员抛开自己的感知、经验和与某一现象有关的价值观来描述参与者生活体验的研究；胡塞尔（创立现象学学派的德国哲学家）倡导的质性方法。

描述性研究（descriptive research）：对特定的人、事件或群体在现实生活中的特征提供准确描述或解释的研究；为发现新的含义、描述现有的东西、确定某事发生的频率和对信息进行分类而进行的研究。

民族志护理研究（ethnonursing research）：从莱宁格跨文化护理理论中产生的研究类型；主要集中在观察和记录日常生活条件和模式如何影响人类护理、健康和护理实践。

民族志研究（ethnographic research）：研究文化的质性研究方法。这项研究涉及资料的收集、描述和分析，以形成对某种文化的描述。

明确研究过程的步骤（identifying the steps of the research process）：批判性评价的第一步，包括理解报告中的术语和概念，以及确定研究要素，并把握这些要素的性质、重要性和意义。

命题（proposition）：描述理论概念之间关系的抽象陈述；范围从一般到具体。后者可能引出假设。

模型检验设计（model testing design）：在理论模型中测量拟定关系的相关性研究。此设计需要测量与模型相关的概念，并检验这些概念之间的关系。

目标总体（target population）：所有符合纳入研究的抽样标准的要素（个人、目标或事件），研究发现可以外推到这些要素。

目的抽样（purposive sampling）：选择具有某些特征的参与者，如对文化或现象有经验或了解的人开展质性研究。研究人员有意识地选择参与者，使其成为一种非概率或非随机抽样方法。

N

纳入抽样标准（inclusion sample criteria）：研究人员确定的必须抽样要求，以此才能将参与者或要素视为目标总体的一部分，以便选择可能的研究样本。

内部效度（internal validity）：研究中测量的变量之间的关系是真实反映现实的程度，而不是外变量的结果。

内部一致性信度（internal consistency reliability）：每个条目与量表的所有其他条目

的相关性,以评估条目测量同一概念的程度;相关性越高,意味着量表的一致性越好;最常见的内部一致性信度测量标准称为克朗巴赫 α。

内容效度(content validity): 量表的条目包括与被测量结构相关的主要元素的程度。内容效度的证据包括:①量表条目在多大程度上反映了文献对概念的描述(或表面效度);②专家对可作为指数报告的条目相关性的评估;③研究参与者对量表条目的应答。

匿名(anonymity): 包括研究人员在内的其他人,无法将研究参与者的身份与其个人应答联系起来。

纽伦堡法典(Nuremberg Code): 第二次世界大战后为回应纽伦堡审判而制订的伦理研究行为声明。

P

PICOS 或 PICO 格式(PICOS or PICO format): 相关总体或参与者;实践所需的干预;干预与对照、安慰剂、标准护理或同一干预变体的比较;实践所需的结局;以及研究设计的英文首字母缩写。PICOS 是用于界定相关临床问题的最常见格式之一。

排除(bracket or bracketing): 质性研究技术,研究人员识别个人的先入之见和信念,并在研究期间有意识地把它们放在一边。

排除抽样标准(exclusion sample criteria): 可能导致个体或要素被排除在目标总体之外的特征,因为该特征有可能给研究带来误差。

配对(或依赖)组[paired(or dependent)group]: 选择用于数据收集的参与者或观察,在某种程度上与其他参与者或观察的选择相关。例如,如果研究参与者通过使用前测作为对照来充当他们自己的对照组,则测量(组)是配对的。

批判性民族志(critical ethnography): 侧重于一种文化的社会和政治因素的质性研究。

皮尔森积矩相关(Pearson product-moment correlation, r): 进行参数统计分析,确定两个变量之间的线性关系。

偏倚(bias): 在研究中歪曲结果,或者使结果偏离真实或预期的影响或行为。

剽窃(plagiarism): 使用他人的想法、过程、结果或文字而不给予适当的评价;一种研究不端行为。

频数表(frequency tables): 直观显示频数分布的结果,其中可能的值出现在表的一列中,每个值的频数出现在另一列中。

频数分布(frequency distribution): 一种统计过程,包括列出变量的所有可能值,并对数据集中每个值的数字进行计数。

平均差(mean difference): 为确定两组均数之间的绝对差异而计算的标准统计量。

平行整合(parallel synthesis): 在混合方法系统综述中,涉及量性和质性研究的单独整合,但质性研究整合的发现用于解释量性研究整合的发现。

评分者间信度(interrater reliability): 两个或多个观察者或评价者之间的一致性程度,这些观察者或评价者在研究期间独立对变量或感兴趣的要素进行评分。

评级量表(rating scale): 一种测量方法,评分者从一组有序的预定类别中进行选择,有时是数字,有时不是数字,以表示感觉、偏好和其他主观感觉。例如,FACES® 疼痛量表是测量儿科患者疼痛的常用评分量表。

评价研究发现的可信度和意义(evaluating the credibility and meaning of the study findings): 通过检查研究过程、研究结果和前期研究之间的联系,来确定量性研究的有效性、可靠性、重要性和意义。

评价研究发现的可信性和意义(evaluating the trustworthiness and meaning of the study findings): 确定质性研究发现的可

信度、可转化性、可靠性和可验证性。

Q

期刊（periodical）：文献的来源，如每年出版指定次数的期刊，随着时间的推移继续出版，并按出版年份顺序编号。

欺骗（deception）：为了研究目的而误导参与者关于研究的意图或进行资料收集；要求参与者在研究结束后听取研究执行情况或告知其真实目的和结局。

前瞻性（prospective）：展望未来；在研究期间实时收集的资料。

前瞻性队列研究（prospective cohort study）：流行病学研究方法，研究人员确定一组人有经历某一特定事件的风险，然后跟踪他们一段时间，观察该事件是否发生。

侵犯隐私（invasion of privacy）：在某人不知情或违背其意愿的情况下与他人分享私人信息。

权威（authority）：有专业知识和权力的人，能够影响他人的意见和行为。

全距（range）：最简单的离散性测量。全距通过最高分减去最低分（全距：$96-78=18$），或仅列出最低分和最高分（全距：$78\sim96$）确定。

全面审查（full review）：高于最小风险，且需要得到完整的机构审查委员会批准研究的机构审查过程；也称为完整审查。

诠释（interpretation）：研究人员将研究发现放在一个更大背景下的过程；可能会将发现中的不同主题或因素彼此联系起来，并将现有的知识联系起来。

确定研究的优势和不足（determining strengths and weaknesses in studies）：对研究进行批判性评价的第二步，以确定其质量。要完成这一步，研究人员必须了解研究过程每一步的专业文献来源，如本教材和其他研究来源，并将研究步骤与这些来源进行比较。

R

人口统计学变量（demographic variables）：为描述样本而收集的研究参与者的特定属性变量，如年龄、性别、种族和民族。

人口统计学特征（demographic characteristics）：参见样本特征。

弱势群体（vulnerable populations）：更容易受到不当影响或胁迫的潜在研究参与者，如未成年人、囚犯和经济上处于不利地位的人。

S

散点图（scatter diagrams or scatter plots）：显示某一变量得分分布的图表或图形，或描述一个变量的数据与另一个变量的数据之间的关系。散点图有两个比例，水平（x）轴和垂直（y）轴。

筛检或诊断试验的灵敏度（sensitivity of a screening or diagnostic test）：筛检或诊断试验的准确性；有阳性试验结果或真阳性结果的疾病患者的比例。

筛检或诊断试验的特异度（specificity of a screening or diagnostic test）：没有某种疾病的患者的比例，他们的检测结果是阴性或真阴性。

筛检试验准确性（accuracy of a screening test）：与金标准相比，用于确认诊断的筛查试验根据其正确判断疾病或状况的存在或不存在的能力进行评价。

设计效度（design validity）：研究结果能够准确反映现实的概率，包括 4 个组成部分，即结构效度、内部效度、外部效度和统计结论效度。

审计轨迹（audit trail）：记录在组织质性资料期间采取的方式，以及在数据分析和解释期间做出的决定；增加了对研究透明度的信心。

生理测量（physiological measurement）：用于直接或间接测量生理变量的技术和设

备,如测量血压和心率的技术。

生理测量的准确性(accuracy in physiologic measurement):描述工具在研究中测量其应该测量内容程度的术语;相当于效度。

生理测量的精确性(precision of physiological measurement):人体特征或功能测量的准确性和重复性,如体重、血压和脉搏。

生理测量误差(error in physiological measurement):与环境、使用者、研究参与者、工具和解释误差有关的生理工具的不准确性。

实践类型(practice style):表示医疗服务提供方式的变化。

实践理论(practice theory):非常具体的中观理论,旨在描述特定的护理活动和解释患者的反应;有时被称为情境特定理论。

实践模式(practice pattern):表示提供的护理内容的变化。

实体理论(substantive theory):明确识别的概念、定义和关系陈述的概念性结构;也可以称为中观理论;可用作实践指南和研究框架。

实验(experiment):通常包括将受试者随机分组、收集资料和进行统计分析的研究。见实验性研究。

实验(或治疗)组[experimental(or treatment)group]:在研究中接触研究性治疗或干预的研究参与者。

实验性设计(experimental design):在研究中提供尽可能多的控制来检验因果关系的设计类型。

实验性研究(experimental research):客观、系统、可控的调查,以检验因果关系,其特征如下:①研究人员对自变量的控制性操作;②存在不同的对照组;③随机将受试者分配到实验或对照条件下。

实验者期望(experimenter expectancy):结构效度的威胁,其特征是收集资料者的信念可能会鼓励受试者做出支持或反对这些信念的特定反应。

实证型文献(empirical literature):发表在期刊、专著和网络的相关研究,以及未发表的研究,如硕士和博士学位论文。

似然比(likelihood ratios,LR):基于结果的灵敏度和特异度,可帮助研究人员确定诊断或筛检试验准确性的附加计算。

事后分析(post hoc analysis):在对两个以上的组进行初始测试后,用来确定哪些组具有显著差异的统计技术。例如,方差分析(ANOVA)表明3组(干预、安慰剂和对照)之间存在显著差异,但事后分析明确指出了哪些组是不同的。

试错(trial and error):当其他知识来源不可用时,在不确定的情况下使用结局未知的方法。

试探性理论(tentative theory):新提出的概念性结构,受到该学科学者的评判最少,也几乎没有经过验证。

视觉模拟量表(visual analog scale):指一条100mm长的线,每一端都有直角顿点和描述性单词或短语。研究参与者被要求记录他们的症状或态度的深度、程度或强度。

释义(paraphrasing):简洁明了地用研究人员自己的语言重申作者的想法。

收益-风险比(benefit-risk ratio):比较研究人员和评价者用来确保研究合乎道德的研究潜在益处(积极结果)和风险(消极结果)。

受保护的健康信息(protected health information):为研究而生成和收集的资料,可以链接到个人。

受试者(subjects):参与研究(被研究者)的个人,有时称为参与者。

受试者脱失(subject attrition):见脱失率。

书目数据库(bibliographic database):以电子方式存储的与特定学科相关的引文汇编或各种学科的大量引文集合;可按作者、标题、期刊、关键词或主题进行检索。

数据分析(data analysis):对数据进行简

化、组织和赋予意义的技术。

数字对象标志符（digital object identifiers，DOI）：链接到特定文章或报告的一系列独特数字和字母；DOI 由国际标准化组织（http://www.doi.org/）推出，但尚未得到普遍支持。

双变量分析（bivariate analysis）：涉及在两个不同组中测量的相同变量之间的比较，或单组中两个不同变量测量的统计过程。

双变量相关性（bivariate correlation）：测量两个变量之间线性关系的程度。

双峰分布（bimodal distribution）：有两个众数的得分分布（出现频率最高的分数）。

双盲（double-blinding）：受试者和资料收集者都不知晓受试者的分组方法。双盲避免了结构效度的多个威胁。

双尾显著性检验（two-tailed test of significance）：用于检验非定向假设的分析。在该假设中，研究人员拟认为在正态曲线的任一尾部都可能出现极端分数。

水平轴（horizontal axis）：是指回归线或散点图中的 x 轴，其方向在整个图形中为从左向右。

硕士学位论文（thesis）：作为硕士学位要求的一部分，由硕士研究生完成的研究项目。

随机变异（random variation）：当研究人员从同一样本检验研究参与者的反应或特征时，出现的正常值和预期值的差异。

随机测量误差（random measurement error）：个人观察到的评分在真实得分附近随意变化的一种误差类型。

随机抽样法（random sampling method）：见概率抽样方法。

随机对照试验（randomized controlled trial，RCT）：使用前测-后测对照组设计或其他实验设计对干预进行严格控制的试验，以产生关于干预有效性的确凿证据。RCT 可以在单中心或多中心进行。

随机分组（random assignment to group）：用于将研究参与者随机分配至干预组或对照组的过程。每个研究参与者都应有平等的机会被分配到任何一组。

T

t 检验（t-test）：参数分析技术，用于确定两个样本测量之间的显著差异。有两种类型 t 检验，即独立样本 t 检验和配对样本 t 检验。见独立样本和配对样本的定义。

探究（probe）：质性研究人员在访谈中提出的问题或开放式陈述，以便从参与者那里获得更多信息；可用于跟进先前意见或进一步探讨参与者的观点。

探索描述性质性研究（exploratory-descriptive qualitative research）：不确定具体方法或哲学基础的研究；通常是出于解决问题的愿望；发生在自然主义的背景下。

探索性分析（exploratory analysis）：描述性检查量性数据以识别离群值和偏度；使研究人员能够熟悉这些数据。

探索性序贯策略（exploratory sequential strategy）：首先收集质性资料并进行分析的混合方法研究设计。质性研究的发现被用于规划量性研究的数据收集和得出结论。

特异度（specificity）：生理测量可以确定疾病是否存在的程度。更高的特异度意味着测量更精确。

同时效度（concurrent validity）：一个人的量表评分可以用来估计其目前或同时在另一个变量或标准上的表现的程度；属于效标效度的类型。

同行评审期刊（refereed journal）：见同行评议。

同行评议（peer-reviewed）：指只收录由熟悉该主题的学者评阅、被认为准确、撰写良好、与期刊宗旨一致的文章出版物。如果手稿是研究报告，专家们也会对研究的严谨性进行评估。带有同行评议文章的出版物有时称为同行评审期刊。

同意参与研究（assent to participate in research）：在父母或监护人允许的情况下，

自主性低的未成年人或成年人参与研究的协议。

同质性信度（homogeneity reliability）：见内部一致性信度。

同质样本（homogeneous sample）：研究参与者在研究中的拟定测量方法和评分相似的样本，导致评分的有限或狭窄分布。同质样本的使用减少了外变量的影响，但限制了外推的潜力，因为样本可能无法代表目标总体。

统计把握度低（low statistical power）：发现重大关系和差异的能力低于进行研究所需的 0.80 的可接受标准。统计把握度低会增加Ⅱ类错误的可能性。

统计分析（statistical analysis）：对研究的数字型资料进行检查、清洗和赋予意义的技术。

统计假设（statistical hypothesis）：见零假设。

统计结论效度（statistical conclusion validity）：研究人员对统计数据的正确使用做出决定的程度，以便从分析中得出关于关系和差异的结论能够准确反映现实。

统计显著性（statistical significance）：见 α。

统计显著性水平（level of statistical significance）：见 α。

推断（inference）：从具体案例到一般真理，从局部到整体，从具体到抽象，或者从已知到未知的概括。

推断性统计（inferential statistics）：为了从研究样本统计中推断总体参数而进行的分析；通常用于检验假设和解决研究中的问题。

推理（reasoning）：处理和组织观点以得出结论；推理类型包括问题推理、操作推理、辩证推理和逻辑推理。

W

外变量（extraneous variables）：存在于所有研究中的变量，这些变量可以影响拟研究变量的测量，以及这些变量之间的关系。

外部效度（external validity）：关注研究发现的外推性可以在多大程度上超越研究中的样本。

外推性（generalization）：将样本或情境的研究发现的含义扩展到更大的总体或情境。

网络抽样（network sampling）：非概率抽样技术，包括滚雪球技术，以此利用社交网络和朋友倾向于拥有共同特征的事实。符合抽样标准的参与者被要求协助寻找其他具有相似特征的人。网络抽样是链式抽样和滚雪球抽样的同义词。

网站（websites）：由个人、组织和公司维护的提供信息的互联网页面，在文献综述引用之前，必须对其准确性、偏倚和相关性进行评估。

违反保密规定（breach of confidentiality）：允许未经授权的人接触参与者的身份和研究资料的有意或无意操作。

未分组频数分布（ungrouped frequency distribution）：列出变量的所有值，并记录每个值在数据中出现的次数。

文献（literature）：与研究人员选择的主题相关的所有书面资料，包括期刊发表的文章、网络出版物、专著、百科全书、会议论文、硕士学位论文、博士学位论文、临床期刊、教科书和其他书籍。

文献综述（review of literature）：对当前理论和经验资源的总结，以生成关于特定问题已知和未知的图景；可能会引出陈述研究问题或确定可在实践中使用的知识。

文章（article）：与期刊、百科全书或汇编图书中的其他文章一同发表的关于某一特定主题的论文。

文字记录（transcripts）：根据访谈或焦点小组的录音创建的逐字书面记录。

稳定信度（stability reliability）：一项测量在重复进行时产生相同得分的程度；通常称

为重测信度。

问卷（questionnaire）：自我报告表单，旨在从参与者那里获取信息（资料），这些参与者通过从预先确定的选项列表中进行选择，或对问题进行文字回复，以做出应答。

问题陈述（problem statement）：总结对研究问题的讨论，并指出实践所需知识空缺的陈述。问题陈述通常为研究目的提供依据。

问题的背景（background for a problem）：研究问题的一部分，指明了问题领域中的已知内容或确定关键研究出版物。

X

x 轴（x-axis）：散点图的水平比例。见水平轴。

洗脱期（washout period）：干预效果消散和研究参与者回到基线水平所需的时间。

系谱检索（ancestry search）：检查相关研究的参考文献，以确定与检索相关的前期研究；在进行研究整合或详尽的文献检索研究时使用。

系统测量误差（systematic measurement error）：以相同的量级和相同的方向一致出现的非随机测量误差；例如，不能准确地测量所有参与者的体重的磅秤，其测量值比参与者的实际体重多了 1kg。

系统抽样（systematic sampling）：当所有群体成员的有序列表可用时进行；包括从随机选择的点开始选择列表上第 k 个（由研究人员确定的值）个体。

系统偏倚或变异（systematic bias or variation）：当选定的研究参与者具有不同特征时发生的现象，使得样本不能更好地代表总体。

系统综述（systematic review）：对特定卫生保健领域的量性研究进行结构化全面整合，以确定临床专家可用来促进循证实践的最佳研究证据。系统综述以 PICOS 问题为指导。

显著的非预期结果（significant and unpredicted results）：结果与研究人员的预测相反，表明研究人员和/或正在测试理论的逻辑存在缺陷。

显著结果（significant results）：统计有意义的结果与研究人员的预测一致；极不可能是偶然发生。

现场笔记（field notes）：质性研究人员在资料收集期间或之后立即记录的信息。

现象（phenomenon）：自觉地意识到并能够观察或描述的经历或体验；可能是质性研究的重点。

现象学（phenomenology）：哲学和一组与哲学相一致的研究方法，研究人员通过该哲学描述和分析生活体验，从体验中的观点出发。

现象学研究（phenomenological research）：从参与者角度关注其生活体验的质性研究。

相关分析（correlational analysis）：为确定两个变量之间关系的方向（正或负）和大小（或强度）而进行的统计过程。

相关文献（relevant literature）：相关出版物，提供了综合某一问题领域知识体系状况所需的重要信息。

相关文献综述（review of relevant literature）：见文献综述。

相关系数（correlational coefficient）：表示两个变量之间关系的程度；系数的取值范围为 +1（完全正相关）到 -1（完全负相关或完全反相关）。

相关性研究（correlational research）：系统地研究两个或多个变量之间的关系，以解释现实中各种关系的性质；不检验因果关系。

相关性研究设计（correlational study design）：为明确两个或多个变量之间的关系而开发的研究设计。

效标效度（criterion-related validity）：一个工具的评分可以用来预测另一个变量或

评分的程度；效标效度包括预测效度和同时效度。

效度 (validity)：研究工具或测量方法能够准确反映或测量被检验结构（或概念）的程度。

效应量 (effect size)：所研究的现象在总体中存在的程度或零假设为假的程度。在检验关系时，它是变量之间关联的程度或大小；也指在类实验性和实验性研究中干预的有效性。

协调者 (moderator)：焦点小组讨论的负责人，可能是也可能不是研究人员。

协方差分析 (analysis of covariance, AN-COVA)：在执行方差分析（ANOVA）之前进行回归分析的统计过程；旨在通过从统计上消除由混杂变量引起的方差来减少组内方差。

胁迫 (coercion)：一个人故意向另一个人发出伤害性威胁或过高的奖励，以获得服从——例如，向潜在受试者提供一大笔钱，让他们参与一个危险的研究项目。

信度 (reliability)：研究工具能够持续测量变量或概念的程度。见信度检验。

信度检验 (reliability testing)：确定测量方法中随机误差量的方法；评估以下方面的信度——稳定性、等效性和内部一致性或同质性。

行善原则 (principle of beneficence)：行善而不将他人暴露于伤害的伦理原则。在研究中，这意味着将风险最小化，确保收益并保持研究的完整性。

行政数据库 (administrative database)：由保险公司、政府机构和其他不直接参与提供患者护理的机构创建的资源；包含大量患者和卫生保健提供者的标准化数据集。

学术期刊 (academic journal)：包括与特定专业学科或研究方法有关的研究报告和非研究性文章的期刊。

循证实践 (evidence-based practice, EBP)：一种实践方法，包括认真地将最佳研究证据与临床专业知识以及患者的实际情况和价值观相结合，以产生优质健康结局。

循证实践指南 (evidence-based practice guidelines)：基于可获得的最佳研究证据（如系统评价、荟萃分析、混合方法系统综述、meta 整合和广泛的临床试验）的严格明确的临床指南；得到了公认的国家级专家的共识支持，并得到了临床医生获得结局的确认。

循证实践中心 (evidence-based practice centers, EPC)：由卫生保健研究和质量机构确定的大学和卫生保健机构，作为在拟定领域开展、交流和整合研究知识的中心，以促进循证卫生保健。

循证指南 (evidence-based guidelines)：见循证实践指南。

y 截距 (y intercept)：回归线与 y 轴相交（或截距）的点。在回归线上的这一点，$x = 0$。

y 轴 (y-axis)：散点图的垂直比例。见垂直轴。

严谨性 (rigor)：卓越的研究；通过使用准则、对细节的一丝不苟和严格的准确性来实现。

研究 (research)：系统的询问或调查，以验证和提炼现有的知识，并产生新知识。

研究报告 (research report)：已完成研究的书面描述，旨在将研究发现有效地传达给护士和其他卫生保健专业人员。

研究报告分析 (analyzing a research report)：一种评判性思维技能，包括通过将研究报告的内容分成几个部分，并检查这些部分的准确性、完整性、信息的唯一性和组织性来确定研究的价值。

研究变量 (research variables)：在研究目的中确定的特性、特点或特征，以及在研究中观察或测量的目标或问题（question）。

研究不端行为 (research misconduct)：故

意偏离科学界普遍接受的提议、开展或报告研究的做法；可能包括捏造、伪造或抄袭；不包括在数据解释或判断方面的诚实错误或客观差异。

研究的批判性评价(critical appraisal of research)：检查护理研究在产生知识方面的优势、劣势、意义、可信度和重要性。

研究发现的传播(dissemination of research findings)：通过演示文稿和出版物的方式传播研究发现。

研究过程(research process)：需要理解一种独特语言的一系列相互关联的活动；在研究过程中严格应用各种研究方法。

研究环境(research setting)：开展研究的地点或场所。研究环境可以是自然的、部分控制的或高度控制的。

研究假设(research hypothesis)：零假设的替代假设，表明两个或多个变量之间存在关系，或者组间存在差异。

研究可行性(feasibility of a study)：资源是否足以完成研究；通过检查时间和资金投入、研究人员的专业知识、学科、设施和设备的可用性、他人的合作，以及研究的伦理思考来确定。

研究课题(research topic)：概念或广泛的问题领域，表明了提供循证护理实践所需的基本研究知识的重点。研究课题包括许多潜在的研究问题(research problem)。

研究框架(research framework)：抽象和逻辑的意义结构，指导研究的发展，并允许研究人员将研究发现与知识体系联系起来；可能是前期研究中联系的理论或变量的一部分。

研究目标(research objective)：清晰、简明、说明性陈述，用以指导研究；侧重于识别和描述变量，以及变量之间的关系。

研究目的(research purpose)：对研究具体目标的简明扼要的陈述。目的是开展研究的原因，从问题(problem)中产生。

研究捏造(fabrication in research)：研究中的一种学术不端行为，涉及捏造数据、记录或报告未发生的结果。

研究人员-参与者关系(researcher-participant relationship)：研究人员和参与者之间的互动和共享经验对资料的收集和解释有影响。研究人员与每个参与者建立了尊重的关系，其中包括诚实和公开研究目的和方法。

研究设计(research design)：研究蓝图；最大限度地控制可能干扰研究发现有效性的因素，并以最有可能实现预期目标的方式指导研究的规划和实施。

研究时滞偏倚(time lag bias of studies)：发表偏倚的一种类型；发生的原因是阴性结果的研究通常比阳性结果的研究发表得晚，有时晚 2~3 年。甚至阴性结果的研究根本不被发表。

研究立题(research problem)：护理实践所需的知识基础存在空缺的领域。进行研究是为了产生必要的知识解决实践问题，最终目的是提供循证实践。研究中的问题需要包括意义、背景和问题的陈述。

研究立题的意义(significance of a research problem)：指出问题对护理和卫生保健，以及个体、家庭和社区健康的重要性。

研究问题(research question)：为指导研究而制订的简明疑问句。量性研究问题侧重于描述变量，检验变量之间的关系，并确定两组或多组之间的差异；质性研究问题侧重于确定研究拟解决的主要概念或现象。

研究效度(study validity)：对研究发现的真实性或准确性的衡量。研究设计效度对于从研究中获得高质量的结果和发现至关重要。

研究性概念(research concept)：在质性研究中被探索的观念、经历、情况或事件。

研究造假(falsification of research)：涉及更改或遗漏数据、更换设备或干扰研究过程的学术不端行为；研究结果不能准确反映现实情况。

研究中的要素 (elements in studies): 研究中被检查的人员（受试者或参与者）、事件、行为或任何其他单位。

演算法 (algorithm): 为解决特定实践问题提供一组规则的决策树，其发展通常建立在研究证据和理论知识的基础上。

演绎推理 (deductive reasoning): 从一般到具体，或者从一般前提到特定情况的推理。

阳性似然比 (positive likelihood ratio, *LR+*): 用于确定阳性试验结果为真阳性结果可能性的比率。通过以下公式计算：阳性似然比=灵敏度÷（100%−特异度）。

样本 (sample): 为研究选择的总体子集。

样本保留 (sample retention): 保留并完成研究的参与者数量。

样本代表性 (representativeness of the sample): 样本与其所代表总体的相似程度；也表示样本、可接近总体和目标总体相似或相像的程度。

样本量 (sample size): 研究中检验的参与者、事件、行为或情况的数量。

样本特征 (sample characteristics): 对资料进行分析和总结，对受试者进行描述。在护理研究中测量的常见人口统计学变量包括年龄、性别、民族、种族和医疗诊断。

样本脱失 (sample attrition): 见样本脱失率。

样本脱失率 (attrition rate of a sample): 在研究完成之前退出的参与者的数量和百分比，这对研究的内部效度构成了威胁。脱失率的计算方式为退出研究的参与者人数除以原始样本量。例如，如果样本量为 200,20 名参与者退出研究，则（20÷200）×100%=10%。

依赖组 (dependent group): 参见配对组。

异质样本 (heterogeneous sample): 研究参与者具有被研究的广泛价值的样本；增加样本的代表性，以及从可获得总体到目标总体的推广能力。

因 (反应或结局) 变量 [dependent (response or outcome) variable]: 研究中预测或解释的反应、行为或结局。在一项专注于检验干预的研究中，假设因变量的变化是由自变量引起的。

因果关系 (causality): 这种关系包括 3 个条件：①提出的因果之间必须有很强的相关性；②提出的原因在时间上必须先于结果；③每当结果发生时，原因必须存在。

因果假设 (causal hypothesis): 两个变量之间的关系，其中一个变量（自变量）被认为会导致或决定另一个变量（因变量）的存在。一些因果假设可以包括一个以上的自变量或因变量。

因子 (factor): 通过因子分析创建的代表几个独立条目或变量的假设结构；给出一个名称以反映变量之间相互关联的焦点。

因子分析 (factor analysis): 一种统计方法，对工具中的变量或条目进行相互关系的评估，以确定具有共同概念的密切相关变量。因子分析的两种常见类型是探索性因子分析和验证性因子分析。

阴性似然比 (negative likelihood ratio, *LR−*): 真阴性结果与假阴性结果的比率；计算如下：阴性似然比=（100%−灵敏度）÷特异度。

引用偏倚 (citation bias): 当某些研究比其他研究更频繁地被引用，并且更有可能在数据库检索中被识别时，就会出现偏倚。

引证 (citation): 引用来源的行为，将其作为例子，或将其作为对论文或报告所持立场的支持。引证应附有对其来源的适当参考文献。

隐含框架 (implicit framework): 指导一项研究的概念性观点，但没有明确的关联或描述为一种理论；通常包括在引言或文献综述中，作为变量或前期研究发现之间的联系。

隐秘的资料收集 (covert data collection): 在研究参与者不知情或无意识的情况下

收集有关他们的信息。

隐私（privacy）：决定与他人共享或向他人隐瞒私人信息的时间、范围和一般情况的自由。

应用研究（applied research）：为产生有可能直接影响临床实践的知识而进行的科学调查。

有对比组的单后测设计（posttest-only design with comparison group）：为明确接受干预的治疗组和未接受干预的对比组之间的差异而进行的类实验性设计；对内部效度的威胁提供了较差的控制。

有对比组的前测-后测设计（pretest-posttest design with comparison group）：类实验性设计，在实验组和对比组的前测之后对实验组实施干预，并在干预实施后进行后测；评估可以测量的干预效果——基本上是没有随机分配至实验组和对比组的前测-后测设计。

有对照组的前测-后测设计（pretest-posttest design with control group）：将参与者随机分配至干预组和对照组的实验性设计。两组均接受前测和干预后的后测；测量干预效果；通常称为经典实验性设计。

语言偏倚（language bias）：如果对系统评价的检索仅集中于以英语发表的研究，但同时存在以其他语言发表的重要研究，则会发生这种偏倚；其他语言的研究不太可能被纳入系统评价。

预测（prediction）：对在特定情况下通过研究可以实现的特定结局概率的估计。

预测相关性设计（predictive correlational design）：用于建立两个或多个变量之间关联强度和方向的相关性设计；设计用于根据其他自变量获得的值来预测因变量的值；明确两个或多个变量之间因果关系的方法。

预测效度（predictive validity）：一个人的量表评分可以准确预测未来表现的程度；一种与效标相关的效度。

预研究（pilot study）：为发展和改进方法而进行的拟研究小版本，如将在较大研究中使用的干预、工具或资料收集过程。

原始数据（primary data）：为某项研究收集的信息或评分。

原始资源（primary source）：作者首创或负责产生发表想法的出版物。

远期结局（distal outcome）：结局远离所接受的护理或服务，并且更多地受到外部（非治疗）因素的影响，而不是最近的结局。

阅读研究报告（reading a research report）：一种阅读方法，包括略读、理解和分析研究内容以促进理解。

Z

z 分数（z-score）：从正态曲线发展而来的标准化评分，等同于曲线的标准差。

在实践中实施循证指南的格罗夫模型（Grove model for implementing evidence-based guidelines in practice）：由本教材作者之一开发的模型，以促进在临床实践中应用美国国家级标准化的循证指南。

扎根理论研究（grounded theory research）：基于符号互动理论的质性研究方法；探索和分析人们在处理特定情况或问题时采用的程序。理想情况下，研究结果是过程的理论描述或图表。

摘要（abstract）：清晰简明的研究总结，通常以 100~250 字为限。

哲学（philosophies）：对真理的理性和理智的探索；存在、认知或行为的原则。

真实测量或得分（true measure, or score）：在没有发生测量误差的情况下获得的分数。从理论上讲，样本被用来估计总体参数时，总会出现一些测量误差。

真阳性（结果）［true-positive（result）］：准确指示疾病存在的诊断或筛检试验的结果。

真阴性（结果）［true-negative（result）］：准确地表明没有疾病的诊断或筛检试验的

结果。

整群抽样（cluster sampling）：一种抽样方法，由于受试者个体的身份未知而制订的框架，包括可用于研究的所有地点、机构或组织（群集）的列表；从该列表中随机抽取样本。

正态曲线（normal curve）：对称单峰钟形的所有可能得分的理论分布；没有实际分布能够完全符合正态曲线。

正态曲线的尾部（tails of normal curve）：正态曲线的两端，在此可以找到统计上有意义的值。

正向（线性）关系（positive, linear relationship）：两个变量之间的数值关联，其中一个变量发生变化（其值增大或减小），另一个变量则沿同一方向变化。

正义原则（principle of justice）：公平对待的伦理原则；与研究相关，参与的机会、经历的益处，以及免受伤害的机会均应公平分配。

知情同意（informed consent）：在关于某项研究的具体和基本信息被告知和理解之后，有能力的潜在受试者自愿同意参与研究。

知情同意书（consent form）：书面或以其他方式记录的关于某人参与研究的同意文件。

知识（knowledge）：通过传统、权威、借用、试错、个人经验、角色建模与指导、直觉、推理和研究获得的一门学科的基本内容或信息体。知识有望准确反映现实，被整合并用于指导个体的行为。

直接测量（direct measurement）：用来量化简单的具体变量的方法，如测量身高、体重或温度的方法。

直觉（intuition）：对情况或事件作为一个整体的洞察或理解，通常不能从逻辑上加以解释。

质性研究（qualitative research）：从相关人员的角度描述生活经历、文化和社会过程的一种科学严谨的方法。

质性研究报告（qualitative research report）：书面报告，包括引言、文献回顾、方法、结果和质性研究发现的讨论。

质性研究的批判性评价过程（qualitative research critical appraisal process）：包括以下3个部分：①确定质性研究过程的组成部分；②确定研究的优势和不足；③评估研究发现的可信性、可信度和意义。

质性研究过程（qualitative research process）：一系列相互关联的活动，从确定研究问题开始，最好从情境中的参与者角度来解决。这一过程可能会在研究过程中演变，但包括增加研究发现可信度的步骤。

质性研究整合（qualitative research synthesis）：系统回顾和规范整合质性研究发现的过程和产物。meta整合是本教材使用的术语，用来描述系统综述和整合质性研究发现的过程。

治疗（treatment）：见干预。

治疗保真度（treatment fidelity）：见干预保真度。

治疗性研究（therapeutic research）：为患者提供机会接受可能产生有益结果的实验性治疗的研究。

治疗组（treatment group）：见实验组或干预组。

中观理论（middle range theory）：相对具体的概念性描述，具有有限数量的概念和命题，可应用于实践，用于指导研究，或通过研究检验。

中间终点（intermediate end point）：评估事件或标记在预测结局方面的有效性，并作为最终结果的先兆。

中位数（median）：在未分组的频数分布排序的确切中心得分；当数据点数为偶数时，中位数是两个中间值的平均值。

众数（mode）：分布中出现频率最高的值或分数，但不一定表示范围的中心。

主位研究（emic approach）：从文化内部研究行为的人类学研究方法。

专著（monograph）：为特定目的出版的书籍、会议论文集或小册子；可以根据需要更新版本。

转化性研究（translational research）：由美国国立卫生研究院（NIH）定义的不断演变的概念，是将基本科学发现转化为实际应用。

准确性（accuracy）：被测对象的实际测量值与真实值的一致性。

资格标准（eligibility criteria）：见抽样标准。

资料（data）：在研究过程中收集的信息。

资料饱和（data saturation）：参见饱和度。

资料沉浸（dwelling with the data）：质性数据分析中的术语，用来表示研究人员花了相当多的时间阅读和反思这些资料。

资料收集（data collection）：精确、系统地收集与研究目的或研究特定目标、问题或假设相关的信息（数据）。

资源整合（synthesis of sources）：将多个资源的观点联系起来并加以总结，以促进对某一领域已知和未知内容的新理解。

自变量（independent variable）：在干预性研究中是指研究人员操纵或改变对因变量影响的干预或治疗。在相关性研究中，自变量用于预测因变量的出现。

自然环境（natural setting）：用于进行研究的现实生活或现场环境，在该环境中，研究人员不会试图控制无关的变量。自然环境包括参与者的家、工作场所和学校。

自由度（degrees of freedom, *df*）：在给定其他现有评分值和这些评分既定总和的情况下，一个评分值可以变化的自由；真正独立的值的数量（公式根据统计检验而有所不同）。

自愿同意（voluntary agreement）：拟定受试者在没有强迫或任何不当影响的情况下，自主做出参与研究的决定。

自主性（autonomy）：个人做出决定，并根据这些决定采取行动的自由；当应用于研究时，一个人能够自主选择是否参与，而不会受到不适当的影响或胁迫。

自主性减弱（diminished autonomy）：受试者由于法律或精神问题、绝症或被限制在机构中而自愿给予知情同意的能力下降的情况。

总方差（total variance）：由方差分析（ANOVA）确定的组内方差和组间方差之和。

总和量表（summated scale）：量表各条目相加或累计得到一个单一的分数。

总体（population）：作为研究重点的一组特定元素（人、物体、事件或物质）。

纵向设计（longitudinal design）：非干预性研究，包括在不同时间点从相同的研究参与者那里收集数据，以明确一个确定的组内变量随时间的变化；也可以称为重复测量。

组间方差（between-group variance）：组均数围绕总体均数的变化；通过进行方差分析（ANOVA）统计技术来确定。

组内方差（within-group variance）：组中个体得分与组均数的差异；通过方差分析（ANOVA）确定。

最低风险（minimal risk）：见快速 IRB 审查。

最佳拟合线（line of best fit）：散点图值的最佳反映。将绘制最适合所有成对变量值的回归线。

最佳研究证据（best research evidence）：通过开展和整合大量高质量研究，在健康促进、疾病预防以及急慢性疾病的评估、诊断和管理领域拥有最丰富的经验型知识。循证实践是最佳研究证据、临床专业知识和患者情况的结合。

最新资源（current sources）：自报告稿件被接受出版之日起，研究报告中引用的近 5 年内发表的参考文献。

尊重人的原则（principle of respect for persons）：将人视为可能决定是否参加研究并随时退出研究的自主代言的伦理原则。保密和知情同意均基于此原则。